Essentials of FACIAL GROWTH

顔面成長発育の基礎

第2版

著 **Donald H. Enlow** Case Western Reserve大学名誉教授
Mark G. Hans Case Western Reserve大学歯学部歯科矯正学主任教授

監訳 **黒田敬之** 東京医科歯科大学名誉教授
訳 **宮下邦彦** Case Western Reserve大学客員教授

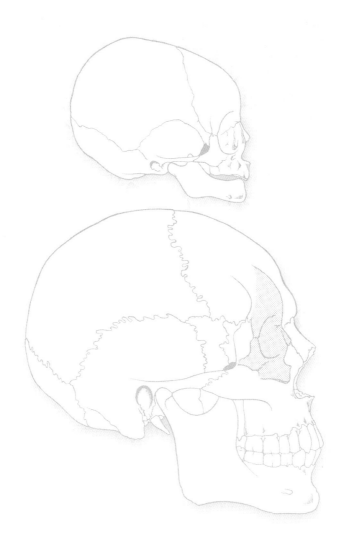

クインテッセンス出版株式会社　2016

Tokyo, Berlin, Chicago, London, Paris, Barcelona, Istanbul, Milano, São Paulo, Moscow, Prague, Warsaw,
Delhi, Bucharest, and Singapore

執筆協力者

ROLF BEHRENTS, D.D.S., M.S., Ph.D.
Professor and Chair
Saint Louis University, St. Louis, Missouri
第15章　成人における頭蓋顔面の成長発育

JOS DIBBETS, D.D.S., Ph.D.
Professor and Chair
Philipps University, Marburg, Germany
第16章　顎関節概論

ALAN BOYDE, Ph.D.
Hard Tissue Research Unit, Dental Biophysics
Centre for Oral Growth and Development, Institute of Dentistry
Barts and The London School of Medicine and Dentistry
Queen Mary University of London, New Road., London, England
第17章　ヒトの顔の初期成長発育改造変化

TIMOTHY BROMAGE, Ph.D.
Hard Tissue Research Unit, Departments of Biomaterials & Basic Sciences
New York University College of Dentistry, New York, New York
第17章　ヒトの顔の初期成長発育改造変化

B. HOLLY BROADBENT, D.D.S.
Director Emeritus, Bolton-Brush Growth Study Center
Case Western Reserve University, Cleveland, Ohio
第18章　頭蓋顔面画像

J. MARTIN PALOMO, D.D.S., M.S.D.
Associate Professor, Department of Orthodontics, and Director of the Craniofacial Imaging Center, School of Dental Medicine
Case Western Reserve University, Cleveland, Ohio
第18章　頭蓋顔面画像

MEROPI N. SPYROPOULOS, D.D.S., M.S., Ph.D.
Professor Emeritus, School of Dentistry
University of Athens, Athens, Greece
第19章　骨生理学に関連した矯正学的歯の移動の生力学的な考え方

APOSTOLOS I. TSOLAKIS, D.D.S., M.S.D., Ph.D.
Research Associate, School of Dentistry
University of Athens, Athens, Greece
第19章　骨生理学に関連した矯正学的歯の移動の生力学的な考え方

DANA DUREN, Ph.D.
Lifespan Health Research Center, Boonshoft School of Medicine,
Wright State University, Kettering, Ohio
第20章　頭蓋顔面複合体の遺伝学

RICHARD SHERWOOD, Ph.D.
Lifespan Health Research Center, Boonshoft School of Medicine,
Wright State University, Kettering, Ohio
第20章　頭蓋顔面複合体の遺伝学

EEMAN DAJANI, B.D.S., M.S.
Private Practice, Tipp City, Ohio
第21章　顔面成長発育の正確な予測に関する内因性の生物学的基礎

ROBERT E. MOYERS, D.D.S., Ph.D.[*]
Professor Emeritus, School of Dentistry and Director Emeritus
Center for Human Growth and Development
University of Michigan, Ann Arbor, Michigan
第22章　口腔顔面領域の神経筋系の成熟

DAVID S. CARLSON, Ph.D.
Vice President for Research and Graduate Studies
Texas A&M Health Science Center, Dallas, Texas
第22章　口腔顔面領域の神経筋系の成熟

＊故人

Martha(DHE)と
Susan(MGH)に捧げる。

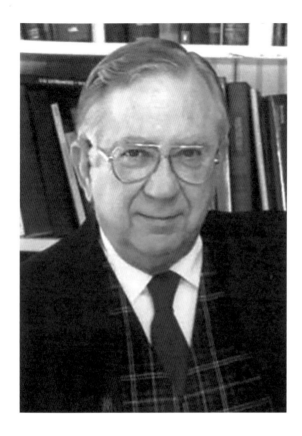

Prof. Emeritus Donald H. Enlow
(1927-2014)

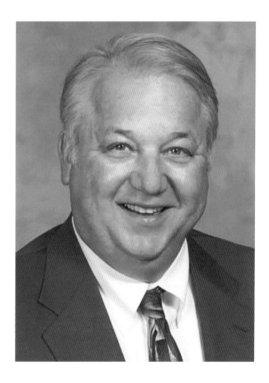

Prof. Mark G. Hans

第2版 序文

『顎顔面の成長発育』Handbook of Facial Growth の初版が発行されてから10年以上が経過した。この10年間の初めの5年間は、ブラケットのデザイン、アタッチメントのメカニズムとアーチワイヤー材料の改善によって歯科矯正学の臨床は著しい進歩を遂げた。残念なことに、この進歩によって治療の機械的側面が重視されるようになったため、顎顔面成長発育の根底にある生物学に対する臨床的関心が低くなった。一時は、生力学の「生体」の部分を無視する頭蓋顔面領域の臨床に従事する専門医も多くみられた。さらに、ヒトゲノムプロジェクト完了後にはもっと残念なことがあった。このプロジェクトによって、顔面成長発育を生物学に基づいて操作できるかもしれないというエキサイティングな可能性が生まれることが見込まれたが、得られた結果は興味深かったものの、そのほとんどは臨床的に有用なものではなかった。この10年間のうちの後半の5年間では、歯科矯正学の臨床に刺激を与えた2つの事項の進歩により、頭蓋顔面生物学と顔面成長発育に対する関心が高まった。第一の進歩は、低コストの高解像度コンピュータ断層撮影法（CT）が導入されたことである。この技術によって、研究者と臨床医は、成長発育過程や臨床に関連した頭蓋顔面の解剖学的形態の三次元的変化を検討する際に必要なツールを得ることができた。20世紀には頭部X線規格写真計測法が先駆的進歩を遂げたため、成長発育時の顔面と神経頭蓋の特徴に関する多くの基礎的知識を得ることができた。21世紀も同様に、歯科用コーンビームCTは同じような進歩を遂げることが予想される。この機会を活用して、臨床医は根底にある成長発育過程を三次元的な解剖学的変化として解釈する必要があるだろう。頭蓋顔面生物学と顔面成長発育に対する関心を高めた2つめの臨床的進歩とは、歯科矯正用アンカースクリュー（temporary anchorage devices：TADs）の使用である。TADs によって、臨床医は歯をあらゆる方向に移動させることが可能となった。コントロールが可能になるにつれて、臨床医の責任も増大した。TADs を使用する臨床医は、顔面の中で歯がどのように自然にドリフトし、TADs がどのようにドリフトに影響を及ぼすかを把握する必要がある。最良の結果を得るため、現代の臨床医には、全身の成長発育（特に顔面成長発育）からみた頭蓋顔面生物学を研究することが必要とされる。

　この『顔面成長発育の基礎 第2版』は、頭蓋顔面領域の臨床にたずさわる専門医に加えて、頭蓋顔面生物学を学ぶ入門者のニーズに合うようデザインされている。本書は全面的に改訂され、重要な章には頭蓋顔面生物学に関する時宜を得た項目を加えた。初版に含まれた章は、すべて徹底的に改訂したものを第2版に記載した。第2版は2部に分かれている。第1部の「Enlow の顔面成長に関する基礎的事項」では、Don Enlow が生涯をかけて行った研究、および Enlow が提唱した古典的であるが現代に通ずる顔面の成長発育領域の特徴に重点を置いた。Enlow の組織学的・解剖学的記述のほかに、臨床的見解も取り入れるよう心がけた。したがって、入門始めの臨床医は、第1部を顔面成長発育生物学の総合コース、およびヒトの顔面に対する臨床的処置の入門書として活用することができる。第2部の「顔面成長発育に関するより詳細な事項」で示し

た顎関節(TMJ)および成人の顔面成長発育は、『Enlow's Facial Growth(第3版)』に含まれている部分を初めて公表したものである。出版上の制約があったため、初版にはこれらの章を含めなかったが、要望が寄せられたため第2版に掲載されることとなった。内容を更新し、最新情報を含めた。また、画像に関して示した18章は全体的に書き直し、3D技術が本分野にもたらした影響について述べた。その他の新たに追加された章では、ヒトの初期の成長発育、歯の移動、遺伝的特徴、筋の成熟と成長発育予測に重点を置いた。第2部の著者は全員がそれぞれの分野の専門家であり、現代の成長発育分野において優れた業績のあるかたがたである。われわれは、本書を顔面成長発育についての完璧な参考書として、これらの優秀な寄稿者の協力を得て作成できたことを誇りに思う。

　この改訂最新版の準備にあたって、有能な秘書 Mrs. LaVerne Vogel に一生懸命尽力していただいた。また、Dr. J. Martin Palomo には、多くの技術的支援に加え、表紙デザインについて協力していただいた。さらに、製本、出版にあたって専門的助言・協力を行ってくださった Susan Leonard 氏(写植・製本デザイン)、Dr. Bruce Tracy(索引作成)および Needham Press の方々にも謝辞を申し上げたい。

私の歩んだ研究の道

　紆余曲折を経て進めた研究の道程について、はじめに簡潔に記しておきたい。これらは成長発育にともなう骨改造過程に関する研究であり、50年以上の年月を費やした。　まずはじめに、数百万年前に生きていたヒトの骨組織の化石について調べた。地質学的に古代から現代までの骨組織を調べ、最後にヒトの顔面骨について観察した。それらの所見から、骨構造および骨の成長発育様式にはさまざまな変異があることがわかった。成長発育過程がどのようなものであるかは、明らかではない。成長発育を刺激する様相が明らかになれば、顔面のように形態学的に複雑な複合体の成り立ちを説明する指針として、骨の成長に関する知識が役立つであろうし、複雑な機序の理解を深めることが可能であろう。優秀な学生は、「一体全体、古い骨の化石をみることから、どのようにヒトの顔面成長発育の機序を理解できるのか」という疑問をもつであろう。ここが、このユニークな研究のスタートである。私自身にとって、これは50年間にわたるもっとも興味深くエキサイティングな冒険の道であった。私がどのように興味と興奮を覚えたかを共有してもらえれば幸いと思う。

　ある特徴的な生物学的過程が、この研究の道に入ってすぐに見いだされた。スタートしたときから気になっていたことがあった。それは、「骨改造」ということである。骨改造は非常に重要であり、今では認められている「顔面成長発育」を制御する機構に深く関与している。その作用機序は、古来、単純化して考えられていたことよりはるかに緻密かつ広範にわたっている。私が成長発育過程にとって骨改造の重要性に気づいたのは、ずいぶん前に私が自然史博物館に寄稿した論文（岩石に刻まれたテキサスの歴史）に始まる。この論文では、硬い地殻でも周期的に侵食と堆積を繰り返し、地層が絶えず変化して再構築されていることも述べた。この地層のパターンの変化を地質学的に「読む」ことにより、地層形成時の特異的な背景を解析することができることも述べた。このようなことから、時の流れのなかで地殻の「変貌」の歴史を正確に理解することが可能である。骨の成長発育は、このことと多くの点で非常によく類似している。無機質の岩石と同様に、岩石様の骨が成長発育時に増大するには、きわめて広範囲に継続して起きる再構築過程が必要である。生物学者が「骨改造」と称するこの再構築過程によって、変化する層が形成される。この形成される層は、基本的に異なった種類の骨組織で構成される。地層と同様に、骨でも層の形成され方やその層が変化しているパターンから、何が起きたかを知ることができる。また地層と同様に、骨の各層にはさまざまな情報が含まれているため、骨形成時の状況の多くを生物学的に知ることが可能である。ここで言いたいことは、各部位の骨の成長史を「読む」ことが重要であり、全部位の骨を対象とした複合的研究によって、頭蓋顔面複合体の成長発育を正確に再現できる方法があるということである。これは本当にすばらしいことである。これは現在まで行われたことがない研究である。

　私の研究の歩みにおいて何が起きて、何が重要なできごとであったかについて述べてみたい。それは、第二次世界大戦が終了した直後から始まる。私は除隊後に、医大予科に入りなおした。

必修科目であった生物学を受講したところ、まるで貨物列車に遭遇したかのような衝撃を覚えた。すばらしく、まったく新しい世界に目を見開いた。生物学の何もかもが純粋に魅惑的、エキサイティング、きわめて感動的であった。専攻を純粋生物学に変更し、学校便覧に記載されているすべてのコースを受講した。まもなくあらゆる面で精力的で学者として風格のある教授の存在を知り、自分もその教授のようになりたいと思った。その教授が担当するすべてのコースを申し込んだ。比較解剖学、発生学、組織学、脊椎動物古生物学など。私は夢中であった。その教授は古生物学者であり、現在の古生物学の父である Al Romer 氏に師事して Harvard 大学の博士号を有していた。

私は、修士号を取得した後に当該専門分野で講義を始め、「私が師事する教授」とともにテキサス州西部にある広大な地域で、二畳紀／三畳紀の化石の野外調査を行った。これらの石炭紀から二畳紀にかけての赤色層は、2億2,500万年前のものである。古生物学者となった私は大学で副専攻として地質学の堆積岩岩石学 (geologic sedimentary petrology) を学んだ。これが私の研究を支える基礎となり、まさに、この知識こそ、私の研究成果をもたらすことになったのである。ある化石の野外調査中に、自分が発見したいくつかの骨片を眺めていたところ、初期哺乳類様の爬虫類であるエダフォサウルスの神経棘の小片に興味を覚えた。私はこの小片の破損した部分から、何か得られるのではないかと考え教授に、「これまで化石骨の研磨標本が作成されたものがあるかどうか」と尋ねた。教授は「それはないだろう」と首を横に振り、「やってみたまえ」とおっしゃった。

実験室に戻り、すぐに標本を作成した私は自分が見たものに完全に圧倒された。愕然としたといってもいいだろう。ほとんど信じられずに、何分ものあいだ最初の一片を凝視し、手を震わせたことを思い出す。重要な組織学的所見のほとんどがそこにあった。私は静寂の中で立ちすくみ、緻密／網状領域、小腔、層板そして血管網について熟考した。読者の方は信じられるだろうか。各小腔から複雑に細管が出ており、それらは完璧かつ美しい無傷の状態であった。私は自分が見ているものはありえないものなのではないかと考えずにいられなかった。とにかく、2億年以上前の骨組織を眺めていたのだ。2億年以上前である。だが自分の眼を信じる必要があった。誰も見たことがないものを見ていた私は心から興奮した。その時、私の気持ちは新大陸か何かを発見した探検家のような気持ちであったに違いない。まさに、これは大変なことであった！

ハバース系がないことには驚愕した。世界中の組織学者と同様に、二次骨オステオンは架空の骨の「単位」であると誤解していた。しかし、私が最初に見た標本の構造が、教科書で見たものと大きく異なっていたことが重要な点である。この時点で、私は十分に理解されていない重要な点が骨にあるとわかり始めた。研究室にある化石骨をかき集めたところ、さまざまな脊椎片の骨が見つかり、これらの研磨標本を作成後、興味ある研究の道が確かにあると確信した。しかし、この道が何なのか、そして研究をどこから始めたらよいかわからなかった。私は、美しい組織の構造パターンを発見したのである。繰り返すが、これらのすべては他の骨とはまったく異なるものであった。他の骨や小片から、さらに標本を作成した。あらゆるものが異なっていた。私はただ、何が起きているのかという思いだけを抱き、それを解明しようとした。しかし研究をきちんと始めるには、研究の世界で生き残る必要があった。私は大学の研究室に在籍し、研究を続けることを決心した。そこで、どこかの大学で恒久的な役職を得るためには、私はまず自分に適した大学の博士課程を修了する必要があった。これらを果たし、そこで費やした時間や努力して得た

経験は、まさにエキサイティングであった。この博士課程での経験が「研究者」としての私を作り上げ、この仕事に必要な多くの学術的姿勢と技術を修得することができた。

　ある分野の専門職としての道に進んだが、博士課程が始まり重要な研究に真剣に取りかかる必要があると認識するまで、私は恐竜を探して楽しく戯れているだけの若者であった。私は何の世界に入ったのかに気付いておらず、長期に及ぶ研究の道の行方が、脊椎動物の顔面（特に複雑なヒトの頭蓋顔面複合体）がどのように成長発育するかを理解することを目的とした研究にたどり着くとは思っていなかった。50年の間に絶えず起きた一連の無秩序に舞い込んだ仕事上のできごとが、私にこの過酷な研究の道に進むよう少しずつ働きかけたのかもしれない。これらの特に関連のない「できごと」がなければ、すべてのことが駄目になってしまった可能性はある。もし破綻していたら、ヒトにおける顔面と神経頭蓋の成長／発育に関する生物学的理解は、依然として古い1946年代のレベルのままであった可能性がきわめて高い。

　「研究のあゆみ」とそれに付随する冒険のお話をすこし中断しよう。歯科矯正学における大切な問題、またなぜ、それが重要であるかに注目してもらいたい。次の2つの段落では、この問題が派生する状況や問題に至るところに存在する「研究のあゆみ」がきわめて重要となる理由を要約する。ご存じのとおり、私には何がどこで起き、研究者としての道に進むことになるのか、どのような経路をたどるのか、まったくわからなかった。この要約を読み、大きな問題をよく理解した後で、話題をこの研究のあゆみに戻すことにしよう。

　実際に誰もが顔面成長に関して考えていること、そして現代の歯科矯正学において広範に継続的に行われていることは、基本的に非生物学的なことである。第一に注目したい点は、顔面とその構成部分すべてが「前下方」に成長発育するとされていることである。信じがたいことに、現在もほとんどの大学において、何の詳しい説明もなく、不朽の陳腐な説（timeless cliché）が連日教えられている。では、問題の結論に目を向けてみよう。現在も下顎の成長について、特に神秘的である下顎頭が実質的にあらゆるものを制御していると断言されている。これは信頼性の高い推測であるとされているものの、現在も下顎頭が「後上方」に成長発育すると考えている人は多い。他にも基本において矛盾が生じているため、混乱による感情的な衝突が絶え間なく起きている。また、依然として縫合は順応性の高い重要な「成長発育を制御するセンター」であると考えられており、下顎頭も疑われることなく同様であると考えられている。しかし実験で縫合を外科的に切除した場合も、まるで何もなかったかのようにすべてが自然な成長発育を遂げる。何がそうさせるのか？　矛盾点に注目しよう。これがもう1つの大きな、まさに重要な点である。全部位の骨は、骨添加と骨吸収によって成長発育すると考えられる。つねにこれは法則としてみなされており、その単純な性質から、各部位の骨の大きさや形状に「骨改造」がどのように働くのかを理解することなく、顔面骨がどのように成長発育するのか「理解」することができる。だが実際は、顔面の全骨外膜表面の半分は骨吸収され、骨添加されるというわけではない。広範な外表面が吸収されても骨は増大するのかというと、それは不可解なことであり、一見して不可能である。しかし、本書を一読すると、どのように骨改造が機能するのかを具体的に知ることが可能である。もう1つの矛盾点として、主要かつきわめて重要な生物学的問題が挙げられるが、これはほぼ一度も重要視されたことがないものである。これは長期にわたって骨生物学における基本的教義とされている昔からの仮説であり、骨に接着している筋の牽引による成長発育誘導作用と関連している。骨に付着している筋が引っ張られることによって骨添加が誘導されるという考え方

である。これは、どのように「成長発育」するのかを説明するキーポイントとするには危険かつ不完全なものである。これは、また顔面にある多くの主要な筋が骨吸収面に付着していることから、成長発育の考え方をきわめて単純化させることになる。この問題を解決する研究に真剣にとりくみ、その後に見識を正すことがきわめて重要であるが、残念なことに、これに耳を傾ける生力学分野の研究者はいない。

　筋は通常、骨吸収面または骨添加面のいずれかに停止し、同じ骨でも、いくつかの筋が同時にその両面に付着する。側頭筋の複雑な停止の場の違いによる機能について検討されたことはないが、筋突起の一部の骨吸収面に停止し、別の一部は骨添加面に停止すると考えられている。矛盾は明らかである。さらに、別の臨床的に不十分な点は、どのように顔面が成長発育するか理解するために頭部X線規格写真法が有用なツールとして多用されていることである。頭蓋顔面の解剖学的特徴がきわめて複雑であることを踏まえると、成長発育が制御される生物学的過程が理解されていない状況で、頭部X線規格写真法はきわめて重要かつ、不可欠なツールである。セラーナジオン（S-N）平面はX線画像上で評価するために考案された（不自然な）平面であり、顔面の成長発育と関連する重要な解剖学的意義はないが、どのように顔が成長発育するかなど、いろいろなことを解析するためにS-N平面は不可欠な最重要平面として長い間使われている。解剖学的に実際の「頭蓋基底」や「顔面上部」を正確に示すことはできない。また、正中線のほかに下顎頭、上顎結節、重要となる頭蓋基底と脳の関連性などについても、すべて両側に存在しているにもかかわらず顔面の成長発育を理解するために、この頭部X線規格写真法が現在日常的に使用されている。これは無用なものではないが、真の生物学的理解するには、大きな障害となっている。

　そのため何十年経過しても、どのように顔面が成長発育するかに関する真の生物学的解釈はほとんど得られていない。現在世界的に使われているものは、非生物学的考え方であるため、意味ある頭部X線規格写真法（セファログラム）の開発と治療法や材料の開発が試みられている。顔面の成長発育に関する誤りや誤解に満ちた時代遅れできわめて単純な教育が、標準的な歯科矯正学の教育の中に、実質的に膠着してしまった。残念ながら、顔面の成長に対する非生物学的な考えを「成長発育」の上に成り立っていると考えている歯科矯正学が今日の基盤をなしている。一番の問題点はここである。臨床医は「成長に合わせて仕事をすべきである（古くからの歯科矯正学における定説）」ことの理由として考えられたことは、すべて、頭蓋顔面の成長発育の作業仮説であった以前から存在した古い見解である。ゆえに、臨床分野である歯科矯正学はきわめて時代遅れのものとなっている。歯科矯正学にあって、この点での関心が高まっているようにはみえない。この分野の研究が、切望されるべきである。このことにひどく胸を痛めており、私には理解できないところである。

　私は、化石の中のきわめて古い骨組織について包括的な比較研究すなわち主な脊椎動物の化石と現存動物の比較研究を行い博士論文を作成した。研究対象は、5億年以上前のカンブリア紀初期に存在した無顎類であった。さらに、主要な魚類、両生類、爬虫類、鳥類、全哺乳類について生存していた地質学的時代に従って、いろいろ研究を重ねた。ここで得た大きな成果は、あらゆる組織標本が他の種のどの標本とも基本的に異なっていたことである。当時、私はミシガン大学医学部に在籍し、何年ものあいだ組織学と発生学の講義を行っていた。その結果、全身に組織が分布する理由の基盤となる「基本原則」についての私の考えが確立できた。これが私を「研究の

道」に進ませたもう1つの要因であった。歯学部の講義では、歯がどのように「近心移動」するのかという命題に自分自身が気付かされたのである。この問題は、骨表面での「添加」と「吸収」の機序を理解する必要があり、骨組織における種々の「骨外膜」ならびに「骨内膜」性の骨形成様式の理解につながるものであった。自分の研究のあゆみの中で得られたあらゆることの必要不可欠な第一歩であった。堆積岩の地質学を学んだことによって、堆積サイクルにおける浸食／堆積の姿から、骨組織のさまざまな、かつ、複雑な層状構造の成り立ちを解釈する方法をみつけることができた。また、骨の層状構造の組織学的組成と組織学的配列に隠された意義を読解・解釈する上でも重要となった。種々の脊椎動物群のすべての骨から、ヒトの顔面や神経頭蓋にいたるまで、限りない組織形成の多様性を示して形成される骨の成長発育が「なぜ起こるのか」を明らかにするうえでこれまでに得たすべての成果が、複合して説明しうるようになってきた。あらゆる部位の骨で、さまざまな組織学的パターンが形成される理由を示すある種の「ルール」があるはずである。なんの根拠もなしに不規則なばらつきがあるはずがない。したがって、その基礎となるルールが何なのか、そしてルールがなぜあるのかを発見することが私の目標となった。

　長年にわたって、難しいパズルを見るようだった骨組織の微細構造を説明する「ルール」は、現在では解明されており、一般に十分理解されていると思う。地質学でいうところの堆積作用（生物学で昔から使用している用語「骨改造」）と大いに相通ずるところがあるが、旧来の単純な見解をはるかに超えるものである。関連する成長発育原理は、きわめてシンプルである。この原理に気づいたのがいつだったか思い出すことはできない。雷に打たれたように、いつ、どのようにしてだったのか思い出せないが、頭の中で突然ふっと湧いた大変シンプルなことであった。まさに、その原理自体が単純明快であった。この重要な成長発育過程は「領域の変位（area relocation）」である。次に、どのように発現するのかを述べる。これはあらゆる骨が、成長発育時に骨改造する必要がある根本的理由であり、骨の微細構造が限りなく多様にみえることを、十分に説明することができる。

　一般的に、骨は近位端と遠位端に新たな骨が追加されることによって成長発育する。骨改造はこれら末端間のあらゆる部位で行われる。骨の近位端をP1、遠位端をD1とする。骨が伸長するときは、P1にP2が加わり、D1にD2が加わる。それまでの末端部であったP1とD1は、新たな位置へと変位する。これは実際に移動するのではなく、相対的な移動である。しかしP1とD1の形状と大きさが変化し、いずれもそれぞれの相対的移動に適応して骨改造され、状態が変化する。成長時の骨のすべての部分において、システムが転位するのである。P3とD3の後はP4とD4に転位する。この連続的成長発育過程は、骨添加のさまざまな組織学的パターンを理解するための鍵となる。これを「領域の変位」と呼ぶ。領域の変位を行う成長機序によって、骨吸収／添加による骨改造が行われる。成長発育時に全部位の骨全体が順次骨改造されることによって、変位による相対的移動が行われる。

　(1)個々の骨(上顎骨、下顎骨など)と、(2)それらの骨すべてが調和して成長発育を身体全体で遂行し、機能的に完全に順応しうるように骨系を「移動」させ「位置づける」には、別の重要な要素がある。ここで重要となるのが「転位過程」である。各部位で個々の骨が同時に骨改造されると、それらすべてが一塊の機能的複合体として同時に骨改造される(鼻上顎複合体など)。ここで、成長発育制御をする広範にわたっている軟組織の成長システムが浮上する。臨床医は、骨改造と転位過程を操作し、身体固有のシステムに打ち勝つ臨床上の刺激を導入することによって

望ましい成果を得る。そのためには、まず身体の内因性成長発育制御システムについて目を向けようとする。この際、成長発育に関連している2つの主要因子である骨改造と転位をよく理解することである。つまり、骨改造と転位は成長過程を制御する基本となるエンジンであるからである。

　この時点で、これまで骨で観察し解釈してきた成長発育のすべての重要な「道具」が適切に機能することになった。顔面／神経頭蓋の成長発育は、骨組織にある「地質学的形成機序」の詳細な分析によって、正確に追跡することができるようになった。身体は骨組織の成長発育を説明する「言語」を記録している。その「言語」を理解することによって、頭蓋顔面における成長発育過程自体の様式を理解することができた。それにより、われわれは成長発育時のヒトの顔面における骨組織形成サイクルに関する研究を進め、頭部における全部位の骨の変位を個別に解析し、小児期から成人になるまで各部位の骨がどのように成長発育するのか正確に把握できる。また、どのように各部位の個々の骨が転位し、個々ばらばらになっている骨が一体となって変位しているかを解析することによって、顔面／神経頭蓋複合体における全体的な成長発育について検討することが可能となる。この最新版の各章に、50年間行ってきた研究の成果を示す。

2007年6月1日　Don Enlow

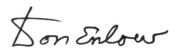

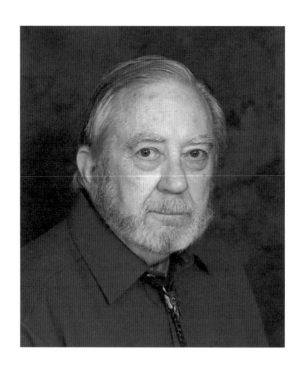

日本語版の出版によせて

　権威ある『顔面成長発育の基礎　第2版』の日本語版をご紹介させていただく。Donald Hugh Enlow 教授(1927-2014)のかつての教え子の2人が訳者であるということは、とりわけすばらしいことだと思われる。宮下邦彦先生は有名な教科書である『Contemporary Cephalometric Radiography』(米国 Quintessence)の著者であり、ケースウェスタンリザーブ大学(CWRU)の歯科矯正学講座の客員教授である。先生は、臨床に携わる歯科矯正医としてこの教科書に記載されている生物学的概念を日常的に活用しておられ、Enlow 教授の解剖学的補償(anatomic compensation)の概念を十分に理解しているすばらしい才能をもった臨床医でもある。本書では、顔面の各部が、全体としてどのように均衡のとれた組み合わせで構成されているのか、そして95%のヒトの咬合平面上で、上下第一大臼歯の関係がどのように6 mmの範囲内にあるかについて知ることができる。本書を読むことで矯正医は、健全な咬合、審美性のある顔、美しい笑顔などの治療目標達成のために、どのようにして解剖学的補償機構を前後的垂直的に正しく特定し、この補償の温存あるいは排除するかを学ぶことになる。本書の監訳をお願いした黒田教授は、国際歯科研究学会(IADR)の元会長であり、アメリカ矯正歯科医学会の名誉ある Jarabak 賞受賞者でもある。高名な研究者であり教育者である黒田教授は、若き日の数年間を、Robert E. Moyers 教授と Enlow 教授が所長をされていたミシガン大学内の成長発育センター(Center for Human Growth and Development)でリサーチフェローとして過ごされている。教授は顎顔面の骨成長発育について、解剖学的観点から多くの事柄、とりわけ Enlow 教授の概念「対応分析」について詳しく学ばれた。帰国後、1980年『顎顔面の成長発育』(Enlow DH：著、三浦不二夫：監訳、医歯薬出版)を翻訳出版された。顎顔面のパターンを理解することは、顔面の成長発育過程を研究するための基本である。黒田教授は特に良き師 Enlow 教授に見守られながら、基礎的な成長発育に関する研究方法を学んだ。さらに、Enlow 教授との緊密な関係によって、ヒトの顔面で認められている古典的な添加・吸収のパターンの解釈についても、教授から直接学ぶことができた。この黒田教授と宮下先生のお2人がコンビを組むことで、詳細に、かつ正確に、Enlow 教授と私の考え方とを表現してくれた。そのご努力に、深く感謝申し上げる次第である。この翻訳作業は2013年に開始されたが、その最中に Enlow 教授逝去という驚きの知らせが入り、その日は悲しい1日となってしまった。奇しくも本書の序文が、Enlow 教授の生涯と功績にスポットを当てることとなったわけである。

　Enlow 教授は若いころ、第二次世界大戦に従軍している。1949年にヒューストン大学で学士号を、1951年にはテキサス A&M 大学で修士号を取得後、テキサス州西部全域の広範囲に及ぶ化石現場での試掘を行った。1つの骨断片をある遠征の際に発見したことによって、化石骨標本の基礎データをつくろうという考えが浮かんだ。Enlow 教授は、序章の「研究のあゆみ」(The Path)の中で、この発見の旅について簡単に記述している。顔面の成長を真剣に学ぼうとする全学生は、この章を読むべきである。とりわけ、現代の真に偉大な頭蓋顔面生物学者の1人である Enlow 博士の思考プロセスを深く知りたいという学生には、一読を勧める。

Enlow教授は1955年にテキサスA&M大学で解剖学の博士号を取得。ウェストテキサス州立大学で1956～1957年まで生物学の助教授の職にあった。1958年にはミシガン大学へ助教授として移り、後に医学部の准教授となった。1966年には、Moyers先生が設立した学際的ユニットである成長発育センターの成長発育プログラムの責任者に指名された。博士は米国国立衛生研究所が資金援助をした事業計画の主任であったことから、長年にわたるヒト以外の霊長類モデルを用いた頭蓋顔面研究が可能となった。この継続的な資金援助によって、頭蓋顔面の正常な成長発育に関する多くの論文と、ミシガン大学の成長発育研究からのデータに基づく2冊の著書の出版が結実した。1972年、Enlow教授はミシガン大学からウェストバージニア大学医学部に移り、医学部の解剖学部主任教授となった。博士は、ここでさらに学問的な研鑽に努力されたことにより、CWRUの歯科矯正学主任教授に選出された。

　1977年、Enlow教授がCWRUに到着するや、終生の関心テーマであるヒトの頭蓋顔面の成長発育に関する新たな取り組みを開始した。また博士は、教育者として歯科教育の未来形成を支援するうえでのユニークな構想をもっておられ、これを機会に研修医および歯学部学生の教育において生物学の重要性を高めようとした。歯科矯正学講座主任教授としての任務（1977～1988年）に加えて、同時期にEnlow教授は大学院研科の副学部長となり、後に1983～1986年までは学部長代理を務めた。

　CWRUの在職中にEnlow教授は、同大学歯学部が歯科教育の最先端に君臨し続けられるよう、いくつかの改革を実施した。学部長として、博士は世界中から研修医を募ることの重要性を認識していた。博士の顔面成長における専門家としての名声によって、CWRUはたちどころに北米、欧州およびアジアの頭脳明晰で野心的かつ探求心に富んだ学生の目指すところとなった。Enlow教授はよく「オハイオ州の学生を受け入れればオハイオ州では知られるようになるだろう。米国全土の学生を受け入れれば全国的に知られるようになるだろう。しかし世界中からの学生を受け入れるならば、CWRUは歯科分野での世界的なリーダーになるだろう」と言っていた。1989年に学部長職を退いてからも、国際的な交流はCWRUにはなくてはならないものとして実施されている。Enlow教授により、CWRUは南極大陸を除くすべての大陸からの学生を受け入れることとなったのである。

　歯科教育に対するEnlow教授の貢献は、臨床治療における礎石としての生物学を常に深く考慮するよう、全専門分野の臨床医に対し指導したことにある。Enlow教授は、1968年に出版された古典的教科書である『ヒトの顔面』（英語タイトル "The Human Face"、Harper & Row）以来、顔面骨格の成長にかかわる基本的な生物学的プロセスとしてのリモデリングと転位の概念を広く世界中に紹介してきた。博士が細心の注意を払い、各頭蓋骨と上下顎骨のリモデリングを調べ、各骨の吸収・添加の部位を特定したマップの数々は、臨床医が小児の顔面から成人の顔面に成熟していくプロセスの理解に役立っている。Enlow教授はもはやこの世にはいないが、多くの歯科矯正医や頭蓋顔面専門家に対する博士の影響は途絶えることはない。本書『顔面成長発育の基礎　第2版』は、Enlow教授がご自身によって緻密に編集された業績の、最後の出版となったものである。読者のかたがたには、この日本語版をじっくりと精読していただくことを願うばかりである。

敬具

Mark G. Hans D.D.S., M.S.D

監訳者のことば

　2013年の3月、ミシガン大学の矯正・小児歯科学講座主催のMoyers Symposium 40周年記念大会に出席した。その懇親会の場で、宮下邦彦先生にお目にかかった。先生はUCLAのAndrew Dixon教授とSpiro Chaconas教授のもとで矯正学のコースを卒業された後、ケース・ウェスタン・リザーブ大学のHans教授とBroadbent教授のもとで成長発育とセファロメトリックスについての研鑽を積まれた。帰国後、新宿で矯正専門医として開業されるかたわら、ケース・ウェスタン・リザーブ大学、UCLA、メリーランド大学、セントルイス大学で、客員教授として教鞭をとっておられる。小生がまだ東京医科歯科大学に在籍中であったころ、先生は他に類をみない『カラーアトラス　X線解剖学とセファロ分析法』と題するすばらしい著書を出版されている。新人教育の参考になればと、ご恵贈いただいたことはいまだに忘れられないし、今も矯正学教室の新人教育に活用されている。

　Hans教授は、Enlow教授がケース・ウェスタン・リザーブ大学の矯正学教授時代の最初の教え子であると伺っている。したがって、宮下先生は、いわばEnlow教授の孫弟子ということになる。その宮下先生から、Enlow教授の1975年に出版された『Handbook of Facial Growth』の改訂版として、Enlow教授とHans教授の手による、『Essentials of Facial Growth, Second Edition』が2008年に出版されているが、この日本語版を出版したいと考えているので、監訳者の責を引き受けてほしいと懇請された。

　1975年にEnlow教授が書かれた『Handbook of Facial Growth』は、東 光夫先生（故人）と一緒に翻訳し、三浦不二夫先生の監修を得て1980年に出版している。Enlow教授には、ミシガン大学成長発育研究所（Robert Moyers所長）にResearch Associateとして1969年から1970年にかけて在籍していた時に公私ともにたいへんお世話になった。

　解剖学的な視点から、顎顔面頭蓋の成長発育が、「たがいに対応しあう領域の補償機構によって、いろいろなタイプの変異が生まれてくる」というEnlow教授の理論を、従来のセファロメトリックスではなく、Counter parts analysis（Equivalent analysis）として計測し、説明しようとする課題を、かなり時間を費やして学んだことが、小生の矯正臨床をサイエンスとしてとらえる上での大切な論理の一つとなった。2005年には、ニューヨーク大学（NYU）で、Enlow教授が、かつての製作された組織切片などの膨大な研究資料の同大学の資料館への保管完了記念としてBromage教授主催のシンポジュームに招待され、Enlow教授との仕事の一端を発表する機会に恵まれた。残念ながらその時が、Enlow教授にお目にかかれた最後となった。ミシガン大学在任中にゴルフの手ほどきも受けた。経験のまったくない小生に午後からコースに行くから昼休みにゴルフセットを買ってこいといわれ、右も左もわからぬままゴルフセットを買ってお供したこともあった。お宅の地下室で、射撃の仕方も教えていただいた。お時間がおありになるときには、しばしば家族ぐるみでディナーにお招きいただいた。

　このようにEnlow教授との間には濃密な関係があり、小生の人生に大きな影響を与えてくだ

さった教授の改訂本の翻訳出版に少しでもお役にたてるのであれば、どうしてお断りすることができよう。宮下先生には、「お役にたてるかどうか不安ではありますが、また監修とはおこがましい限りですが、喜んでお引き受けいたします」とお答えした次第である。

　改訂版は、Ⅰ部Ⅱ部の構成となっている。Ⅰ部は初版の改訂版として、内容がより充実したものとなっていて、解説がより詳細な記述となっている。Ⅱ部は、Ⅰ部の内容と関連したテーマを、Enlow教授と親しく、それぞれの分野を専門に研究されている方々が協賛執筆されたものである。Ⅰ、Ⅱ部ともに頭蓋顎顔面領域の成長発育に関するたいへんすばらしい教科書となっている。入門書としても、また専門にこれらの分野を研究しようとする者にとっても、もっとも優れた書籍であるといって過言ではない。また矯正歯科臨床医にとっても、診断、治療方針の策定、治療結果の判定などにあたって、それらの形態学的基盤を支えてくれる有用な書籍となることであろう。

　本書は宮下先生のご努力で、先の初版本の日本語版に優る読みやすい立派な翻訳書となっている。

　今は亡きEnlow教授の理論を本書を通して多くの方々にご理解いただくことができれば、望外の幸せである。

2015年　秋　　黒田敬之

訳者のことば

　本書は、Donald H. Enlow 教授が成長発育に関する約50年間の研究成果として残された、最後の著書である。この貴重な名著の翻訳に際して、浅学非才な私に機会を与えてくださったEnlow 教授と Mark G. Hans 教授に、まず初めに心から感謝の意を捧げたい。この原書は1975年、Enlow 教授が執筆された『Handbook of FACIAL GROWTH』(Saunders)の改訂版である。前著は顎顔面成長発育の研究者や歯科臨床医の間でバイブルになっており、その価値が世界的に立証されている。日本語版は、1980年に東京医科歯科大学の三浦不二男教授監修のもと、黒田敬之助教授、東 光夫講師の翻訳により『顎顔面の成長発育』(医歯薬出版)として出版され、本邦においてもその地位を確立した。それから30年経過した2008年、Enlow 教授は直弟子でケースウェスタンリザーブ大学(CWRU)の Hans 主任教授とともに最新の歯科矯正学の臨床に関する事柄を加筆し、『Essentials Facial Growth』として出版した。初版以来、世界各国で愛用されてきたその理論(Part I 第1章～第14章)に変化はなく、その裏付けになっている10万以上の組織切片と、多数の化石骨標本の基礎データは、現在 Timothy G. Bromage 教授(本書第17章を執筆)のニューヨーク大学歯学部に寄贈にされ、保存されている。

　Hans 教授の序文の中にあるように、Enlow 教授はつねに世界的規模で物事を考えておられた。著書が英語版だけであったら、英語圏だけに留まる。それが翻訳されれば、その優れた情報や技術が世界中に広まり役立つ。その Enlow 教授は、日本語版の発刊を楽しみにされていたが、2014年に惜しくも他界され、本書をお見せすることができなくなった。誠に残念無念の気持ちでいっぱいである。この場をお借りし、心からお詫び申し上げなければならない。

　私が Enlow 教授にお世話になることができたのは、UCLA 元歯学部長の Andrew D. Dixon 教授と、矯正学教室創始者である Spiro J. Chaconas 主任教授のおかげである。Dixon 教授は本書の中にも再三登場する James H. Scott 教授の直弟子で、Enlow 教授とも親しい関係であった。そして、Chaconas 教授は CWRU 内に B. Holly Broadbent 教授が築かれた、Bolton-Brush Broadbent Growth Study Center(BBBSC)の資料を用いた鼻の成長発育に関する研究で Millo Hellmann 賞を受賞され、Broadbent 教授をよくご存じだった。これらのことから、両氏にEnlow 教授と Broadbent 教授を紹介していただいたことが、本の出版に結実したといえる。

　はじめに、Enlow 教授の講義の中からお伝えしておきたいことがある。教授は、顔面の成長発育を学ぶうえで特に大切なことは「頭蓋基底」と「Air Way(気道)」であり、常に2点に意識を向けるよう講義されていたことである。また、本書では、多くの図を用い説明が加筆されているが、成長発育をより深く理解するには三次元で考えなければならないことも強調されていた。この考えを遂行するため、BBBSC では、約20年前から CBCT を導入し世界に先駆け二次元のセファログラムから三次元の CBCT への移行を進めている。さらに2008年からは、毎年 CWRUでセファログラムと CBCT の専門家を世界中から集め、JCEG(Joint Cephalometric Experts Group)の会合を開催し、Enlow 教授が提唱する三次元的観点からの研究を継続している。これ

については、第18章でセファログラムの基本的な考え方を説明した後、CBCTの基本的事項から最新の情報を掲載している。セファログラムやCBCTを利用しようとする若い歯科医師や研究者には、必ずお役に立てるものである。さらに第16章の成人の加齢変化については、BBBSCの資料を用いてRolf G.Behrents教授が執筆された。一個人を50年以上にわたり観察した縦断資料を用いたこの研究は、世界に類を見ない貴重な研究である。特に成人歯科治療には必須の内容であり、成人矯正を手がけるものにも必須の内容として役立つものである。その他、さまざまな面から顔面の成長発育の必要な事柄について、それぞれの専門家が執筆され、興味深い内容になっている。そして、最後の第22章では、Enlow教授のミシガン大学時代からの旧友であるRobert E. Moyers先生が執筆され、本書の締めを飾られている。

　本書は、多数のかたがたのご助力により出版することができた。まず初めに、言葉では表現できないほどお世話になったのが、東京医科歯科大学の黒田敬之名誉教授である。翻訳する際に必要なことは、言葉に精通していることに加えて、内容をよく理解していること、できれば著者の人柄まで知っていることが望ましい。黒田名誉教授は若いころ、デンマークのArne Björk教授のもとで研究生活を送られた後、Enlow教授のもとで研究生活を送られ、両氏と個人的にも親しい仲である。翻訳を開始し約1年が経過したとき、ミシガン大学の第40回記念Moyersシンポジウム懇親会会場で黒田名誉教授にお会いする機会を得た。その際、先生に監修を無理にお願いしたところ、快く引き受けていただくことができた。正に幸運なできごとであった。黒田名誉教授とその前にお会いしたのは、ニューヨーク大学でのEnlow教授の最終講演の時である。その最後の講演で、Enlow教授は成長発育を理解するに大切なことは「転位」と「骨改造」であることを最初に述べ、その後、参加されていた黒田先生との共同研究や門下のJames A. McNamara, Jr.教授やHans教授の博士論文の研究について述べられるなど、ご講演のはしばしに若き日々の思いと、ともに過ごしたかたがたに対する熱い思いのこもった、すばらしい講演であった。そこには、旧友であられ、アメリカ矯正歯科医学会誌（AJODO）の元編集長Thomas M. Graber教授の姿も見られ、最後はお嬢様に抱きかかえられるように、ニューヨークの街並みに消えて行かれた後ろ姿が、今でも私の脳裏から離れない。大学講義の中でも、Enlow教授はつねづねMcNamara教授と黒田名誉教授のお2人の業績を高く評価され、2人が教え子であることを誇らしげにお話しされていたことは、今でもはっきりと記憶している。今回の翻訳に際して浅学非才な私の翻訳を温かく見守り、細部に至るまで校正監修していただいた。この作業中、校正原稿とともに励ましの手紙もしばしばいただき、感銘と勇気を与えてくださった。ここに改めて黒田教授に深謝の意を表する次第である。

　その他にも多数のかたがたにお世話になり本書が完成したが、どうしても書き添えておきたい方が、黒田教授と同じ三浦教授の門下生で、現在文京区湯島で開業されている中島栄一郎先生である。先生は私に「日本でより深く勉強するのも良いが、世界で勉強した方がより広い知識と友人ができる」とUCLAへの留学する機会を与えてくださった。この考え方は、正にEnlow教授のお考えに通じるものがある。幸い私の英語の著書『Contemporary Cephalometric Radiography』（米国 Quintessence）は現在4ヵ国語に翻訳され、海外での講義などを通じ、多くのかたがたと親密な関係を築き上げることができた。その成果のひとつとして、本書の翻訳出版に繋がった。これらすべてが、中島先生のお誘いの言葉と激励から始まる。この場をお借りし改めて感謝の意を表したい。

また、本書の翻訳本の実務面では、当医院のスタッフである岡田 幸さんには、英語版と日本語版の膨大な量の原稿入力を快く引き受けていただいた。また歯科衛生士である川端まゆみ、横須賀まゆみ、今井優子、渡部瑞希、棚沢ありみの方々にも献身的なご協力をいただき本書の出版に辿り着くことができた。ここに心よりスタッフの皆さんにお礼を申し上げたい。

　さらに、本書の翻訳に際し快く出版を引き受けていただいたうえ、私の怠慢からとかく遅れがちな原稿を許し温かく支えてくださったクインテッセンス出版の佐々木会長と編集部の浅尾氏には助力をいただき、製作過程ではサン美術印刷の宮田氏にお世話になった。特に佐々木会長のご理解がなければ、本書の貴重な理論や情報も世間に広めることもできなかったのである。ここに佐々木会長の勇気ある決断に敬意と謝意を表したい。

　最後に、これまでの翻訳作業を思い起こしてみると、家族との時間を犠牲に翻訳作業を行ってきた。その間、何気ない家族からのひと言は大きなエネルギーになった。晴れて本書の出版の喜びを、妻・園子と子供たち・卓也、直也そして咲良とともに分かち合うことができれば幸いである。

　本書の翻訳にご協力いただきました皆様に、忠心より感謝申し上げます。

2015年　冬　　Cleveland Broadbent 博士宅にて

宮下　邦彦

目次

第2版　序文 ……………………………………………………………………… vii

私の歩んだ研究の道 …………………………………………………………… ix

日本語版の出版によせて ……………………………………………………… xv

監訳者のことば ………………………………………………………………… xvii

訳者のことば …………………………………………………………………… xix

プロローグ ……………………………………………………………………… xxviii

第1部　Enlowの顔面成長に関する基礎的事項

第1章
頭蓋顔面成長発育の概要 ……………………………………………………… 1

第2章
成長発育の基本概念 …………………………………………………………… 20

第3章
成長発育の順序 ………………………………………………………………… 43

第4章
下顎骨の成長発育 ……………………………………………………………… 63

第5章
鼻上顎複合体 …………………………………………………………………… 91

第6章
神経頭蓋 ………………………………………………………………………… 114

第7章
顔の成長発育における歯の役割 ……………………………………………… 126

第8章
顔の形態とパターン …………………………………………………………… 139

第9章
ヒトの顔のつくり 167

第10章
顔面形態の正常変異と不正咬合の解剖学的背景 193

第11章
顔面形態の人種的な変異の構造上の基盤 222

第12章
顔面成長発育の制御機序 229

第13章
出生前の顔面の成長発育 253

第14章
骨と軟骨 271

第2部　顔面成長発育に関するより詳細な事項

第15章
成人における頭蓋顔面の成長発育 291

第16章
顎関節概論 307

第17章
ヒトの顔の初期成長発育改造変化 319

第18章
頭蓋顔面画像 343

第19章
骨生理学に関連した矯正学的歯の移動の生力学的な考え方 389

第20章
頭蓋顔面複合体の遺伝学 402

第21章
顔面成長発育の正確な予測に関する内因性の生物学的基礎 413

第22章
口腔顔面領域の神経筋系の成熟 429

文献集 439

索引 472

章・項 一覧

第1部

第1章：頭蓋顔面成長発育の概要 …… 1
- 全体像 …… 4
- 成長発育過程の基盤 …… 5
- 「基幹(genic)」組織 …… 10
- 成長発育の局所的制御 …… 10
- 顔面と神経頭蓋の成長発育における3つの主要領域 …… 12
- 脳と頭蓋底 …… 12
- 気道 …… 12
- 口腔領域 …… 14
- 頭蓋顔面の形成の基準となる構造順位 …… 15
- 基本的な2つの臨床上の標的 …… 15
- 小児から成人への顔面の比率の変化 …… 16
- 歯の移動 …… 18
- ドリフト …… 18
- 成長の基本原則 …… 19

第2章：成長発育の基本概念 …… 20
- 骨改造 …… 21
- 改造野 …… 25
- マーカーとしてのインプラント …… 27
- V理論 …… 28
- 骨改造の転位機序 …… 28
- 転位過程 …… 32
- 成長発育による回転(rotations) …… 38
- 骨改造と転位の組み合わせ …… 39
- 頭部X線規格写真のトレースの重ね合わせ法 …… 40

第3章：成長発育の順序 …… 43
- 領域変化(段階)1 …… 45
- 領域変化(段階)2－上顎骨の転位 …… 46
- 領域変化(段階)3－下顎体の伸長 …… 47
- 領域変化(段階)4－下顎枝の骨改造 …… 48
- 領域変化(段階)5－下顎骨の転位 …… 49
- 領域変化(段階)6－中頭蓋窩の成長 …… 50
- 領域変化(段階)7－鼻上顎複合体の二次転位 …… 51
- 領域変化(段階)8－下顎骨の二次転位 …… 52
- 領域変化(段階)9－対応部分：MCF－下顎枝 …… 52
- 領域変化(段階)10－垂直的均衡状態の維持 …… 53
- 領域変化(段階)11 …… 54
- 領域変化(段階)12 …… 54
- 領域変化(段階)13－垂直的ドリフト …… 56
- 領域変化(段階)14－下顎歯槽骨のドリフト …… 58
- 成長を考慮した抜歯・非抜歯の判断 …… 59
- 領域変化(段階)15－前方の歯系の変化 …… 60
- 領域変化(段階)16－頰骨 …… 61
- 領域変化(段階)17 …… 62

第4章：下顎骨の成長発育 …… 63
- 下顎骨の骨改造 …… 65
- 下顎枝 …… 65
- 舌側結節 …… 66

- ・下顎枝の下顎体への骨改造 ………… 69
- ・下顎頭 ……………………………… 74
- ・下顎頭に関する疑問点 ……………… 79
- ・下顎頭の適応の役割 ………………… 81
- ・下顎頭と「下顎頭の成長発育」に対する新たなイメージ …………………………… 82
- ・下顎枝と中頭蓋窩の関連性 ………… 83
- ・下顎枝の直立 ………………………… 83
- ・ヒトのオトガイ ……………………… 87
- ・下顎枝－下顎体複合体 ……………… 88

第5章：鼻上顎複合体 ……………… 91
- ・上顎結節と上顎弓の伸長 …………… 91
- ・上顎骨の転位を起こす生力学的な力 …… 95
- ・鼻上顎部の骨改造 …………………… 98
- ・涙骨縫合：鍵となる成長（調節）メディエーター ………………………………… 98
- ・上顎結節とキーリッジ（頬骨弓基部下面）… 99
- ・歯の垂直および近心ドリフト：臨床的に重要な概念 ………………………………… 100
- ・鼻気道 ……………………………… 102
- ・口蓋の改造 ………………………… 104
- ・上顎骨の下方転位 ………………… 105
- ・上顎の縫合部 ……………………… 106
- ・頬骨と頬骨弓 ……………………… 108
- ・眼窩の成長 ………………………… 111
- ・顔面成長発育の特徴について ……… 113

第6章：神経頭蓋 …………………… 114
- ・頭蓋冠 ……………………………… 114
- ・頭蓋底－顔の基盤 ………………… 116

第7章：顔の成長発育における歯の役割
 ………………………………………… 126

第8章：顔の形態とパターン ……… 139
- ・頭の形 ……………………………… 140
- ・ディナール型の頭部形態 …………… 146
- ・頭部形態と矯正治療 ……………… 148
- ・顔面の特徴の男女差 ……………… 148
- ・小児と成人の顔の特徴 …………… 153
- ・成長発育時の顔の変化の特徴 …… 156
- ・顔のばらつき ……………………… 166

第9章：ヒトの顔のつくり ………… 167
- ・脳の拡大、頭蓋底の屈曲そして顔面の回転 ………………………………………… 169
- ・鼻上顎複合体の構造 ……………… 177
- ・成長発育の場の境界 ……………… 179

第10章：顔面形態の正常変異と不正咬合の解剖学的背景 ………………… 193
- ・頭部の形状と不正咬合が発現する傾向 … 193
- ・「実効距離」 ………………………… 198
- ・配置への距離的因子 ……………… 199
- ・距離的および配置のパターンの組み合わせ ……………………………………… 199
- ・成長発育による「補償」…………… 209
- ・歯・歯槽性補償機構 ……………… 211
- ・歯・歯槽の彎曲（スピー彎曲）…… 214
- ・II級とIII級の骨格的特徴の要約 …… 216
- ・顔面のスペクトル ………………… 219
- ・顔面形態変異の連続性と成長発育途上にみられる中間型 ………………………… 220

第11章：顔面形態の人種的な変異の構造上の基盤 ……………………………… 222

第12章：顔面成長発育の制御機序 229

- 頭蓋顔面成長発育制御に関する理論の概要 232
- 遺伝的な青写真 232
- 生体力学的な力 233
- 縫合、下顎頭、軟骨結合 234
- 鼻中隔 234
- 機能母体説（functional matrix） 235
- 複合解釈 236
- 制御伝達物質 237
- 生体電気信号 238
- その他の成長発育制御因子 239
- 成長発育制御の理論体系：まとめ 242
- 全体のまとめ 251

第13章：出生前の顔面の成長発育 253

- 胎児の顔の改造 266
- 鼻上顎複合体 267
- 下顎骨 269
- 成長発育のタイムテーブル 269

第14章：骨と軟骨 271

- 骨 272
- 成長発育と機能に関連する骨組織 283
- ハバース系 286

第2部

第15章：成人における頭蓋顔面の成長発育 291

- 成人期の生物学的過程 292
- 骨の変化 292
- 成人における頭蓋顔面の成長発育 294
- 機序の説明 304
- 要約 305
- 結論とその適用 306

第16章：顎関節概論 307

- 成長発育学的視点 308
- 二次関節 310
- 組織の増殖 311
- 結節の成長 314
- 下顎頭の成長 315

第17章：ヒトの顔の初期成長発育改造変化 319

- 現在の顎顔面成長発育に関する研究方法がどのようなものであるかについての概説 319
- ヒトの進化についての概説 320
- 化石人類における骨成長発育改造の研究 322
- 化石人類の顔面成長の研究 326
- 初期人類の顔面成長発育および骨改造 327
- 要約 338

第18章：頭蓋顔面画像 343

- 歴史的展望と３Ｄデジタル時代 343
- 三次元でみた顔面軟組織を有する顔 345
- 頭蓋顔面骨の三次元画像 352
- 間接的手法 352

- 直接的手法－MRIとCT ……………… 353
- 歯科医療におけるCBCTの臨床応用 …… 358
- 歯列、咬合の三次元画像 ……………… 363
- プリントした模型とホログラム ……… 366
- 完全な３D患者記録 …………………… 367
- ボルトン基準 …………………………… 370
- ボルトン基準の使い方 ………………… 373
- ３Dボルトン基準－頭蓋顔面に対する治療計画の今後 ……………………………… 376
- 対応部分の分析（Enlowによる） …… 377
- 用語集 …………………………………… 381

第19章：骨生理学に関連した矯正学的歯の移動の生力学的な考え方 ……… 389

- 骨生理学に関連した矯正学的歯の移動の生力学的な考え方 ……………………… 389
- 圧迫－牽引説 …………………………… 390
- 骨負荷と歪曲機序 ……………………… 390
- 歯の移動に関連する制御分子 ………… 391
- 歯の移動：炎症過程か、過剰な生理学的反応か？ …………………………………… 393
- 加齢と歯の移動 ………………………… 394
- 負荷を受けた歯に近接する領域と離れた領域でみられた組織形態学的所見 ……… 395
- 遠心部と遠隔での歯槽骨の反応（RAR） …………………………………………… 395
- 局所の促進現象（RAP） ……………… 397
- 骨延長様現象（DLP） ………………… 398
- まとめ …………………………………… 400

第20章：頭蓋顔面複合体の遺伝学 …… 402

- 口唇口蓋裂 ……………………………… 403
- 全前脳胞症 ……………………………… 405
- 頭蓋骨癒合症 …………………………… 406
- 頭蓋顔面異常の遺伝学 ………………… 408
- 遺伝的疫学 ……………………………… 409
- 頭蓋顔面形状の量的遺伝学 …………… 409
- 連鎖解析 ………………………………… 410
- 今後の頭蓋顔面遺伝学 ………………… 412

第21章：顔面成長発育の正確な予測に関する内因性の生物学的基礎 …… 413

- 緒言 ……………………………………… 413
- 背景 ……………………………………… 414
- 方法 ……………………………………… 415
- 考察 ……………………………………… 427
- 結果の概要 ……………………………… 428

第22章：口腔顔面領域の神経筋系の成熟 …………………………………… 429

- 出生前の成熟 …………………………… 429
- 新生児の口腔機能 ……………………… 430
- 乳幼児の吸啜と嚥下運動 ……………… 430
- 気道の維持 ……………………………… 431
- 乳児の泣き行動 ………………………… 432
- 嘔吐 ……………………………………… 432
- 生後初期における口腔の神経筋系機能の成長発育 …………………………………… 432
- 咀嚼筋 …………………………………… 432
- 顔面表情 ………………………………… 433
- 発声 ……………………………………… 434
- 成熟嚥下 ………………………………… 434
- 顎位の神経制御 ………………………… 435
- 咬合のホメオスタシス ………………… 435
- 神経筋機能が顔面成長に及ぼす影響 … 436
- 矯正治療の筋組織に及ぼす影響 ……… 437

プロローグ

歴史的視点

　本書では、種々の軟組織と頭蓋顔面骨の成長発育における形態形成の相互関係に焦点をあてる。骨は特有の相反する特性を有しているため、「骨」の形成される初期の過程は特に興味深い。この岩のような物質は、実際にどのようにして関連する軟組織の発育にしっかりと適応し、形状や大きさを絶えず変化させながら成長発育できるのであろうか。この疑問は、聖書の時代から不思議がられていることであり、昔から研究者の頭を悩ませた。たとえば伝道の書(11:5)には、「汝は身ごもった女性の子宮の中で、どのように魂が入り、骨が成長発育するかを知らない。そのように汝は、すべてのことをなされる神のわざを知らない」と書かれている。多くの旧約・新約聖書にも、健康なあるいは異常な骨に関することがたびたび登場する。骨は現実に存在する生体物質であり、決して最近取り上げられた概念ではない。ギリシャの哲学者や医師(ヒポクラテス[*De carnibus*]、アリストテレス[*De generatione animalium*]、ガレン[*Opera omnia*]、プラトン[*Timaeus*])によっても、骨形成に関するたとえ話が残されている。流動性の少ない厚い土壌が、どのようにしてマグマの地熱によって凝固するのか、まさにそれは湿った粘土(すなわち軟骨)が窯で焼かれて(軟骨内骨化)陶器になることと同様であると記載されている。その後かなりの時が流れ登場した顕微鏡、組織学の教科書や細胞についての学説などをふまえると、当時の類推が理にかなっていることがわかる。Arnobius は、「幼児の骨を固め緻密にする」女神が小児期の骨形成を制御していると説明した。その後、数世紀を経て、解剖学や医学分野における多くの偉人が、長い間にわたって停滞していた骨に関する基本的知識を統合したことによって、技術的進歩や概念の発展が実現した。Albinus、Vesalius、Bartholin、Harvey、Sue、Havers、Nesbitt、Monro、Leewenhoek(Havers よりも数年前に骨管を確認した人物であるが、これは古典的専門書である『Osteologia Nova』に引用されている)。Todd、Bowman、Tomes、Demorgan、Von Ebner、Gagliardi、Malpighi、Bell、Howship、Belchier、Hales、Hunter、Volkmann、Wolff、Hassall、Meckel、Virchow、Purkinje、Sharpey、Schwann などの学者がよく知られている。上記の人々以外にも多くの人々が、この分野の研究に直接関与している(これらの初期の研究者が寄与した画期的な研究業績の詳細についての歴史的評価については、Enlow[1963]を参照)。

第1部

Enlowの顔面成長に関する基礎的事項

第1章

頭蓋顔面成長発育の概要

　「成長」とは、一般に、単に大きさ、量の変化を示す一般用語である。どのようなことが起きているかを示す用語ではない。臨床専門医にあっては、この曖昧な用語は不適切に使用されていることが多い。しかしそれが「どのように」作用し、実際に何が起きているのかを理解するためには、より記述的かつ説明的な用語である「発育」という用語を加える必要がある。「発育（development）」は、細胞・組織レベルでの機能分化に関与する成熟過程の意味が含まれ、成長について考える際の生物学的機序に焦点を合わせた用語である。

　「成長発育」は、多くの臨床分野や専門分野における基本項目であり、たいへん重要な事項である。形態形成は、根底にある細胞と組織レベルの制御システムを含む生物学的過程である。臨床医は、ある適切な時期にこの制御過程に介入し、考えられうる臨床的制御方法によっていくつかの生物学的変化（増強、抑制、転位）を生体に加える。実際の成長発育過程それ自体は生物学的に同じものであり、このことはたいへん重要なことである。つまり、細胞と組織の個々の果たす機能はそのままであるが、それらの複合的機能を選択的に活性化する制御信号を臨床的に操作するのである。臨床医が加えた刺激によって、身体固有にそなわっている成長信号が修正・補償されると、細胞分裂や組織分化の速度、時期、方向および程度が変化する。その後、プログラムされた治療計画にそって、「成長につれ機能を発揮する（昔からいわれている臨床上の原則）」ことによって成長発育していくのである。いうまでもないが、根底にある生物学における作業論理を理解していなければ、治療デザインやその治療結果、そしてその結果に至った理由などの基本的事項をきちんと理解することはできない。重要な点は、頭蓋顔面における生物学は、治療に関連してたてる戦略とは別の次元で考えなければいけない点にある。したがって、臨床医の中には種々の治療方法（抜歯 対 歯列弓拡大）の相対的メリットについていろいろ述べる者もいるかもしれないが、生物学的な原理はこれらは同じである。

　個々の成長発育部位が互いに複合し構造的なバランスをとり続けるように形態形成は進んでいく。すなわち、いろいろな部位が成長発育し、それぞれの機能を果たしながらまわりの部位と補償しあうことによって、全体として1つの機能体に成長発育していくということである。

　成長発育によって正常な局所的不均衡が継続的に生じるため、成長発育時の均衡状態はつねに一時的なものとなり、均衡状態に達することがない。全体としての機能体の平衡状態となるには、いろいろな部位が継続的に適応（成長発育）する必要がある。組織形成反応

の相互作用を活性化させる刺激信号の発火はこの不均衡による。一時的に均衡状態に達すると刺激信号は消失し、局所の成長は停止する。小児期から成人期にかけて（程度は異なるが）この過程が繰り返され、最終的に高齢期になると変化しつづけてきた内的、外的状態に対応して形態学的平衡状態が維持されることになる。

　たとえば、量的にも機能の面でも成長発育を続けた筋は、それらの筋が付着している骨よりも大きさや機能ともに成長発育が速い。しかし、この不均衡によって発せられた刺激に、骨形成性、軟骨形成性、神経形成性、線維形成性の組織が即座に反応し、ホメオスタシスが維持されるように、結合組織、栄養供給、血管、神経支配などを含む骨系全体が成長発育する（骨改造が起きる）。

　この一連の形態形成と組織分化過程がどのような仕組みで進行するかを理解することによって、専門臨床医は骨改造過程を活発にする制御方法を用いて自分の望む治療結果が達成できるように各個体固有の活性能力を選択的に高めることができる。たとえば、上顎の水平的劣成長患者には、急速口蓋拡大法を用い上顎を左右に拡大（転位）させることが可能である。この方法が適用された時点で、口蓋縫合と歯槽部での骨改造機序が活性化されてくる。

　骨の発育の遺伝的および機能的決定因子（成長発育調節信号の起源）は軟組織複合体に存在し、骨形成結合組織（骨外膜、骨内膜、縫合、歯根膜［歯周靱帯］）の組織形成能を賦活させたり停止させたり、または促進させたり抑制させたりする。骨自体または、その包囲膜内には、成長発育はあらかじめ「プログラム」されていない。骨自体の形や構造および成長発育の「設計図」は、筋、舌、口唇、頬、皮膚、粘膜、結合組織、神経、血管、気道、咽頭、脳（一塊の臓器として）、扁桃腺、アデノイドなどにあり、これらからのすべての伝達されてくる情報信号が骨の成長発育を担う組織形成能を調節する。

　成長発育中の顔面に対する治療では、後戻り（治療後のリバウンド）は大きな問題である。いろいろ大切な要因のある中での成長発育における機能的、成長発育上、あるいは生力学的な要因が、生理学的には不均衡な状態にと臨床的に変化させられていると後戻りする可能性がある。臨床医が審美的なバランスを追い求めすぎると、生理学的には不均衡な状態を生み出す結果となる。治療前の形成異常を引き起こした組織がまだ存在する場合は、臨床的に生み出した形態変化に反応してリバウンドする方向に成長が進んでいる可能性が強い。「遺伝の関与（genic）」組織（下記参照）は、生理学的均衡＊を回復しようとするため、治療前の状態またはそれらとの中間的状態になるように成長発育方向が変わっていく。生理学的な補償機構とは、要するに遺伝的に組み込まれた保護機構であって、ヒトの顔面形態には著しい変異がみられるにもかかわらず、咬合は、6mm程度のばらつきにおさまっている。最終的には歯が咬合できるようになる。その変化量はわずか6mmにすぎない（図1-1参照）。

＊不正咬合やその他の形成異常（先天性異常を含む）は、臨床的には異常であるが「バランスがとれた」状態ではある。

ヒトの進化過程にあっては頭部の形態には臨床的に問題となるような状態が当然存在している。たとえば、頭部の形態変異によって、種々の不正咬合が生じる傾向がある。その傾向に応じて、成長発育過程で何らかの局所的不均衡が生じ、そのような不均衡個体が、それらを正常な状態に戻そうとする母体となる。審美的に満足できる顔で大臼歯Ⅰ級関係は、放っておけば、より重度のⅡ級やⅢ級の不正咬合を引き起こしたであろう潜在要因がまだ残されていても、成長発育過程によって「補償」され、結果的に良好な結果をつくることができ、その総合的な効果は、全体として統合されたバランスを生み出す。

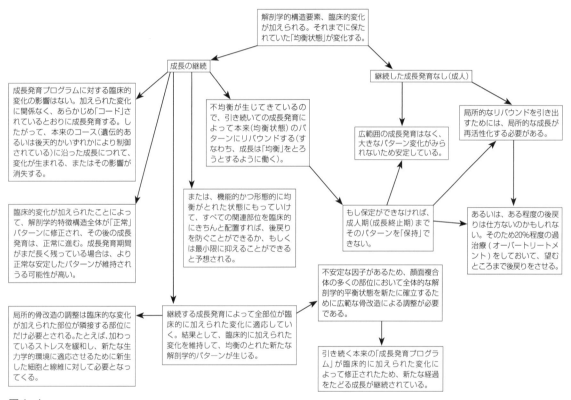

図1-1

前述したように、治療によって構造的および機能的平衡状態を崩すことが可能で、リバウンドが自然に発現する可能性がある。たとえば、CrouzonとかApert症候群などでは前頭蓋窩（中顔面部の発育を担う場）が縮小されるため、一部の頭蓋縫合が早期に癒合して、鼻上顎複合体の発育障害が引き起こされる。障害を受けた鼻上顎複合体は、審美的かつ機能的に正常な集団と比較した場合、異常であるにもかかわらず頭蓋底の構造とは釣り合うように均衡状態を保ちながら成長する。頭蓋顔面手術によって、それまでの均衡状態が崩されるため、ある程度のリバウンドが自然発現することが予想される。成長過程は本来備わっている平衡状態を取り戻すそうとする。なぜならば、もともと備わっている潜在的な平衡状態のある程度のものは（たとえば、頭蓋底のような）治療で変えられない、あるいは変えられるはずのない構造だからである。

これらのことは、治療の有無にかかわらず生物学的成長発育過程は基本的には正常であっても、入力される制御信号が変化したため異常が生じた例である。

全体像

　成長発育過程全体の基礎となる成長発育の概念を以下に述べる。神経頭蓋（脳および関連する感覚器）と内臓頭蓋（顔面）を構成するすべての構造の複合体がそれぞれ独立しているものの、密接に関連しながら、かつ相互に依存しあっていることについて述べる。あらゆる局所の部位におけるさまざまな成長発育状況の変異性を強調するばかりでなく、同時に必須となる形態形成ならびに部位間の機能的相互作用についても言する。

　頭蓋顔面部の成長発育は、それ自体で完結するものでもなく調節しうるものでもない。各部位の成長発育は、その他の部位と関連がない個々の独立した事象ではない。すべての部位が複合的に変化することによって成長発育するのである。いうまでもないが、たとえば成長発育時の口蓋は、その部位固有の成長能や解剖学的位置に対応していることとか、幼児の口蓋は成長した成人の口蓋と同じであることからも理解できるであろう。しかし、小児後期の口蓋を形成する組織は同一ではなく（より多くの組織が加わる）、組織が占めている実際の位置も同一ではない。外部からの多くの因子が、口蓋の成長発育に影響（刺激）を与える。その因子とは、成長発育による回転（developmental rotation）、縫合でみられる成長により遠位への転位などである。あるいはまた、新たな位置へ順次変位させ、成長発育期間を通じてつねに大きさ、形状、配置を調整している多くの骨改造移動などである。下顎骨も同様であり、中頭蓋に関連する多くの因子、窩の拡大、前頭蓋窩の回転、歯の萌出、咽頭の成長、両側非対称、舌、口唇、頬の拡大、筋活動の変化、頭部の形状変異、鼻気道の拡大、幼児期と小児期における嚥下パターンの変化、アデノイド、睡眠習慣が関連する頭位、姿勢そして多くの形態学的・機能的変異すべてがインプットされることによって、構造的均衡状態は絶えず変化している。上記で強調したように、成長発育とは遺伝性の不正咬合やその他の形態学的異常の有無を問わず、統合された構造的・機能的平衡状態へと導く構築過程である。どちらかといえば、成長発育制御過程の作用に影響を及ぼす因子の「全体像」に含まれないものはほとんどなく、作用を受けず独立した部位はみられない。これをすべてふまえた有意な見解が、臨床診断や治療計画の基盤となるべきである。理想的には、臨床的介入の標的にすべきものは、均衡が崩れている部位の成長発育を調節する制御過程であるべきである。しかし、これらの過程に対するわれわれの理解度のギャップが、それを標的として不正咬合を治療する臨床医の能力に限界を与えている。臨床医の標的となる不均衡に影響を及ぼす原因が明らかになっていないため、顔面の成長発育過程やパターンを徹底的に理解することが、頭蓋顔面治療の基盤となるのである。

成長発育過程の基盤

どのように顔面が成長発育するかについて、基本となる2種類の成長発育による移動を区別して理解する。その2つの成長移動とは、(1)骨改造と(2)転位である(図1-2)。それぞれの様式が、すべての硬組織と軟組織の成長発育に関与している。

頭蓋顔面の骨複合体において、成長発育骨改造過程は各部位の骨に関与する軟組織の複合体によって調節される。骨改造の機能は、(1)各部位の骨全体の大きさを徐々に変化させる、(2)全体的な大きさを拡大できるように、骨全体の各構成部位を逐次変位させる、(3)種々の機能に適応できる形状へと骨を徐々に変化させる、(4)骨同士、および近接して存在し、呼応して成長し、機能している軟組織に対して順応できるように、個々の骨すべてを順次微調整する、(5)骨構造を継続的に調整して内因および外因的な状況の変化に適応させることである。これらの骨改造機能は小児期の成長に関与しているが、そのほとんどは成人期や高齢期でも同じ機能で、その程度は低下はしているが、持続する。このことは、組織学入門書には、骨は「生涯を通じて骨改造する」と書かれてはいるが、その理由は書かれていない。今、これに加えたいことは、すべての軟組織も同様に変化しており、その理由もすべて同じであるということである。

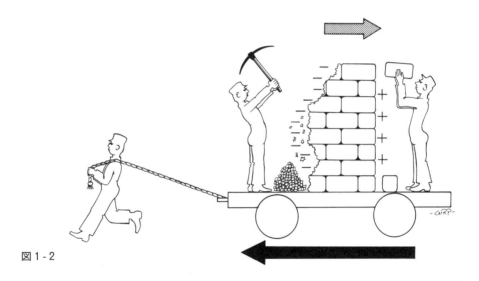

図1-2

図1-3と図1-4に示すように、実際は多くの外表面(骨外膜)は吸収の場である。その対側面に、骨が添加される。このことが複雑な形態を有する顔面骨の形成に必要である。

ある骨が増大すると、その骨と直接連続している別の骨から離れるように移動する。その結果、骨と骨の間に「スペース」が作られ、骨の増大が可能となる。この過程を「転位」(転移[translation]とも呼ばれる)と呼ぶ。これは骨全体の物理的移動であり、骨が同時に吸収と添加をすることによって起きる。骨接触面において骨がある方向に向かって増大するにつれて、骨は逆方向に転位される(図1-5)。このことが、顔面構造の結合部(縫合や下顎頭)が重要な成長発育の要素であることを説明している。これが縫合と下顎頭が、臨床上直接的な標的とされる理由である。

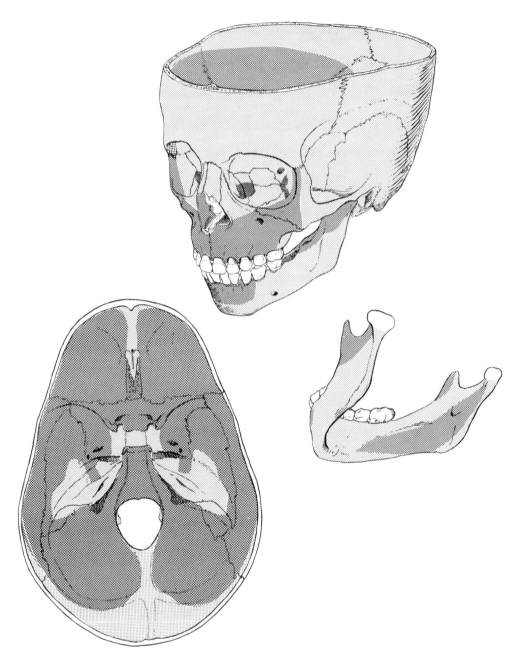

図 1-3
骨改造において骨が吸収される領域(濃い斑点)と添加される領域(明るい斑点)を示す概略図(Enlow, D. H., T. Kuroda, A. B. Lewis:『頭蓋顔面形成／パターンにおける形態と形態形成の基礎 [The morphological and morphogenetic basis for craniofacial form and pattern]』から引用．Angle Orhod., 41：161, 1971[許可取得済])．

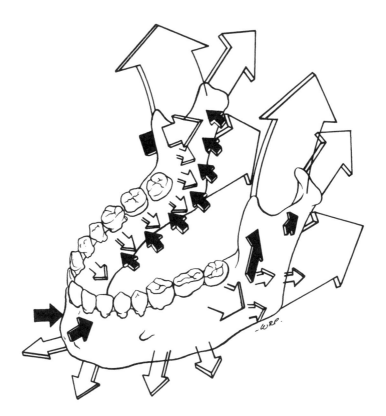

図1-4
黒い矢印は骨吸収面、白い矢印は骨添加面を示す。

　新たな骨添加過程は、隣在する別の骨を押すことによって転位を起こすのではない。むしろ骨内の入り組んでいる線維（anchoring fibers）により付着している周辺のすべて成長発育している軟組織の拡張力によって骨は引き離される。骨が移動すると新たな骨がすみやかに追加され（骨改造）、骨全体が増大し、2つの骨は結合しあっている面で一定の状態にそれぞれ維持される。たとえば、鼻上顎複合体は頭蓋底と縫合により接している。上顎骨全体は一塊として、中顔面部の軟組織が拡大成長発育することによって、頭蓋から下前方へと転位される（図1-6A）。その結果、鼻上顎複合体と頭蓋底の間にある種々の縫合接触面での新たな骨の成長発育を促進する（図1-6B）。上顎骨の骨改造が同時に反対方向である後上方（すなわち、頭蓋底との接触面）に向かって起きると同じ量だけ鼻上顎複合体は下前方へ転位を起こすことになる。
　同様に、下顎骨全体（図1-5）も顔面の成長発育に関連する軟組織複合体が成長発育拡大により、関節窩内での結合面の転位が起きる。このとき下顎頭と下顎枝が、転位過程によって作られた「スペース」へと上方と後方に成長（変位）する。また、下顎枝は骨改造過程によって形状と大きさが変わり、後上方に変位する。下顎枝は、(1) 付着埋入する咀嚼筋の筋量増大、(2) 咽頭腔の拡大、(3) 成長発育中の鼻上顎部分の垂直的伸展に適応するため伸長し、幅が増大する。

入門者は、顔面は「前下方に成長する」と何度も教わっているため必ず困惑することだろう。下顎骨または上顎骨の成長発育は顔面の前下方面で起こると考えるのが妥当であろう。しかし、下顎骨または上顎骨は、ほとんど下前方に転位している。その移動は、実は後上方への骨改造により補償されているのである。

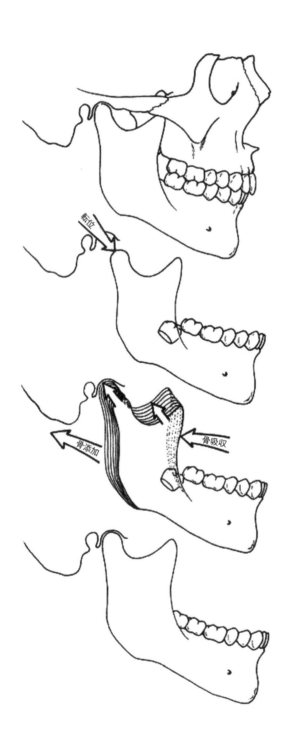

図 1-5

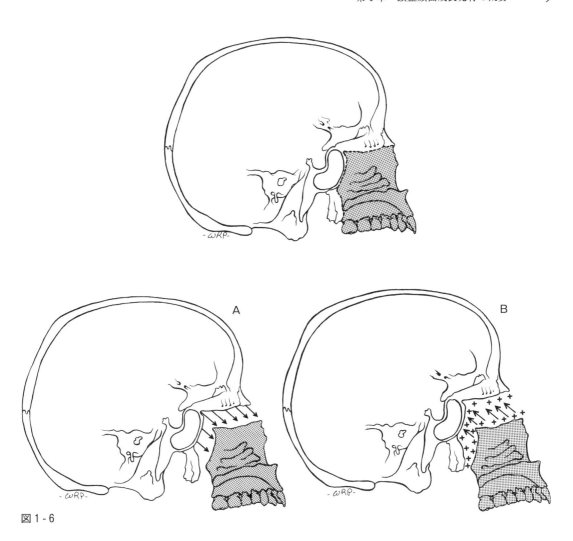

図1-6

　上述したように、すべての骨同士の結合部となっている縁合部が成長発育のうえではきわめて重要な意義をもつという理由の1つである。これらは転位が起きる出発点であると同時に、骨改造によってその骨が伸長する部位である。したがって、これらが臨床的手段により成長発育過程を変えることができる主要部位といえる。

　この点が非常に重要なポイントである。金属・プラスチック製のプレートやその他の人工装具のような非生物学的物質を成長発育時の頭蓋顔面複合体内に埋め込んでも、これら2種の成長発育による移動は起きない！　(1)骨吸収や添加領域がないので、骨改造パターンによる移動ができない、(2)増大する軟組織がシャーピー線維として骨内に埋入されないため、成長発育させる牽引力が働いても転位による移動はできない。成長する骨が非生体物質との接触が続くと、結合部がだんだん離開するようになり成長は起きない。その結果、当初から非生物学的物質が埋め込まれていた部位周辺の骨や軟組織は(1)形成(model)と(2)転位(displace)を続けるが、非生体物質が残っているため、2つの機能を合わせた生物学的成長発育による移動ができない。非生物学的物質は、成長発育しようとする組織の成長発育の障害となるのである。

「基幹(genic)」組織

　組織形成性「芽」細胞や組織は、軟骨芽細胞、骨芽細胞、筋芽細胞、線維芽細胞、神経芽細胞(サテライト細胞)、その他あらゆる前駆細胞、または未分化細胞などの細胞膜は、分布する刺激受容器に加わる細胞間刺激により活性化される。刺激には、機械的刺激、生体電位、ホルモン、酵素、酸素分圧、さらにこれらと同等の作用を有する刺激が含まれる。細胞内では細胞質を経て、核、小胞体またはリソゾーム、ミトコンドリアなどの小器官間を通じて連鎖反応が生じ、最終的には(1)アルカリ・酸性ホスファターゼ、基質(ムコ多糖タンパク質)やコラーゲンなどを生成したり、(2)細胞分裂により分化し軟骨、骨、骨膜、筋、上皮、血管および伸長する神経などへの成熟が起きる。成長発育を活性化する刺激は「内因性」であるが、ここで強調したいことは、これらの根底にある生物学的な調節機構が臨床的な手法よる刺激でも同じことが起きるということである。その結果、細胞が活性化するタイミングや期間、および成長のベクトル(成長量や方向)が影響を受ける。これが成長発育活性パターンを制御する刺激の選択的性質である。それによって形態の変異が生じるが、生物学的な意味での成長発育自体には変わりはない。

成長発育の局所的制御

　最近まで信じられていた「成長発育制御の支配的中心」に関する古典的概念に代わって、各局所の組織には、領域特異的な成長発育の必須条件に則して活動する、ある一連の細胞が含まれているとの解釈が提唱されてきている。ある局所の機能や構造上の位置に関与する「主要メッセンジャー(活性化シグナル)」の作用に対して感受性高く、決定要因となる局所の情報を受信している「基幹」細胞によりそれぞれの部位の大きさや形状は、それぞれの機能に応じた個有の成長発育をする。局所的シグナルは絶えず変わるため、それに対応して局所的大きさと形状は絶えず変化する。局所部位からなる複雑な複合体、たとえば下顎骨、上顎骨、それらに関連する軟組織からなる複合体は、局所の成長発育部位(下顎頭、筋突起、骨粗面、歯槽、結節など)の間で絶えず調整され、個々の形態に分化する。その結果、これらの部位すべてに「適応」した的確な状態を持続し、全体として、機能しつづけている。

　個々の骨、筋、歯、血管およびその他の解剖学的部位の相互の「適合度」について、「成長発育」に関連して、顕著にみられる成長発育上の相互作用の例をいくつか考えてみる。この相互作用は、すべての活動において鍵となる因子である。成長発育過程に関する研究に取り組むとき、われわれはこのことを評価することを忘れたり、または実際は一切考慮に入れないこともある。

　たとえば、歯は歯槽窩の形状、大きさ、成長発育時の変化や動きのタイミングに的確に適応している。骨原性および線維形成性結合組織は、(1)歯槽の形を形成し、さらに順次再形成する、(2)その他の骨表面における骨改造や転位(ドリフトや歯の萌出)と独立して歯を移動させる、(3)骨改造によって歯槽を移動させる、(4)歯や骨との継続した緊密な接合を保つように移動するために歯周組織(線維形成)自体を改善する。矯正学的な歯の

移動に利用されるのと同じ組織形性過程（成長発育）である。歯の移動の方向と量を変えるためにシグナル（刺激）が変えられるのと同じといえる*。

「適合度」の別の例として挙げられるのは、頭蓋底にあるいくつかの大孔を通る血管結合組織鞘をともなう脳神経である。これらの大孔の立体的配置や大きさの適合性とその位置どりは、絶対に完璧でなければならない。脳の成長にともなって絶えず移動する神経とその通過する孔の骨改造は、正確に同調していなければならない。同調がなければ、成長発育自体が停止してしまう（系統解剖学的知識の詳細は、119ページ［第6章］を参照）。別の例として、骨粗面と筋の付着部との正確な適合性が挙げられる。両者の間の不一致は絶対起きない。組織形成における絶え間ない相互作用を受けているため、完璧に一致するのである。あらゆる部位の骨も、隣在する骨との結合面では的確に適合している。実際、成長過程の一環として、全身のあらゆる組織は絶えず相互影響を受けながら適応し、その間にあっても絶えず機能し続ける。

図1-7に、この過程を図式化する。関連する成長活動を小さなボックスに区分したが、これらは相互依存的な関係であるため、いうまでもないが実際はその関連性を分離することはできない。「成長発育決定因子」に関する多くの実験的な研究がなされてきているが、前述のことが、(1)すべての発現事象を考慮に入れていない（ほとんどの場合は）とか(2)

＊矯正学的歯の移動に用いられることと同じ組織形成（成長発育）過程である。歯の移動方向・量を変えるためにだけシグナルは変化される。

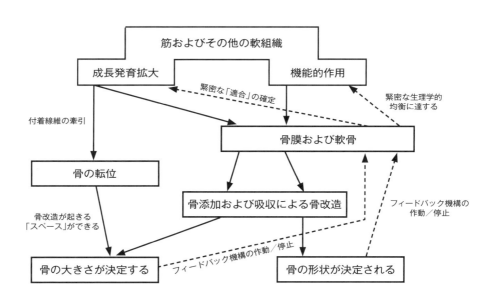

図1-7
考察は本文を参照のこと（Enlow, D. H.：『頭蓋顔面成長時の構造的・機能的均衡［Structural and functional "balance" during craniofacial growth.］』から引用. Orthodontics：State of the Art, Essence of the Science. Ed. by L. W. Graber, St. Loius, C. V. Mosby, 1986［許可取得済］）。

実験に際し、影響を与える因子をできるだけ別個に切り離して考えられるようにするため、（しかし、実際は、これは不可能なのである。）対象となる事象を切り離して実験計画をたてるのが難しいといった、いずれかの壁のために、これまで有意な結果がえられていない理由であろう（後章参照）。

顔面と神経頭蓋の成長発育における3つの主要領域

　成長発育に関与する主要でかつ、相互に影響しあう形態と機能要素は、脳とそれに付随する感覚器官および頭蓋底、顔面、咽頭気道、口腔複合体である。以下別々に述べるが、いうまでもなく成長発育に関しては分けることができないものである。相互に影響を受ける3つの部位は、ほとんどの頭蓋顔面形成異常の原因となる成長発育因子と関連しているため、成長発育の概念を臨床に当てはめるときに重要となる。頭蓋底レベルで不正咬合の診断治療について述べている成果はほとんどみられない。

脳と頭蓋底

　神経頭蓋（および脳）の形態によって頭部の形状タイプが決まる。すなわち、顔面のタイプは特徴づける各部の比率とその幾何学的な位置どりにより定まる。たとえば、頭蓋底の長さが比較的長く、前頭蓋底と後頭蓋底との間の角度が鈍角となっている長く狭い頭蓋底（長頭型[dolichocephalic]）は、前後方向と垂直方向に長い顔面パターンになるように、特徴的な成長発育過程がプログラムされており、下顎が後退する傾向が強い（図1-8の上部）。

　丸みを帯びた頭蓋底（短頭型[brachycephalic]）は、比較的幅が広く前後方に短い形態を有し、頭蓋底がより彎曲しているような場合は、顔面中央部（鼻上顎複合体）の上下方向、前後方向には幅の広い顔面パターンである。特徴として、直顎（下顎後退が少ない）で、極端な場合は、下顎突出の傾向を認める（図1-8の下部）。

　頭蓋底は顔面の成長領域の形状を決定する型紙（Template）であるため、これらの特徴がみられる。下顎骨は中頭蓋窩の外側部にある下顎窩と関節で繋がっているため、両側下顎頭幅径は、頭蓋底のこの部分によって決まってくる。鼻上顎複合体は前頭蓋窩と繋がっており、これによって顔面気道の幅、口蓋と上顎弓の形態、およびこれらの部位すべての位置が定まる。

気道

　顔面部や咽頭部の気道は、それらの周囲を包み込むように覆っているそれぞれ区分された空間により構成されている。したがって、気道の形態や大きさは、外鼻孔から声門までの多くの硬組織や軟組織の複合した成長発育によって決まる。

　周辺構造によって決定されるけれども、これらの周辺構造はそれらの機能的かつ解剖学的な位置どりの維持のために気道の機能に依存する。

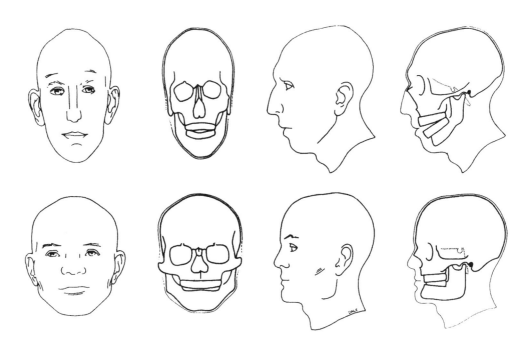

図 1 - 8
(Enlow, D. H., J. Dale:『第 4 版・口腔組織学 [Oral Histology]』から引用. R. Ten Cate, St. Louis, C. V. Mosby, 1994 [許可取得済])

　もし、小児期の形態や大きさに著しい変化をもたらす気道に変異が生じてくると、異なった成長パターンが生じ、正常な領域からはみ出た顎ができあがる。気道は、顔面の形成にとってきわめて重要な役割を果たしている。周知のごとく、この重要な要素とはアーチ状の部位を指しており、この部位の大きさや形状が適切である場合、周囲のアーチ状部位の位置が決定される。図 1 - 9 から、顔面には多くの「アーチ」があることがわかるが、骨改造（＋／－）の様相が示されている。水平的垂直的にアーチ状を示す眼窩、口蓋の鼻腔側および口蓋側、上顎弓、副鼻腔、頬骨弓などは、すべて気道の形態に影響を受ける。気道が、これらすべての部位にとって扇のかなめであることに注目すべきである。
　2 種類の簡易テストによって、気道が顔面を形成するうえで成長、発育の方向性をプログラミングしている重要な因子であることを説明することができる。これは患者やその家族に不正咬合の原因を説明するのに有用である。
　まず口を開け、その後に口唇と顎を閉じる。口蓋に向けて舌が挙上するとすぐに嚥下が起きることがわかる。これによって口腔内の空気が咽頭に入り込み、口腔内が真空状態となる。その結果、下顎骨が安定し、最小限の筋活動によって口の閉鎖した状態が維持される。ここで顎と口唇を開くと、口腔内へと空気が流入するのを感じる。この「口呼吸」の状態に下顎を維持するには、異なった筋活動が必要である。したがって、骨形成、軟骨形成、歯周部組織、線維形成、その他の組織形成能のある組織は、それぞれ対応するパターンの信号を受容する。これによって、状況に適応した種々の機能的な形態に異なって成長発育のうえでの反応が起きる。先に強調したとおり、成長発育過程自体の作用は正常に機

能する。成長発育の方向性が異なって形態変異、たとえば不正咬合のような形状を生み出すような信号が活性化することも起こりうる。

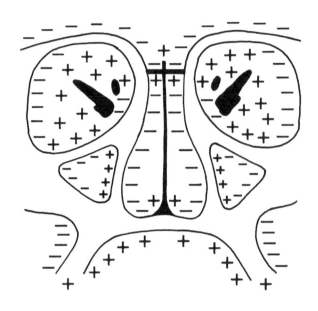

図1-9

　もう1つのテストも同様である。顎と口唇を閉じたままにした状態と、顎と口唇を開けたままの状態で、両者を比較しながら嚥下を行ってみる。顎を開いた状態での嚥下は可能な人もいるが、閉じた状態の嚥下に慣れている人には困難である。かなり異なった咀嚼筋と舌筋の運動を要することに注目してほしい。先述の口呼吸テストで示したように、変化した信号が作られると形成性組織は異なったバランスが組み合わさった状態になるよう作用し、顔面の形態が変化する。これらの変化した信号は、臨床医がしばしば見落とす要素であり、同一の手法に対する治療効果に差が生じる原因となる。たとえば、バイオネーターやツインブロックのような可撤式矯正装置の効果は、患者の呼吸様式によって大きく異なる。

口腔領域

　先述したとおり、上顎や下顎の形、大きさおよびその位置に影響を及ぼす頭蓋底や気道の要因に加えて、その他にも基本的な事項が考えられる。脳や頭蓋底が非対称である場合、(1)それに相応する顔面の非対称が生じる、または(2)非対称の程度を相殺したり、軽減したりする顔面成長発育過程により補償される。後者の(2)では、骨改造によって頭蓋底の状態を補償するように作用して鼻上顎複合体または下顎骨が逆の非対称となるよう調整される。コーンビームCT頭蓋顔面撮像法のような頭蓋顔面撮影術式が進歩し、臨床医にとって顔面非対称の確認やそれに対応した治療計画の立案がしやすくなった。

上顎骨については、発育時に補償されないか、あるいは補償が一部のみである場合、上顎弓は水平方向に偏位し前頭蓋窩の左右非対称に適応する（Thimaporn ら［1990］参照）。あるいは、眼窩、口蓋と上顎弓を含んで一側が他側に対して、垂直的な高さの左右差を生じる。下顎骨については、中頭蓋窩が顎関節の位置を決定し、非対称の場合は左右側で上方・下方あるいは前方・後方へ変異をする。成長発育時の骨改造によって完全にあるいは部分的に調整されない場合は、下顎全体の位置どりは、必然的に非対称の頭蓋に追随することになる。

そのような骨改造過程によるその他の多くの補償調整は、以下の章で述べるようにさまざまな成長発育過程において起きる（以下の章で述べる）。ある領域間の不均衡を相殺するような作用が働いて、全体が複合的な構造・機能上の平衡状態を生み出している。

頭蓋顔面の形成の基準となる構造順位

顔面の均衡が保たれている場合、顔面の設計に関して構造上の基準順位の関係には順位修正がみられる。相互関係がみられる成長発育時は、前頭葉の形成が始まると、前頭蓋窩底部の大きさや形状が関連した発育により順応してくる。前頭蓋窩底部の外側は鼻腔の天井部分であるため、顔面における気道の主要部位の大きさがそれで規制されることになる。この部位の形態が次のレベルでは、口蓋の鼻腔側の形態やバランスを定めることになる。さらに上顎歯列弓の歯槽基底の大きさが口腔側の硬口蓋によって決まる。このように前頭蓋窩からすべての部位の大きさ形状が規定されてくる。次に規定されてくるのは上顎犬歯部幅径、つづいて下顎犬歯部幅径で、これらの部位も、頭蓋底に適した形態としてすべて設計プログラムされる。

下顎骨には、上顎骨にはない部位、下顎枝がある。下顎枝の前後の大きさは咽頭のおおよその水平的長さに対応して成長発育する。咽頭の天井部分は側頭葉が入っている中頭蓋窩の外側によって決定される。したがって、下顎枝は頭蓋底によって決められたパターンに準じて上顎弓と対咬するように、下顎弓の位置を決定する。中頭蓋窩（斜台）の垂直方向の成長とともに鼻気道の垂直方向の拡大や歯列の発育に適応しながら、下顎枝の垂直的成長発育は下顎体を垂直方向に成長発育させる。したがって、顔面は一連の共通する垂直的基準レベルに則して成長発育する1つの型紙で形成されるといえる。この型紙があるため、多くのいろいろ独立した構造が活性を保って成長発育し、それぞれの機能を働かせるすぐれた形態形成システムを作りあげている。

基本的な2つの臨床上の標的

古くからの臨床家が信奉してきている「成長発育を考慮した治療」はきわめて重要である。このことが重要であるがゆえに成長発育に関連して1つ重要な考えについてここで特に強調する必要がある。

先述のとおり、頭蓋底などの成長発育制御を荷負う場に近接する顔面複合体の主要部位は、「成長発育領域」の成長発育の決定要因として作用するが、それは、骨改造によって、

それら全部位の形状、大きさと機能に適応させ、成長発育させつづけうる境界領域内でのことである。しかし、すべての「局所的成長発育」が、単独部位の内因性成長発育システムのみにより調節されていると誤解する人もいるかもしれない。2種類の成長発育活動である(1)限局した局所的骨改造(「形成性」組織)、と(2)形成時に起きる各部位の転位移動という2種類のメカニズムのことを思い出してほしい。すなわち、臨床的介入の対象となる組織形成部位が2種類あることがわかる。

　この基本的な考えについて説明する。上顎切歯と切歯骨歯槽部は、局所的骨改造過程によって成人の形状・大きさへと成長発育する。しかし前下方へと大きく成長発育移動する主な要因は転位であり、切歯骨部周囲で生じている成長発育を荷負っている生力学的な力によっている。したがって、この部位の解剖学的位置決定に関連したほとんどの成長発育移動は、受動的な歯の位置どりも含め、その組織自体またはその部位の遺伝的に決められた青写真で制御されるわけではない。このことはもちろん確かさの強い仮説かもしれない。したがって、ここでいう歯科矯正治療における2つの臨床上の標的は、局所的骨改造とあらゆる部位で起きる成長発育拡大による領域全体としての転位の2つである。これらの標的のいずれか、あるいは両者の標的に対して特異的に有効な臨床的手技がある。たとえば、急速口蓋拡大法は転位を模したものであり、中切歯の舌側移動は基本的に歯槽弓前部の骨改造に関連した治療法である。バイオネーターによる治療は、歯槽骨改造過程と下顎枝の骨改造による変化を惹起する下顎骨の転位が関連している。

　臨床的介入において基本となるこれらの2つの成長発育移動を分けることは困難である。その理由は多くの治療方法では、歯の周辺組織に生力学的な力を加えるために歯を使用する必要があるからである。したがって、以前から用いられている頭部X線規格写真計測法を用いて骨改造と転位を分けて考えることには限界がある。近年開発され使用可能な三次元画像法は、この問題の解決に有用であると思われる。

小児から成人への顔面の比率の変化

　頭蓋顔面の成長発育の場として主要な3部位(脳／頭蓋底、気道、口腔部位)は、相互に関係しあって一体となっているが、成長発育のタイムテーブルは別々である。神経系、心臓血管系などの体組織は、気道や口腔などよりも早い時期かつ急速に成長発育する。それは気道が、成長発育する身体と肺の大きさとのバランスをとりながら成長発育し、口腔は第Ⅴおよび第Ⅶ脳神経や関連する筋系の成長発育段階、吸啜運動、歯の萌出さらに咀嚼機能の成長発育と関係しているからである。

　乳児や低年齢の小児は、初期の頭蓋底の型紙が幅広いため幅の広い顔が特徴的であるが、垂直方向には短い(図1-10)。これはまだ成長発育期にあるため身体が小さく、肺や咀嚼の成長発育に合わせて、鼻部や口腔がまだ小ぶりなためである。下顎枝は、長さが短く成熟するのが遅い鼻部と歯の領域からの成長発育上の信号のフィードバックと関連しているため、小児期では、垂直的に短い。咀嚼筋は、発達していく機能に順次適応し、下顎枝の成長発育と相互に関連しながら大きくなり形状もバランスがとれてくる。

　小児後期から思春期までの期間は、身体と肺の成長発育にともない鼻部が垂直的な成長

発育を続け、歯やその他の部位は成人の大きさや形状に達する。下顎弓は、下顎枝の垂直的な長さが増大することによって下降する。全体として、子供の時の幅が広かった顔は、その後の垂直的変化によって顔面の比率が変化する。最終的には長頭型で長顔面やその逆で短頭型の形状となる。

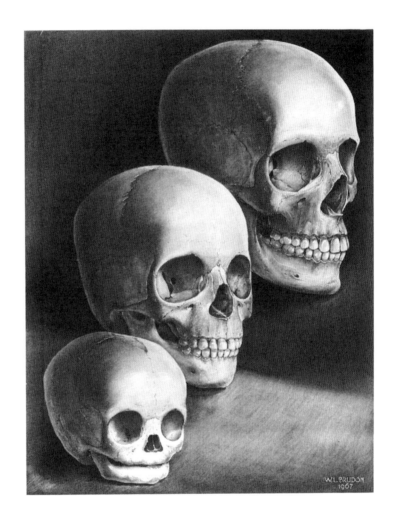

図1-10
(Willian L. Brudon 氏のご厚意による。Enlow, D. H.：『ヒトの顔面[The Human Face]』から引用．New York, Harper & Row, 1968[許可取得済]）

歯の移動

　本章の各項と同様に、どのように歯が内因性の成長発育または臨床的手技によって移動するのかについて以下に詳述する。

　まず成長発育に関して歯は、2種類の現象のいずれか、あるいは両方によって移動する。(1)歯周結合組織と歯槽自体の改造変化の複合による活発な移動と(2)顔面の形態形成における上顎骨または下顎骨全体の下前方への転位にともなう受動的移動。第二の基礎的かつ臨床的に重要な概念は、「骨と結合組織(歯周結合組織、骨外膜、骨内膜と粘膜下組織など、これらすべてが歯の移動に直接活発に関与する)」が、成長発育機能としてそれらの組織自体が活性化され内因性改造をもたらすことである。歯が移動すると、歯と隣接する部位は、関係を維持するためそれ自体の「形成性」改造変化によって移動する。しかし歯はこの改造変化と同じ手段によって移動することはできない。歯は「成長発育完了状態で」萌出し、移動が可能であるが、それ自体は運動性を有していない。歯は外部からの生力学的な力によって移動する。歯の成長発育移動に関する「生物学」はきわめて複雑である。歯は上顎骨と下顎骨の成長発育にともない、変位する。それらの解剖学的位置に順応するように移動(転位萌出など)する必要がある(第3〜5章参照)。内因性にまたは臨床的に誘発されたかを問わず歯の位置を変えるメカニズムは、生物学的には同じである。重要なことなので、以下の2つのことを再度述べておきたい。すなわち、活性化する信号はさまざまであり、(1)多くの一連の形成性組織における改造変化により方向性を変える、または(2)骨全体の転位過程により方向やその量的な程度を変える。

ドリフト

　歯が「転位」する過程を理解することは、たいへん意義のあることである。長年、この基本的概念は水平移動(近心・遠心)に限るとされ、その主な機能は隣在歯間の摩耗を補償して、歯列弓を安定させることとされていた。現在は、これに基本的成長発育機能である転位が追加されている。この機能により、上顎骨と下顎骨の拡大が起きていても、歯は解剖学的位置にきちんと配置されるのである。出生前から成人の大きさになるまで、顎骨のかなりの成長発育がみられることを考えると、この動きは重要である。また、本来の転位に関する概念は、水平移動であった。現在、臨床医にとって重要であると考えられるのは、歯、特に上顎では垂直方向に向かって転位をすることである。これは「萌出」として考えられているが、そう呼ぶべきではない。「垂直的ドリフト」は基本的な成長発育による移動であり、臨床的介入(すなわち、歯科矯正治療)によって変えることができるため、臨床医は「これを利用して治療」を行う。

　歯が転位すると歯槽部も転位する。歯とは異なり、骨は骨形成能を有する組織膜の改造変化によって転位する。これもまた、臨床的介入における直接的な標的となる。これらの骨-歯転位の内因性調節機能は、注目に値するものである。

成長の基本原則

　これまで顔面の成長発育とは、機能する軟・硬組織などすべての緊密な形態形成における相互関係に依存していることを強調してきた。周囲から独立した自己制御による成長発育を遂げる部位はない。これが基盤となるきわめて重要な成長発育の原則である。すでに強調したように、成長発育過程は複合した機能的・構造的平衡状態が維持されるよう作用するものである。臨床の治療では、他の部位との「バランス」や生理学的平衡状態に影響を与えることなく完全に切り離して変化させるような鍵となる部位は存在しない。

　もっとも重要な点は、解剖学的補償効果を最大限に活性化し、審美的に調和のとれた咀嚼システムを得られるような歯科矯正治療法を見つけることである。

第2章

成長発育の基本概念

　臨床医にとっても生物学の研究者にとっても顔面の形態をしっかりと理解することはたいへん重要である。それにより、次の4項目について十分な理解が得られる。すなわち、(1)「正常」と「異常の範囲」との差、(2)これらの差や限りない変異性を説明する根底にある生物学的過程、(3)診断、治療計画そして適切な臨床手技を選択する際の論理的根拠、(4)保定、リバウンド、後戻りなどの臨床上重要な問題の根底にある生物学的要因[*]。

　前章で強調したように、顔面成長発育過程においてもっとも重要な要素の1つは、骨改造と転位のそれぞれ独立した2つの機序である。これらは密接に相互に影響を受ける成長発育時の骨の移動システムである。骨改造について説明すると、骨（またはその他のあらゆる臓器または組織の複合体）は、出生前に初めて発現すると単純に「形成」されていくわけではない。同一形態を保つように単に骨添加によって、成長発育できるのではない。関連している複雑な構造上の設計を考慮すると、そんなことは不可能である。ある特定領域はその他の部位よりも成長発育速度が速く、また成長の程度も著しいため、骨改造の機序がどうしても必要となる。骨やその他のあらゆる臓器が拡大するときは、拡大できるように互いに離れていく必要がある。現代の歯科矯正治療は、障害を除去したり、補填したり、状態を維持したりするために連続的な判断をしながら行われるため、補償機構に関する理解は必須事項である。歴史的に、これらについてその根底にある学説間で活発に議論が行われている（機能母体説 対 縫合性成長発育の顎整形効果）。しかし意外なことに今日でも、多くの治療法（機能的歯科矯正装置や、self-ligatingブラケットによる非常に弱い矯正力で骨を成長させるなど）が、骨改造や転位に影響を及ぼす理論的根拠については、ほとんど議論されていない。この基本的理由の1つは、これらの治療において、実際の生物学的基盤が見過ごされることが多く、生物学的ルールを破ったため失敗に終わる治療を臨床医がデザインするからである。最初に、骨改造過程について述べる。X線写真で頭部全体の骨を見ることができるので、まず頭蓋顔面骨に注目してみよう。この部位の転位過程については後述する。発育時の2つの過程の連携については、以下の章に示す。

---

[*]一部の臨床医が提唱した「生涯を通じての保定」が急速に容認されるようになったため、治療後の変化の生物学的根拠を理解する必要性が重視されている。生物学に基づかないために、歯科矯正医は後戻りと保定について、安定することはないと主張する後ろ向きの臨床研究結果を押しつけられている。1980年代後半に行われたこれらの研究は、現代の歯科矯正学の考え方を自分たちのものにするうえで大きな障害となり、Angleらが提唱した歯列弓拡大の考え方へと回帰するきっかけとなった。

骨改造

　一般に受け入れられている「成長」に対する考え方は、誤っていることがたいへん多い。下顎骨などの骨は、誰もが誤解するかもしれないように（誤って教えられることもしばしばであるかもしれない）、すべての外表面（図2-1）に新たな骨（＋）が全体的かつ均等に添加され、内面からの骨吸収（－）で成長するのではない。たとえば、下顎骨や上顎骨のような複雑な形態を有する骨は、そのような成長過程によって大きさを増大させることはできない。それぞれの骨の形状は幾何学的に複雑であるため、場により異なる様式によって成長する必要がある。ある領域の特定部位は、他の部位と比較して速く、その程度も著しい。実際は、ほとんどの骨の外表面の多くは、骨吸収の場となっている。図2-2のように、骨吸収面（暗い陰影）と骨添加面（明るい陰影）の領域が骨全体を覆っている。骨成長発育時に多くの外表（骨外膜）面から吸収除去されるにもかかわらず、大きさを増大できるのはなぜだろうか。後のページで顔面成長発育過程について説明するので、この疑問を心に留めておいてほしい。

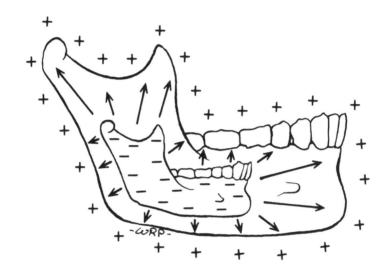

図2-1

　成長時に骨が骨改造しなければならない理由は**、その局所部位が転位しなければならないからである（図2-3）。骨改造によって、各部位の形状と大きさが逐次変化する必要がある。たとえば、下顎枝は骨添加と骨吸収の連携によって順次後方へ移動する。これにともなって、下顎枝の前方部は骨改造され、新たに下顎体に加わる。その結果、下顎体が伸長する。

**骨組織では4種類の骨改造が起きる。1つは、分子レベルで起きる生化学的骨改造である。これにはイオンの継続的蓄積と拡散が関連しており、これにより血中カルシウム値の維持やその他の電解質におけるホメオスタシスが維持される。2つめの骨改造は、ハバース系による二次的な骨や海綿骨の骨梁の再構築に関与している。3つめの骨改造は、疾患や受傷後の骨の再生や再構築と関連している。われわれが取り組んでいる顔面形態形成における骨改造過程は、成長発育にともなう骨改造である。骨が成長し増大するためには、同期した骨改造過程が必要である。

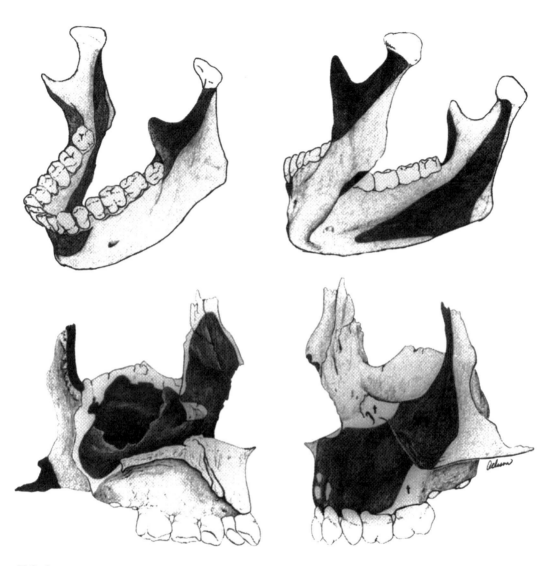

図 2-2
上図：下顎骨骨改造。暗灰色の陰影部分は骨吸収面、陰影のない部分は骨添加面を示す。
下図：上顎骨骨改造(Moyers, R., D. Enlow：『頭蓋顔面骨の成長[Growth of the Craniofacial Skeleton]』から引用．Handbook of Orthodonitcs[第4版], Chicago, Mosby-Year Book, Inc. 1988年[許可取得済])。

　この骨増大にともなって順次行われる各構成部の連続的な転位を、「領域の転位」と呼ぶ。この転位によって下顎枝全体が後方に転位し、伸長した下顎体の後方部は、それまで下顎枝があった領域内に転位することとなる。これまで下顎枝であった部分が構造的に骨改造し、下顎体の新たな部位となる。その結果、下顎体長は成長発育する。
　下顎骨は、種々の方向、主に後上方に向かって骨改造する。骨全体の増大について、ある部分が別の部分へと骨改造により順次変化するが、全体的な骨の形状は保たれている

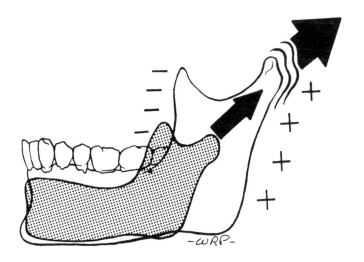

図2-3

(年齢により形状には多少の変化は起こる)。骨の実質が著しい変化をし、転位に対応して局所での形状、大きさに変化があったとしても、あらゆる骨の表面形状特性は相対的に変わらないということは驚くべきことである。これが成長発育にともなう骨改造の特殊効果である。骨が増大しながら同時に骨全体の形状は維持される。したがって、骨改造には基本的に全体の形状を変えるような働きはないのだが、そのようなことも多少は起こりうる。「骨改造」という用語はそのような変化を示すものであるが、成長発育にともなう骨改造による実際の変化は、ほとんどの場合、構成する骨の部分での連続的転位を示している。

被覆している膜(骨外膜性骨)によって形成される骨は、皮質骨組織の約半分を構成する。残りの半分は、裏打ちされている膜(骨内膜性骨)によって形成される(図2-4)。この図が示すように、骨が全体として移動(ドリフト)するとき、右側の皮質は骨外膜、左側の皮質は骨内膜によって形成されることに注目。移動方向に向いている面は、骨添加面(＋)である。成長する方向と逆の対側面は、吸収面(－)である。骨添加と骨吸収の速度が同等の場合、皮質の厚さは一定である。骨添加速度が骨吸収速度を上回ると、全体の大きさや皮質の厚さが徐々に増大する。図2-5に、骨の回転を起こしてくる成長発育領域の様相を示す。このような回転は、顔面や頭蓋の発育過程の重要なところである。これについては、後ほど示す。38ページも参照のこと。

実際には、骨表面を覆ったり裏打ちしている骨改造領域の機能は、骨の硬組織部分ではなく、骨形成能を有する膜組織および周辺組織によって発現する。骨自体は成長発育できない。すなわち、骨全体を覆っている軟組織母体によって成長発育する。骨成長発育の遺伝的および機能的決定因子は、骨形成性結合組織(骨外膜、骨内膜、縫合、歯根膜など)の組織形成能を始動させたり、停止させたり、または促進したり、抑制したりする軟組織の複合体が有している。

骨自体の石灰化された部位内に、成長発育は「プログラム」されていない。骨のデザイン、構造および成長発育の「設計図」は、筋、舌、口唇、頬、表皮、粘膜、結合組織、神経、血管、気道、咽頭、脳(臓器の塊として)、扁桃腺、アデノイドなどに存在しており、これらすべてから発信する情報信号が骨形成性組織による骨の成長発育を調節する*。

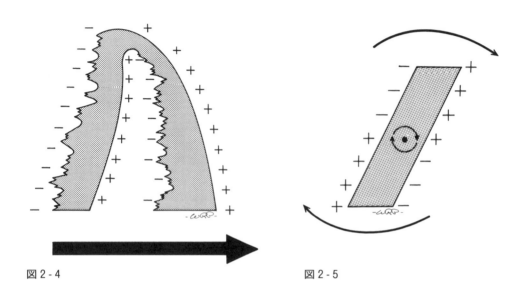

図2-4　　　　　　　　　　　　　　　　図2-5

成長過程において、特に重要または注目に値する役割を有する領域を成長発育の場と呼ぶことが多い。たとえば、下顎頭はそのような成長発育の場である(図2-6)。しかし、成長発育は時として考え違いをされることがあるが、成長発育はそのような特別な成長発育の場だけで起きるのではないことを思い出してほしい。骨全体が成長発育活動に参加するのである。実際は、特に指定された部位であるかどうかにかかわらず、すべての骨表面が成長発育の場なのである。古くからいわれている「下顎頭における成長発育(condylar growth)」という表現は、現在もしばしば使用されている。しかし、このような表現は下顎頭が下顎骨全体の成長発育に関与する成長発育の中心であるというような意味になり、たいへん誤解を招くことになる。下顎頭だけで成長発育しているのであれば、下顎頭は、まるで長い首の上にのっているキリンの頭部のように、細くのびた下顎頸先端に乗っていることになるであろう。下顎枝全体が、下顎頭とともに活発に直接成長発育に関与しているのである。下顎骨の成長発育をコントロールするための臨床的手段は、「下顎頭における成長発育」を制御するだけでなく、下顎枝全体に影響を及ぼす方法を考える必要がある。

図2-7に、骨形成性結合組織が覆っている領域であるaのa¹への移動を示す。その下方にある領域も骨改造され移動する。この骨改造領域は転位して、そのちょうど後方に位置する部位を占めるようになる。骨吸収と骨添加が行われる境界である逆転線(reversal line、x)は、その後方にある下顎枝領域と領域aを区分し、x¹に移動する。より大きく

*われわれがいっている骨形成組織とは、骨外膜や骨内膜の細胞、骨芽細胞、骨芽前駆細胞、ニューロン、毛細血管と線維芽細胞などの生物学的に活性を有する細胞を指している。

なった下顎骨（a^1）における吸収領域は、前の成長段階（a）では比較的小さかった部位と相対的に同様な部位を占めるようになる。

　しかし、骨形成領域は大きくなり、新たな部位へと移動し、引き続いて起きる骨添加と骨吸収（すなわち、骨改造による成長発育）によって、それら形成領域下の骨も新しい位置へ移動する。この領域にある骨形成性結合組織は組織自体の改造によって移動することを思い出してほしい。この結合組織が起こした改造（添加／吸収）によって、その深部にある骨も移動する。転位後、より大きくなった下顎枝が占める部位では、下顎枝が小さかった段階にみられた骨組織が新たに添加された骨に置換されている。しかし、すべての骨吸収と骨添加領域の分布パターンは変わらない。その領域は、骨全体が大きくなり、変位していく場合のみ移動する。ある領域が、以前、別の領域によって占有された場へと伸展し、さらにつぎつぎに新たな場へと移動するため、このような改造秩序は連続的に起きる必要がある。同じ成長発育過程が、何度も繰り返されているのである。

　これらの成長発育にともなう転位は、骨形成能を有する結合組織の膜と軟骨によって起きるが、骨自体は、骨の大きさ、形状と生力学的特性が機能的要求と平衡状態を保つようにそれらの組織に情報をフィードバックしている。その結果、組織形成活性は調整される。バイオネーターなどの着脱可能な矯正装置は、この生力学的平衡状態を変化させて、対象患者の矯正治療目標を達成しようとするものといえよう。

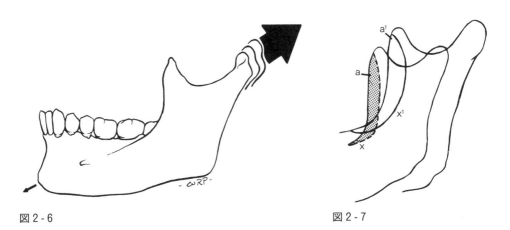

図 2-6　　　　　　　　　　　　　　　　図 2-7

改造野

　すでに示したように、骨吸収や骨添加領域は骨の内外側面すべてを覆っている（図2-2）。部位の形状に大きな変化がない場合、成長発育期を通じてそれぞれの骨のこのモザイクパターンはほぼ一定である。これらの各成長発育領域の周囲長が増大するにつれ、これらの領域と関連している部位の骨の大きさもそれに相応して増大する。いうまでもないが、前にも強調したように、これらの領域は被覆している骨形成性結合組織によって成長する。骨自体は、この領域の成長発育活性の産物である。したがって、転位過程において「形成能を有する」結合組織に形成された成長発育領域が、まず移動し、各領域と関連して、その下にある骨部の転位を制御する。

骨の成長発育による移動は成長発育していくペースを制御している。骨を被覆している組織の成長発育に順応している。ただし実際は、両者の移動には時間差はない。

顔面の形態には、つねにある規則に基づいて変異がみられる。完全に同一の顔は存在しない。形態学的変異、正常とか異常は、成長発育過程において生じる成長発育上の変異に対応して出現する。骨成長発育の遺伝的決定因子である特有の軟組織との関連性によって遺伝的に決定されるものもありうる。その他は、個々の成長発育時の軟組織との関連性が機能的に変化することによって、ほとんどの場合決定されている。ただしその変異はすべて、個人が有する解剖学的変異性を決定する以下の因子に基づいて出現する。

1. 骨吸収や骨添加領域のパターン、すなわち、成長発育領域の分布の個人差

2. 成長発育領域間にある特異的境界、すなわち、成長発育領域の大きさや形状

3. 各領域における骨吸収や骨添加の速度と程度の差

4. 異なる領域間で起きる成長発育活性のタイミング

臨床医にとって、局所的成長発育領域の概念と改造過程を理解することは基本である。また、臨床医は転位による補償機構がどのように起きるのか（後述する）、そして個体の成長発育変化がどのように起きるのかについても理解しなければならない。疑問として1つ浮かぶのは、種々の矯正治療手技使用時、内因性形態形成過程に「付随する」または「対抗した」作用がどうして起きるかであろう。たとえば、同一の内因性局所の改造過程や同じ方向への転位を利用した特定の手技によって、その程度も変化するのであろうか？　たとえば、顎外力を利用して上顎大臼歯を遠心移動させ、大臼歯を添加性活性を示す領域内へ移動させるとする。このような歯の移動によって、上顎結節領域の改造パターンが好都合に増加して、矯正治療の効果がより安定するものであろうか。あるいは、改造領域の境界やバランスを著しく侵害して移動する方向が変わり、治療結果のリバウンドを生じさせるであろうか？　この例として、叢生を軽減するため下顎切歯を唇側移動させると、これらの歯は通常では骨吸収領域に移動配列されることになる。その結果、この領域では新たな骨が形成されないため、生物学的視点からの失敗が生じる可能性がある。

先述したとおり、下顎頭は広く認められている成長発育の場である。下顎頭とその他のいくつかの特定部位を成長発育の中心と呼ぶことがある。しかし、現在、これらの部位は骨全体の成長発育の過程を実際に制御している部位ではないと解釈されているため、この呼称は好ましくない。これらは骨全体やその関連組織の形態形成過程全体を直接調節する「支配的中心」ではない。発育学的には特異な場ではあるが（第4章参照）、この成長発育の中心はそれぞれの局所での局所的形態形成環境に適応している場である。このことは、ちょうど他のすべての領域の成長発育している場が局所的に適応しているのと同様である。成長発育の「中心」は、時代錯誤的な古典的概念である。

いうまでもないが、通常の頭部X線規格写真計測法は二次元であるため、多くの複雑な

問題の有無を確認するには限界がある。たとえば、側面頭部X線規格写真計測法によって判別できるのは、下顎枝の前縁と後縁（AとB）のみである（図2-8）。これらの間（C）にある表面の重要な変化を判別することはできない。これが、臨床医や研究者にとって頭部X線規格写真計測法により示すことができない、当該領域での成長発育時に、三次元的に何が起きているかを十分に理解しえない理由である。

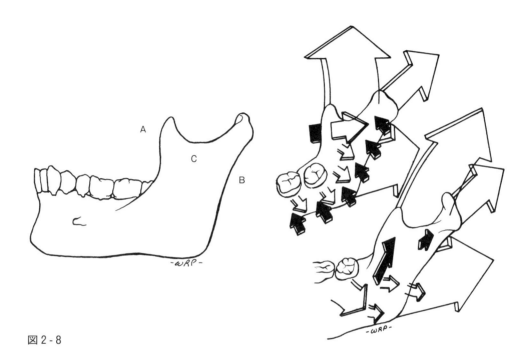

図2-8

マーカーとしてのインプラント

　頭部X線写真計測法を用いて、骨改造や転位を臨床的にあるいは実験的に研究するうえで、金属製インプラント（タンタリューム〔タンタル〕またはその他の適切な金属の小片）が、放射線学的指標としてしばしば使用される。経時的に撮影された頭部X線規格写真のトレースの重ね合わせの基準点としてこの指標を用いることにより、骨改造と転位の程度と方向を容易に判断することができる。

　骨添加側の皮質に金属マーカーが埋め込まれた場合、新たな骨が皮質面で形成され続け、その対側面で骨が吸収されるので、その指標は皮質のより深部に順次入っていく。最終的に指標は皮質対側へと移行する。これは指標自体が移動するのではなく（指標自体は静止している）、指標周辺の骨が転位するので移動してるようにみえるのである。

　隣在する結合部（縫合、軟骨結合、顎関節［TMJ］）の両側にそれぞれ1個ずつインプラントを埋入した場合、その後の成長期間中に2つの指標が離れていた距離を調べることによって、これらの2組織の結合部表面で起きている骨添加の総量とともに転位の方向と量

を知ることができる。生体染色剤(アリザリン、プロシオン、テトラサイクリンなど)を用いても組織切片を作って新生骨の形成の様相や量を知ることが可能である。

V 理論

　顔面の成長に関するもっとも有用な基本的概念は、V 理論である(図2-9)。多くの顔面骨と頭蓋骨およびそれらのある部分は、V字型構造をしている(三次元的には漏斗状である)。重要な点は、骨添加はVの内側、骨吸収は外側面で行われることである。その結果、VはA点からB点に転位すると同時に、全体の大きさが増大する。転位は、V字の幅が広がっている方向に向かって行く。したがって、内側で骨添加され、外側で吸収されることによって、成長にともなう転位と増大が同時に進行する。これから説明する顔面の成長発育過程についても、このV理論は何度も引用することになる。

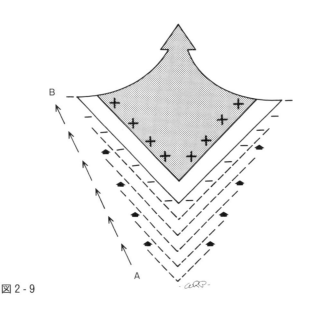

図2-9

骨改造の転位機序

　なぜ骨は、成長発育時に骨改造するのか。その重要な要因は、転位過程である。図2-10において、多数の小片(長方形)のうちaの右側末端にある黒い小片は、下顎骨がもっとも小さかった段階での下顎頭の位置を示す。その後、この位置は下顎枝を「越えて」移行し、第3段階では前縁に位置する。「成長発育」の継続にともなって、黒い小片は徐々に「移行-それ自体が移動するのではなく新たな小片が添加され、その対側の小片が除かれるためである。その結果、小片の集合体のうち黒い小片の部位自体が移動しなくても、その相対的位置は変化する。小片からなる集合体は、完全な円筒形ではない、下顎枝のように局所解剖学的に複雑な形状を有する成長発育領域全体を表してみよう。黒い小片の相対的位置を変えるためには、形状と局所的大きさを継続的骨改造する必要がある。その小片

が次に占める部位に逐次適応する。引き続く骨改造変化は、順次起きる必要がある。骨改造とは、成長発育時に骨が順次新たな部位（小片）へ連続的に変位されるにともなって、各部位の形状や大きさが変わる過程である。これは、さまざまな部分が添加や吸収を起こすことによって、すべての場の相対的位置が変化することによる。下顎骨がもっとも小さかった段階での下顎頭の位置が下顎枝中央部、さらにその後は下顎枝前縁に変位していくことに注目してほしい。継続的骨改造は、この領域やその他のすべての領域の相対的位置の変化に関与しているのである。

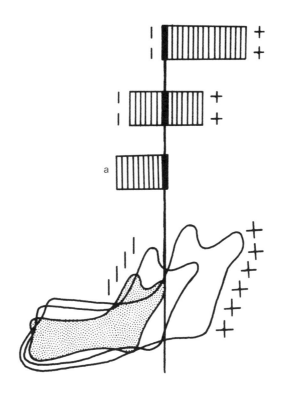

図2-10

　低年齢の小児の顔面では上顎弓と鼻腔底は、眼窩下縁と非常に近い位置にある。しかし、上顎弓と口蓋は、下方に移動する。この過程（一部）は、硬口蓋と骨性上顎弓による下方への骨改造機序が関与している（図2-11）。下面の口腔側面では骨が添加されるとともに、上面の鼻側口蓋面では骨吸収が起きる。これらが組み合わさって口蓋全体と上顎弓複合体が下方に変位するため、上顎弓の最終的位置は眼窩下縁よりかなり下方となる。その結果、鼻腔の垂直的大きさは大幅に増大する。
　これらの成長と骨改造に関与している外表面の約半分で、骨吸収が、残りの半分に骨添加が起きる。したがって、口蓋の骨組織の約半分は骨内膜性、残りの半分は骨外膜性の骨である（口蓋鼻腔側の皮質は、髄腔の骨内膜によって形成される）。

この変位過程によって、成人の鼻腔下縁は小児期初期には骨性上顎弓が位置していた領域を占めることになる（図2-12）。かつて骨性上顎弓と口蓋領域であったところが今や拡大して鼻腔領域に変化している。これが変位に基づいた「成長にともなう骨改造」である。

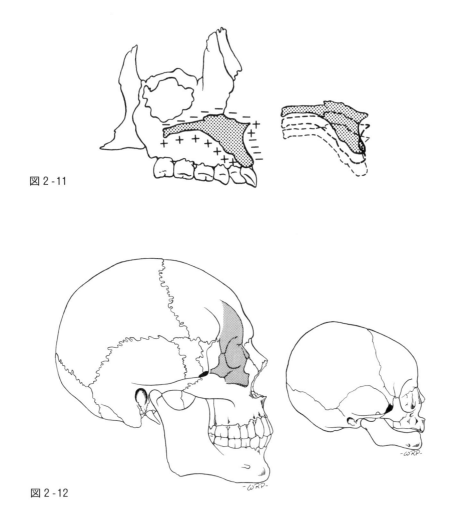

図2-11

図2-12

　口蓋と口蓋弓は、新たな骨が絶えず添加され、以前に添加された対側の骨が吸収されることによって下方に成長するが、年齢が進んで歯を包含するようになる骨組織は、それまでの成長発育期間中に歯を覆っていた骨と同じものではない。これは、矯正医がこれらの成長発育による移動や骨の転位機序を利用した治療を行っていることからみても重要なことである（第3章と第5章の「垂直的ドリフト」参照）。
　上述したように、下顎骨の成長にともなって、下顎枝は適切な骨吸収と骨添加が複合して行われることによって後方に移動する。下顎枝が後方に変位されるとともに、それまでの成長期にかつて下顎枝があった位置から、骨改造における転位によって下顎体が伸長する（図2-3）。たとえば、胎児から成人になるまでの成長発育期では、若齢期の下顎臼歯

部は変位して、大きく成長した下顎の「小臼歯」部を占めるようになる。骨改造は変位過程であり、成長発育拡大させる同じ骨の添加と吸収の機序は、成長発育にともなう骨改造過程を起こす機序と同一であることは明白である。骨改造における複数の機能については、5ページを参照されたい。

　図2-13の頬骨弓横断面は、同時に進行する骨全体の成長発育による伸長にともなって、骨がどのように横方向に変位するかを示している。頬骨弓が横方向と下方に移動・拡大するとともに、顔面全体、脳と頭蓋もかつて頬骨弓が占有していた領域に成長発育する。これは、側方と下方に面している骨外膜と骨内膜面の連続的な骨添加とその対側の骨吸収によるものである。顕微鏡標本では、古い皮質の輪郭の跡を確認することができる。左右の頬骨弓は、間に存在する頭部のその他の部位の拡大にともなって成長発育する。頬骨弓は頬骨弓に付着する筋の成長発育に適応するため、大きさが増大する（注：骨組織の半分は骨内膜由来、残りの半分は骨外膜由来である。内側および外側面の半分では骨吸収、残りの半分では骨添加が起きる）。

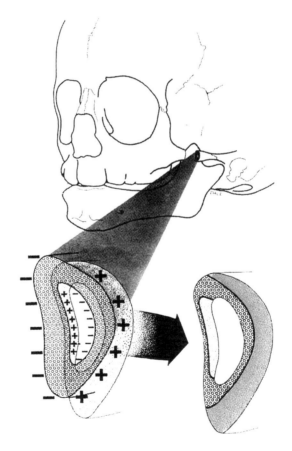

図2-13
(Enlow D., J. Dale：『小児期の顔面成長発育[Oral Histology]』第4版, R. Ten Cate. St. Louis, C. V. Mosby, 1990から引用．［許可取得済］)

転位過程

　図2-13に示すように、骨改造では、成長発育移動する方向に面した側で起きる骨添加によって移動（変位）する。しかし転位は、骨全体が同時に増大するときに生じる機械的な力によって起きる。骨改造と転位は別々の過程であるが、つねに、結合面（縫合、TMJ、軟骨結合）にあっては、片側のみでの結合面は存在しないため、相互関連し合って起きる必然性がある（図1-5参照）。

　単独の骨の成長発育による増大とは、その骨に関連するすべての機能をもつ軟組織の複合体に反応した、骨の大きさ、形状、適応過程である。しかし、骨はそれ自体単独で成長発育することはない。同時に増大している隣接する周囲の骨と関連して大きさを増す。このため先述したように、すべての結合部は、転位に関連する場であるので、重要である。結合部は、各部位の骨の増大と同時に起きる転位により生じる「離れていく」部位に介在する接触面である。骨が増大する量と転位する程度は同じである。つまり、周辺の軟組織が増大した程度と同じ量だけ骨が転位して生じた、スペースに骨は成長発育する。それゆえにそれぞれの骨は相互に関連を有しつつ、互いに制御しあっている軟組織によって、成長発育増大のペースが左右される。

　図2-14に同じようなことを示してみると、単独の風船が膨らんでもスペースのやりとりはない。しかし、2つの風船が膨らんでいくと互いに接触していることによって、それらの風船の位置は、両方とも膨らむかあるいは片方だけが膨らむか、いずれにせよ転位移動が起きる。この移動により、2つの風船の接触面は離される。たとえば、下顎骨が頭蓋との関節部位に向かって成長するときに何が起きるのであろうか？　下顎骨全体は、側頭骨の方向への成長量と同程度、側頭骨から離れるように移動・増大するのである（図2-15）。

　風船は、膨張によって生じる力で互いに離されるように押しあうのであろうか？　あるいは外からの力で離されるようになるのであろうか？　その外の力は風船の膨らむ力と拮抗しあって互い保たれているのであろうか？　（図2-16）。まず、最初の仮説であれば重畳しあった増大がみられるであろう。押し出す程度（転位）が同じであれば。第二の仮説をとると、重畳しあった増大程度は同等であるが、その後（実際は同時であるが）に作られるスペースへと風船が「ふくらむ」ことによって同程度に離される力（転位）が生まれてくることになろう。つまり、どちらが移動、転位または骨改造をともなう増大の第一義的（ペースメーカー）なのであろうか。これは学術的な命題にとどまるだけではなく、臨床的治療の分野においても、適切に「生体」を活性化する臨床的刺激に反応するある手法に利用されている。

　上記の疑問は、現在も頭蓋顔面の生物学における歴史的な論事の1つである。図2-17（A）に示すように、下顎骨は単に対称的に増大することによって拡大するのではない。むしろ図2-17（B）に示すように、骨添加ベクトル（方向と大きさ）は、主に後上方である。したがって下顎頭は、頭蓋底の関節窩にある関節部に向かって増大する。

第2章　成長発育の基本概念

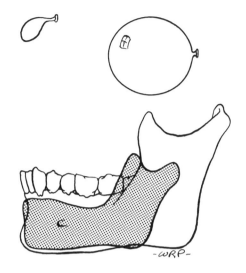

図 2-14

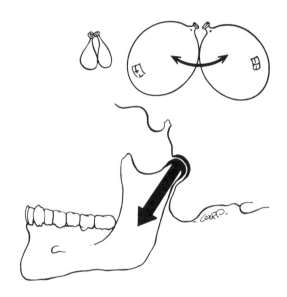

図 2-15

 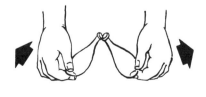 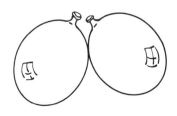

図 2-16

その結果、下顎骨全体は上後方への骨改造と同程度、下前方に移動する（図2-17右下方）。下顎枝と下顎頭に新たな骨が添加されることによって起きた骨改造とは逆の方向に転位が起きる。

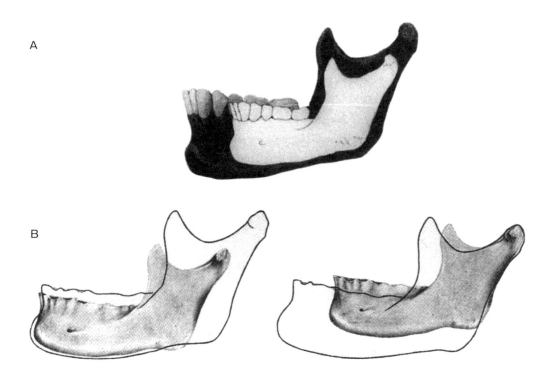

図2-17
(Moyers, R. E., D. Enlow：Growth of the Craniofacial Skeleton から引用．『Handbook of Orthodontics』[第4版]，Chicago, Mosby-Year Book Inc., 1988[許可取得済])

　下顎骨の前下方への転位は、下顎頭の成長により関節面へ向かって押し付けられることによって起きるのであろうか、あるいはその逆で下顎骨外からの機械的な力（以下の章で説明する）が、下顎骨全体を頭蓋底*から引き離すようにすることにより起きるのであろうか（図2-18）。後者が正しければ、下顎頭と下顎枝全体には側頭骨との接触を維持するために二次的な骨改造が続いて（実際は同時であるが）起きるはずである。「a」の力によって下顎骨が前下方に移動させられると、「b」において同程度の成長発育が起こることによって、互いの間の成長発育や機能的な信号に反応した下顎頭の反応が起きる。

*ここで使用した解剖学用語の頭蓋底(basicranium)は、「cranial base」ではない。後者は頭部X線規格写真法における放射線学用語として使用するのが適切であり、正中へ「投射した」二次元的意味を有している。しかし、basicraniuim は頭蓋底全体を示す用語であり、ここでの論点で重要となる下顎頭と関節を有する側方部分も含まれる。

それでは、下顎頭の成長発育は、転位の能動的原因（「押し出す」または「突き出す」）なのだろうか、あるいは転位に対する受動的反応なのであろうか。この点について、何年間にもわたって熱く議論されている。最新の考え方を要約すると次のようになる。

要約すると顔面と神経頭蓋の成長発育を荷負う骨格の移動の基本様式には2種類ある。骨改造によって、特定領域が増大する方向に面したあらゆる表面に骨が添加される。通常、骨吸収がそれらの骨皮質（または海綿状の骨梁）の対側において生じる。転位はなんらかの物理的力によって骨全体の移動であり、これによる骨から引き離されるようになる。同時に、成長発育し大きさが増大している隣在している構造と接している。実際は、この2つの相、骨改造と転位過程は同時に起きる。現在、多くの研究者によって、転位はペースメーカー的（一次）変化で二次的な反応として起きる形の変化の程度や方向まで制御していると考えられている。「一次」とか「二次」とかいう言葉は、これら2つの過程に対しては、生物学的に不適切であると思われる。なぜならば、むしろそれらは別々に、しかし同時に活性化する刺激により協同した反応としてみられる現象だからである。このような独立して起きる動きが広範にわたって協調しながら行われることにより、頭蓋顔面複合体の成長発育が進行する。

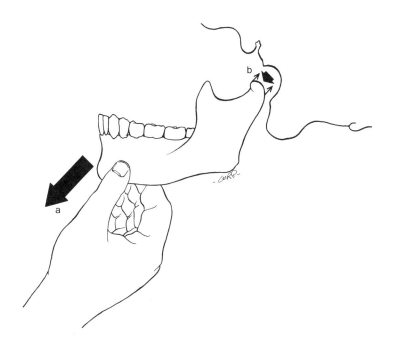

図2-18

しかし、これらと同じようによく用いられている用語である一次や二次が転位についても使用されている。移動が起きる理由が根本的に異なるため、ここでこの用語を使用することは適切であると思われる。一次転位は、骨自体の増大とともに起きる物理的な移動過程である（図2-19）。たとえば、上顎骨が骨改造するときのベクトルは、主に後上方である。上顎骨の骨改造が起きると、骨全体が反対方向である前下方に転位される。一次転位によって、増大し続けるにつれて「スペース」が作られる。

この一次転位の程度は、結合している部内での新たな骨添加の程度とまったく同程度である。その骨添加される方向は、つねに一次転位と逆である。一次転位はその骨と別の部位との結合面で起きるため、この隣在する組織との結合面は、この種の骨改造による変化にとって重要な成長発育の場である。

二次転位における骨とその軟組織の移動は、それらの組織自体の増大とは直接関連していない。たとえば、中頭蓋窩と側頭葉が前方に成長すると、鼻上顎複合体全体が前下方へと二次的に転位する(図2-20)。顔面中央部の成長発育自体は、この特殊な転位移動に「一次的」に関与しているわけではない。すなわち、あらゆる骨は骨自体の成長発育過程にともない発育し、骨改造し、転位するが、周囲の他の骨やそれらの軟組織の成長発育によって二次転位を起す。「ドミノ効果」である。つまり、成長発育変化がある部位から次の部位へと起き、きわめて遠位にある領域にまで二次的(副次的)効果をもたらす。このような効果が累積するのである。

本来、顔面中央前部の多くは骨吸収部位であることに注目してほしい(図1-3参照)。それにもかかわらず、顔面は前方に成長する。このようなことがどうして起きるのだろうか？　顔面は、単に直接前方に「成長発育」するのではない。(1)骨吸収と骨添加による後方への上顎骨の増大、と(2)一次および二次転位による前方移動により、これらの複合的な成長発育によって前方に移動するのである。切歯骨前面での骨吸収は第5章で説明するが、前方成長発育ではなく下方成長発育へ主として寄与している。

これらの複合的な成長発育過程の説明の一例として、腕の成長発育を考えてみよう(図2-21)。腕全体の伸長にともなって、指の先端部は肩から遠位に移動する。いうまでもないが、この指の成長移動の大部分は、指先端部自体の成長によるものではない。指骨、手根骨、中手骨、橈骨、尺骨、上腕骨と肩甲骨それぞれの間の結合部で起きる成長発育が総合された長さの成長発育である。指骨先端の成長発育は、全体からみればごくわずかである。腕のその他の部位の骨がもたらす二次的転位効果によって、指先の成長発育移動のほとんどが起こるのであって、指先自体の骨改造や一次転位はない。

同様に、上顎骨の他の切歯骨先端部の成長発育移動は、切歯骨の後方と上方にあるすべての骨の成長発育と上顎骨の他の部位の成長発育によって起きる。切歯骨先端部自体が関与する前方への成長発育移動はごくわずかである。上顎骨自体、前頭骨、篩骨、後頭骨、蝶形骨、涙骨、鋤骨、側頭骨とそれらに付随するあらゆる軟組織の成長発育が総合して、複合体が成長発育増大する。それらの結果として、切歯骨およびそこにある歯の前方移動が起きる(しかし、第5章でも示すように、そのような成長発育はその領域の下方移動にも多少は寄与している)。留意してもらいたい点は、これらの一次および二次転位による成長発育移動の生力学的基盤となるのは、骨が骨を「押し出す効果(pushing effect)」ではなく、骨と関連した軟組織の増大による「運搬効果(carry effect)」である。

これらの概念を理解するのは、入門者には困難であろう。つまり、(1)ある成長発育領域はそれらの組織自体の成長発育に反応していることがほとんどである、そして、(2)上顎骨は「前下方に成長発育する」ため、前下方に向いている領域自体が当然「成長発育する」部位である、と考えるほうが自然であるため理解しにくい。

前の段落で示したポイントは基本的なことであり、顔面の成長発育を理解することが求

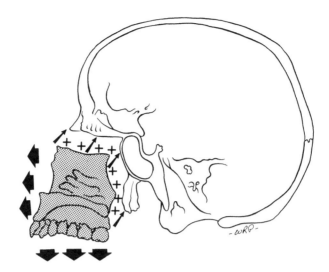

図 2-19

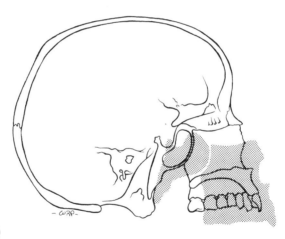

図 2-20

められる学位取得後の専門医研修プログラムを受講し始めるのであれば、初日から理解されなければならないことである。もし「成長発育」にからんだ仕事をしようと考えている者が、成長発育がその組織以外の何かにより起きるのではなく、むしろその組織自体の中で成長発育が起きるのだと考えたとすると、まさに、そのことですでに専門的な「成長発育」に取り組もうとするうえでのたいへん重篤な誤りに踏み込んでしまっていることになろう。

いま説明したとおり、二次転位が起きるという要素は頭蓋顔面の成長発育する全過程での基本的な事柄である。骨格部分をそれぞれ互いに引き離していくような成長発育の影響は、結果的に顔のかたちの特徴を生み出していく。頭蓋底 - 顔面の成長発育の不均衡は、種々の顔面骨の細部の配置やいろいろな顔の骨の位置どりなどに影響を及ぼす。不正咬合や顔面異形成の生じるいろいろな要因の1つに二次転位が挙げられる。たとえば、図2-22に、骨改造による中頭蓋窩での回転がどのように上顎の後退と下顎の突出を惹起するかという二次的な転位の影響に注目してほしい。

成長発育による回転(rotations)

成長発育時の回転は、重要な検討事項である。文献の中で専門用語がごちゃごちゃに使用されているため混同するが、回転の基本分類は(1)骨改造による回転、と(2)転位による回転の2つのみである。したがって、回転で起きる移動は、当然のことながら上述のとおり成長発育移動の2つのカテゴリーと同じである。

頭蓋顔面複合体にあって骨改造時の回転の例は無数にあるが、特にその中には臨床的にきわめて重要な回転がある(図2-5参照)。

下顎枝の主な解剖学的機能は、咀嚼筋が付着する以外に、閉口時に上顎に対して下歯列弓の位置を適切に咬合させることである。通常、下顎枝は成長発育が進むにつれて直立した状態になり、下顎枝 - 下顎体角(顎角)は小さくなる(詳細は第4章を参照)。このことは主に下顎体ではなく下顎枝の骨改造による反応であり、図4-13に示したように、下顎枝の改造による回転が起きる領域の組み合わせである。この成長発育にともなう変化が進むにつれて、下顎骨全体がさらに下後方または上前方に回転する(成長発育している鼻上顎複合体の垂直的高さによって決まる)。図10-14を参照されたい。これが下顎骨全体の転位による回転であり、下顎枝は適応して同時に(通常は骨改造による)回転より角度が小さくなるように変化する。

第二の例として、上顎骨と口蓋の変化が挙げられる。鼻上顎複合体全体は時計回り、または反時計回りの転位により回転する。これは、上部にある頭蓋底の成長発育活性と頭蓋底と中顔面とが結合している縫合部による成長発育の

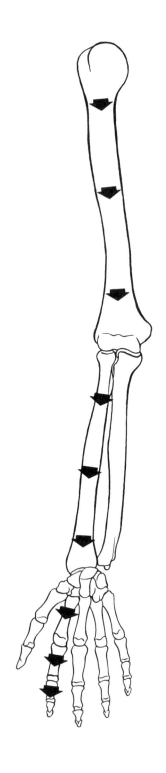

図2-21

程度に依存している。これにより口蓋と上顎弓との傾きが生じ、両者の間で開咬になったり過蓋咬合になったりするようなことになる。図2-11により骨改造領域は、口蓋が反時計回りの口蓋の骨改造による回転により調整されるようになりうる。これには、上顎骨全体の転位時の回転の方向と程度を補償する口蓋の鼻腔側・口蓋側での骨添加（＋）と骨吸収（－）の程度の差あるいは時にはその逆転現象が関与してくる。（注記：歯性と歯槽性の調節機構も関与している［第10章参照］）。

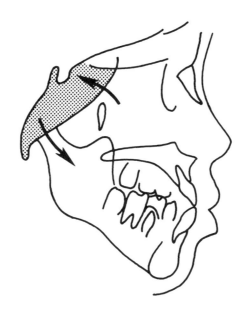

図2-22

骨改造と転位の組み合わせ

　一次および二次転位は骨改造同様、いずれも全部位の骨のいろいろな方向への成長発育移動に関与している。頭蓋顔面複合体では、これら3つの過程のいろいろな組み合わせがみとめられる。図2-23で模式化しているように、まったく異なるパターンの組み合わせの結果、基本的に比べてみると異なるパターンの出現を見ることが多い。このことが実際の状況にあってはどの組み合わせにより生じているのかを診断し、治療方針をたてるという大切なポイントになるのである。XとYは接合部（縫合、下顎頭または軟骨結合）の骨を示す。骨添加 a による成長発育が生じると、b での骨添加のようにエンド効果として同様の成長発育が起きる。結果として骨全体の右側へ向かっての転位が付随して起きる。あるいは接合部に c が添加されると、それに付随して骨全体の右側へ向かっての一次転位が起きる。しかし、d で示す骨吸収が起きると、上記の2例と同様のエンド効果が生じる。あるいは、別の領域 X で生じた骨添加 e によって、Y 領域の二次転位が引き起こされる。そして f で示すように一次転位が生じる。g での骨吸収によって上記に示した例と同様にこの添加、吸収の組み合わせによるエンド効果を生み出す。

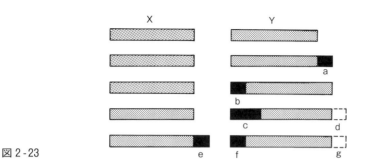

図2-23

　頭部X線規格写真上で複合している成長発育変化を分析するのは、困難なことである。なぜならば、先に説明したように、多くの異なるパターンで組み合わされた骨改造と転位によって理論的には同じ成長発育結果を遂げるからである。第3章の目的は、想定したいろいろな成長発育の協調パターンが、頭蓋、顔面の多くの領域において実際に生じる様相を分析することにある。

　ここが重要な点である。われわれがみな使用している「成長発育」という言葉は、もっときちんとその意味を記述する必要がないほど、適切に使用されることがない、あいまいな用語である。

　しかし、具体的かつ正確な意味を表す用語として使用すべき場合も多い。たとえば、臨床では「成長発育の促進」という表現を耳にすることが多い。適切に用いる場合はつねに、どのような「成長発長」が実際に起きているのかを明確にすべきである。骨改造なのであろうか？　一次あるいは二次転位なのであろうか？　特定の協調したパターンであろうか？　生物学的理由は明白である。成長発育過程を制御したい場合は、何を制御すべきかを理解し、関連する特定の局所的標的を同定する必要がある。制御機能や活性因子がどのように作用しているのかを生物学的に理解しようとしても、これらのさまざまな移動のタイプとか、それぞれの生物学的な特異的標的について説明している文献に遭遇することはほとんどない。

頭部X線規格写真のトレースの重ね合わせ法

　顔面の「成長発育」を確認するときに使用されている従来の方法は、継年的に撮影された頭部X線規格写真のトレースを頭蓋底で重ね合わせをすることである（図2-24参照）。通常、重ね合わせの基準として、セラーナジオンライン上でセラを基準点として使われるものである。重ね合わせたX線写真では投光が不十分であるため、頭部X線規格写真自体を用いる代わりにそのトレースしたものが使われる。

　重ね合わせを正中頭蓋底ですることによって、頭蓋底に対する顔面全体の「下前方（顔面の生物学においてもっとも一般的な定説の1つ）」の成長発育様相を示すことができる。ただし最大の注意を払わなければならないことがある。数多くの複雑に組み合わさった局所的骨改造、一次転位、二次転位などこれらすべてが関与して起きているため、実際に示されているものが誤った解釈をしうる可能性があることを理解しておく必要がある。この点が、第3章の主題である。

まずはじめにとりあえず、顔面の後方および上方にある神経頭蓋（および脳）との関係から顔面の成長発育を視覚化しようとするので、この重ね合わせ法は適切かつ妥当である。小児早期の特徴である小さい顔と大きい脳は、それぞれの比率で順次変化していく。

　その結果、上気道と口腔が順次、成長発育するにつれて、小児期を通じて顔面も急速に成長発育する。脳と頭蓋冠の大きさや形も成長発育を続けるが、その速度ははるかに遅く、顕著ではない。両親は、早期に成熟している頭蓋冠や前頭部に「追いつく」よう月ごとに、小児の顔が構造的に変化することに気づくことになる（図2-25）。頭蓋底（トルコ鞍など）での重ね合わせ法は、重ね合わせることにより、順次、成長発育する顔面の変化を直接視覚的に観察することができる。

　ただし、以下の誤った想定のもとで「頭蓋底」での重ね合わせ法を用いた場合には、頭部X線規格写真のトレースに価値があるとはいえない。

1. 頭蓋底が安定し不変であるということは誤った想定で、実際はそうではない。このような誤った見解が示されることがしばしばある。小児期には、頭蓋底も成長発育を続け、骨改造により変化する（ただし年齢によって、ある特定部位の成長発育は他の部位よりきわめて著しい）。しかし、このような事実を成長発育拡大の一考察要因として考慮する必要はない。というのは頭蓋底が不変であろうとなかろうと頭蓋底に対して顔面がどう成長発育していくかを知りたいだけだからである。

2. 「固定点」（移動や骨改造が起きない解剖学的計測点）が実在するという誤った想定。形態形成にあって、すべての骨表面、内側および外側は、継続的に転位移動と骨改造変化をし続ける（一度形成されると大きさが変わらない耳小骨を除く。本書の初版を参照）。特定計測点の相対的位置は一定でも、その構造自体はあらゆる部位とともに著しい成長発育移動と骨改造変化が起きている。セラは、真の「固定」点または頭部の「０成長点」とされることが多い。もちろんそれは誤りである。セラも、継続する成長発育時に変化する。しかし、これらのさまざまな事項を考慮すると、頭蓋底における基準点としてセラを用いることが妥当でなくなるわけではない。ナジオンは、もう１つの計測点である。成長発育と骨改造により、ナジオンは年齢、性別、頭部の形状タイプ、人種や個体差などによっても変化する。頭部X線規格写真の計測点としてナジオンを使用する場合は、特に注意を払う必要がある（注：ナジオンとセラなどの点を不適切に使用した場合に、なぜ誤った結果が生じるかについては、他にも根本的な理由がある［第５章参照］）。

3. 継年的トレースを用いて頭蓋底で重ね合わせて、昔からいわれている実際の顔面の成長発育が「前下方」であるという誤った想定。顔面がどのように成長発育するかについて、たいへん誤った考えを信じている者が多い。若年期の側貌は順次、時期の変化につれて成長発育していくことにより直接年齢の進んだ顔貌へと変わっていくということを疑うこともなく信じてきた。この想定がもっとも一般的な誤った見解の１つであり、この考え方を正すことは、もっとも困難な問題の１つでもある。頭部全体の中で顔面は多様かつ多方向の変化を遂げる多くの複雑な要因が重複した複合体である。それらが協調し統合された結果、「下前方」への成長発育拡大として観察することになるのである。

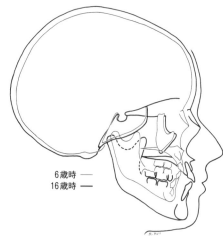

図 2-24
(Enlow, D. H.:『The Human Face』から引用. New York, Harper & Row, 1968[許可取得済])

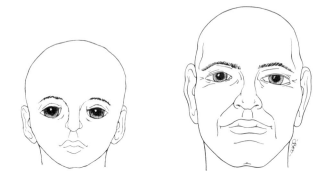

図 2-25

　上述したように頭部X線規格写真のトレースを頭蓋底で重ね合わせることにより、(a)骨添加と骨吸収(骨改造)および(b)共通する基準面(セラーナジオンなど)に対する一次転位と二次転位の複合した結果を確認することができる。しかし、重ね合わせ法では、ほとんどの顔面領域における骨改造、または転位を正確に示すことはできない。たとえば、図2-24に示した2つの下顎骨のトレースでは、図2-17のように骨添加と骨吸収による成長(B[左側])、あるいは、一次転位(右側)による下顎骨の成長なのか適正に示すことはできないことに注意してほしい。図2-24は、下顎骨が重なって示されている部位は(その他の顔面骨も)、頭蓋底に対する異なった年齢時での位置を示したものである。実際の発育様相を表すものではない。後者の図では、どのような治療が加えられたとしても、その治療がどのように作用したかについては誤解を招くことになるだろうし、真の形態形成学的診断や治療計画の理論的根拠を見落とすことになるであろう。

　頭部X線規格写真のトレースを頭蓋底で重ね合わせる方法の根本的問題は、骨変位や、骨吸収による成長と転位による成長とを別々の影響として区別しえないという点である。これは重要な事柄である。以降の章では、これらが別々の作用であることを示し、頭蓋顔面の成長発育過程が実際はどのように起きるのかを説明する。

第3章

成長発育の順序

　この短い章では、「全体像」の要点である骨改造と転位移動の複合パターンについて要約する。基本的な成長発育変化は二次元線図形を用いて図示するが、これは全成長部位にも通用するもので、三次元的に応用しうることを留意してもらいたい。頭部X線規格写真（セファログラム）のデータを二次元画像データに縮小して、矯正治療の診断や治療計画に使用されている従来のアプローチについても述べる。この後の章では、本章に示す形態学的変化に関連した生物学について詳しく述べる。

　顔面と頭蓋部分すべてでみられるいろいろな成長発育過程を、個々の「部位」または「段階」に分けて説明する。ここでの成長発育の順序は、便宜的に上顎弓から始めて、その後、下顎骨について触れ、つづいて頭蓋骨部の成長発育変化を説明して、さらにその他の部位の成長発育過程について順次説明していくことにする。ここに示す各領域別の一連の変化が、実際の患者では、同時に起きていることは心に留めておいてほしい。

　頭蓋顔面の同じ形態とパターンを維持しうるように成長発育する。つまり、比率、形状、相対的大きさと角度は、各部位が増大する程度に適応するように、本来変化することはない。したがって、最初と最後の段階の顔面全体の幾何学的形態は同一であり、全体の大きさのみが変化する。それぞれ連結している部位では、先行して起きたすべての変化が組み込まれる。最終段階では、これらが集積され、複合体として形成される。

　顔面と頭蓋が拡大しても、その形態や比率は一定に保たれ、「均衡のとれた」成長を示す。しかし実際の顔面と頭蓋の全部位において、完全に均衡のとれた成長発育が起きることはない。実際の成長発育過程では、局所的不均衡がつねに生じるため、成人の顔へと成長発育するにつれて、顔面の形状と形態はつねに変化する。つまり、成長発育過程で生じる不均衡は、それに対応した構造的不均衡を発現する。これらの「不均衡」のほとんどは異常とはいえず、正常な現象であり、成長発育および成熟過程において日常的にみられるものである。これらは、さまざまな部位で異なる時期、方向、速度で成長発育し、多様な機能を発揮する頭蓋顔面複合体が複雑なデザインを有しているため避けることはできない現象である。あらゆる部位を実際に適応させるには、ある程度の正常な「不均衡」が必要なのである。これらの事柄は、なぜ小児の顔面が成長発育分化過程の進行にともなって、側貌や顔面の比率が経時的に変化するかの理由である。

　まず、次の顔面成長発育の記載の中で「均衡のとれた」ものとして示されている理由には、2つの要素がある。第一は、何が「成長発育バランス」自体の概念を構成しているの

か，そしてその実際の意味をどのように理解するかである．第二は，不均衡，正常か異常かといった顔面の不均衡を判断し説明するために，均衡のとれた発育様式からどこが逸脱しているのか，つまり特異的な顔面パターンができ上がったのはどこに不均衡があるのか，さらに加えて均衡のとれている成長発育と比較して，距離的，角度的にどの程度差が生じているのかを知る必要がある．均衡のとれた過程を理解することによってのみ，不均衡な変化を正確に把握し，計測し，説明するという大切なことが可能となる．われわれの顔は，複合体全体を構成するいろいろな均衡のとれた，あるいは不均衡な頭蓋顔面各部位が組み合わさってでき上がっている．ある局所の不均衡は，機能的平衡状態となるように互いの部位が補償しあっている（複合的均衡状態になるよう成長発育する［第1章］）．補償機構は成長発育過程でみられる特性である．ある領域にある程度の不均衡があったとして，その不均衡を相殺するようにある程度の許容しうる幅が存在する．この均衡状態へ自然に補償する傾向があるため，頭蓋顔面の形状や顔貌が著しく違っていても，第一大臼歯はきちっと咬み合ってくるのである（Ⅱ級からⅢ級で，差は6mm範囲以内である）．

　以下に説明する成長発育過程の領域ごとの記述は，無秩序に提示されたものではない．それどころか，ここで提示した説明は，成長発育過程そのものに内在する共通のことがらである．それは，頭蓋顔面成長発育における対応部分（counterpart）の原理である．簡単に述べると，あらゆる顔面や頭蓋のある部位の成長発育は，顔面と頭蓋における構造的および幾何学的「対応部分」と緊密に関連している．たとえば，上顎弓は下顎弓の「対応部分」である．前頭蓋窩は口蓋の，口蓋は上顎歯槽基底の対応部分である．中頭蓋窩，下顎枝（中頭蓋窩によって生み出された咽頭腔に結合する），および頬骨弓（頭蓋窩と下顎枝の両方との結合部となっている）は，それぞれの対応部分となっている．これらは，顔面や頭蓋全体を通して，それぞれの領域同士の関連性をもたらしている．ある領域とその関連する対応部分が同程度拡大するとすれば，これらの領域は結果的にバランスのとれた成長をする．このことが，あらゆる領域における均衡状態の有無を決定する鍵である．不均衡は，ある領域を通じて，ある領域とその対応部分の間で生じる成長発育の方向の差によって生じる．頭蓋骨全体を通じて，ある領域とその対応部分の組み合わせを多くの場でみることができる．このような理論から，顔面の成長発育とすべての構成部位間の形態学的関係を評価するうえで重要かつ意義のある有効な方法を得ることができる．

　顔面や頭蓋における，ある領域とその対応部分の関係を「調べる」ことは，困難なことではない．いま，「ある領域や軟組織部位に成長発育が起きたとすると，それらの領域の対応する場にも同程度の成長発育が起こってくるはずである．そうでなければ，以前と同様の形状や均衡状態は保たれないであろう」というきわめて単純な疑問を投げかけてみよう．その答えにより，他のどの骨とか，ある骨の部位，あるいは軟組織部位が対応部分となっているかを確認することができる．この対応部分の概念は，のちの本章の中でも，顔面の変異性や異常に関しては，後の章でも繰り返し述べることになる（159ページも参照）．

個々の領域における成長発育変化は、2つの異なった過程として示すことができる。まず、骨添加と骨吸収による変化(骨改造)を説明する。図では細い矢印を用いて示す。次に、転位による変化について記述し、太い矢印によって示す。これらの2つの過程は同時に起きることがわかっているが、これらの作用は非常に異なっているため別々に示す必要がある。そこで、「同一のパターンが維持される場合、どの対応部分でこれらの変化が発現するのか」という疑問が生じるだろう。これは次の解剖学的領域の部位によって順次説明していこう。

対応部分の原理を、ここでは伸長可能なカメラの三脚を例として説明する(図3-1)。三脚の脚には、一連の伸縮する分節部がある。それぞれの分節の長さは、別の2本の脚と「対応する」分節の長さと一致している。もし、すべての分節が完全に同じ長さに伸ばされていれば、三脚は幾何学的均衡がとれて全体として対称性が維持される。しかし、もし1つの分節部を他の分節と同じ長さに伸長していなかった場合、残りのすべての分節部が、それぞれに対応する分節部と一致していたとしても、三脚は全体として長さが短いか長いかになってしまう。したがって、どの分節部が異なっているのかを特定し、不均衡の程度を判定することが可能である。たとえば、xの分節部がyに対して短い場合、zだけ引っ込んでくる。また、脚全体の相対的(実長ではない)長さは、三脚の配置を変えることによっても修正できる。たとえば、脚を「回転」させて垂直的になるように調整することによって、実長を変えることなく、みかけ上の長さを伸ばすことができる。

その他にも、いろいろな組み合わせを考えることができる。たとえば、図3-1の分節部a、b、cは、別の脚の対応する分節部に比して短い。それにもかかわらず、これらの局所的不均衡すべてが互いの不均衡を補償する結果、各脚全体の長さが同一となるため、全体の均衡は維持されている。

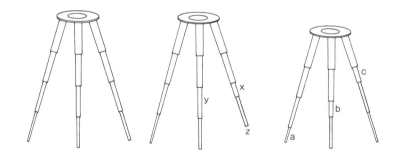

図3-1

領域変化(段階)1

水平面と垂直面*の2つの基準平面に注目してほしい(図3-2)。これらの基準平面を設定することにより成長発育変化の量と方向を明示しうる。上顎弓の骨は、水平的に後方に

---

*この垂直線は任意に引いたものではない。これはPM垂直線といって、頭部のなかでもっとも基本となる重要な解剖学上の基準面である(第9章参照)。水平線は、機能的咬合平面を示す。

伸長する(上顎弓後部に新たな骨が添加されることは、この分野に足を踏み入れたばかりの入門者にとっては、たいへん驚くべきことである)。上顎骨後縁の後方移動を図示する。垂直基準線の後方へと新たに配置されることに注目すること(図3-3)。

翼上顎裂(PTM)は、頭部X線規格写真において上顎結節を確認するために古くから使用されている部位であり、頭部X線規格写真では(蝶形骨の翼状突起と上顎骨後縁の間にある間隙により形成されるが)「逆さになった涙滴の形」に見える。

上顎弓の全長は、PTM が後方移動したと同程度に増大する。骨は後方に面した上顎結節の骨皮質表面に添加される。骨吸収が、同骨皮質内の逆側の上顎洞内の上顎骨内側面で起きる。

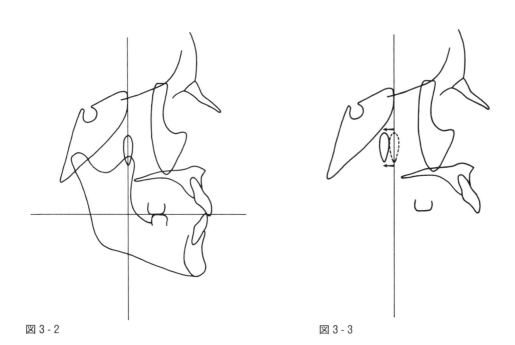

図3-2　　　　　　　　　　　　図3-3

領域変化(段階) 2 - 上顎骨の転位

上述した段階は、各領域における2つの成長過程のうちの第1の過程である。すなわち、骨添加と骨吸収による骨改造である。ここで説明するのは転位が関与する2番目の過程である(図3-4)。上顎結節が後方に成長し長さを増大するにつれて、上顎骨全体が前方に押し出される。この前方に転位される程度は、後方への長さの増大と完全に等しい。PTM が垂直基準線上にまで「戻っている」ことに注目してほしい。いうまでもないが、後方成長(第1段階)と前方転位(第2段階)は同時に起きるため、実際にPTMがこの線から離れることはない。これは、骨自体の増大にともなって起きるため、一次転位である。つ

まり、骨が転位するにつれ、その転位の程度に一致して、ペースが維持された骨改造成長発育が起きるのである。ここで起きる上顎弓前部の突出は、前方部自体が直接成長発育するためではなく、むしろ上顎骨後方部が成長発育すると同時に骨全体が前方に転位されるためである。骨添加過程では鼻上顎複合体を前方に押し出すことはできないため、転位が必要である。骨添加が上顎骨を前方へ押し出すことはできない。骨組織が他の骨組織の転位を起こさせるため、押し出すような変化は生物学的に不可能である。そこで自然と疑問が浮上する。上顎骨を転位させる生力学的な力はどこから生じるのか。その答えを簡潔に述べると、シャーピー線維によって上顎骨に付着、包囲している軟組織全体の成長発育および顎間中隔靭帯（septopremaxillary ligament）を介して切歯骨に付着している鼻中隔軟骨の成長発育が関与している（図 1-6、図 5-1、図 5-2）。

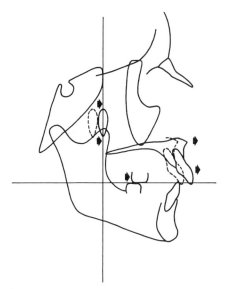

図 3-4

領域変化（段階）3 - 下顎体の伸長

ここで以下の疑問が湧いてくる。「構造上の調和が維持される場合、第1段階において、上顎骨の成長に対して、どの部位で対応する同等の変化が生じるのか」言い換えれば、骨性上顎弓の対応部分はどこなのか。その答えとしては、鼻上顎複合体上部、前頭蓋窩、口蓋と下顎体など複数の部位があげられる。ここで下顎骨についてふれると、下顎骨は単一の機能的要素としては考えられていない。下顎骨は、下顎体と下顎枝という2つの主要部位からなる。これらの主要部位は、それぞれが頭蓋顔面複合体の別の部位との対応部分となっているため、分けて考える必要がある。

骨性の下顎弓は、骨性上顎弓と特異的に関連している。つまり、下顎体は上顎骨体部の構造上の対応部分である。ここで下顎体は、上顎骨の伸長に適応するように長さを増す。

これは、下顎枝から骨改造による転化によって起きる(図3-5)。下顎枝の前方部は後方に向かって骨改造し、それに相応する変位によって下顎体が伸長する。骨改造し、下顎体に新たに添加される下顎枝とは何なのか。下顎弓は、上顎弓の骨改造と等量に伸長する(第1段階)。両部位はともに後方へ伸長する。ただし、2つの顎弓はまだずれていることに注目してほしい。図3-6に示すように、上顎弓と下顎弓の長さが同じであっても、上顎骨は突出している。上顎と下顎における第一大臼歯の近遠心関係は、まだⅡ級である。第1段階では適切なⅠ級である。図3-2に示すように、正常な下顎の臼歯は上顎の対咬歯よりも半咬頭分ほど前方位をとる。

領域変化(段階)4－下顎枝の骨改造

ここで、2つの成長過程のうちの2番目(1番目：骨添加と骨吸収、2番目：転位)について説明する。実際のこれらの変化は、同時に起きる。下顎骨全体が前方に転位すると同時に、上顎骨も後方に成長しながら前方に転位する。このために下顎頭と下顎枝後縁は後方に骨改造する(図3-6)。その結果、下顎枝幅径が、第1と第2段階と同じ幅に戻る。下顎枝の幅径を維持するために、下顎枝前縁においては、下顎枝後縁での骨添加と等量の吸収が起きる。これは下顎枝自体の幅を増大させるためではなく、後方に転位することによって下顎体を伸長するためである。

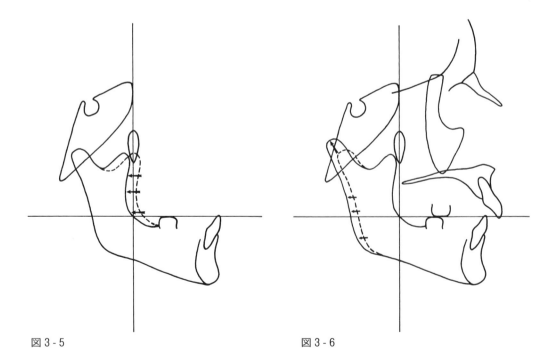

図3-5　　　　　　　　図3-6

領域変化(段階)5 – 下顎骨の転位

　この段階で下顎骨全体は、下顎枝が後方に転位されると、等量に前方へと転位する（図3-7）。これは、骨自体の増大にともなって起きるため一次転位である。骨が転位すると同時に（ちょうど説明した段階で）、骨改造が転位の量と同じペースで起きる。

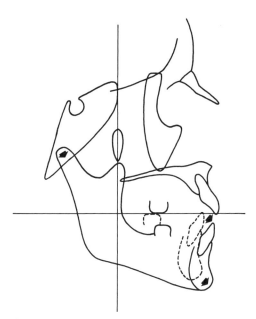

図3-7

つぎの事柄に注目してほしい：

1. 下顎体は後方に向かって本来伸長する。ちょうど、上顎骨も後方に伸長していくのと同様に（第1段階）。これは、下顎枝であった場から骨改造により下顎弓後縁に骨が添加されるためである。こうしてみると、上顎結節は下顎体後縁と異なり遊離面であるため、下顎弓の伸長と上顎弓の伸長は同じ現象ではないことがわかる。

2. 下顎枝全体は、後方に移動する。ただし、実際の水平的な面での変化は下顎体が伸長するだけである。この特異的な骨改造によって、その長さは一定に保たれている（下顎枝自体の幅は別機序で起こる）。

3. 下顎骨全体が前方に転位される程度は、上顎骨が前方に転位する程度と同等ですべて完璧に均衡が保たれているようである（実はそうではない［第10章参照］）。このことにより、下顎弓はその真上にある上顎弓に対して適切な位置に位置づけられる。上顎と下顎の長さと位置は均衡した状態となり、歯の位置はⅠ級の状態に「戻る」。

4．ただし、水平方向に増大するには、下顎枝の斜め後上方への骨改造によってその垂直的長さを増大させる必要がある点に注目してほしい。この結果、下顎弓は下前方に転位されるため、咬合（上顎歯と下顎歯の接触）できなくなる。

5．上顎の転位と同様、この種の下顎の転位は、骨自体の増大にともなって起きるため一次転位である。この転位による移動を起こす生力学的な力は、シャーピー線維によって下顎骨に結びついている軟組織の成長発育にともなう拡大と関連したものであり、これによって下顎頭領域における軟骨内骨形成にともなって下顎骨が前方へと運ばれ、転位した場での下顎骨の位置が維持される。このように、下顎骨の転位は、綿密に組み合わされた2つの機序によって起きるのである。関連する軟組織の拡大によって、下顎骨の転位や下顎頭の成長に必要な引き離す力が発現し、当該部位が変化する。

6．これまでのことを要約すると、上顎結節における後方成長による増大（第1機序）、上顎骨全体の前方転位される量（第2機序）、下顎枝前縁の骨改造の程度と下顎体が伸長量（第3機序）、下顎枝後縁の後方成長の（第4機序）そして下顎骨全体の前方転位（第5機序）は、すべてこの「均衡のとれた」一連の成長発育過程にあっては、まさに同等に起きる。これら一連の現象が均等でなかったら（通常均等ではないのだが）、それぞれの機序の発現時期に差がある場合とか、成長発育にともなう「回転」が起き、骨の配置の変化を起こしたりすると（実際には大きさの変化を起こすが）どんなことが起きるかは後述する。

領域変化（段階）6 – 中頭蓋窩の成長

これまでの段階で成長発育と骨改造による変化が起きている間に、側頭葉と中頭蓋窩も同時に増大する（図3-8）。この増大は頭蓋底の内側部における骨吸収と、外側部における骨添加によって起きる。蝶後頭軟骨結合（14歳までの頭蓋における主要な軟骨性成長発育部位）によって、頭蓋底中央部の軟骨内骨成長発育が起きる*。ここで、中頭蓋窩全体の成長発育は垂直基準線をこえ前方に位置してくる。しかし、この基準線自体は次の段階では移動される。

＊トルコ鞍の位置変化に注目してほしい。しかし、トルコ鞍の構造は変異性が強く、ゆえにこの骨改造による動きには違ったパターンもみかけることがある（第5章参照）。

領域変化(段階)7 – 鼻上顎複合体の二次転位

　中頭蓋窩より前方に位置するすべての頭蓋・顔面部(垂直基準線から前方部)は、結果的に前方へと転位する(図3-9)。中頭蓋窩が前方に拡大したと同様に、垂直基準線全体も前方移動する。なぜなら、垂直基準線は、増大する中頭蓋窩とそれより前方に位置する頭蓋・顔面部との境界を示すものであるからである。上顎結節は、この境界線が前方移動しても、垂直基準線上につねに乗っている。前頭部、前頭蓋窩、頬骨、口蓋と上顎弓は、すべて前方に転位していく。これらの部位は拡大に直接関与していないため、この現象は二次的な転位である。これらの部位の後方にある中頭蓋窩が前方に拡大するため、これらの部位も前方移動するのである。しかし、頭蓋底部が、前頭蓋窩や鼻上顎複合体を前方に押し出すことはない。むしろ前頭葉と側頭葉がそれぞれの成長発育によって拡大するため、前頭蓋窩と鼻上顎複合体が前方に押し出されていく。つまり、組織を引き離す生力学的な力は、脳の成長によって生じる。前頭蓋窩と前頭葉に、縫合により結合している鼻上顎複合体は前頭葉と側頭葉の拡大にともなって前方に運ばれる。

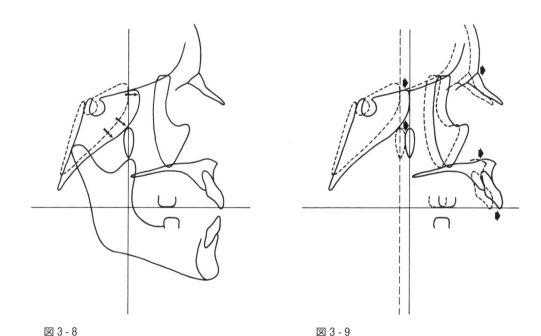

図3-8　　　　　　　　　　　　図3-9

領域変化（段階）8 – 下顎骨の二次転位

前述したとおり、中頭蓋窩の拡大は下顎骨の転位に影響する（図3-10）。これもまた、二次的転位である。しかし、下顎骨の転位に対する影響度は、上顎骨よりはるかに少ない。これは、中頭蓋窩の成長発育の大部分が、下顎頭の前方部、および下顎頭と上顎結節の間で起きるためで、このことは重要な点である。蝶後頭軟骨結合は、下顎頭と中頭蓋窩前縁の間にある。したがって、上顎骨が前方転位される程度は、中頭蓋窩の拡大によって下顎骨が前方転位される程度よりもはるかに大きい。その結果、上顎弓と下顎弓の水平的位置にズレが生じる。下顎弓と上顎弓自体の長さがそれぞれの対応する構造として一致していても、上顎前歯は「オーバージェット」を示し、臼歯部はⅡ級となる。「顔面上部」または「前頭蓋窩」を下顎骨全体の長さ、下顎枝と下顎体と比較する際に、セラ－ナジオンライン（繰り返すが、これは長い間使用されている頭部Ｘ線規格写真の基準平面）がしばしば使用されているが、これは使うべきではない。この比較は、頭蓋底または顔面上部のいずれにおいても、有意な対応する構造の長さ（対応部の長さ）でない部分を比較しても意味がない。セラ－ナジオンライン自体が解剖学的に重要な構造上の大きさを示すものではないため、この比較方法は適切なものではない。

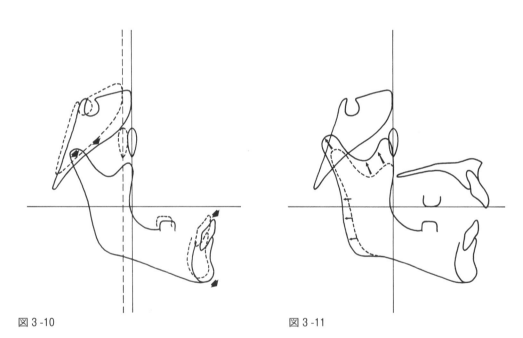

図3-10　　　　　　　　　図3-11

領域変化（段階）9 – 対応部分：MCF－下顎枝

ここで疑問「均衡状態が維持される場合、いつ中頭蓋窩にこの変化が起こり、どの部位でそれに対応する変化が起きるのだろうか」が生じるだろう。この答えは、中頭蓋窩の「対応部分」をはっきりさせ、どの部位で中頭蓋窩に対応する成長変化が起きる必要があるのかを示す必要がある。

中頭蓋窩の伸長によって上顎弓が前方移動すると同時に、下顎枝の水平方向の成長によって下顎弓も相応の位置に移動する。中頭蓋窩は上顎体に対して、下顎枝は下顎体に対してどのような影響を及ぼすのであろうか。下顎枝は、中頭蓋窩の特異的かつ構造上の対応部分である。下顎枝と中頭蓋窩は、いずれも咽頭空隙の対応部分である。下顎枝の骨格的役割は、咽頭空隙と中頭蓋窩の懸け橋となり、上顎骨に対し適切な解剖学的位置に下顎弓を配置することにある。下顎枝の前後幅は、重要である。この幅が狭すぎる場合、下顎枝は下顎弓を過度に後方に配置し、広すぎる場合は過度に前方に配置する。この大きさと配置は、適切でなければならない。後に説明するが、頭蓋顔面複合体のどこかに生じた形態学的な不均衡に対して、内因性の調整と補償を行うべく成長時に下顎枝の水平的大きさが変化しうる。

　中頭蓋窩が水平方向に伸長する程度は、それに対応して下顎枝が水平方向に増大する程度と一致する（図3-11）。下顎枝の水平（斜めではない）的大きさは、中頭蓋窩の水平（斜めではない）的大きさと同等である。後者の実効上の大きさは下顎枝と関連しており、頭蓋底－下顎頭関節から垂直基準線までの直線距離である。下顎枝は下顎体の伸長（第4段階）による骨改造変化に関与しているが、下顎枝の幅はある段階で増大するわけではない点を思い出してほしい。この段階での増大は、ここでは分けて考えているが、両段階は同時に進行するもので別々に起きているわけではない。

領域変化（段階）10 − 垂直的均衡状態の維持

　下顎骨全体は、後方に骨改造していくと同時に前方に転位する（図3-12）。前方転位する程度は、(1)下顎枝後縁と下顎頭の成長発育の程度（第9段階）、(2)中頭蓋窩が下顎頭に対して前方に拡大する程度（第6段階）、(3)垂直基準線が前方移動する程度、そして(4)その結果生じる上顎骨の前方転位の程度（第7段階）と同じである。

　下顎頭の斜め方向への成長は下顎頭を後上方に向かわせ、それに呼応して下顎骨の前下方への転位が起きる。したがって、下顎枝は垂直的および水平的に増大する。その結果、下顎弓はさらに下降し、咬合が離開する（それまでの第5と8段階でも下降する）。垂直方向への全成長発育量（図3-12）は、鼻上顎複合体の垂直方向への全成長発育量（図3-15）、および上方への歯の萌出と下顎歯槽弓のドリフト（図3-18）とが合致している必要がある。そうでないと顔面の均衡は得られない。

　第7段階での上顎の突出は、下顎が同等に突出することによって釣り合った状態になる点に注目してほしい。臼歯はⅠ級の位置まで再度「戻り」、上顎前歯のオーバージェットは消失する。また、下顎枝前縁は垂直基準線の前方に位置していることにも注目してほしい。しかし、「実際の」下顎枝と下顎体の接合部は、最後臼歯を包含する下顎の舌側結節であり、下顎枝「前縁」ではない。舌側結節は、重なっていてみえない下顎枝前縁の後方に位置する垂直基準線上に位置する（側方頭部X線規格写真では視覚化できないため図示していない。乾燥下顎骨または三次元コンピュータ断層撮影法では観察しうる）。この舌側結節の重なりは、高度に進化した霊長類において特徴的な下顎枝の上方に向かう骨改造による回転により生じるものであり、顔面中央部が垂直的な伸長をともなう回転（第9章参

照)ならびに、側頭筋の付着に必要な下顎枝前縁の成長と関連している。

領域変化(段階)11

　前頭蓋窩の底部と前頭部は、頭蓋骨外側部の骨添加と内側部の骨吸収によって成長する(図3-13)。鼻骨は前方に転位する。この時点で前頭蓋窩の前後長は、その構造的対応部分である上顎弓の水平方向への伸長の程度と均衡してくる(第1段階)。これらの2つの領域の成長発育が同程度のため、その側貌は以前と同様の均衡がとれた形状に維持される(実際は、年齢差、男性/女性における成長発育の時期とか、その程度の差、頭部の形状差が当然あるけれども、ここでの目的は「均衡のとれた」成長発育を記述することにある)。脳の増大によって、頭蓋冠(ドーム状の頭蓋骨天井部)の骨が外側に転位する。各部位の骨は、縫合性成長によって増大する。脳の増大にともなって、縫合では隣接する前頭骨、頭頂骨、後頭骨と側頭骨それぞれの接合縁での新たな骨添加を生じる。その結果、それぞれの骨の周囲長が増大する。それと同時に、頭蓋骨内側と外側部の骨が添加し、厚味が増加する。

　顔面上部(篩骨上顎[鼻]部)もまた、同等に成長発育する。この顔面領域は、その領域の上方にある前頭蓋窩と下方にある上顎弓/口蓋の拡大の程度と一致して(同じバランスが維持されていれば)、水平方向に増大する。これらの領域はすべて、それぞれの対応部分である。成長発育には、篩骨、上顎骨前頭突起および鼻骨の前方に面した皮質面での直接的な骨添加も関与している。鼻腔の骨内側面のほとんどで骨吸収が起きる。また、前方転位は上顎や篩骨のいろいろな縫合における成長とも関連している。これらの変化が複合することによって、鼻腔が前方(側方)に拡大する。

領域変化(段階)12

　鼻上顎複合体の水平方向の成長と呼応する垂直方向の成長は、(1)骨添加と骨吸収による成長、(2)この領域自体の拡大が直接関連する一次転位によって起きる。後者の一次転位による移動については、後の段階で考えることにする。口蓋の上方(鼻腔側)で起きる骨吸収と下方(口腔側)で起きる骨添加の連携により、図3-14の1〜2にみるように口蓋全体が下方に骨改造による移動を起こす。口蓋が下方に変位する過程によって、その上方にある鼻部が垂直方向に拡大する。小児期に鼻部が拡大する程度は著しく、そのペースは全身と肺の拡大と一致している(注:口蓋と上顎弓が下方に骨改造するパターンと程度は、その領域の近心部と遠心部で異なることが多い[第2章、39ページ参照]。これによって、成長発育上の変異と転位時の回転とを補償するように上顎弓の位置の調節がなされる)。

第3章 成長発育の順序　55

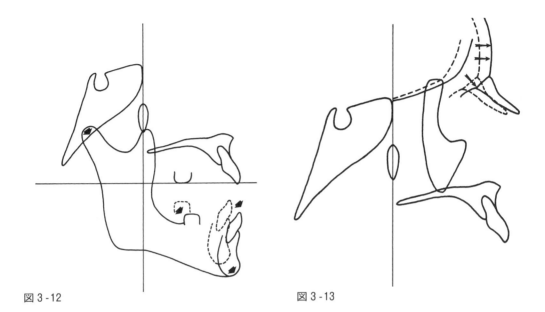

図3-12　　　　　　　　　図3-13

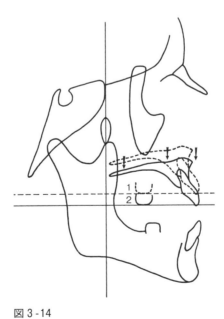

図3-14

上顎弓の骨の前方部には骨外膜があるが、吸収性を示す(顎が退化しているヒトは、この特徴を持つ唯一の種である)。その理由は、この領域が下方へとまっすぐ成長するからである(図2-11)。人以外の種(霊長類を含む)では、前上顎部が前下方に骨改造し、口吻部がかなり長くのびて前方に突出する。

図2-11に示したように、唇(外)側の前上顎部位のほとんどは上方に面しており、成長発育方向(下方)の反対方向を向いており広範囲で骨吸収性を示す。舌側面は成長する方向(下方)に向いていて骨添加性である。また、成長パターンは切歯の位置の多様性に適応するように歯槽骨の骨改造をもたらす(図3-15)。

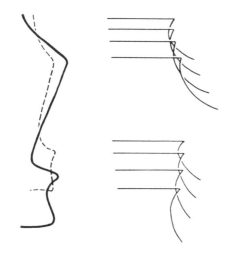

図3-15
(Enlow, D. H.：『ヒトの顔[The Human Face]』から引用．New York, Harper & Row, 1968, p.244[許可取得済])

領域変化(段階)13－垂直的ドリフト

転位による垂直的成長は、上顎骨の上下にある複数の骨それぞれと結合している、さまざまな縫合でみられる骨添加の機序と関連している。上顎骨全体が下方転位する程度と同等の骨が、これらの縫合部で骨添加される(図3-16)。以前考えられていたような縫合部に新たに添加された骨が、上顎骨を下方に「押し下げる」ことはない。むしろとり囲んでいる軟組織の成長発育による物理的な力が、上顎骨を下方に移動させるのである(図1-7)。これは、骨転位と骨改造の両方に関連した共通の成長発育シグナル(刺激)に反応した縫合部における骨添加によって起きる。したがって新たな骨は、骨と骨の完全な接点を保持する縫合縁にも同時に添加される。縫合部での成長発育による骨の増加分は、上顎骨全体が下方転位される程度とまったく同じである。この現象は、骨自体の増大にともなって起きるため一次転位である。

口蓋と上顎弓が下方移動する総量のうち、2から3への移動には縫合性成長発育と一次転位が関連している(図3-17)。全体の約半分に相当する1から2への移動は、(口蓋の骨改造回転により異なるが)骨の吸収添加をともなう骨改造による直接的な変位である。同様に、歯の2から3への移動は上顎骨全体の下方転位によるものであり、全歯列が受動的に移動する。1から2への歯の移動は各歯槽窩の骨表面での添加と吸収により起きる。これが歯の垂直的ドリフトであり、よく知られている歯の「近心ドリフト」と同様の歯槽骨の添加と吸収にともなって起きる過程である(第5章参照)。歯の萌出機序とともに別の成長発育移動である。垂直的ドリフトは起きる。垂直的ドリフト過程は、臨床医にとって重要なものである。なぜならば、治療中に利用しうるいろいろな成長発育移動を生んでくるからである。

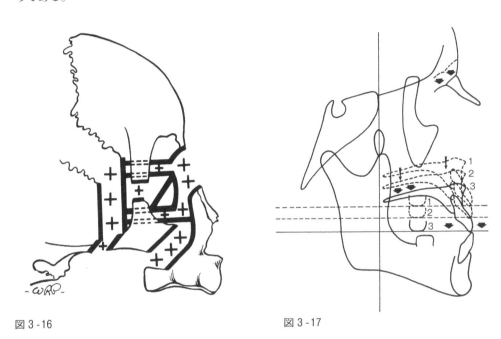

図3-16   図3-17

「垂直的ドリフト」はもっとも重要な概念であるが、どういうわけか歯学のカリキュラムや文献では無視されている。歯科医、矯正専門医やその他の頭蓋顔面治療専門医にとって、この概念はその臨床的重要性から関心を払うべきものである。長い間、歯の垂直移動は単なる「歯の萌出」と呼ばれてきた。これは誤りであり、その重要な点が完全に見過ごされている。

また、2から3までの歯の移動に関しても、臨床的に影響を与えることが可能である。これは、鼻上顎複合体全体の転位移動の促進・抑制、あるいは転位方向の修正を目的とした特殊な矯正装置の利用と関係してくる。それらの装置を使用すると、上顎骨全体または隣接する各部位の骨の大きさ・形状の骨改造変化を生み出す(歯を支持する歯槽骨の骨改造とは大きく異なる)。第1章の「基本的な2つの序上の標的」(15ページ)を参照してほしい。鼻上顎複合体に対する顎整形力は、転位と垂直的ドリフトの両方に影響しうる。通常、頭蓋顔面の不均衡にはさまざまな顔面部位と対応部分が関与しているが、一般的に臨

床では上顎骨と下顎骨レベルでの不調和が標的とされているため、この概念を理解することが重要である。たとえば、Ⅱ級の不正咬合のほとんどは、下顎後退症と上顎前突症である。上顎は治療に対する反応が高いため、Ⅱ級関係を治療するためには上顎の突出に関連しているいろいろな不調和部分を除くことが重要となる。同様にⅢ級の不正咬合を有する患者に対して、臨床医は上顎後退と関連した不均衡へのあらゆる寄与因子の排除を試みるべきである。まさに、この基本原則を理解することが、治療の成功には必須である。

　もう1つの重要な概念は、なぜ口蓋と上顎弓が骨改造と転位（1から2、および2から3）の影響を受けるのかと関係している。図2-11と図3-14に示したように、口蓋と上顎弓の理想的な下方移動にともなって、それらの前方／後方部位が同程度に下方へと骨改造していく。ただし、近遠心的な移動はよくみかける。転位にあって、時計回り・反時計回りに口蓋全体が回転することはしばしば起きる。これにともなって骨改造移動（1から2）が、回転と逆方向に向かって起こり補償される。これによって、口蓋が最終的な成人の位置へと調整される。これは、まさに複雑な下方成長の骨改造過程の主要機序である。つまり、後方部位に対する前方部位でのこの選択的骨改造機序こそ、中頭蓋窩と前頭蓋窩の成長発育による鼻上顎複合体の一次／二次転位にともなう成長発育回転を調整し補償している機序である。

　矯正または外科の研修プログラムは、これら2つの移動（1から2、および2から3）の違いを理解するよう強調すべきである。臨床医は、それぞれの患者に対していずれか1つ、または両現象の組み合わせのもとに治療を行っている。その程度や方向性は、いずれも個体固有の内因性制御にとってかわって「臨床的制御」によって影響を受ける可能性はある。しかし、内因性制御または臨床的制御であるかにかかわらず、実際の移動の根底にある生物学的過程は同じである。成人のように成長発育による変化移動が起きない可能性がある場合、変化は、臨床的に治療による移動方向についても誘発する必要がある。また、「安定」した状態はさまざまであるというのは、小児期におけるごとく顔の成長発育によって、新たな全体としての平衡状態が作られることもないし、逆に破綻（後戻り）が生じる可能性すらある（図1-1も参照）。

　覚えてほしいキーポイントは、歯自体には骨改造能がほとんどないことである。基本的に、歯は個々の歯槽における骨改造か、全体としての歯槽弓全体で生じる転位のいずれかによってのみ移動が可能である。必要とされる骨自体の骨改造を行わざるをえないのが骨なのである（第10章の「前歯部における叢生」参照）。

領域変化（段階）14－下顎歯槽骨のドリフト

　これまでの3段階（5、8、10）では、下顎体が下顎枝と中頭蓋窩の両部位の垂直的拡大によって下降することがわかった。これらを合わせた垂直的高さは、鼻上顎複合体と上顎歯の対応部分の垂直的成長発育量を示している。換言すれば、中頭蓋窩と下顎枝の垂直方向の成長によって上顎弓と下顎弓が離れる程度は、それと対応する鼻上顎複合体ならびに下顎歯槽骨部位の成長発育量と均衡していなければならない。

　第13段階において、上顎弓はレベル3まで下方に成長発育する。ここで下顎歯と歯槽骨

が上方にドリフトし、上顎歯と咬合しうる状態になる(図3-18)。これは、各下顎歯が上方にドリフトすると同時に、骨改造によって歯槽骨の高さがそれに相応して増大するためである。顔面パターンに変化がない場合、この上方への成長移動量と上顎弓の下方への成長移動量を加えたものは、下顎枝と中頭蓋窩との垂直的骨改造量と同量である。以下の要点に留意してほしい：通常上顎歯が下方にドリフトする程度が、下顎歯の上方へのドリフトの程度を上回る。ということは、上顎歯と比較して、下顎歯では「機能を保持しながら」成長発育を期待した矯正治療には歯の成長発育移動量を見込めないことになる。しかし、スピー彎曲が存在する場合は、下顎前歯による大幅な垂直的ドリフトは可能である(216ページ参照)。実際、これらの下顎歯と歯槽骨の垂直的ドリフトをうまく利用して補償する臨床応用が可能である。なぜなら、ほとんどの垂直的な問題を改善するために矯正治療に用いられている力系は、歯を挺出させて補償させるメカニズムである。垂直的ドリフトを抑制する歯科矯正用アンカースクリュー(microscrew)を使用した場合、歯槽骨の垂直的ドリフト過程を改善するうえでその効果は倍増するはずである。

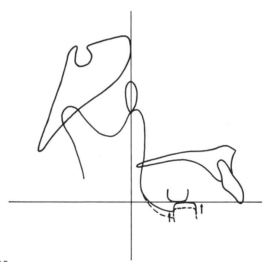

図3-18

成長を考慮した抜歯・非抜歯の判断

　永久歯の抜歯を行わずに、不正咬合を治療することの可能性については多くの書にみられる。この議論において見過ごされることが多かった重要な因子は、治療によって垂直的骨改造過程を修正調節しうる可能性があるという点である。先に述べたように、垂直的骨改造は、下顎体と鼻上顎複合体の垂直的転位に対応して同時に起きる。上顎歯や下顎歯の各歯槽周辺で起きる骨改造は、矯正力で調整することが可能である。まさに、この調節こそ、臨床医により歯槽骨の骨改造過程の方向を本来の骨添加領域に向けることによって歯列弓長径を伸長させることを可能にするものである。上顎結節と下顎体後縁は、歯列弓長

径を伸長させるために生物学的な自然の反応として用いうる場である。興味深いことに、差のみられる垂直的歯槽部骨改造を治療により、もっとも容易に抑制しうるのは過蓋咬合である。この方法により、過蓋咬合は比較的容易に治療が可能である。理由は、多くの矯正治療のメカニズムは臼歯を「挺出（垂直的ドリフト）」させる傾向があるからである。臼歯が移動すると、垂直的オーバーバイトは軽減する。過蓋咬合に対するこの治療効果は好ましいが、開咬の患者では悲惨である。垂直的骨改造と過蓋咬合との関係は、過蓋咬合と非抜歯治療との間にみられる関係にとってもいえる1つの理由であるかもしれない。上顎歯と同様に（最初のほうに記述した）、正常な顔面発育時に、下顎歯が遠心から近心へドリフトする間に垂直的にもさまざまにドリフトする。このことが、種々の回転による転位に対し咬合平面を調整することに役立っている。矯正医が歯を「挺出」させる際には、歯とその周囲歯槽骨の骨改造にともなう垂直的ドリフト移動と同じ現象で、基本的な目的は同じである。

領域変化（段階）15 – 前方の歯系の変化

　下顎歯の上方移動と歯槽窩の骨改造が起きている間、切歯の歯槽部領域、オトガイ部そして下顎体部でも骨改造変化が起きている（図3-19）。下顎切歯は舌側傾斜（後方傾斜）するため、上顎切歯は適切なオーバーバイトを保つため下顎切歯にかぶさってくる。これには、下顎切歯の後方への回転移動と同時に上方へのドリフトが関与している。オトガイの真上にある歯槽領域の外側（唇側）面での骨吸収と、舌側面での骨添加により歯の移動が起きる。したがって、歯槽骨は、切歯が舌側にドリフトするにつれ後方に移動する。これらは、「切端咬合」や前歯部交叉咬合の個体では同じ程度には起きない。

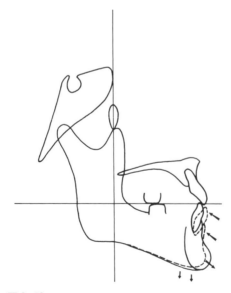

図3-19

骨はオトガイ自体の外表面のみでなく、下顎体の底面やその他の外表面にも順次添加される。これが小児期に徐々に進行するゆっくりとした過程である。出生時のオトガイ隆起は小さく目立たない。多くの親は、子供のオトガイが小さく引っ込んでいると心配するのも当然なことである。しかし、下顎骨全体の成長時期は部位により異なり、その成長は遅いことが多いため、後に上顎骨の成長に追いついて正常な顔になる。これは前頭葉と前頭蓋窩に対して、側頭葉と中頭蓋窩の成長の時期が異なるためである（第10、11段階）。年を追うごとに、オトガイは目立つようになってくる。オトガイ自体への新たな骨成長とオトガイの真上にある歯槽骨の後方に向かう骨改造との複合によって、さらにオトガイの突出が顕著になる。その一方で、骨改造によって下顎頭と下顎枝に骨が添加され、下顎骨全体が伸長するのと呼応して下顎骨全体も前方転位する。

領域変化（段階）16 – 頬骨

上顎複合体に隣接する、頬骨突起前部と頬部領域は上顎骨の骨改造と同様である。これらの成長発育様式は同じであり、骨改造にともなう後方成長発育によって上顎骨が水平方向に伸長するように、頬骨領域も、その後側方部での新たな骨添加、前方部での骨吸収が連続的に起きて後方に骨改造される（図3-20）。したがって、頬骨領域の前面は骨吸収面である。総じて、この骨改造過程によって上顎弓全体の伸長と隣接する頬骨領域の相対的位置が維持される。頬骨領域と上顎弓がともに後方へと変位するため、これらの部位間の解剖学的位置が適切に維持される。しかし、後面で骨添加される程度が前面での骨吸収程度を上回ると、頬骨全体はより突出するようになる。上顎骨の頬骨突起が成長発育する論理的根拠を理解するうえで、別の見方として、下顎骨の筋突起との比較が挙げられる。筋突起が前面での骨吸収と後面での骨添加によって下顎骨全体の後方へ向かっての伸長と呼応してペースを合わせるように、頬骨突起も同様に前面での骨吸収と後面での骨添加によって後方に骨改造される（109ページ参照）。

前頭頬骨縫合における縫合性骨添加によって、眼窩縁側面の垂直的長さが増大することに注目してほしい。頬骨弓もその下縁に沿って生じる骨添加によって顕著に増大する。頬骨弓は、側頭窩内の側面における骨添加と内側面における骨吸収によって横方向に骨改造する（いうまでもないが、側面頭部X線規格写真では確認することができない）。

領域変化(段階)17

　上顎複合体全体が前下方に転位し、その全体の大きさが増大するにつれて頬骨領域も一次転位によって前下方に移動し、その大きさを増す(図3-21)。したがって、頬骨は(1)水平および垂直面での骨改造の程度と方向の変化、ならびに(2)一次転位の方向と程度によって上顎骨とのバランスを維持している。

　以上で頭蓋底および顔面各部における成長発育変化に関する基本的な総論的な事項を終える。つまり、最終的には第1段階開始時にみられた頭蓋顔面複合体の形態とパターンは基本的に同じであることを示している。全体の大きさのみが変化する。特定部位や対応部分でみられるすべてのバランスを必然的に保ちながら成長変化していくことから、「調和した成長」の意味を理解し、後の章で示す不調和な成長発育を分析する基礎的な知識を提供した。

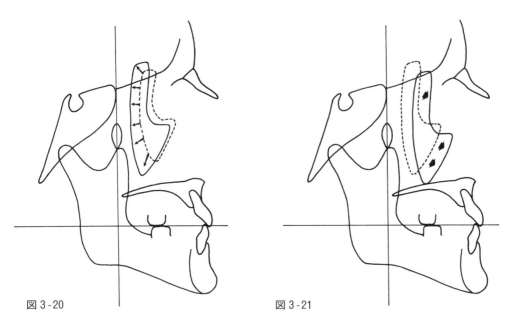

図3-20　　　　　　　図3-21

　図2-24では、トルコ鞍を重ね合わせの基準点として用いた方法によって、最初と最終段階を示している。第1〜17段階にみられる一連の変化を考慮すると、単に顔面は1つの側貌から別の側貌へと直接成長するのではないことは明白である。むしろ概説したように、後半説明するような一連の複雑かつ多くの細かな点も含む領域変化がすべて関連しているのである。今回説明した重ね合わせ法は、全体的な顔面増大過程に関する結果を示す従来の方法である。しかし、この重ね合わせ法では、実際の成長過程自体を示すことはできない。つまり、これらの変化は、(1)骨吸収と骨添加をともなう骨改造、(2)変位、(3)一次転位、(4)二次転位によって起きるのである。長い間、この基本的かつ重要な現象は一般的に評価されていなかった。セラ-ナジオンの1平面での重ね合わせ法は、これら4つの全過程の累積・加重結果を示すだけであり、比較前後のそれぞれの局所領域の位置のみを示しているにすぎない。

第4章

下顎骨の成長発育

　上顎複合体は下顎骨と同様な治療に対する反応を示すが、異なった反応も示すので、鼻上顎複合体と下顎骨との形態および機能や成長発育との差異や類似性を比較評価することが重要である。下にそのリストを示す。ここで示す各因子は単に学術上だけの意味をもつものではなく、基本的な治療の論理的根拠と直接関連している（注：博士課程を修了したレジデントとのセミナーを行ったところ、この予備リストに多くの重要項目が追加された。あなたも追加してみてほしい）。

1．下顎骨には、下顎弓の遠位端（舌側結節）から突出する下顎枝がある。一方、上顎結節は後方が自由端（小児期）であり、その後方には離れて接している翼状板がある。

2．下顎骨は、頭蓋底と可動性の関節で結合している独立した骨である。上顎骨は頭蓋底や周囲の骨と縫合で結合している。

3．顎関節は、軟骨で裏打ちされそれは圧耐性を示す関節組織である。上顎にみる縫合は、コラーゲン結合組織で構成されており、これは張力に適応性はみせるが、圧力に対する感受性の閾値は低い。

4．下顎骨には、軟骨性骨形成能を有する下顎頭がある。上顎骨は、すべて膜内骨である。

5．下顎骨には、咀嚼筋（およびその他）が付着している。上顎骨は機能的に動くことはない。上顎骨自体が1組の骨であり、正中縫合により左右の上顎骨が繋がっている。

6．下顎骨は単独の骨である（霊長類では）。鼻上顎複合体は、上顎や顔面周囲のコラーゲン組織の縫合で結合している。多くの独立した骨が複雑に配置されている領域である。筋肉系の直接接着がない。

7．ヒトの下顎にはオトガイがある。上顎骨には、中隔前上顎靭帯によって鼻中隔軟骨と結合している鼻棘がある。下顎骨には、頭蓋底に付着し垂直にのびる軟骨はない。

8. 両骨とも胚起源は第一咽頭弓であるため、いずれも第Ⅴ脳神経に支配されているが、分枝は異なる。

9. 下顎骨と違って、上顎骨は眼窩や鼻のように関連するすべての機能、構造および成長発育などが異なっている領域を包含している。このことは、臨床上の問題と関連する重要因子である。しかし、下顎枝の垂直的高さは、発育時の上顎構造体の垂直的構造上の「対応部分」である。

10. 下顎骨には筋突起があり、上顎骨は頬骨突起がある。

11. 上顎骨には上顎結節、下顎骨には舌側結節がある。これらは互いに対応部分である。

12. 上顎歯は下方、下顎歯は上方にドリフトする。

13. 上顎骨と下顎骨とも、骨改造する方向は主に後方である。また、両骨とも転位方向は前下方である。

14. 上顎歯槽基底は、硬口蓋周辺と直接繋がっている。下顎骨には上顎の口蓋に相当する構造は欠如している。

15. 上顎骨と下顎骨ともに、歯を包含し垂直方向にドリフトする歯槽突起には、頭蓋顔面複合体のあらゆる領域での形態学的変異に対応しうる著しい適応能と補償機能がある。

16. 下顎体と歯列弓の配置は、下顎枝の配置、垂直的高さ、および前後的幅径の骨改造による調整機能に依存する。上顎骨の配置は主に頭蓋底によって決定されるが、縫合性成長発育での適応能は、内因性因子や臨床的手段のいずれによっても惹起される可能性がある。

17. 顎関節は中頭蓋窩後縁部に向かって位置しているため、蝶後頭軟骨結合での軟骨内骨形成によって、下顎骨の上顎骨に対する最終位置に影響を受ける。また、側頭葉、中頭蓋窩の増大、さらに蝶後頭軟骨結合での軟骨内骨化による二次転位が及ぼす影響は、上顎骨よりも下顎骨のほうがはるかに小さい（52ページ参照）。

下顎骨の骨改造

　第1章で示したように、下顎骨は単純に図2-17Aに示したように「成長発育」するのではない。下顎骨は「骨改造」(B)すると同時に、側頭下顎顎関節部の「前下方」への「転位」による移動を起こす(右下方)。

下顎枝

　肉眼解剖学での下顎枝の意義は、主に咀嚼筋の付着部となっていることである。いうまでもなく、これが基本的機能である。一般的に言われていることではないが、下顎枝の重要な役割は、成長発育時の上顎骨と顔面のさまざまな構造変化につねに適応できるように、下顎体と歯列弓を配置することにある。下顎枝は、その配置や垂直的長さ、および前後的幅の重要な骨改造と調整を行っている。それによって、上顎弓と中頭蓋窩に最適な状態で適応できるようになる。下顎枝の成長発育は、まさに頭蓋顔面成長発育にとって重要な意義をもつものである。いうまでもないが、下顎枝の骨自体が作用するのではなく、局所的にインプットされる制御信号を受けた下顎枝の骨形成、軟骨形成および線維形成性結合組織によって、下顎枝の形状と大きさが時間の流れとともに調整される。

　旧来の下顎骨の成長発育に関する理論と異なり、下顎骨の成長発育は「1つの成長発育の中心」の産物でもなければ、その中心のみによって制御されているのでもない。下顎骨全体のあらゆる領域および骨表面が、その骨改造機序に直接関与しているのである。もちろん別の領域よりも成長発育が活発な領域もある。そうでなければ、下顎骨はこのような複雑な組織形態を呈することは不可能である。第1章で強調したように、各領域には局所的条件、機能そして相互関係があることに注目してほしい。局所的に発せられたさまざまな成長発育信号は、それぞれの異なる領域のさまざまな成長発育活動に呼応して、時とともに成熟していく成長発育過程に大きく貢献している。

　もっとも重要な構造部位の1つである下顎枝で、下顎骨の骨改造を説明してみよう。このことは、(1)下顎枝は、上顎と咬合する下顎弓の位置を決定する。(2)下顎枝は絶えずいろいろと変化する頭蓋顔面状態に適応するため重要である。

　第3章で簡潔に説明したように、下顎骨が「成長発育」する方向は、主に後上方である。したがって、下顎枝は概して後上方に骨改造して、下顎骨全体は前下方に転位することになる。このことは、図2-17Bの右側、図4-1と図1-5に二次元的に図示した。これらの結果、下顎体と歯列弓は後方に伸長する。

　下顎弓は後方に成長発育するにつれて、下顎枝が事前に占有した領域にとってかわっていく。このためには、それまで下顎枝であった部位が、下顎体となる骨改造機転が必要である。つまり、下顎枝が全体の骨吸収と添加による骨改造されて後方に変位するにつれ、以前、下顎枝前縁であった部位が構造的に変化して下顎体は、添加される。その結果、下顎体は骨改造過程によって長さを伸ばすことになる。

下顎枝の後方への骨改造移動は、基本的に二次元の図として示される（図2-3）。これは単に不十分なだけでなく不正確な説明である。従来の二次元の頭部X線規格写真やそのトレースでは、下顎枝や下顎体の転位や骨改造過程に関与する解剖学的主要部位を示すことができないことが問題となる。いくつかのそのような構造のうち、舌側結節はその代表的部位である。

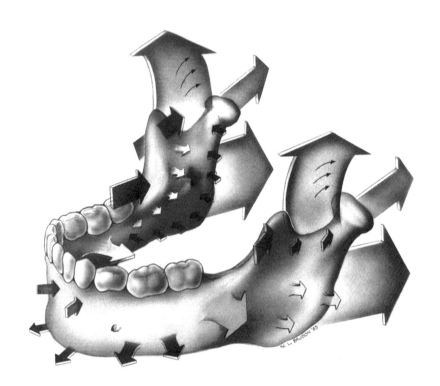

図4-1
下顎骨の成長を示す概略図。骨外膜性吸収が関連した成長方向は、骨表面に対し内側に向く矢印によって示す。骨外膜性添加が関連した成長方向は、骨表面に対し外側に向く矢印で示す。(Enlow, D. H., D. B. Harris：『ヒトにおける出生後の下顎骨成長［A study of the postnatal growth of the human mandible］』から引用．Am. J. Orthod., 50：25, 1964［許可取得済］)

舌側結節

　舌側結節は上顎結節と解剖学的に対応する部位であるため重要である（図4-2）。上顎結節が上顎弓の骨の主要成長発育部位であるように、舌側結節は、下顎骨の主要成長発育部位である。しかし、この構造部位は、頭部X線規格写真に関する基本用語にさえも含まれていない。その理由は、単に側面および正面頭部X線規格写真では確認できないためである。これは頭部X線規格写真計測法の限界の1つであるが、頭蓋顔面の診断と治療計画に、三次元コーンビームCTを導入することによって克服できる。舌側結節は主要な骨改造成長発育の場であるのみならず、下顎骨の2つの基本部位、下顎枝と下顎体の実効上の

境界となっている。現代の頭蓋顔面専門医は、成長発育時にみられるこの重要部位の構造変化を理解しておく必要がある。

　舌側結節は後方に面した部位で起きる骨添加によって後方に成長発育する。それはちょうど、上顎結節に骨が添加されるのと同様に成長発育する。理想的には、上顎結節は舌側結節に近接してその上部に位置する（すなわち、両部位ともPM［垂直基準線］上に位置する）。また、舌側結節と上顎結節の成長発育の比率やそれぞれの骨改造の程度は、理想的には同じである。その変異については、第10章で説明する。

　舌側結節は舌側（内側）方向に顕著に突出し、下顎枝から正中側に向かって位置することに注目してほしい。結節の突出は、結節の真下にある広範な骨吸収領域によって顕著となる。この骨吸収領域によって、舌側窩と呼ばれる大きなくぼみが形成される。舌側窩における骨外膜性骨吸収と舌側結節の内側面で起きる骨添加によって、両部位の形状がきわめて顕著になる（図4-3、図4-4A）。

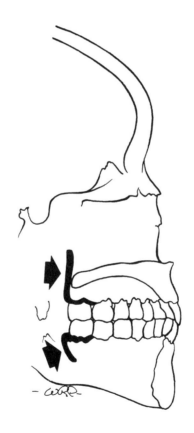

図4-2
舌側結節が骨改造（変位）する方向はほぼ完全に後方であり、側方へのシフトはほとんどない。側方にほとんどシフトしない理由は、頭蓋底の側方成長は生後2～3年までで、小児期初期を過ぎても下顎の長さが伸びるようには下顎頭間幅径は増大しないからである。そうはいいながらも、ヒトの頭蓋底の幅（下顎頭間幅径もまた）はかなり広いため、より狭い顎弓に適応するための鍵となる骨改造移動が必要なのである（次で説明する）。

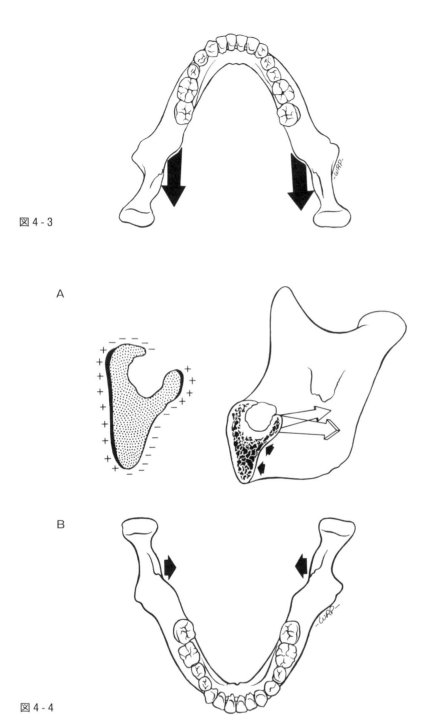

図 4-3

A

B

図 4-4

　後方に向いている面に新たな骨が継続的に形成されることによって、舌側結節の後方成長発育が起きる(図4-3)。この後方成長発育が起きると、舌側結節の真後ろにある下顎枝の一部が内側に骨改造する(図4-4B)。下顎枝のこの領域は、下顎弓に加わるため、その線上まで移動し、その結果、下顎体の一部になり下顎が伸長する。上記のとおり、下顎枝全体は歯列弓のずっと側方に位置する。

下顎枝の下顎体への骨改造

　下顎枝全体も同時に後方へと変位していくことに留意してほしい。ここで起きていることを要約すると、骨弓長が増加し下顎体長が伸長したことであり、それは、次の2つの理由からである。（1）舌側結節の後面やそれに連なる下顎枝の舌面での骨添加。（2）その結果下顎枝前縁が舌側にシフトし、下顎体に加わること、による。

　下顎枝前縁での骨吸収は、「最後臼歯のスペースを作るため」と説明されることが多い。しかしそれ以上の働きがあるのである。この部位でおきる骨吸収は、下顎枝全体が後方へと順次変位する過程に直接関与している。この変化は、胎児の小さな下顎骨から成人の大きさに達するまで持続する。下顎枝全体としての移動量は、単に臼歯の幅だけでなく、それ以上数cmにもなる。

　もう1つの鍵となる点は、従来の二次元的にみた下顎枝の後方移動は、直線的に後方へ向かう成長発育過程であると説明されていることである。図4-5のa、bで説明されている。このような様相ではまったくない。上記の下顎枝の成長図では、単に前縁での骨吸収と後縁での骨添加を示しているだけである。実際の成長発育は、cのように起きる（V理論を参照）。dに示すように、成長方向はxの矢印に向かっており、yの矢印のような直線的な方向ではない。上記のように、両下顎頭間幅径は小児期のきわめて初期に確立されるため、小児期初期の数年間が経過した後では、右側と左側の下顎頭が成長によって左右側に離されるようなことはほとんど起きない。

　骨改造作用が生じる部位は、下顎枝前縁と後縁のみではない。下顎枝のいろいろな部位は、それら相互の関係が適切に保たれるように位置づけられている。筋突起は、その舌側面が全体としてみると後方、上方、および近く側に面するように、プロペラのようにねじれている。筋突起舌側に骨が添加されると上方に成長し、下顎枝の当該部位の垂直的大きさが増大する（図4-6）。左右の筋突起の近心（舌側）面に骨が添加されても、各筋突起は垂直方向に伸長することに注目してほしい。これは垂直的に位置付けられた構造が、「V」理論に従う成長発育様相を示す一例である。

　また、舌側面でも同様の骨添加によって、後方への成長発育移動が起きる。これは、舌側面も後方に面しているためである。その結果、内側（舌側）面に骨が形成されても、左右の筋突起は後方に移動する。これもまた水平方向に位置づけられた構造のV方向に増大する原則を示す一例である。この原則によって、Vの内側で骨添加が起きるにもかかわらず、下顎骨後部全体の幅が増大しうることに注目してほしい（ただし、胎児期と小児期初期では頭蓋底幅の増大ほど顕著ではない）。

　上記のすべてと関連して筋突起の頬側面は吸収能をもつ骨外膜面である。この面は、後上方および内側に向かって複合した成長発育方向をもって離れていくようになる。残りの下顎枝上方部の下顎切痕（S字状切痕）の真下や下顎頭頸部上方部［側方部でも近心でもない］を含むほとんどの領域は、舌側での骨添加ならびに頬側での骨吸収によって上方に成長する。筋突起の下方にある下顎枝下方部もまた、ねじれた形状をしている。その頬側面も後方へ面していて成長方向は後方に向かっている。したがって、骨添加面となっている（図4-8）。その対側である舌側面は、成長方向と逆に向かっており、骨吸収面となって

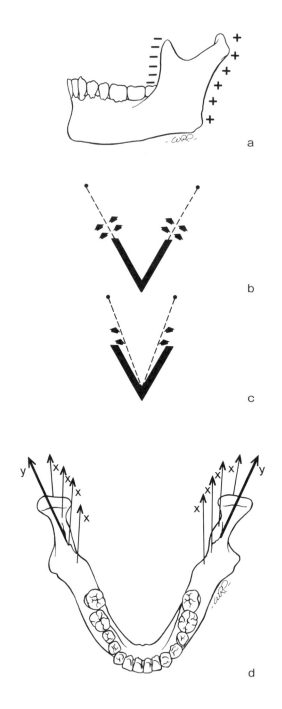

図 4-5
舌面にも起きる同様な骨添加は、筋突起基部と下顎枝前縁を近心方向へ移動させ筋突起の近心に位置する下顎体の伸長に働いている。上記で強調したことを再度示すが、これも V が全体として広がる方向に向け移動すると同時に、幅が広い部分がより狭い部分へと変位していくとする「V」の理論を示す一例である。小児期初期に下顎枝前縁が占有していた領域（図 4-7 の 1）は変位し、下顎体後縁（図 4-7 の 2）に骨改造される。

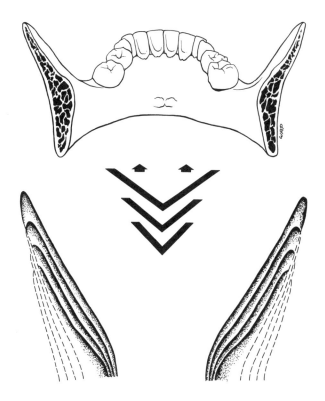

図 4-6

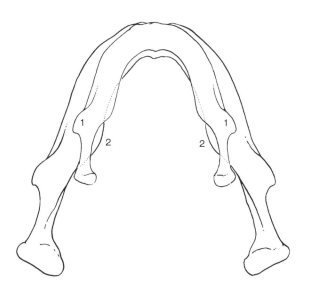

図 4-7
(出典:Enlow, D. H., D. B. Harris:『ヒトにおける出生後の下顎骨成長[A study of the postnatal growth of the human mandible]』. Am. J. Orthod., 50:25, 1964[許可取得済])

いる。

　このような成長活動すべてにおいて、実際にこれらの骨改造活動を行っているのは、それぞれの局所的成長領域における骨形成性組織、線維形成性組織、軟骨性結合組織を包含する組織であることを心に留めてほしい。関連するすべての軟組織複合体から発せられた信号や軟組織自体の成長発育は、局所骨改造パターンに適応するよう機能する（図1-7参照）。その結果、複雑な構造を呈する下顎が生じ、その多様な局所的機能を発揮しながら独自の成長発育をしていくのである。

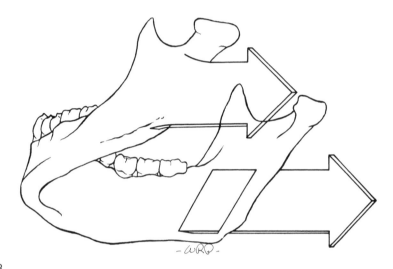

図4-8

　骨表面で吸収性を示す唯一の部位が、下顎下縁に存在する。この部位は下顎枝と下顎体の境界に位置し、顎角前切痕を形成する。顎角前切痕は、下顎枝の後方への変位にともなって、その真後ろに位置する下顎枝の骨改造によって形成される（図4-9）。臨床的に重要な下顎骨の成長発育回転は、下顎枝腹側にある広範な骨吸収領域が関与している（図4-15参照）。

　下顎枝後縁は、主要な骨改造部位である。一般的に下顎頭が成長発育する方向は、斜め後上方であり、成長発育の軌跡（すなわち、どの程度上方か、どの程度後方に成長発育するか）は変異に富んでいる。そのような変異は、一般的には水平的成長発育あるいは垂直的成長発育パターンと表現されている。この概念には問題が1つある。それは下顎頭が下顎の回転変化を引き起こしているようなことを意味している点である。実際は、下顎枝に加わっている回転力のベクトルに反応しているようである。

　関節機能を十分発揮し維持するために、下顎頭は成長発育方向に面している周囲の組織に対し選択的に細胞分裂をし、それ以外の周囲組織での分裂活性は低下する。しかし、下

第 4 章 下顎骨の成長発育　73

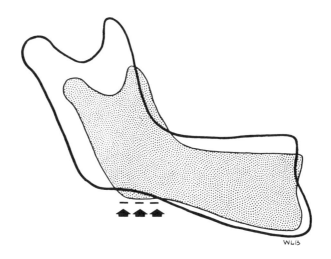

図 4-9
(Enlow, D. H.:『ヒトの顔[The Human Face]』から引用したものを修正して使用．New York, Harper & Row, 1968, p.232[許可取得済])

顎枝の別の部位の成長が、下顎頭での細胞増殖による成長発育を調整(あるいは実際は決定している)するうえで必須条件である(図4-19参照)。これらの2つの成長発育の場(下顎枝の後上方部と下顎頭)は互いに関連しているけれども、基本的には別々の独立したもので、異なる局所的条件下で成長発育するが、両部位は共通した信号によりそれぞれの成長発育は活性化される。これらの部位はともに、下顎骨の成長発育時にあって、その移動の量や組織形成作用でもっとも活発な領域である。下顎枝の成長発育は相対的に早いため、下顎枝後縁の骨組織は「早く成長発育する(fast growing)」タイプの骨の特徴を示す(第14章参照)。下顎枝の成長発育には、下顎枝全体の骨改造回転が関与していることが多く、図4-13と図4-15に示したように、下顎頭の下方に位置する下顎枝後縁での骨吸収が起きる。

下顎角領域は解剖学的に変化に富んでいるので、成長発育パターンの変異が大きい。下顎角部の内側あるいは外側への張り出し方によって、頰側が骨添加部位または骨吸収部位のいずれかになり、舌側は頰側と逆の骨改造を示すことになる。この部位が変異に富んでいるため、さまざまな組織形成パターンの組み合わせがみられる。

下顎枝全体が後上方に成長発育する一方で、下顎孔も同様に下顎孔の前縁での骨添加と後縁での骨吸収によって後上方に変位する。小児期から成人期を通じ、下顎孔の位置は一定であり、下顎枝の前縁と後縁のほぼ中間に位置する。下顎枝が歯の欠損により顕著に変化した(下顎枝が非常に狭くなる)場合でも、下顎孔は通常、下顎枝の中間に位置している。このことは、頭蓋骨の卵円孔にある三叉神経から分枝した下顎神経が、この下顎孔から下顎体に入り込んでいくため、解剖学的に重要である。下顎骨の機能時に神経の動きを最小限に抑えるため、下顎孔は咀嚼運動時には下顎の回転の中心に位置している。したがって、正常な成長発育の経年変化や治療効果の判定などを目的として下顎骨を重ね合わせする場

合に、この下顎孔の位置は重ね合わせの基準点となりうる。下顎孔が安定した点として使用される。

下顎頭

　下顎頭は下顎関節を形成し、少なくとも上顎の歯列と下顎の歯列との対咬関係の決定にも関与している、解剖学的に興味深い部位である。また、下顎頭は主要な成長発育の場でもあるため、臨床的にきわめて重要である。長い間、下顎頭は豊饒の角（ギリシャ神話に出てくる幼いゼウスに乳を与えた山羊アマルテイアの角）のようなものであり、下顎骨自体に生命力を注いで成長発育をになっていると誤解されていた（図4-10A）。下顎頭は、下顎骨の成長速度、程度および方向の究極的決定因子であり、下顎骨の大きさや形状の決定因子であると考えられていた（残念なことに、現在も一部の者は誤って理解している）。近年の生物学者は、下顎頭を特有の構造部位であるとみなしてはいるが、すべての局所の成長発育の場を直接的に制御、調整している「成長発育の中心」的存在とは考えていない。しかし、下顎頭は主要な成長発育の場であり、重要な領域であることは間違いない。ではここで質問すべきことがある。「成長発育の中心としての機能より重要なものとは何か」この疑問に対する答えは、以下のとおりである。まさに、神話的イメージである「成長発育の中心」を超越する重要な機能を有している。

　下顎骨成長発育時に、局所的成長発育の場としての下顎頭は、局所の成長発育環境に適応するような機能を果たす。それはちょうど、他のいろいろな局所的成長発育の場が独自の（それぞれ異なった）成長発育環境に適応しているのと同じである。下顎骨全体は幾何学的に、複雑な形状を呈する下顎骨の形成に影響を与える異なった局所的な力や局所の機能的な成長発育制御作用に依存している。成長発育は、これらの局所的因子すべてが複合した結果である。それぞれの局所の成長発育の場は、すべて「成長変化の交響曲」を奏でるように互いにモザイク状に隣接してはいるが、それぞれ独立した組織である。

　下顎頭の成長発育機序自体は、明確な過程である。頭蓋底側頭骨と接する関節軟骨は、さまざまなレベルでの関節運動による圧を受けるため、血管のみられない特殊な組織である。軟骨には、表面が圧迫される力によって圧しつぶされる可能性がある毛細血管がない。また、軟骨の細胞間基質は顕著な親水性を示すため、表面に圧を受けると膨張し抵抗することも重要な点である。下顎頭は関節部に向かって後上方に成長発育するため、下顎骨のこの部位では内軟骨性の成長発育機序が求められる。下顎頭の圧負荷の程度に関して議論はされているが、圧力を直接、少なくとも、間歇的にせよ受けている領域で、下顎頭の成長発育が起きていることは疑う余地もない。膜内骨形成機序は、この下顎頭の場では起こりえない。なぜなら、骨膜性骨形成は圧適応性がなく、圧への閾値が低いからである。この部位が受ける圧力は、骨の血管をともなう軟組織膜（骨外膜など）が耐えられるレベルを超えているため、下顎頭の関節部でのみ内軟骨成長発育が起きるのである。図4-10Bに示すように、下顎頭軟骨（a）により形成される内軟骨組織。（b）は、下顎頭の髄質部位のみに存在する。包囲する骨皮質（c）は、骨外膜および骨内膜性骨形成機序によって形成される。これらの血管に富む組織は関節運動の圧による影響は受けないが、付

着する筋肉や結合組織からの張力の影響はまともに受ける。すなわち、実際の下顎頭軟骨の機能的に重要な点は、無血管性基質によって局所に生じる圧や関節運動に対し、しっかりと適応できることである。この局所的な軟骨内骨成機序は、この局所で起きる特殊な事象に対して特異的に適応するように生じたものである。軟骨自体には遺伝的成長プログラムは組み込まれておらず、下顎骨の別の領域の成長発育過程を支配するものでもない。しかし、耐圧性を示す下顎頭軟骨は、基本的重要な成長発育機能を荷負っている（このことに関しては後述する）。

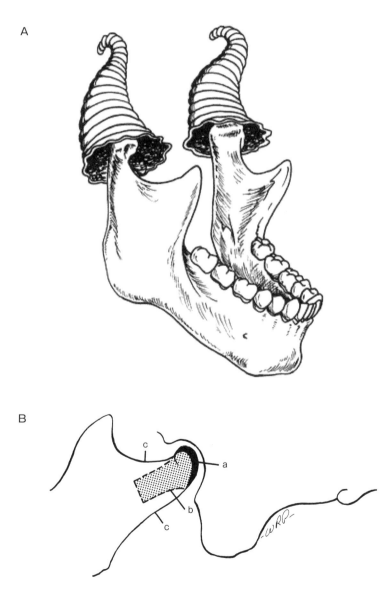

図4-10

下顎頭軟骨は二次軟骨である。二次軟骨とは、胎児頭蓋骨にみる一次軟骨(すなわち、メッケル軟骨や頭蓋底にみられる軟骨のような咽頭弓より生じる軟骨)から分化したものではない。系統発生学的に見れば、関節運動するうえで下顎関節に形成された、爬虫類の内軟骨性骨化をした骨(関節骨)で、哺乳類での耳小骨(ツチ骨)として遺されている。つぎに哺乳類の進化の過程で、以前から存在していた下顎(膜性骨である歯骨)に「二次」軟骨が発生し、頭蓋底と関節する下顎が引き続き生じる。「新しい哺乳類」の下顎頭軟骨を被覆する特種な結合組織(被膜)は、もともと骨外膜であるとされている。しかし、この骨外膜には圧がかかるので、この未分化結合組織幹細胞は、骨芽細胞ではなく軟骨芽細胞に化生した。その結果、この部位の下顎骨に機能的環境的変化が起きたため、骨ではなく偶発的に「二次」軟骨が発生した。したがって系統発生学的に考えると、これは「内軟骨性骨化」の骨ではない。一方、頭蓋底の骨は軟骨内で形成された骨である。哺乳類の下顎骨は、本来膜性骨である。しかしその一部には、(新しく生まれた下顎頭のような)系統発生学的状況の変化により生じた部分を含んでいる。この過程は、未分化結合組織細胞の塊から、骨形成ではなく軟骨形成が誘発される因子である局所的貧血や酸素欠乏を惹起する圧が関与している。

　したがって、下顎頭軟骨は系統発生学的および個体発生学的に特異なものであり、軟骨内骨形成が関与する他の大半の成長軟骨と組織構造が異なる。この構造は、長管骨の骨端板軟骨と同じではない。さらに、現在では下顎頭の二次軟骨が下顎骨の成長の遺伝的ペースメーカーではないことは広く認識されている。下顎頭の二次軟骨の真の役割は、局所的適応成長発育(すなわち、さまざまな環境に対して補助的に対応する成長発育)を可能にしていることであり、これにより「二次的」という語は別の意味も出てくる。下顎骨全体が下前方に転位する時、下顎頭と側頭骨との適切な解剖学的関係が維持される。したがって、下顎頭は「一次的」成長発育センターではなく、むしろ(1)成長発育の二次的部位、(2)原基由来の二次的部位　そして(3)成長発育条件の変化に対して適応する二次的部位なのである*。下顎頭には、下顎骨のさまざまな転位による動きや回転(下記参照)に選択的に対応する特殊な多角的成長発育能と骨改造能がある。この下顎頭の特殊構造によって、軟骨芽細胞が直線的に形成されて生じる長管骨の骨端軟骨板にみる一定方向への成長発育とは異なっている。

　要約すると下顎頭の主要な役割は、関節窩を介して下顎骨と神経頭蓋の関節機能を維持することである。また、下顎頭は刺激に適応し、反応して成長発育しうるとともに、正常な状態では下顎の機能により生じる圧に耐えることができる。したがって、下顎頭は、(1)圧に耐えられる関節の機能を有し、(2)絶えず変化する成長発育条件に対応した多次元の成長発育を可能にしている。

　血管に乏しい結合組織の被膜層は、下顎頭の関節表面を覆っている(図4-11のa)。この被膜は成長発育早期には細胞成分が豊富であるが、加齢や機能の過多にともなって密な線

＊別の一般的定義として、二次成長軟骨は典型的な長管骨の骨端軟骨板とは別に分類される構造を有していることが挙げられる。関節軟骨は、別の二次軟骨の例である。Mossが示したように、下顎頭軟骨の構造と成長発育様相は、骨端軟骨板の軟骨よりむしろ関節軟骨のそれに類似している。ただし、特殊な被膜に覆われているため、直接「関節機能」は果たさない。

維で構成されるようになる。深部は前軟骨芽細胞からなる特殊な層（b）である。これは細胞増殖にとり重要な部位であり、深部に向かうにつれて内軟骨骨化をするうえで必要な軟骨細胞を（c）供給する重要な層である。

　増殖過程によって、下顎頭は「後上方」に成長発育移動する（図4-11）。前軟骨芽細胞の細胞分裂により下顎頭軟骨が移動するのにともなって、軟骨－骨接触面の軟骨が同程度に消失する。この移動相は、内軟骨による置換に関与している。したがって、d層で模式化したように軟骨が移行するにつれて、内軟骨骨化が継続的に起きる。

　前軟骨芽細胞は密集しており、細胞間基質はほとんどない。それはこれらの細胞の分裂が速いためである。つづいて、比較的薄い移行層・未成熟層があり、深部の増殖層へと移行し、新しく増殖した細胞がその領域を占める。その層では基質がやや増大する。この層では、実質的な細胞分裂の過程は起きていない。ついで、より深部の細胞は、前面にある移行層の後方へと「移行」し、形状変化をしていく。この層は密集した軟骨芽細胞で構成されており、肥大している（c）。また、基質はきわめて少ない。

　肥大層深部のわずかな基質は石灰化し、つづいて骨吸収と骨添加の層がみられる（d）。典型的な一次成長軟骨（長管骨の骨端軟骨板、軟骨結合など）の配列とは異なり、これらのそれぞれの層には娘細胞からなる柱状的配列はみられない。これは、一次成長軟骨と二次成長軟骨との重要な組織学的違いである。下顎頭軟骨における娘細胞の非直線的配列は、下顎頭軟骨の多次元的成長発育能に合致している。このことは下顎頭のもっとも重要な成長発育上の特性である。有糸分裂が起きる下顎頭軟骨の部位に応じて、下顎頭（および下顎枝）はインプットされる信号により垂直方向あるいは、後方、あるいはそれらの間の方向に向かって成長発育していく。これらインプットされる信号は、動的ならび静的な歯の噛み合わせとかいろいろな頭蓋顔面の局所の構造上のパターン間の結合様相などに関連している。

　この現象が持続する間、骨外膜と骨内膜は内軟骨骨組織の髄質部を包含する皮質骨を活発に形成する。この状態は、瓶のコルクの栓にたとえうる。すなわち、内軟骨骨化をする下顎頭軟骨に瓶のコルクが相当、周囲の膜性骨の皮質の部分がガラスの瓶に相当する。その上を覆っている耐圧性軟骨は、下顎頭に加わる圧による衝撃を受けとめる。膜内骨皮質の輪は、下顎頭頸部へと下方に移行する。

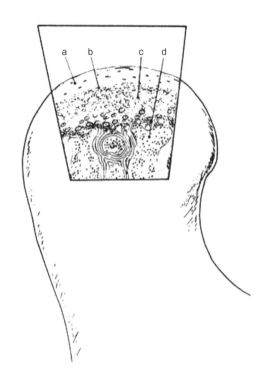

図4-11

　下顎頭頸部の舌側と頰側は、骨吸収面としての特徴を示す（図2-2）。なぜならば、下顎頭の幅径はかなり広く、頸部は狭いからである。より幅広い下顎頭がそれまで占有していた領域へ、頸部は順次転移していく。下顎頭が上後方に移動するにつれ、以前下顎頭であったところから順次頸部が派生する。かつては下顎頭であった部位が、骨改造により、別の部位へと変わっていく（図4-12）。この現象は、骨外膜での骨吸収と骨内膜での骨添加が組み合わさることによって起きる。別の見方で説明すると、頸部の骨内膜面は実際には成長方向に面しており、骨外膜側が向いている方向は、成長発育方向と逆の方向をむいている。これは「V」理論の別の例であり、下顎頭頸部のV字状の錐面は、V字が広がる方向に成長する（図2-2、図2-9）。

　これら下顎頭と下顎枝の成長発育が進んでいくにつれ、下顎骨全体は前下方に転位していく（図2-17）。下顎骨を前下方へ一次転位させる物理的力とは何か？　下顎頭軟骨は関節窩の関節面から下顎骨を前下方にすべり出させる働きを発揮するととらえられていた。軟骨が圧に耐性をもつ特殊なタイプの組織であり、接触部位に向かって、軟骨の増殖がみられるため、それが下顎を接触面から離れるように押し出すものと考えられていた。

　顔面生物学を学ぶ者のなかには、今でもこのような考えを支持する者もいる。しかし、現代のほとんどの研究者間では、このような説明は不十分かつ的外れな回答であると結論している。

　生物学における論拠は、移り変わるのである。

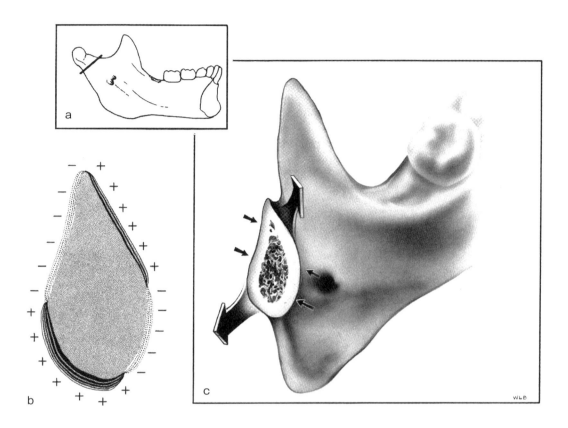

図 4-12
(出典:Enlow, D. H., D. B. Harris:『ヒトにおける出生後の下顎骨成長 [A study of the postnatal growth of the human mandible]』から引用. Am. J. Orthod., 50:25, 1964[許可取得済])

下顎頭に関する疑問点

　自然界には下顎頭が完全に欠損していても機能している下顎骨が存在する事実が指摘されて、大きな混乱が生じた。驚くことに、これらの下顎骨の形態は、下顎頭が欠損している以外すべてにおいて、程度の差はあるが正常であり、先天的に下顎頭とその頸部が欠損しているのみであった。さらに、両側下顎頭が欠損しているこれらの下顎骨は、基本的に正常な解剖学的位置を占有していた。関節が欠損している状態でも、上下顎弓の咬合は適切であり、咀嚼運動において下顎は(難点はあるものの)機能していた。これらの明らかになった所見によって、2つの結論が導かれた。第一に、下顎頭は下顎骨における、その他の部位の成長発育過程を調整する「支配的中心」としての中心的役割を担うものではない。第二に、下顎骨全体は頭蓋底に対して押し出されることなく、その機能する部位へと前下

方に転位しうる。その後に発表された多くの実験研究でも同様の結果が得られたが、現在でも研究者の間ではこれらの意義の適切な解釈については議論が続いている。

　これらの所見から、顔面生物学を学んでいる人びとの間では、突拍子もない「機能母体説(functional matrix)」の考え方が展開されるようになった。この考え方では、下顎骨は前下方に運び出されるという。上顎骨が関連する軟組織母体の成長拡大につれて前下方に移動すると同様に、これは受動的移動であり、下顎頭の骨改造は推進力ではなく互いが協調しあう結果としての転位を惹起すると考える。これらは、共通する活性化信号に反応することによってともに進行する。したがって、下顎骨が転位によって頭蓋底の関節接触部から離れるにつれて、下顎頭と下顎枝が二次的に(実際は同時に)骨改造される(図1-5)。このような結果、ここにギャップが生じることなく、(上述のとおり、下顎骨がまったく成長発育しなければ生じるであろう)生まれるはずの空隙が閉じる。しかし、この部位の関節は可動性のため、やはり下顎頭の関節面には圧が加わるし、その程度は変異に富んでいる。おそらくその圧が、下顎頭の成長発育をうながすものと推測される。拡張している軟組織によって、この圧が生じ下顎骨が突出していく。

　臨床的には、このことは明白である。単に顔面の形態異常の潜在要因として、下顎頭の関与はどのようなものであろうかというだけである。小児期に下顎頭が損傷を受けた場合、下顎骨にどのような変化が起きるのであろうか。矯正医にとっては、下顎頭が臨床的手技の直接的・一次的標的になるのかどうか、あるいはまた、軟組織(たとえば咀嚼筋)に加えられる臨床的信号への反応で、下顎枝や下顎頭全体の骨形成あるいは軟骨形成性結合組織が活性化されるのか、といったことが重要な問題である。Ⅱ級やⅢ級の不正咬合がみられる諸例に対して、この複合した成長発育機序に生理学的にあるいは機械的な介入を行った場合、下顎骨の長さを臨床的に増減できるのであろうか。

　最近では、下顎頭軟骨はきわめて限られた内因性の遺伝的プログラムを有していると考えられている。そのなかで重要なことは、下顎頭の継続的細胞増殖能である。つまり、軟骨細胞は継続的分裂が起きるようにプログラムされているが、この作用を持続させるためには下顎頭に対する外因性刺激が必要である。下顎頭は、その成長発育速度と方向を内因性および外因性の生力学的な力や生理的誘発物質などによる影響を受けると推測されている。おそらく下顎頭軟骨の成長発育を促進する最重要因子は、下顎の機能的な動きであると思われる(Moussaら[1992]、Duterlooら[1971]、Tsolakisら[1997]を参照)。ある仮説では、軟骨に対する圧の上昇によって細胞分裂や増殖活性が低下し、圧の低下によって成長発育が促進すると考えられている。この仮説に従えば、下顎頭が活発に成長発育する時期に、下顎頭に対する圧レベルが上昇したとすると、下顎骨の長さは短くなると考えられる。これは、下顎骨の成長発育を抑制するチンキャップ療法の使用に対する生物学的基礎的考え方である。同様に成長発育が活発な時期に下顎骨を突出させようとするバイオネーターなどの装置を用いて圧をある程度軽減させると、下顎骨の長さは増大すると考えられる。下顎骨の長さを実験的に増大させる動物実験では、一貫して同様な結果が得られている。ヒトを対象とした3つの無作為に行った臨床試験では、下顎骨の成長発育を早期に促進させることは可能であったが、治療群と対照群で最終的な下顎骨の大きさには有意差はみられなかった。最近では、下顎骨の成長発育する期間を通じて(女性は18歳、男性

は25歳まで）下顎頭と下顎骨に圧を負荷することによって、下顎骨の成長発育を抑制することが可能であると考えられている。ただし、有意な長期成果を達成するには、患者の治療に対する協力が必要であるため、このアプローチは広く受け入れられているものではない（Sugawara J ら［1990］）。また、最近の研究では、下顎頭の成長発育が促進されるには、下顎頭に直接作用する力という単純なものでなく、もっと複雑であり、その刺激には神経－筋肉－結合組織の関係機構が関与しており、当該組織や下顎頭のみとの反応でなく、下顎骨の別部位とのフィードバックの連鎖が複合的に作用していることが示されている。歯根膜や顔面全体にある軟組織に内在する感覚神経からの刺激は、運動神経を介して筋肉に伝達されその刺激を感知すると、下顎骨の転位や位置変化を誘起し、さらに、下顎頭やその他の全下顎骨成長領域による成長発育方向や骨改造に影響を及ぼす。これらの信号は、最終的に下顎枝の成長発育方向のちがいに応じた成長発育量に影響を与える。その結果、下顎枝の位置どりや形状を継続的に調整し、あらゆる変化に対応した解剖学的および機能的適応を生み出すことになる。臨床では、下顎骨の成長発育を促進するようデザインされた「機能的矯正装置」によって、歯槽骨の骨改造過程や歯槽とその下方の下顎体との相対的位置が変化する。歯槽に対するこれらの影響が下顎枝の成長発育変化と連携が生じると、臨床効果が得られる可能性がある。

しかし、ここで考察した下顎頭の役割は、もっとも基本的な点については触れていない。すなわち、下顎頭自体の問題なのか、というより下顎頭を含む下顎枝全体の問題なのか、この点が、もっとも重要な点である。この点については、後に評価する。

下顎頭の適応の役割

前述した下顎頭の無秩序に配列されている前軟骨芽細胞は、基本的に長管骨の一定方向に成長していく直線的な柱状配列をした娘細胞とは対照的な細胞である。それは選択的かつ多角的に成長しうる下顎頭軟骨の組織形成上の適応現象といえる。鼻上顎複合体や頭蓋底の構造パターンにみられるような限りない、解剖学上の変異性を考えてみよう。頭部の形状には長頭と短頭がある。これらの鼻上顎領域は垂直方向に長かったり短かったりしている。口蓋や上顎弓が広かったり狭かったり、関節窩が離れてたり近かったり、頭蓋底の屈曲が大きかったり小さかったり、咽頭領域が広かったり狭かったり、歯の大きさが大きかったり小さかったり、そして男性と女性ではパターンが異なるという違いがある。もし下顎骨の成長、形状および大きさが下顎頭の軟骨芽細胞の遺伝子に「あらかじめプログラムされている」とすれば（古い理論に基づく）、さらに下顎頭が最終的な「成長制御センター」として機能しているとするならば、加えて頭蓋顔面複合体における他の部位の構造や成長発育が予想以上に変化することはないと仮定すれば、頭蓋底に対し下顎骨が一側端に適合し、他側端で上顎骨に適合することは起こりえないであろう。もし下顎頭が独自のユニークな成長発育をする構造物であるならば、そして、その近くの領域の成長発育や形状の引き続く変化に対応しきれない軟骨としてあらかじめコードされた成長発育をする構造物であるならば、実際にみられるような成長発育や機能的関係は存在しえないであろう。しかし、下顎頭は成長発育過程に適応し、反応する機能を有している。この機能に

よって形態形成の調整が可能となり、これらあらゆる部位との機能的関連性を発揮することができる(完全ではないが)。「成長発育の支配的中心」としての機能よりも優れているものとは何であろう？　この答えは、下顎頭の適応能であり、すばらしい組織形成能である。

下顎頭と「下顎頭の成長発育」に対する新たなイメージ

　1つの重要な点を明確に理解する必要がある。歴史的に考えられてきた下顎頭がもつ素晴らしい機能とは、下顎骨が主要な成長発育決定因子であること、または、これまで見てきたとおり、相互に関連性をもつ成長発育を調整することが可能な反応性のある構造であること、このいずれかであった。しかし、われわれは現在も時代錯誤的な用語である「下顎頭による成長発育」を使用し続けている。残念ながらこの古い用語では、全体像を理解するには不完全かつ不正確である。いうまでもないが、下顎頭には大切な役割がある。特異的な局所の成長発育の場として直接関与しており、成長発育の適応に必要不可欠な部位である。下顎頭によって、可動関節が形成される。下顎頭は耐圧性で、通常の骨膜性の(膜内)成長発育が行われえない環境での骨形成(内軟骨性)に寄与している。TMJ(側頭下顎関節)の病変や損傷とも関連していることがきわめて多い部位である。下顎骨の成長や適応に関していえば下顎頭のみが関与しているのではないが、主要な役を荷負っている主要な部位であることは間違いない。下顎枝全体が、直接的に関与している。これが重要な点のすべてである。下顎枝は咽頭構成部位との架け橋となり、下顎弓を上顎弓との間に咬合をもたらしている。下顎枝の水平幅によって、下顎の前後的位置が決定され、その高径は顔面中央の鼻部や咀嚼関与部の大きさと成長発育に関連している。下顎枝の大きさと形態は、咀嚼筋の付着に直接関連しており、下顎枝はそれらの成長と大きさに適応している必要がある。下顎頭のみでなく下顎枝全体として、成長発育が、これらのいくつかの基本的な役割を果たしているのである。これまで見てきたように、下顎枝の成長発育と骨改造は複雑で精緻であり、多くの局所の成長発育の場が関与していて、下顎頭はそれらの部位の1つにすぎない。「下顎頭による成長発育」という言葉は誤解を招く恐れがあり、誤った解釈を与えるものである。より適切な用語は、「下顎枝と下顎頭による成長発育(ramus and condylar growth)」である。本当のところは、下顎頭による成長発育は下顎枝全体の成長発育に続いて起きるものであり、下顎頭によって誘導される成長発育ではない。これが重要であり、研究によって明らかにされ、今も新たな情報が示されている点は、単に下顎頭のみでなく下顎枝全体とそれに付着する筋肉が、多くの矯正治療における主たる臨床的標的であるということである。図2-6(古い用語である「下顎頭による成長発育」により示された不完全な図)と図4-1(下顎枝全体による成長発育)を比較してほしい。重要な点は、以前に示した下顎頭の「適応能」も下顎枝全体と関連していることである。後述するが、下顎枝が成長発育の補償機構に直接関与する重要な解剖学的部位であることも重要な点である。

　従来、臨床医は、下顎骨は上顎骨よりも顎整形力に対する反応を予測しにくいと考えていた。この臨床的見解の生物学的説明として考えられるのは、下顎頭のみでなく下顎枝全体が直接関与しているからである。臨床的に与えられた力は、「下顎頭」ではなく重要

な抵抗因子である咀嚼筋による力に打ち勝たなければならない。さらに、臨床的に誘導した下顎頭軟骨の成長発育変化は、同等に生じた下顎枝の同程度の逆向きの成長発育変化によって相殺されるであろう。したがって下顎に対する顎整形力は、その成長発育に影響を及ぼす信号を下顎枝、下顎頭と歯槽骨に最大限に有効となるよう調節する必要がある。

下顎枝と中頭蓋窩の関連性

　まず考えられるのは、このかけはなれて存在する両者の機能に関連性があるとは考えにくいことである。しかし、この関連性は成長発育時に存在し、かつ考慮すべき重要な事項なのである。

　中頭蓋窩の水平方向への拡大と脳の増大により鼻上顎複合体の前方への転位が進む。咽頭の水平距離も一緒に増大する（図3-9）。この頭蓋窩の底部は咽頭腔の天井にあたるため、咽頭の骨格の大きさは中頭蓋窩によって決定される。下顎枝はその際、同程度に成長発育する必要がある。下顎枝と中頭蓋窩の実効前後径（それぞれの斜めに走る長さではない）は、それぞれにとって直接的な対応部分である。咽頭にまたがっている下顎枝の構造上の役割の1つは、顔面や神経頭蓋のあらゆる部位の変異性のため、下顎体をつねに機能的位置に位置づけるのに求められる適応性に応じる成長発育能を提供していることである。このような調整機能が（つねにあるいは部分的だけにでも）うまくいけば、より優れた咬合の適合状態を持つことができる。これは、下顎枝が前下方へ転位する時、同時に下顎枝を後方へ転位させる同一の骨改造過程によって行われる。

下顎枝の直立

　通常、成長発育時には下顎枝はより直立した位置どりにある。下顎枝が後方へと活発に成長発育するにつれて、下顎枝後縁の上方より下方のほうでの骨添加が著しい（図4-13）。それに対応して前縁では上方より下方に吸収が強く起きる。したがって、下顎枝は「骨改造」による回転が起きる。下顎頭は、下顎枝の他の部位につれて垂直方向に成長発育する（34ページ参照）。

　小児期の成長発育時に下顎枝がより直立するようになる理由は、幅径を増大するより垂直方向へはるかに伸びなくてはならないからである。これによって、成長発育に関与する「形成性」組織にとっての成長発育上の問題が惹起される（図4-14）。この模式図のように、咽頭（および中頭蓋窩）はaからa'まで水平方向に拡大する。それに応じて下顎枝はbからb'まで拡大する。また垂直方向にも伸長する。したがって、角度cは、同時に起きている鼻上顎複合体の垂直方向への成長発育に適応するためc'まで小さくなる。その結果、「下顎角」は上顎弓と下顎弓の間の咬合関係が変わるのを防ぐために、変化（小さく）する必要がある。

　しかし、下顎枝の水平方向の成長発育が緩徐となったり、または終了した後（中頭蓋窩の水平方向の成長発育が緩徐になり始めたり、または終了した時）も、下顎枝は垂直方向に伸長し続ける。これは、顔面中央部の垂直方向への継続している成長発育に適応する

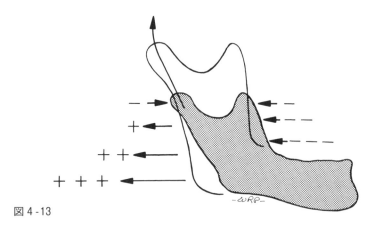

図4-13

ために起きる。これを達成するために、下顎頭はより垂直方向に成長発育し、下顎枝では異なるパターンの骨改造も起きるようになる(図4-15)。骨添加と骨吸収が起きる方向は逆向である。筋突起の上方部前縁で前方方向への成長発育がみられる人もいる。下顎枝後縁の上方部では骨吸収が起きる。後縁の下方部は、後方に向かって骨改造される。その結果、実質的な幅の増大をともなうことなく、下顎枝はより直立し直立面で伸長する。下顎枝が後方に変位し、下顎体部が短縮するようなことが起こると、この骨改造による変化はより顕著となる。生物学的根拠は完全に明確にされてはいないが、種々の顔面や頭部の形態などには同様に別の構造上の関係がみられるであろう(Hansら[1995])。

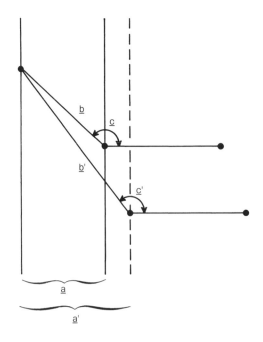

図4-14

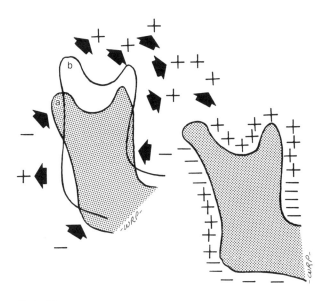

図4-15

　重要な成長発育の変化が、成長発育期の下顎枝の変化に見られる。図4-13から図4-16に、この重要な骨改造変化を図示する（これらの図を組み合わせて参照すること）。これらの図は、下顎体と歯列弓が側頭骨と成長発育変化している鼻上顎複合体の両部位に適応するための下顎枝全体の骨改造能を示している。これを達成するための主要因子は、下顎枝自体およびその成長発育を制御する内因性信号である。これらの代償性骨改造変化は長期にわたって小児期で(1)鼻部と上顎弓の著しく速い垂直方向への拡大、(2)側頭葉、中頭蓋窩そしてその下方で下顎枝が横切っている咽頭下部の前方(突出)への拡大につれて起きる。小児期後期では「上記の(1)」はかなり著しい変化が持続し、「上記の(2)」は、活性が弱まり終了する。ここで下顎枝の成長は、大きな問題に直面する。この重要な成長発育のタイミングの遷移に適応するために、前方へ突出する成長発育がある方向への成長発育経路から別の経路への著しい変化を必要としてくる。こうして、角度が順次変化していく。このような下顎枝の成長発育方向間の遷移を妨げる成長発育上の障害は、望ましくない成長発育方向の変異を生み出し、おそらく不正咬合を生み出すことになる。

　日常的にみられる下顎枝の骨改造による適応現象は、刻々と変化する顔面成長発育過程において重要な役割を担っている。

上顎弓と下顎弓の一定の位置関係を維持するため、下顎枝は骨改造変化し、周囲構造との角度が変化する。さもなければ、すべての対応する部分の間での成長発育の異なる時期、その異なった程度の成長発育方向とが関与してくる状況は、上顎と下顎の著しい不調和が生じることになるであろう。これは成長発育上の「補償」（内因性調整）の働きを示す例の1つである。

　図4-16に示す下顎骨 a を解剖学的機能部位で b に重ね合わせてみると、先述した複雑な骨改造変化によって、下顎枝の幅径は変化せず角度のみが変化することが簡単に示すことができる。また、成長発育している筋の長さや下顎骨の回転に関連する筋の適応をも示している。これにより、第三大臼歯の萌出に備えてスペースが増大する。

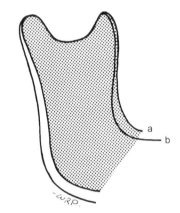

図4-16

　下顎骨の歯槽弓、下顎枝と中頭蓋窩の複合した垂直的成長発育変化は、引き続いて顔面のバランス状態を維持するために鼻上顎複合体の垂直的成長発育変化と合致していなければならない。なんらかの差が生じると、下顎骨に下後方または上前方のいずれかの回転による転位が起きる。顔面タイプや頭部の通常みられるような正常範囲の変異性はそのような下顎が共通の基盤にある。

　図4-13から図4-16にみる、下顎枝の成長発育時に起きる数えきれないほどの変異を示している。Cevidanes ら［2003；2005；2005］が述べているように、下顎枝にみる重要な骨改造能は、小児期における複雑な顔面成長発育に作用する主要因子である。

　上顎弓の下降と下顎の歯の垂直的ドリフトの起きる間に、下顎前歯は舌側および上方にドリフトする（図4-17）。その結果、オーバージェットとオーバーバイトが大きくなったり小さくなったりする。これをもたらす図4-18に示した骨改造過程には、(a)唇側骨皮質面における骨外膜性骨吸収、(b)唇側歯槽骨皮質面での骨添加、(c)舌側歯槽骨面皮質における骨吸収、と(d)舌側骨皮質面における骨添加が関与している。

　それと同時に、下顎基底部の骨領域外表面、オトガイ隆起［オトガイ］を含む骨面に骨が順次添加される。これら2つの成長領域の逆転は、通常凹面の形状が凸状になる場で起きる。この相互に起きる成長発育過程が生じる結果、オトガイ隆起が徐々に拡大する。ヒトは、「オトガイ」を有するただ2つの種のうちの1種である（もう1つの種は象であるが、

類似点は少ない)。適応の機序がどうであれ、ヒトのオトガイは顔面全体が後下方に回転し垂直位をとるようになり前突観が軽減し(第9章参照)、著しい顔面の垂直的発育が起こり、オーバーバイトが生じる(切端咬合と比較)系統発生上の変化の結果を示す。

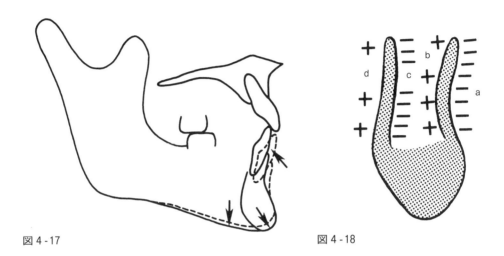

図4-17   図4-18

ヒトのオトガイ

　直立位(二足歩行)と著しく増大したヒトの脳の進化の要因は、鼻上顎複合体の後下方への著しい回転による位置変化と関連があるため、第9章で記載する。下顎骨とその成長発育にとり、その状況は大きな進化上の問題が認められる。この顔面中央部の回転は、下顎骨を、一方では上顎骨と気道を、また他方では頸部や咽頭部とがっちりかかえこむ形となった。その結果、これらの生命にかかわる重要部位がまさに危険にさらされることになった。しかし、そこには、頭部の形状と顔面タイプにそれぞれ基づいた3つの進化上の適応現象がみられる。第一に、多くの中顔面が長い人では、上顎歯の突出、深いオーバーバイトと下顎歯の前突が生じて下顎骨が適応して障害が軽減される。第二に、中顔面部短い顔では、前歯の交叉咬合や上下顎前突が発現することにより、その障害が調整される。第三は下顎骨が短い人の場合には、前歯の叢生でこの問題が軽減されている。臨床的にはこれら3つすべてが「不正咬合」とみなされているが、これらの適応作用は進化上の問題に対する系統発生学的な回答(生物学的補償機構)を示しているものである。

　オトガイの骨添加部位と歯槽骨にある骨吸収面の間にある逆転線(reversal line)の位置にはかなりのばらつきがあり、かなり高い位置だったり低かったりする場合がある。また、対応する骨吸収と骨添加の程度にも差がみられる。それと一致して、オトガイの形状や大きさにも大きな個体差がある。さまざまな顔の基本的タイプやパターンがある中で、

オトガイはもっとも変異に富む(ただし成長発育は遅い)領域の1つである。興味深いことに、骨性オトガイを標的にしている顎矯正治療法はない点である。オトガイの突出が進示していくのは次の3つの機構の1つ、または複合の機構によって起きる。第一機構は、思春期発来により自然発現する骨添加である。第二は、矯正治療または自然発現する下顎前歯のドリフトのいずれかによって起きる下顎切歯の直立に関連したオトガイの相対的突出である。そして第三は、オトガイ形成術によるオトガイの骨の外科的手術である。

下顎枝－下顎体複合体

　下顎体外側面の大部分では、頬舌側ともつぎつぎに骨添加が起き、骨内膜面では骨吸収が起きる(先述のとおり、切歯唇側部と舌側結節下方部では、骨外膜性骨吸収領域が発現する)。上記の変化によって、下顎体の幅が増大する。出生後の下顎骨成長発育時には上顎弓の幅の増大ほどではないが、顎骨弓の幅が若干増大するため、頬側は舌側より若干骨改造の程度は著しい。下顎体腹側縁も骨添加面である。しかし、これは長期にわたる成長発育過程であり、咀嚼筋の成長発育や歯列弓の成熟と連携して進行する。

　歯槽が上方に成長する程度は、「基底骨」の下方への成長の程度をはるかに超えている(注：基底骨とは、歯の「歯槽性」移動が関与しない下顎体の部位を示すために使用されることがある用語である。この部位は変化しやすい歯槽骨より外因性の力に対する耐性閾値は高い。しかし、基底骨と歯槽骨とを分ける明らかな構造上の分離線はない。これは解剖学的差異というよりはむしろ生理学的差異である)。

　下顎枝と下顎体の角度が変化するときはつねに、複数の骨改造部位が関与している。下顎頭の成長発育方向の適応変異は通常(図4-19)のa、b、cで示される。下顎頭周辺部のある部位における前軟骨芽細胞の選択的増殖および、その他の部位での細胞分裂の減衰によって、成長方向の変異が生じる。したがって「下顎頭の成長発育」は、広範かつ変わりやすい条件に適応可能な成長発育上の機能の活発な能動的反応といえる。

　下顎頭と下顎枝の後方成長発育(この時点ではまだ上方ではない)が緩徐となったり、またはほとんど停止すると(図4-13)、直接的骨改造によって下顎体に対する下顎枝の角度が変化する。このような骨改造過程によって、「下顎角」は小さくなったり大きくなったりする。実際、ある程度の臨床的手法(もっともよくみられるのは、垂直的チンキャップ治療法である)では、下顎枝や歯槽(「下顎頭」のみではない)の骨改造による下顎角を変える治療が試みられている。

　次の2つの基本事項に注意してほしい。成長発育には下顎枝全体が関与しており、「下顎頭による成長発育」のみではない。下顎枝－下顎体(下顎)角の変化は、下顎体ではなく下顎枝の骨改造によって変化する。この変化は、下顎頭を含む下顎枝が骨改造される方向で決定される(図4-20)。これが非常に重要な点である。なぜならば、下顎枝全体(下顎頭のみではない)が、臨床における主要標的であるからである。このような骨改造の組み合わせ(図4-13)には、下顎枝と下顎体相互の位置関係が基本的に関与している。下顎体下面の骨吸収をともなう下顎体の上方への骨改造は通常起きない。しかし、歯槽骨の顕著な上方成長と下顎前歯のドリフトはよくみられる(スピー彎曲を参照)。顎角前切痕の大き

さは、下顎枝－下顎体角の様相と、切痕後方・前方の底面(下縁)で起きる骨添加の程度によって決定される。切痕自体も骨外膜面での骨吸収で、大きさが増大する。下顎枝と下顎体の角度が小さくなると、顎角前切痕が目立たなくなる(図4-20b)。鈍角の場合、顎角前切痕ははるかに顕著になる(a)。下顎体が伸長するにつれ、以前下顎枝の顎角部にあった部分が後方に向かって変位するために、下顎前切痕自体は骨吸収面である(図4-9)。

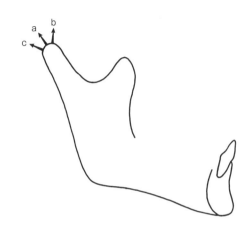

図4-19

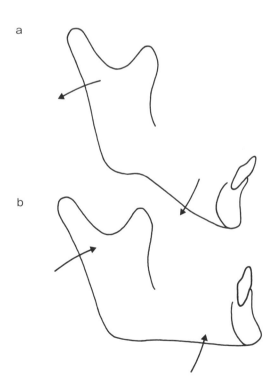

図4-20

重要な点は、下顎骨の成長発育に下顎枝が活発に関与している時のみ、下顎枝の臨床的操作は有効であることである。成長発育上の「均衡（第1章）」は、頭蓋底、気道、鼻上顎複合体、歯、舌そして咀嚼筋や舌筋の垂直的前後的および左右の関係が確立されるには長くかかるので、どのようにして反応性骨改造能を活性化させるかについてはほとんどわかっていない。

第5章

鼻上顎複合体

　下顎骨が主に後上方に骨改造するにつれて、反対の前下方に転位するように、鼻上後複合体もほとんど同様に「成長発育」する。ところが、下顎骨と鼻上顎複合体の成長発育には顕著な環境的違いがあるため、中顔面部ではさらにまた別の重要な成長発育機序が関与してくる。

上顎結節と上顎弓の伸長

　上顎結節で起きる骨改造によって、上顎弓は水平方向に伸長する。図5-1のAに、このように伸長を起こさせる特有の成長発育領域を示す。この部位は骨添加領域であり、結節の後方に面している骨外膜面では、当該部位の顔面成長発育が続く限り、新たな骨が継続的に形成される。上顎弓の幅も増大し、その側面にも同様に骨添加が起きる。結節の内方（上顎洞）にある骨内膜側の皮質骨は、骨吸収性である。皮質骨は後方へと徐々に移動（転位）し、わずかではあるが、側方にも移動する。その結果、上顎洞の大きさが増大する。新生児の上顎洞は非常に小さいが、成長発育につれて拡大し、ついには、眼窩下部の大部分を占めるようになる（興味深い進化上のこの領域の重要性については179ページを参照）。

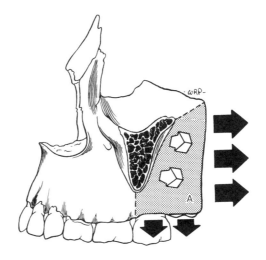

図5-1

上顎第一大臼歯の遠心移動は、矯正治療方針の一環とされることが多いため、上顎結節は矯正臨床上重要な場である。上顎第一大臼歯を遠心に移動させるためにデザインされた装置はどれも、結節で生じ得る成長発育能を利用したものである。臨床で歯を骨添加領域に移動させ、「上顎歯列弓を伸長させる」ことを可能にしているのは、この骨添加領域である。矯正医が歯列弓の長さを調整するために抜歯を行うかどうかの決定は、上顎弓は遠心や側方に拡大する可能性があるので、基本的には下顎歯列弓のディスクレパンシーに基づいて判断する。もう1つの理由として、Ⅱ級の臼歯関係がある場合、治療目標であるⅠ級臼歯の咬合関係を確立するために、臨床家は臼歯の遠心移動をはかる。

　上顎結節は、上顎骨の主要な成長発育の「場」である。しかし、この場で上顎骨全体が成長するわけではなく、上顎結節は上顎弓後方部の伸長に関連するだけの場である。その他にも、さまざまな構造的、機能的に複雑な骨部位に、成長発育の基本的かつ重要な場が多くある（図5-2～3）。上顎結節の位置は前頭蓋窩の後縁になっていて、臨床的に誘導された変位が成長発育にともなうリバウンドを惹起する可能性があることも思い出してほしい（PM平面については、他の章を参照）。

　上顎骨全体では、後方へ伸長するにつれて、前下方への一次転位が同時に起きる（図5-4）。上顎後退症を矯正するために上顎前方牽引法を適用する際に、この転位の機序の生物学的理論的背景を知ることができる。図5-5に示すように、この領域全体が下方（および前方）に転位するにつれ（D）、鼻上顎複合体の広範囲にわたる骨改造が起きる（BとC）。この前方移動を惹起する力の性質については、長期にわたって激しく議論されている問題である。ずっと昔に忘れ去られた、ごく初期の理論では、伸長する上顎結節の後面に添加された新たな骨は、近接している筋によって支持されている翼状突起に向かって、上顎骨を「押し出す」といわれていた。その部位自体が後方へ骨が成長発育をする結果、上顎骨全体が押し出されると推測されていた。しかし、この理論は、骨の骨形成性膜には圧に対する感受性があり、骨の成長発育過程自体は他の骨から骨全体を押し出して引きはなすような生理学的能力はないということが認められたため棄却された。その理由は単純である。血管に富んだ骨形成性結合組織内にある圧感受性毛細血管網が、圧迫され閉塞するためである。その結果、組織が機能できなくなり、壊死が生じる。

　さまざまな上顎縫合部位の骨成長によって骨が引きはなされる結果、上顎骨全体が前方へ突出する（下方にも）という別の理論も提唱された。現在もこの古い理論を耳にすることはあるが、前述の理由によってやはり、完全に却下されている。骨組織は、「押し出す」タイプの転位を起こすのに必要な、ある程度の圧が必要な場では成長発育することができない。骨は、他の骨を押し出し、転位に必要な組織を分離させる力を作り出すことはできない。縫合部の結合組織は、圧が関連した成長発育過程に適応していない（はるかに耐圧性が高い軟骨を介在する骨同士の接触部とは対照的である）。**縫合部は、基本的に張力に適応した組織である。**

　これが根本的に異なる点である。そのコラーゲン線維構造は、個々に離れている骨同士をつなぐ結合組織が、牽引力に適応するように機能的に設計されている。縫合に対して異常な圧力が加わると、その圧を軽減するように骨添加ではなく骨吸収が起きる。その結果、骨の一部が排除されるため圧が減少する。

第 5 章　鼻上顎複合体　　93

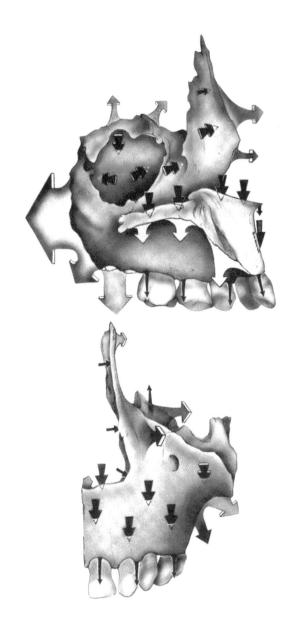

図 5-2

　縫合性骨成長(骨改造)の促進は、当該骨部位の転位により生じる張力と関連していると考えられている。新たな骨の形成は、骨添加を引き起こす力ではなく、転位と連携して起きる(縫合性成長過程については、本章の後半と第14章でさらに考察する)。したがって、転位によって上顎骨全体が前下方に運ばれると、骨形成性縫合組織が新たな骨組織を形成し、骨全体の大きさを増大させて縫合を介した骨と骨の接触を維持する。

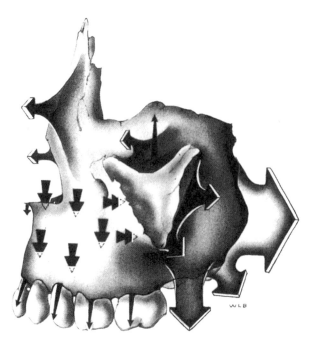

図 5-3
(Enlow, D. H.:『ヒトの顔[The Human Face]』から引用. New York, Harper & Row, 1968, p.164[許可取得済])

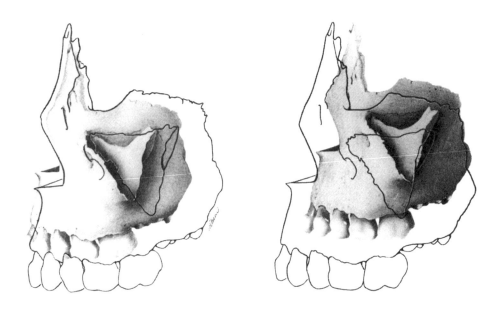

図 5-4
(Moyers, R. E., D. Enlow:『第 4 版歯科矯正学ハンドブック[Handbook of Orthodontics]』から引用. Chicago, Mosby-Yearbook. Inc., 1988[許可取得済])

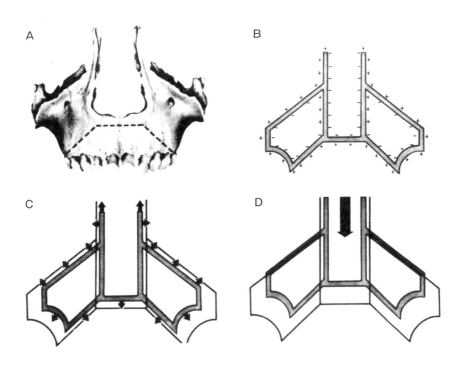

図 5-5
(Moyers, R. E., D. Enlow:『第 4 版歯科矯正学ハンドブック[Handbook of Orthodontics]』から引用. Chicago, Mosby-Yearbook. Inc., 1988[許可取得済])

上顎骨の転位を起こす生力学的な力

　上顎骨の転位を説明する説明の 1 つで、今でも有名な「鼻中隔」理論を紹介する(図5-6)。この理論は Scott により大々的に提唱されたものであり、結論を導く前提としては非常に合理的な理論であった。この理論は、前述の「縫合支持論」の批判から展開された。その後、まもなく世界中の多くの研究者によって支持され、縫合支持論に代わって、数年にわたってほぼ標準的な理論とされてきた。前述のとおり、軟骨は圧を受ける領域の成長発育を可能にする特異的な構造をもった組織であるため、圧の加わる場の成長発育に特異的な適応性を示す(第14章参照)。軟骨は長管骨の骨端軟骨板、頭蓋底の軟骨結合と下顎頭に存在し、それぞれの場で、軟骨内増殖により直線的成長をもたらす。ところが鼻中隔軟骨自体が寄与しているのは、軟骨内成長発育のごくわずかな部分のみであり、「鼻中隔」理論の基礎となるのは、鼻中隔にある圧に適応性の軟骨の成長発育が、上顎骨全体を前下方に転位(押し出す)させ物理的な力の発生源となっているということである。すべての上顎の縫合部の張力の加わっている場にみられる転位によって生じた張力に対応して、縫合部では二次的(実際は同時)に骨が増大する(236ページ参照)。

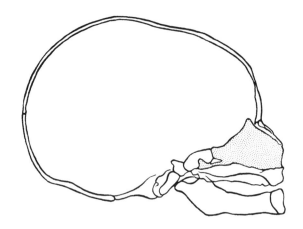

図5-6

　多くの重要な事項を解明する理論と同様に、鼻中隔の考え方に関しても、その妥当性を検討するために多くの実験的研究が行われた。独創的な実験から、不特定多数の解釈がなされうる問題について、明快な結論が導き出された研究はない。現在一般に、受け入れられている考え方では、鼻中隔の成長発育は上顎を能動的に転位させる多くの因子の1つであるという考え方である。

　上顎骨の転位はさまざまな要因によって起きるため、現在も上顎骨の転位を引き起こす力の発生源は何かについての理由は解明されていない。鼻中隔自体が関与していることは確かであるが、その他の多くの因子も寄与しているため、十分に練られた実験的研究を行っても、それぞれの作用を区別して説明することは非常に困難である。たとえば、実験に当該部位（鼻中隔など）を外科的に切除し、成長発育時に予想される鼻中隔の機能的役割の性質について検討してみても、実験手技自体によって生じた多くの変異を説明することは不可能である。これらの変異には、成長発育過程に関与する組織、血管や神経の損傷の影響も含まれてくる。これらの研究の評価にあたっては、ある特定の部位を実験的に切除することによって、実際に生体内に存在するそれらの部位の役割を必ずしも示してくれるわけではないことに気づくべきである。それは、その部位が存在する場合に成長発育過程に対し、どのように働くかについてではなく、切除した場合にどのような影響が生じるのかを示しているに過ぎない。実験で外科的切除などによって特定の部位に変化を与えた場合、成長発育過程は逐次影響を受けるが、単純にその構造部位が「成長発育過程を制御している」と結論づけることはできない、ということはたいへん重要な事柄である。

　もう1つの重要な生物学的概念として挙げられるのは、「多角的補償（multiple assurance）」の概念（LathamとScott［1970］）である。実際成長発育を遂行する過程とその機序は、つねに多因子的である。成長発育過程のある決定因子が機能できなくなった場合（ある解剖学上の部位が病理学的あるいは実験的に欠損した状態）、特定の状態で別の形態学的構成部位によって「補償」される。つまり、それらの部位の代替手段によって、ほぼ同等の成長発育や機能に達することはできるが、ある程度の解剖学的ゆがみが生じる可能性はある。この概念は、解釈が難しいため、実験動物を用いた顔面成長発育実験を解釈し、評価する際は注意が必要である。

下顎頭の軟骨と同様に、鼻中隔軟骨自体には遺伝的決定因子（上顎骨の設計図）はないと考えられる。

転位を引き起こす生物学的な力についてのもう1つの理論は、機能母体説（functional matrix）の概念である。Melvin Moss が、この理論の最初の提唱者である。機能母体説（functional matrix）の概念を簡潔に述べると、あらゆる部位の骨は、骨に作用するすべての軟組織集合体によって生み出される機能的関係に反応して成長する。つまり骨自体やその骨形成性膜には、それら自体の成長速度や方向を遺伝的に調節できるような機能は存在しない。むしろ機能的軟組織母体が、「外因性の（epigenic）」骨成長発育過程の決定因子なのである。骨成長発育の方向や程度は、ペースメーカーである軟組織の成長発育機能に二次的に依存している。いうまでもないが、骨やあらゆる軟骨も、制御機構を担う軟組織（筋肉など［図1-7 参照］）に必要なフィードバック情報を提供しているため、機能母体説（functional matrix）の作用に関与している。したがって、骨形成性、軟骨形成性組織は、骨とその軟組織母体の機能的物理的平衡状態に応じて、引き続いて起きる骨改造の速度や程度を抑制または促進する。この基本的概念は、成長過程の遺伝的および機能的決定因子は、骨自体の硬組織ではなく、これに関与する軟組織に存在し、「形成性（genic）」組織に制御信号を送るということである。

機能母体説（functional matrix）の概念は、成長発育を制御している全過程の中での骨が持つ役割の基本的特徴を理解するための基礎をなすものである。この概念は、長い間、顔面生物学分野に多大な影響を与えてきている。

また、機能母体説（functional matrix）の概念は転位を発現させる物理的な力の発生源と関連している。現在ではよく知られているこの見解によれば、顔面骨はこれらの骨を包含しているペースメーカーとしての軟組織による成長発育制御下で成長発育する。これらの組織が成長発育を続けるのにともない、これらの骨はシャーピー線維で骨と繋がっている軟組織によって受動的（すなわち、骨自体によるものではない）に移動する（転位される）。したがって、鼻上顎複合体では、顔面筋、皮下結合組織、粘膜下結合組織、腔内の裏打ちする口腔粘膜上皮、鼻腔粘膜上皮、さらに血管や神経など、これらすべてが組み合わされ、成長発育するにともない、顔面骨は受動的に移動するのである。こうして、個々の骨やその局所の部分が機能を果たせるように正しい適切な解剖学的な位置どりを引き続きとっている。というのは、これらの機能的要素が、骨をその最終的な形や大きさに成長発育させ、それぞれの骨が機能を果たせるように位置付けるために、もっとも大切な因子だからである。

機能母体説（functional matrix）の概念は有用な理論であり、顔面成長発育時に作用する複雑な相互関係を議論するためのより知的な構想である。しかし、この概念は、成長発育の制御機序が実際にどのように機能しているかを説明するものではないことは認識すべきである。基本的に、この概念は成長発育時に何が起きているのかを説明しており、細胞レベル、そして分子レベルでの制御過程について推測し得るものではない。これは重要な点である。

しかし、機能的母体説の「機能」という用語が、筋収縮能により生じる力のような唯一あるいは第一義的な決定因子として作用するものであると誤解してしまう可能性がある。「成長発育」の全体像の基礎となるものは、成長発育する力を持つ、成長発育の**生力学的な**

力そのものである。たとえば、身体の大きさを増大するには、より大きな気道が必要となり、鼻腔気道の成長発育は中顔面の成長発育に影響を及ぼす。骨に付着する線維に主たる牽引力をもたらす成長発育拡大機構によって、骨は転位する（図1-7参照）。（1）機能的な力、と（2）成長自体により生じる力、これらはともに重要で、かつ欠如している場合、あるいはまたそれらが不完全な場合、いずれの場合も考慮されなければならない1項である。

鼻上顎部の骨改造

　臨床的にも生物学的にも、1つの重要な考え方がある。それは、すべての身体構造の内外側領域およびそれらの表面は、直接成長発育に関与する重要な部位（図5-2～3）であるというものである。古い概念である自己内在的、自己主体的「成長発育のセンター」（成長発育を制御していると考えられた縫合など）は、生物学の事実に反するものであり、成長発育時に起きる真の相互作用を理解する妨げとなる。いうまでもなく、すべての局所の場にあっては成長発育の時期や程度には差があるが、それにもかかわらずこれらの場はすべて、それぞれが持つ「形成性」組織を賦活させる活性化信号に対する反応に、大きな役割を負わされている。また、これらの部位間では成長発育と機能における相互作用があるため、成長発育時にある部位で起きた事象をその部位だけで他の部位とは無関係だと考えることはできない。おそらく、ある特定領域を標的とした治療方法に対する反応の解釈という点からは、いろいろ考えさせられる問題である（103ページ参照）。

涙骨縫合：鍵となる成長（調節）メディエーター

　涙骨縫合は、非常に重要で、基本的かつ興味深い成長発育上の問題を考えるうえでの大切な役割を果たす特異的部位であるが、あまり注目されていない部位であるので、特別に検討する価値がある。その成長発育に関してその果たす役割は認識されていないが、顔面成長発育における涙骨縫合の特有の役割によって、頭部の形状は形成される。この機能がなければ、ヒト（と哺乳類）における頭蓋顔面の成長発育は進行せず、各部位を機能的に統合することができない。きわめて重要かつ必須の機能である。

　涙骨は、縫合結合組織によって周辺部に境界を持つ小さい骨片からなる島であり、多くの周辺にある骨からはへだてられている。周囲の骨が大きく成長発育し、さまざまな方向や成長発育の割合、あるいは異なるタイミングで転位する際に、涙骨縫合系は、涙骨を軸に縫合により接している複数の骨との間の「緩衝」部位として働き、まわりの骨はすべてそれぞれの成長発育増大をみせる。この現象は、縫合部結合組織のコラーゲン線維の結合状態が調節されることによって起きると考えられる（282ページ参照）。たとえば、涙骨縫合によって、上顎骨は眼窩での接触部位に沿って下方に「スライド」させることが可能である。この機構によって、その他の眼窩および鼻部にあるすべての骨が異なる時期に、異なる程度に、異なる方向にさまざまな成長発育を遂げていても、中顔面の成長発育の鍵であるところの上顎骨全体を下方に転位させることができる。この成長発育時の「涙骨周辺部の縫合系」調節機能が存在しなければ、多くの発育の場では、成長発育の停滞を起こす

ことになる。涙骨とその縫合系は、成長発育上の主要な制御拠点をなしている。

涙骨自体も骨改造による回転をする(図5-7)。それは、涙骨の内側上部は比較的拡大量は少ないが鼻梁に結合しており、涙骨の外側下部は成長発育拡大の著しい篩骨洞と呼応して側方に著しい動きを示すからである。この骨改造変化をaに示す。bは、それに追随する一次的な回転による転位を示している(涙骨や眼窩の成長発育、およびそれに関連する生物学的根拠の詳細は249ページ参照)。98ページも参照のこと。

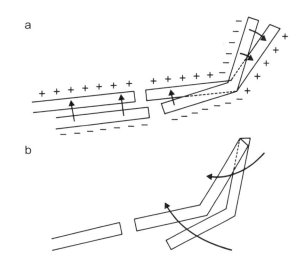

図 5-7

上顎結節とキーリッジ(頬骨弓基部下面)

図5-1のAに示す上顎弓の成長発育では、外表面での骨添加によって3方向に移動する。すなわち、後方に面している上顎結節の骨添加によって後方に伸長し、頬側面での骨添加によって側方に成長発育する(その結果、上顎弓後縁の幅が増大する)。さらに歯槽堤に沿っての骨添加により下方へ成長発育する。また、側方にも成長発育する。というのは、この外側面は(子供の時は)少し下方にも面しているからである。骨内膜面は骨吸収であり、上顎洞の拡大に寄与している。

図5-8に示すように、表面の輪郭の主たる変化は、頬骨突起の基部直下の頬骨歯槽稜(小さな矢印)に沿ってはっきりとみられることに注目してほしい。この稜線を「キーリッジ」と呼ぶ。この部分で骨改造の逆転(reversal)が生じる。変異の程度はまさに逆転線(reversal line)がある部位によるが、上顎弓の外表面前方の大部分(頬骨前面の突出する「鼻口部」)は骨吸収面となる。領域bにある上顎弓は凹面であり、その唇側(外側)面は下方ではなく上方に向いているためである。この表面の骨吸収性性質によって、口蓋の下方への成長発育とともに上顎弓は下方に骨改造される。領域aとは対照的で、この領域aは骨外膜骨添加によって下方に成長発育する。結節と頬骨の後方(遠心)部の骨改造に関与するこの領域については、91ページに記述する。

図5-9に示す表面aは骨吸収性、bは骨添加性である。「A点」(矢印で示した部分。頭部X線規格写真時の計測点として広く使用される)で逆転する。骨外膜面cは骨吸収面、dは骨添加面、eは骨吸収面、fは骨添加面である。

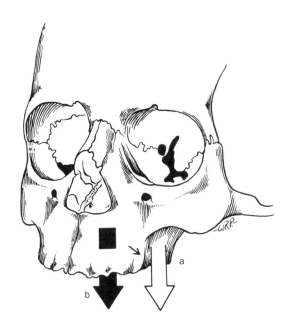

図5-8

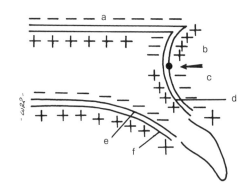

図5-9

歯の垂直および近心ドリフト：臨床的に重要な概念

　歯は歯根膜によって支持されているため、病的な状態でなければ歯は歯槽骨に直接、接していることは決してない。歯が咬合線に達した後も、歯槽突起の中で歯の継続的な動きはみられる。前後的には近心方向、垂直的には咬合平面に向かって、水平面的には頰側へと自然移動する。これらの移動は上顎骨と下顎骨の正常な発育に必要不可欠であり、この移動によって活発な成長期の歯の咬合接触を維持することが可能となる。これらの移動は歯が移動する外圧がない状態で起きるものであり、歯の萌出過程の一部ではないため、われわれはこれらを「近心、側方、垂直ドリフト」と呼んでいる。一部の教科書では、歯の垂直移動をすべて「歯の萌出」または「挺出、圧下」と単に呼んでいるが、臨床に当てはめた

場合にこの用語は誤解を招くことがある。歯が咬合線に達した後に起きる成長発育時の歯の近心、側方、垂直移動は著しく、上顎骨と下顎骨の形態形成に重要な役割を担っている。多くの矯正臨床医が、「成長発育を考慮しながら矯正治療をする」ことが治療の重要な目標であると強調している。その大きな理由の1つが、矯正医は成長発育が盛んな患者を対象にさまざまな不正咬合を治療しうるためである。したがって、臨床医にとって歯のドリフトと萌出を区別することは重要なことである。臨床医が歯の萌出過程自体を標的として行えることは、埋伏歯を外科的に露出させ口腔内へ物理的に萌出させる時のみである。その他歯の移動は、すべてドリフト過程と密接に関連している。

　歯を自然なドリフトと反対方向に移動させようとすることより、自然なドリフト方向へ歯を移動させることのほうがずっと早く歯を移動させることができるということは、臨床的に重要な点である。簡潔にいえば、成長発育期の患者の場合、垂直面では咬合平面に向かって、前後方向では近心に、水平面では側方に歯を移動させることは容易である。

　歯の近心ドリフト（または種や歯種によって異なるが遠心ドリフト）に際し、歯の垂直移動と関連して歯槽骨改造（骨吸収や骨添加）が起きることに注目してほしい。また、傾斜、回転、頬舌側への歯の移動も、同様のさまざまな骨改造過程によって同時に起きる。歯胚が発生し、歯根が伸長すると、成長発育中の歯は萌出し、骨と歯肉より上方で最終的咬合位をとるようになる。ここからさらに、その後の歯の垂直的ドリフトも加わってくる（これはかなりの量である）。したがって、この垂直的ドリフトに対して、「歯の萌出」という用語を使用するのは不適切である。上顎骨と下顎骨が成長発育すると同時に、歯はそれぞれの解剖学的位置の調和を保つために垂直的、水平的なドリフトを起こす。ドリフト過程によって、歯とその歯槽窩全体が移動する。つまり、歯の萌出と同様に（[挺出] という場合も含めてもよいが）歯槽窩からとびだして垂直にドリフトすることはできない。むしろ垂直的ドリフトでは、歯槽とそこに位置する歯が1つの単位としてともにドリフトするのである（図5-10）。実際は、萌出していない歯胚も、その解剖学的位置を維持するためにドリフトする。歯周結合組織もドリフトする歯とともに移動するが、単に歯に付随して「シフト」しているのではない。むしろ歯周結合組織自体が転位するために著しい改造変化を起こす（131ページ参照）。この歯周結合組織歯根膜は以下のような点で重要である。（1）歯槽窩の位置を変化させる膜内骨改造を惹起する。そして、（したがって、「歯周靱帯」ではなく歯根「膜」である）（2）歯自体も移動する。この歯槽窩、歯さらに歯根膜による、水平、側方そして、特に垂直方向への移動は相当なものである。歯のドリフト移動を利用することによって、矯正医は計算された位置へと歯の成長発育過程を利用して、より容易に誘導することができる（「成長発育を利用した治療」）。臨床医は上顎と下顎の前歯だけが第一大臼歯とともに矯正装置が装着されている場合には、誘導用の装置なしで歯の垂直的ドリフトを利用することが可能である。このように部分的に装置を装着する症例では、矯正医はある領域では選択的に垂直的ドリフトを利用し、他の部位では自然のドリフトを利用する。この考え方は、部分的に装置を装着した症例の治療効果を理解するのに有用であろう。他の永久歯と同時に第二大臼歯に矯正装置を装着できない症例にあっても、ほぼ全症例でドリフトによる効果を利用することができる。実際、矯正医は第二大臼歯に装置が装着されていない症例でも、歯の正常なドリフトの程度や方向を利用することができる。

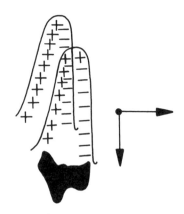

図 5-10

　すべての歯に装置が装着されている場合、矯正治療によって歯列弓全体のドリフトに影響が出る。矯正用ワイヤーがすべての歯に装着されていても、臨床的に指示されている信号による動きと同様に結合組織により、同時に歯の移動を惹起して個々の歯槽部の骨改造(転位)が起こり生物学的な目標がもたらされる。これらの治療上の信号の伝達役であり、生物学的標的となるのが、歯根膜である。すべての歯に矯正装置が装着されている場合には、垂直的ドリフトによる治療効果を評価することはできない。これが問題となることがあり、このような時には治療効果を判定するため、これまでの経過を示す画像が必要であろう。臨床医は、歯を生物学的に不安定な位置へと移動させる「信号」を誘発する可能性があるため、すべてのドリフトの生物学的マーカー(すなわち、歯である)に矯正装置を装着する際は、注意を払わなければならない。

　矯正医は歯科矯正用アンカースクリュー(temporary anchorage device：TADs)を併用し、歯のドリフトの影響を利用し、治療効率を向上させることができるようになった。TADs時代以前の臨床では、自然に生じる方向(側方、近心、咬合平面)へのドリフトを実質的に促進することは可能であったが、それとは逆の方向(内側、遠心、あるいは咬合平面から離れる方向)へドリフトさせることは困難であった。TADs併用後は、三次元的にあらゆる方向のドリフトをコントロールすることが可能となるであろう。治療可能なものが増加することによって、その生物学的重要性も高まってきている。今後、臨床医は治療結果へのドリフトの効果や患者への重篤な副作用発現リスクについて十分に理解しておく必要がある。

鼻気道

　鼻側嗅窩部を除く鼻腔壁と底部の骨裏層面は、ほとんど骨吸収面である(図1-9)。これにより鼻腔が前方と側方に拡大し、口蓋は下方へと転位する。口腔側の口蓋の骨は骨添加側である。対になっている小さな嗅窩部の頭蓋内側面は骨吸収面で、前頭蓋底全体を下方への皮質骨改造につれて下方移動させる。

　通常は、篩骨甲介の側面と下面は骨添加面、上面と薄い骨板の内側は骨吸収面である。

これらの部位は下側方に移動する。鼻部全体も同じように下側方向に拡大する（成長発育上の過程が異なる下鼻甲介は、他の部位と異なり、上顎骨の転位につれて、他の部位よりも大きく下方に転位する）。上顎洞を裏打ちしている皮質骨面のうち、鼻腔内側壁は骨添加面であるが、その他のすべての面は骨吸収面である。それにより、上顎洞は側方に骨改造し、鼻腔の拡大を惹起する（図5-5）。

図1-9に、顔面成長発育過程における基本的かつ重要な概念を示す。顔面複合体全体が、成長発育過程に関与している。すべての部位や骨表面が直接関与しており、特定の特殊な場だけの関与や「成長発育の中心」があるわけではない。すべての部位が相互に影響する必要があり、成長発育時の各部位の成長発育上の占める位置、形、大きさが、その他の全部位に影響を及ぼす（13ページの「重要な要素」を参照）。

鼻中隔の骨部位（鋤骨および篩骨の垂直板）は、周囲のさまざまな縫合部で垂直的に伸長する（その部位は、篩骨の垂直板と接している軟骨部位での軟骨内骨形成による成長発育の程度より少ない）。このことによって、骨性鼻中隔は、さまざまな程度にあるいは方向に彎曲する。これに関連する骨改造パターンはそれぞれ異なり、薄い骨面の左右で骨添加領域と骨吸収領域の場は異なっているので、いずれかの側へのゆがみが生じる。

小児期初期から成人期にわたって、前頭鼻骨縫合の真下にある鼻梁の幅は著しく増加することはないことに注目してほしい（図5-11）。しかし、眼窩間領域の下部にある左右眼窩内側壁（眼窩と眼窩の間にある鼻腔側壁）は、鼻腔が側方へかなりの程度の拡大を示すにつれて、側方に拡大し、膨らんでいく。こうして、篩骨洞は著しく拡大する。

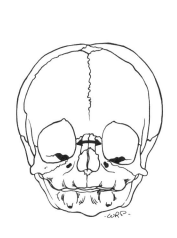
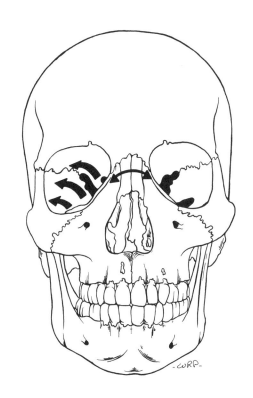

図5-11

口蓋の改造

　上顎弓前縁全体の(突出している口吻部)の外側(唇側)は骨吸収面であるが、上顎弓内側に骨が添加されることによって、上顎弓の幅は増大し、口蓋の幅も広くなる(図5-12)。これもV理論の別例である。また、正中口蓋縫合部の成長発育が、程度の差はあるものの口蓋と歯槽弓の幅径が徐々に増大していることに関与していることは明らかになっている(この概略図には示されていない)。その前部と後部での成長発育の程度は、さまざまである(その他の口蓋に関する成長の調整機構については、19、57、214ページも参照)。口蓋が骨改造過程によって下方に成長発育すると、新旧の硬組織と軟組織がほぼ完全に入れ替わる。

　逐次下降していくレベルに応じて、口蓋は文字どおり異なった様相を呈する。以前とは異なる位置を占め、異なった結合組織、上皮、血管、神経分布などによって構成される。新生児や低年齢の小児の口蓋を観察すると、その後成長した時点での同一人物の口蓋とを比べると、同一のものとはまったく思えないことに気づくはずである。

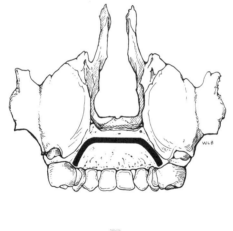

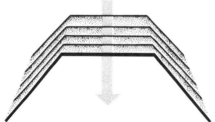

図5-12
(Enlow, D. H., S. Bang:『ヒトにおける上顎骨の成長と骨改造[Growth and remodeling of the human maxilla]』から引用．Am. J. Orthod., 51:446, 1965[許可取得済])

　上顎骨前方部全体の外側面が骨吸収性を示すので、個々の上顎歯の回転、傾斜、下方へのドリフトによって、皮質骨における歯根尖端が皮質骨をつき破って突き出たりすることがしばしば起きることがある。このような状態は、「穿孔」と呼ばれる、自然に正常な状況下にみる欠損(すなわち、骨表面の小さな穴)である。

急速口蓋拡大法あるいは緩徐口蓋拡大法は、きわめて一般的な臨床的手法である。長い間、正中口蓋縫合の「分離」による上顎骨の拡大法は、「生物学的」処置であると考えられている。しかし、そうではない。Ｖの成長理論に従って生じる側方拡大にともない後方歯が垂直的にドリフトし、その結果として口蓋の幅径が自然に増大するのである。治療によって誘発した正中縫合の拡大は、完全に異なる過程である。急速口蓋拡大法では、まず上顎骨が側方に転位拡大される。臨床的に誘導された転位に続いて、上顎骨の骨改造が起きる。この過程は、自然に生じる生物学的な上顎弓の幅径の増大と、臨床的な観点からの一連の流れとは、２点の重要な違いがある。第一の点は、上顎骨を不安定(不均衡)な位置まで拡大させることが可能であり、臨床的に歯負担型装置を用いて上顎口蓋棚を保持しようとした場合には、大臼歯と小臼歯歯根部の穿孔(fenestration)が必然的に起きる(HerbergerとThomas [1990])。上顎骨側面の大部分は、骨吸収面であり骨添加面ではないことを思い出してほしい。自然の骨吸収領域に歯を移動させることは、最良の場合でも何らかの問題が生じ、最悪の場合では悲惨な結果を招く。第二の臨床的に重要な点は、上顎骨口蓋棚の側方への転位に関しては、正中口蓋縫合の役割はきわめて小さいと考えられるため(ほとんど役割はないが)、臨床では正中口蓋縫合癒合後も上顎弓の幅が増大する可能性がある。このような上顎弓幅の増大は、下方および側方への歯槽骨の改造機序の結果として、必然的に起きていると考えられる。非縫合性拡大の安定性は、縫合分離によって起こさせる拡大により生物学的均衡を得ようとするのと同じ理屈である。拡大に関してその根本にある生物学では、急速あるいは緩徐口蓋拡大法を行った後の生理的あと戻り期間を考慮することが重要である。

　口蓋骨改造がどのように上顎骨回転の調整に関与しているかについては、第２、３章で説明する。

上顎骨の下方転位

　篩骨上顎複合体全体の下方への一次転位(図5-5)は、鼻上顎部全体の内側と外側の全領域での同時に起きる骨改造(骨吸収と添加)に付随して起きる。

　新たな骨が、前頭上顎縫合、側頭頬骨縫合、蝶頬骨縫合、頬骨上顎縫合、篩骨上顎縫合、前頭篩骨縫合、鼻骨上顎縫合、前頭鼻骨縫合、前頭涙骨縫合、口蓋縫合および鋤骨の縫合部に添加される。これらの複数の縫合での骨添加は、転位をもたらすが、そのペースメーカーではない。転位によって、骨改造で拡大した部位に「スペース」が生じる。縫合性骨成長発育は、鼻上顎複合体を下方へと頭蓋底から引き離すように押し出すわけではない。軟組織の拡大によって、骨の転位が生じるのである(図1-7)。篩骨上顎部の骨(図1-6)が下方に転位するにつれ(Ａ)、これに対応して同時に縫合性骨成長発育(Ｂ)が起き、軟組織の継続的な成長発育にともなって骨が増大する。その結果、すべての骨が新たな位置に位置づけられるとともに、軟組織が全体的に成長発育し、「引き離される」につれて引き続き縫合部による結合が維持される(57ページを参照)。

上顎骨の後方部と前方部での骨改造成長発育量と多少の転位の差はみられるが、程度とのバランスは、中頭蓋窩の前下方への成長発育によって生じる時計回りあるいは反時計回りの回転をともなう転位量に対応している。鼻上顎複合体は、垂直基準(PM)線と中性眼窩軸に対して適切な位置を維持するため、補償的な骨改造回転する必要がある(図2-11、図3-14の記述も参照)。

上顎の縫合部

　顔面複合体における縫合の大半は、単純に縫合自体の走向面に対して垂直的に成長発育するわけではない。この点は、前述の涙骨縫合に関連して指摘した。さまざまな骨における、いろいろな方向への一次転位と種々の程度の成長発育により、縫合の接触面に沿って存在する骨のスライドやずれが生じる。上顎複合体全体が前下方に転位したり、骨添加と吸収によって骨改造したりすることにより、涙骨、頬骨、鼻骨、篩骨の縫合接合部では前方への転位が起こる。図5-13に、縫合前線aに沿って縫合前線bのずれが生じる様相を示す。この過程には、骨改造の調整と縫合間にある結合組織中のコラーゲン線維間の再結合が必要となる(第14章参照)。

　前方および下方への移動が同時に起き、結果的に転位を惹起することは明白である。縫合は、縫合部自体の局所的かつ特殊な環境に適応するもう1つの局所的成長発育部位である。ちょうど、すべての骨の部分それぞれに特有の局所的成長発育が存在するのと同じである。過去数年にわたり、ときとして言われていたように、縫合のみで骨が成長発育するわけではない。また、骨は縫合部位(縫合が存在する領域での話で、縫合のない部位では、もちろん直接、骨改造によって成長発育する)の存在なしに「全体的な表面成長発育」をすることもできない。骨成長発育が緩徐になるにつれて、縫合は部分的に癒合するが、図5-14に示したように縫合領域での骨増大は続く。そこでは表面xの骨改造によって骨表面は増大するが、形態を維持するためには、縫合面yにも骨添加によって骨が添加されなければならない。縫合接触部位に相応する骨の添加がなければ、骨表面領域が増大することは不可能であることは明白である。

　図3-17にみる歯の1から2への下方移動は、歯槽内にあるそれぞれ歯の垂直的ドリフトにともなって起きる。それと同時に、歯槽自体も骨添加と吸収によって足並みを揃えて下方へドリフト(骨改造)する。ただし歯の2から3への移動は、上顎歯列弓全体、口蓋と上顎弓の骨、すべての関連軟組織とすべての歯槽部が上顎骨全体が1つの単位として下方に転位するにつれて、受動的に移動する。1から2、2から3への移動を別々に示しているが、実際のこれらの移動はいうまでもなく同時に進行する。これらの移動の生物学的な違いを把握し理解することは、基本的に重要である。なぜならそれは、異なる治療法に対しそれぞれが生物学的に異なる標的となっているからである。

　治療法のなかには、転位のベクトル(程度と方向)を変えるためにデザインされているものもある。(たとえば、転位を促進したり、抑制したり、あるいはまたはその方向の変更)。したがって、特異的に標的となるのは、転位と関連しているさまざまな上顎縫合とその他の局所的成長発育の場の活性である。縫合部の転位に変化を与えようと、デザインされた

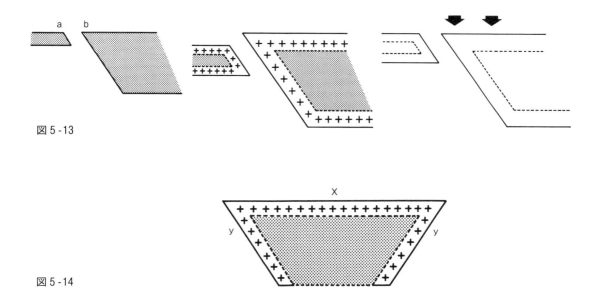

図 5-13

図 5-14

　顎整形力システムの例として挙げられるのは、口腔内装置に装着するフェイスマスクを用いた上顎牽引の矯正治療である。この口腔内装置は、上顎歯列に装着され口蓋組織にも固定源を有している（接着型急速口蓋拡大装置がしばしば選択される）。拡大スクリューを装置に組み込んだ場合は、上顎骨を側方移動させることによって、上顎縫合を離開させることが可能である。この側方拡大に続いて、前方牽引され、文字どおり上顎が前方に引っ張られ、縫合縁で一時的に骨の結合が外れる。口蓋にしっかりと接触している装置により歯の移動を抑えるこの顎矯正力的手法は、歯周結合組織や個々の歯のドリフト移動（1から2）を直接的な臨床上の標的とした全歯列接着型矯正装置と対照的である。下顎骨においても、転位移動を治療の標的とする装置がある（チンキャップを用いた抑制治療）。そしてそれは、歯を水平的垂直的にドリフト移動させる方法とは別物である。前者は下顎枝（と下顎頭の成長発育）を制御するために使用され（効果を期待して）、後者では歯周「形成性」組織による成長発育移動を制御する。いうまでもないが、上顎骨でも下顎骨でも、両方のタイプの移動は小児成長発育期にもっとも活発である。成人患者に対するそのような治療法は、顔面成長発育の根底にある生物学的な裏付けは得られていない。臨床的に重要なことは、成人ではドリフトや転位の機序の活性が著しく減少するため、骨が成熟した成人（25歳以上）に対しては、外科的に骨格構造の変化を期待したほうが安定した結果が得られる。その生物学的根拠は、生体のもつ生理的あと戻りの能力にも限界があるため、治療後の変化にも限界があると考えられるからである。臨床研究では、この前後および垂直的な移動に関しては論理的根拠が示されているが、横方向の変化に対する根拠は明らかになっていない。

下顎枝と中頭蓋窩がともに骨改造および転位することによって、下顎弓が下降する。この現象は、鼻上顎複合体の垂直への拡大にともなって起きる。上顎歯と下顎歯が完全に咬合した状態に達するには、下顎歯は垂直的にドリフト（単なる萌出ではない）する必要がある（図3-18）。その程度には、顔面のタイプの違いにより、かなりの変異があり、かつ下顎弓の前方と後方でも大きな違いがある。後者は、咬合平面の回転と関連している（図10-31）。重要な点は、下顎歯が上方にドリフトする量は、上顎歯が下方にドリフトと転位する量よりはるかに小さく、これは頭部の形状タイプや顎弓内での位置によって異なる。これは、たとえ不正咬合が下顎骨の位置の問題による不正咬合であったとしても、上顎歯列弓を標的とした治療が行われてきたいくつかある理由の1つといえる。その結果、下顎骨（または頭蓋底）の骨格的な問題による影響を消すために、上顎骨が「不調和」な状態となる。このアプローチによってⅠ級の咬合状態が確立されるが、結果として顔貌はしばしば適切でなくなる場合が多い。したがって、最近の矯正診断や治療計画では、上顎切歯を根底にある不調和な骨格系に適応させるのではなく、顔面の中で審美的に好ましい位置に上顎前歯を移動させようとするアプローチがとられている。

頰骨と頰骨弓

　頰骨複合体の成長変化は、上顎骨自体と同様である。これは、骨改造過程についてのみならず、転位にも当てはまる（図5-15～17）。
　側頭窩内にある頰骨突起後部は、骨添加面である。この骨添加面と前面にある骨吸収面によって、頰骨は成長発育につれて後方に転位する。顔面が「前下方に成長発育する」ことをふまえると、実際に頰骨領域前面全体が骨吸収面であることは支持しがたいことかもしれない。しかし、上顎弓は後方に骨改造されるにつれて、頰骨領域も同時に後方へと移動することにより、上顎弓との関係が引き続いて維持される。上顎弓の伸長に適応して相対的位置を維持するため、頰骨が転位する程度はいくぶん少ない。上顎骨の頰骨突起は、下顎枝の筋突起と同様の影響力を有している。いずれも、上顎弓と下顎弓が後方に成長発育し、互いに補償しあって後方に移動するのに関連している。
　メタルインプラントを用いて成長発育に関して発表されているいくつかの研究では、上顎の頰骨領域と頰骨前部の後方への骨改造（転位）移動は確認されていない。その理由は2つある。第一に、インプラント挿入部位が、骨吸収－骨添加骨改造領域にある逆転線（reversal line）に近過ぎる（図1-3参照）、または近心に位置し過ぎているため、転位による移動程度が著しくないので、頭部X線規格写真の経年資料でははっきりしない。第二に重要なことは、小児成長期に歯列弓の長さの増大が終了した後に、頰骨領域の後方への転位の程度は緩徐となるか、あるいは停止する。したがって、小児成長発育期以降にまでわたってのメタルインプラントによる研究では、活発な頰骨突起の後方への転位は、確認できなかったのであろう。
　しかし、組織標本では過去に活発な骨吸収が行われたことを明確に確認することができる。これまでのメタルインプラント研究では、この点は考慮されていなかった（KuriharaとEnlowが1980年に発表した文献［組織標本で認めた骨吸収面とその関連した時系列変化を示した］を参照のこと）。

頰骨下縁は活発な骨添加面である。したがって、頬骨弓前部と上顎の頬骨領域は、顔面の深さの発育にともなって、垂直方向へと顕著に成長発育する。

頬骨弓は、側頭窩の内側の骨吸収面と外側の骨添加面によって側方に移動する（図5-15）。その結果、側頭窩が拡大し、顔面、顎の大きさおよび咀嚼筋との関係から、頬骨幅径の比率は維持される。また、頬骨弓が側方に移動するため、頭部全体と脳の拡大に必要なスペースも増大する。側頭窩前縁はV理論によって後方移動する。

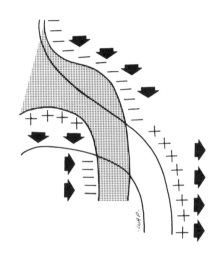

図5-15

頬骨領域が成長して後方に転位すると、近接する鼻領域は反対の前方向に拡大する（図5-16）。鼻領域は伸長し、両部位間の輪郭がはっきりしてくるため、鼻は順次さらに突出し、顔が前後的により深みを増す（図5-17）。これが小児期から成人期にわたって顔にみられる主な局所の幾何学的な成熟変化である。どのように顔の輪郭が広がり、突出感が目立ってきて顔の彫りが深まるのかに注目してほしい。

頬骨と頬骨複合体は、上顎骨の一次転位と同じ方向と量で前下方に転位するようになる。頬骨突起は上顎骨の一部であり、上顎骨とともに移動する。頬骨自体は、前頭頬骨縫合で起きる骨成長で下方へ、側頭頬骨縫合で前方に転位する。頬骨突起の成長発育変化は、対応部分である下顎骨の筋突起と同じである。両部位は、前面の骨吸収と後面の骨添加によって、それぞれ骨全体が後方に伸長するのにともない後方に向かって骨改造される（図5-18）。両部位は、それぞれの骨全体の変位とともに前下方に転位する。

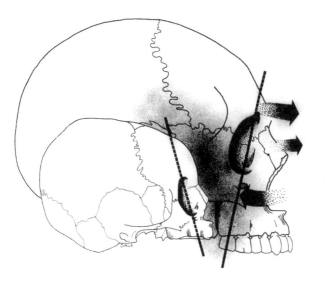

図 5-16
(Enlow, D. H., S. Bang：『ヒト上顎骨の成長発育と骨改造［Growth and remodeling of the human maxilla］』から引用. Am. J. Orthod. 51：446, 1965［許可取得済］)

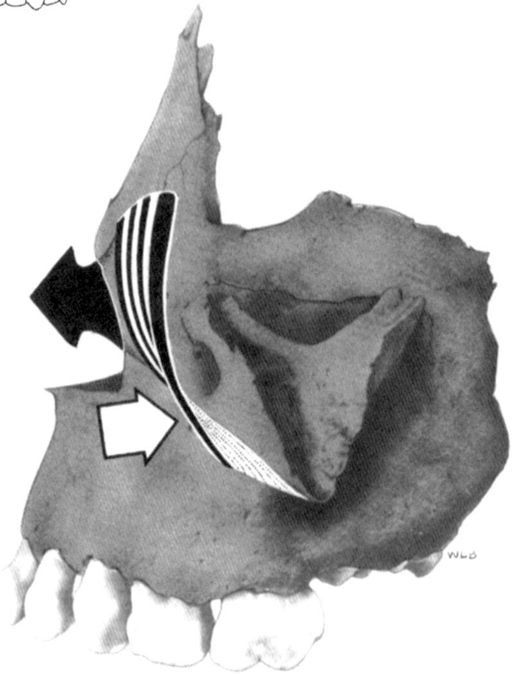

図 5-17
(Enlow, D. H., J. Dale：『第 4 版口腔組織学［Oral Histology］』R. Ten Cate, St. Louis, C. V. Mosby. 1994から引用［許可取得済］)

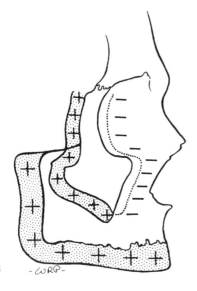

図 5-18

眼窩の成長

　眼窩の成長発育変化は複雑である。それは、眼窩壁が上顎骨、篩骨、涙骨、前頭骨、頬骨と蝶形骨大翼と小翼などの独立した多くの骨で構成されているためである。これら複数の骨性要素やそれらの関連部位では、速度、時期、方向および量で(1)骨改造成長発育と(2)転位が起きるため、実質的にきわめて複雑な成長発育となる。

　涙骨や篩骨などからなる眼窩の内壁は上記のような複雑な骨改造を示す。眼窩上壁と底部は、その大部分が骨添加面である。また、眼窩上壁は前頭蓋窩底部の外側面でもある。前頭葉が前下方に増大するのにともなって（およそ5～7歳まで）、眼窩上壁部は頭蓋骨内側にある骨吸収面と眼窩側の骨添加面によって前下方に骨改造される。もし眼窩上壁と眼窩底部で骨添加されるとすれば、眼窩は縮小していくであろう。実際は2つの変化によって増大している。ただし、高年齢の小児では、増大する程度は比較的小さい。第一に、眼窩はV理論に準じて成長発育する（図6-13）。円錐状の眼窩は、内側で骨が形成され、その容積を減少することなく幅が広がる方向へと移動（骨改造による転位）する。第二に、拡大にともなう転位という要素が直接関与している。眼窩内側と外側に多くみられる縫合での縫合性骨成長発育によって、眼窩底は周囲の鼻上顎複合体とともに前下方へと順次に転位し拡大する。

　成長発育時の興味深い状況が同じ骨（上顎骨）の鼻部と眼窩部とで見ることができる。成人の鼻腔底部は、眼窩底よりもはるかに低い位置にある（図2-12）。これに対して、小児ではこれらの位置は、ほぼ同じ位置である。前に説明したように、口蓋が下降する過程の約半分は、上顎の縫合性成長による上顎骨全体の下方への転位によるものである。眼窩底の大部分は、上顎骨によって構成される。眼窩底と鼻腔底部は同一の骨部位であるため、口蓋を下方にもたらす同じ転位機序によって、眼窩底も下方に移動する。ただし口蓋および鼻腔および口腔が下方に転位する程度は、眼窩の拡大に要する程度をはるかに上回る。すなわち、より早い時期に成長発育する眼球やその他の眼窩内軟組織が拡大を必要とする程度は、長期にわたり成長発育する鼻腔の著しい拡大を示す程度よりも少ない。上顎骨全体の下方への転位につれて眼窩底が上方に骨改造されることにより相殺される。眼窩底の眼窩内側（上方）で骨添加、上顎洞側（下方）では骨吸収が起きる（図5-19）。その結果、眼窩はその上部にある眼球に対して適切な位置に維持される。それに対して、鼻腔底部ではさらなる下方への皮質骨骨改造が加わり、転位移動する量は約2倍となる。したがって、眼窩底と鼻腔底部は同じ骨の一部であるため、必然的に同一方向に転位するが、それぞれの骨改造による転位は反対方向に移動する。

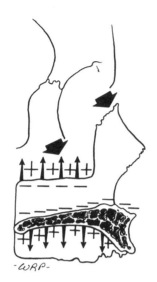

図 5-19

　また、眼窩底は側方でも骨改造される。側方に傾斜し、底面で骨添加が起きるため、同一方向に転位する(図 5-11 参照)。眼窩縁の側壁は、近心側での骨吸収を外側で骨添加による骨改造をしている。眼窩内領域での骨吸収性骨改造は、張り出している眼窩上隆起の真下にある眼窩上壁の前側面部で引き続いて起きる。この骨吸収が起きるのは、眼窩上壁と側壁だけであり、ドーム状の上壁が側方へと拡大する。眼窩上隆起の上皮側は骨添加面であり、この組み合わせで眼窩上縁は突出する。眼窩下縁より前方に突出する眼窩上縁は、成人特に男性で顕著である。それは大きな鼻と大きな肺とに関連がある(鼻の前方成長に関連した前頭部と前頭洞の成長発育ついては、第 6 章と図 6-12 を参照)。

　成長発育時の小児における顔面側貌の局所の幾何学的な特徴は、時計回りの回転(顔を右向きにした場合)である。これらの成長発育時にみられるいくつかの関連した事項が、この成熟変化の根底にある。(1)鼻腔部と眼窩上縁の前方への骨改造、(2)眼窩下縁と頬骨領域の後方への骨改造成長発育および(3)基本的には直線的に下降する前上顎骨の骨改造。これらの現象がすべて連携して起きることによって、顔面の中央部と上方部全体の配置の発育時の回転を惹起する(図 5-17。図 5-16、18 も参照)。局所的骨改造の方向にかかわらず、全部位が前下方に転位されることに注目してほしい(図 3-16)。

　眼窩側縁は斜め後側方に同時に骨改造し成長発育する。側方への成長発育変化によって、眼窩側面間距離が増大し、眼窩全体の側方への移動がごくわずかな両眼窩間距離(鼻部)の増大とともにもたらされる。眼窩側縁の後方への成長変化は、頬骨による後方への骨改造と連携して、眼窩の位置を適切に保つ。ヒトの成人の顔では、他のすべての哺乳類の顔と比べると、眼窩側縁と頬骨の後方への骨改造とともに、眼窩上隆起と鼻部前方部全体が前方へ骨改造することによって、眼窩縁が斜め前方に傾いている。このことが、ヒトの顔面上部全体の前方への骨改造回転と顔面下部の後方への回転を導くことになる。さらなる考察については、第 9 章で示す。

　上顎骨の外側鼻部全体の骨添加性とともに頬骨表面の骨吸収によって、これらの部位間の表面輪郭形状は著しく拡大し、顔の彫りが著しく深まる。この変化によって、小児早期に

は比較的平坦であった顔が、成人になると、よりはっきりしてくる。低年齢の小児では、眼窩近心縁は側縁の若干前方にみられる。成人では、眼窩近心縁は鼻腔壁の前方成長発育につれて前方へ成長発育し、眼窩側縁は頬骨とともに後方に骨改造される。こうして眼窩近心縁と眼窩側縁は、顔の彫りが深まるにつれて、前後逆方向へと引き離されていく。これらの幾何学的な全体の変化が起きる結果、眼窩側縁と中顔面部全体の輪郭が深まることに、注目してほしい。

顔面成長発育の特徴について

本章で説明した多くの成長発育と骨改造過程の中で、男女間で1つの重要な違いがある。女性では、思春期終了直後から顔面の成長発育に関して骨格の変化は著しく少なくなってくる。しかし、男性では、思春期後期も形態的特徴や大きさの変化は継続する。それゆえ、小児期早期での男女でみられた顔の明白な類似点は、10代になると大きく変化し、相違が生じるようになる。10代以前は、直立した丸っこい前頭部、低い眉弓、小さく低い鼻、低い鼻梁、丸っこい鼻尖部、平面的な顔、幅広くみえる顔、顕著に突出した頬骨、垂直的に短い中顔面が認められる。これらすべての特徴は思春期前の男女ともにみられる顔面複合体の特徴である。

第6章

神経頭蓋

　脳を包含している部位は、成長発育時の多くの局面で顔面複合体(顔面頭蓋または内臓頭蓋として知られる部位)の成長発育のいろいろな面に直接的な影響を及ぼす。頭蓋底の外側面は、下方にある顔面と接触しているため、頭蓋底は顔面と基本的に重要な関係をもっている。頭蓋底の周囲長、配置、形態は、成長発育していく下顎骨や鼻上顎複合体の成長発育領域を規定する「型紙」の役割を果たすことになる。簡単にいえば、「顔面は、脳の基底部の上に構築される」のである。しかし、頭蓋冠は、顔面に直接的な成長発育作用を及ぼす部位とはいえない。

　まず頭蓋天蓋部、次に頭蓋底について述べる。これらの部位の成長発育には根本的な差がみられるが、成長発育状況については互いに関連がある。

頭蓋冠

　まず、頭蓋冠の正確なスペルは「calvar*ia*」であり、「calvar*ium*」ではない、頭蓋:「cranium」の関連用語であることをふまえると、「calvarium」のほうが理解できる。複数形の正しいスペルは、それぞれ頭蓋冠が「calvariae」、頭蓋が「crania」である。この用語は、一部の解剖学者にも広く誤って認識されており、現在、ある医学辞書においてさえも誤った用語の2番目のスペルが記載されている。適切な用語を使用することは、学識のある証しとなるので注意しよう。

　頭蓋底全体を裏打ちしている骨表面のほとんどは、骨吸収面である(図6-1の陰影部分)。この部位は頭蓋冠の頭蓋内面とは対照的であり、その頭蓋冠の頭蓋内面の大部分は骨添加面である(明るい部分。矢印で示した頭蓋周辺部の逆転線[reversal line]に注意すること)。この大きな差がみられるのは、頭蓋上壁内側(髄膜面)が、ひとつひとつ別々に区分されているわけではないためである。それとは対照的に、頭蓋底には、頭蓋窩とその他にトルコ鞍や嗅窩などのくぼみがある。なぜ成長発育様式の違いが必要とされるのかについて、以下説明する。

　脳が増大すると(図6-2a)、それにつれて頭蓋冠のそれぞれの骨が外側に向かって転位する(b)。これは、脳の増大にともなうそれぞれの骨自体の受動的な移動である。脳が増大することによって、骨が外側へと直接的に「押し出される」のではなく、むしろそれぞれの骨は、それぞれに付着している結合組織網内に包含されて移動するのである。そし

第6章 神経頭蓋

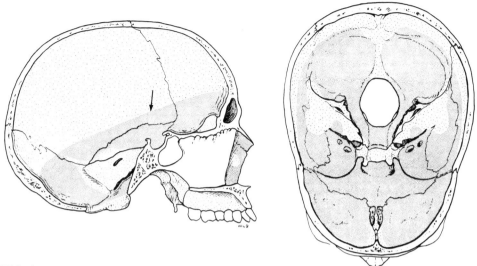

図6-1
(Enlow, D. H.:『ヒトの顔[The Human Face]』から引用. New York, Harper & Row, 1968, p.197[許可取得済])

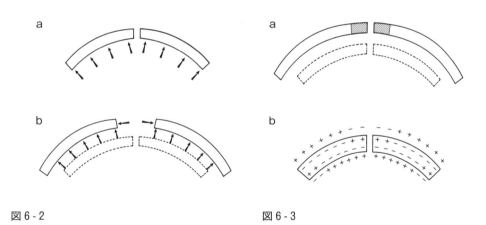

図6-2

図6-3

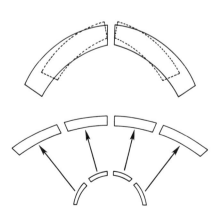

図6-4

て、この結合組織網は頭蓋内側の髄膜へ、また頭蓋外側の外皮へと連続している。

これらの骨に固着している結合組織膜が、脳の成長につれて拡大するとそれぞれの骨は結合組織膜により外側へ運び出され(転位)、その結果、縫合部においてそれぞれの骨は引き離されることになる。図6-3は、一次転位によって縫合膜に張力が起きることを示している。これは、現在の理論では、この張力により縫合縁上に新たな骨が即時反応として添加される(a)。それぞれ孤立した骨(前頭骨、頭頂骨など)は、そのことによって全長を増大する。同時に、頭蓋外側と内側の両面全体に、少量の骨が添加される(b)。内外側皮質を裏打ちしている骨内膜は、骨吸収面である。この骨吸収面によって全体の厚みが増し、内板と外板の間にある髄腔が拡大する。しかし、頭蓋内側面での骨添加は、骨全体を外側に移動(転位)させる成長発育変化ではない。骨外膜として機能する硬膜と接している骨内膜は、骨吸収面でないことに注目してほしい。古い文献ではこの点に誤りがあり、現在でも誤解されている点である。

骨全体の彎曲が減少し、骨は平坦化する(図6-4)。これらの「平坦な」骨の輪郭は比較的単純であるため、骨改造の程度はそれほど著しくはないが、縫合にもっとも近接している領域では、逆のことが起こりうる。ここで外側または内側面を問わず骨吸収が起きうるが、そのどちらが起こるかは、変化を起こす局所の状況によっている(図6-3b)。

頭蓋底—顔の基盤

顔は頭蓋底からほとんど独立しており、顔面成長発育過程や顔面の形態的特徴は、頭蓋底の大きさ、形状と成長発育と関連がないと考えられてきた。しかし、それは誤りである。頭蓋底で起きている多くの事象が、種々の顔面各部位の構造、大きさ、角度そして位置に影響を与えている。それは、頭蓋底が顔を成長発育させる「型紙」の役割を果たしているからである。頭蓋底にみられる構造の違いが、顔面パターン全体にどのように影響するのかについては、別の章に示す。

頭蓋底では、幾何学的構造の複雑さと頭蓋窩の入り組んだ屈曲構造のために、まったく異なった成長発育様式が必要となる。頭蓋内側面のほとんどは、天蓋面と異なり吸収性を示している(図6-1参照)。その理由は、縫合部の位置どりが多方向への成長発育拡大の可能性や転位を起こすために、求められるさまざまな程度の変化を生み出すことができないからである。

ヒトの祖先の哺乳類から受け継いできている縫合系は、著しく増大する脳や頭蓋底を構成する入り組んだ構造を包含するには単純な構造である。したがって、頭蓋底では広範な骨改造が必要となってくる。たとえば図6-5aに、成長発育拡大したヒトの頭蓋窩と1および2に位置する縫合とを概略的に示す。矢印に示すように、これらの部位では一方向の縫合性成長発育が起きる。しかし、これらの2つの縫合では、拡大する脳を包含するのに必要なもう一側の方向への成長発育を生み出すことはできない(図6-5b参照)。頭蓋窩は直接的骨改造によって拡大することが可能であり、そこでは外側の骨添加面と内側の骨吸収面が関与している。これが縫合性成長発育(軟骨結合性成長発育とも)にともなって、種々の頭蓋窩が直接拡大する重要な骨改造過程である。このように、単純な縫合系(われ

われの大昔の祖先から受け継いだ平面的頭蓋底)だけでは、このような複雑な骨改造パターンを構築することはできない。

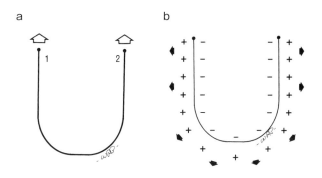

図6-5

　いろいろな頭蓋内の区画は、それぞれが骨の盛り上がりによって互いに隔てられている。中頭蓋窩と後頭蓋窩とは、錐体部の隆起により隔てられている。嗅窩は鶏冠により分けられている。左右の中頭蓋窩は、トルコ鞍直下の一連の蝶形骨正中部の高まりにより隔てられている。前頭蓋窩と後頭蓋窩の左右側は、一連の正中部の骨の隆起により隔てられている。これらの盛り上がった部分は、頭蓋底の他の部分と異なり、図6-6aに示すように添加性を示している。これらの部分が添加性を示す成長発育上の根拠は、図6-6bに模式的に示してある。理由は単純なことで、窩が外方に向かって吸収により拡大していくにつれ、これらの窩を隔てている部分は、それに釣り合うように添加により内方に向かって拡大していかなければならないからである*。

　頭蓋底の正中腹側部は、窩の外側部よりはるかにゆっくり成長発育する。このことは、量的にも速度においても著しい成長発育拡大を示す大脳半球と対照的な延髄、橋、視床下部、視束などのゆっくりとした成長発育に適合している。頭蓋底が、縫合部や軟骨結合部の成長発育に加えて骨改造変化による成長発育拡大を行うので、これらの成長発育拡大の程度や割合に差のみられる現象が生じうるのである。

　正中に近づくにつれ、縫合性の成長量や速度が著しく減衰する。しかし、正中部のいろいろな構造の間や、正中部より速く成長発育している外側部との間にある構造が必要とするいろいろな成長発育拡大の程度は、直接的な骨改造変化により調整されている(図6-10b参照)。

---

*しかし、トルコ鞍の内壁を形成している骨はきわめて変異性に富んでおり、部位によって添加性を示したり吸収性を示したりしている。これには、いくつかの理由があげられる。すなわち、頭蓋底の屈曲の程度の違いや、大脳葉の形や各葉の大きさの比率の違いなどによって、頭蓋底全域にわたって、その正中腹側部の前下方への転位の程度の差異なども関与している。しかし、トルコ鞍は脳下垂体との間の結合を保つ必要があるし、また腺自体の大きさの違いにも調和しなければならない。もし下垂体窩が、頭蓋底全体の転位によって必要以上に下方へ移動させられれば、その動きに呼応して下垂体との結合を保つために、トルコ鞍の底部は骨表面の添加によってもちあがっていく。あるいは、別の個体では、頭蓋底の転位と下垂体との結合との間の調和を図るように、窩底部が部分的にあるいは全体的に吸収を起こすこともある。一般的には、下垂体窩の内壁の後面での吸収、蝶形骨斜台部での添加がみられる。この結果、下方にある蝶形骨体部より転位の程度の少ない下垂体に順応するように鞍背部が後方に張り出していく。トルコ鞍底部同様、蝶形骨隆起も前に述べたと同じ理由で、変異に富んでいる。ある個体では、その隆起の背面は吸収性を示すかもしれないが、別の個体では添加性を示す。

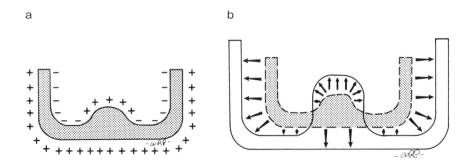

図6-6

　以下の点は、成長発育上重要な事項である。頭蓋冠と異なり、頭蓋底は脳神経や主要な脳血管系の通路となっている。もし、縫合部の成長発育機構だけが機能をもつとすると(頭蓋冠におけるように)、大脳半球の拡張は頭蓋底の著しい骨の転位による動きを引き起こしてしまうであろう、頭蓋底での骨改造による成長発育の過程が、これら神経、血管系の通路の位置的な恒常性をもたらしている。すなわち、骨が縫合部で成長発育拡大するのであれば生じるであろうと考えられるような、大脳半球の著しい拡張によって起こる不釣り合いな骨の隔たりは起こさない。神経・血管系の通過する孔自体も、つねに適切な位置を保つためにドリフト(＋と－)を起こしている。孔は、そこを通過する神経・血管系が脳の拡大に呼応した動きに合わせて、添加吸収により動いていく。頭蓋窩側壁の骨改造移動と関連して、この転位の動きの範囲や方向には差があって、それぞれの局所の骨改造にも微細な違いが必要となる。

　たとえ脊髄の辺縁をなす後頭蓋窩の底部が、大後頭孔周長よりかなり著しい拡張をするとしても、脊髄の相対的な位置の恒常性は、この部位による異なる骨改造変化の過程により保たれる(図6-7)。大脳半球や後頭鱗部の成長率が大きければ大きいほど、脊髄や大後頭孔の成長率は逆に小さくなることに注意されたい。縫合性の成長発育だけでなく、部位により異なる骨改造変化が、このような現象を引き起こしていく。第1章で強調したように、骨や軟組織の改造は、これらの構造部位に対する局所的発育制御信号を発する局所的条件により、必要とされる様式に関係なく遂行される、ということを思い出してほしい。

　頭蓋底の正中部は、軟骨結合の存在により特徴づけられる。軟骨結合は、胎生期に現れる軟骨内骨化の中心から生じる。初期の軟骨頭蓋の一次軟骨の残遺である。胎生期および出生後初期には、多くの軟骨結合が機能を有している。しかし、幼少年期に入ると、頭蓋底の主要な「成長軟骨」としては、蝶後頭軟骨結合があるのみとなる。骨の発育に直接関連するすべての「成長軟骨」のように、蝶後頭軟骨結合部も圧順応性の成長発育機構を示す。

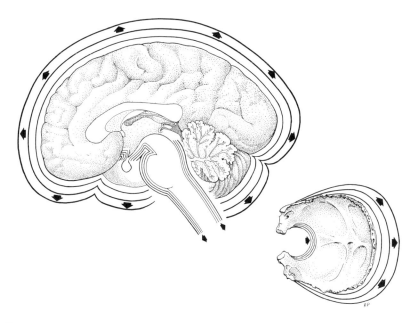

図6-7
(Enlow, D. H.：『ヒトの顔[The Human Face]』から修正して引用．New York, Harper & Row, 1968, p.202[許可取得済])

　このことは、牽引順応性を示す頭蓋冠や神経頭蓋側壁および頭蓋窩の縫合部の成長発育機構と対照的である。頭蓋底に加わる圧は、頭蓋冠と異なり、おそらく頭蓋底の正中部にある支柱のような軟骨結合部に加わり、その部位は、脳と顔面を支持する場であり頸筋や咀嚼筋の力にも耐えうる場であると推測される。現在、これらの圧順応性を上回る他の要因の存在の可能性がなんであるかはわかっていない。蝶後頭軟骨結合は、脳や頭蓋底が成長発育し続けるかぎり、幼少年期の成長期を通して残存している。およそ12～15歳くらいで活性は止まり、だいたい20歳くらいまでに、正中部で蝶形骨と後頭骨とが癒合するようになる。

　蝶後頭軟骨結合の存在により、その圧順応性の軟骨内骨形成機構によって、頭蓋底正中部の伸長が起こる。頭蓋底側方部にも縫合部は存在している。しかし（1）成長発育する脳神経系により生ずる圧力は縫合部ではなく軟骨結合部で受け止められ、（2）大脳半球にある側方への拡張力は側方の縫合部に加わり、大脳半球とは直接関連のないゆっくりと成長発育している頭蓋底の正中部と異なっている。縫合とは、張力に順応する膜内性骨成長を生み出す結合性膜組織である（第14章参照）。

長い間、蝶後頭軟骨結合は頭蓋底の成長発育をプログラムする成長発育の「センター」であり、ペースメーカーであると考えられていた。しかし、これはあまりにも単純な解釈であるため、下顎頭が成長発育に果たすと考えられた役割と同様に時代遅れの概念である。頭蓋底の成長発育はきわめて多因子的であり、正中軟骨による単なる局所的現象ではない。正中軟骨は、頭蓋底の全体を通じていえる多くの局所的成長発育環境との関連性はない。下顎頭でも同様にはっきりと示されているが、軟骨結合に関連する内軟骨性骨形成による頭蓋底の骨の割合はきわめて小さい。

軟骨結合の機構は、基本的に異なっている二次軟骨とは対照的に、すべての点で成長一次軟骨の基本構造に類似している。（二次軟骨について記述している第14章参照）。長管骨の骨端軟骨のように、軟骨結合は、細胞供給層（reserve zone）、細胞分裂層（cell division zone）、肥大層（hypertrophy zone）および石灰化層（calcified zone）（図6-8参照）という一連の「層」構造を示している。細胞分裂層の軟骨細胞は、下顎頭軟骨とは異なり、骨端軟骨と類似して、成長の方向に沿った明瞭な柱状構造を呈している。しかし、軟骨結合ではその成長方向は骨端軟骨と異なり、両側性を示している。すなわち、構造的には、基本的に2つの骨端軟骨が背中合わせになって、共通の細胞供給層を有していることになる。

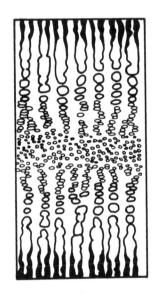

図6-8

蝶後頭軟骨結合による内軟骨性骨成長は、関与する骨の一次転位に関係している。蝶形骨と後頭骨は、一次転位によって引き離され（図6-9）、それと同時に新たに内軟骨性化骨をした骨（髄質は海綿骨）が、それぞれの骨内膜によって添加される。この軟骨内化骨した骨組織を核として、そのまわりに皮質骨（膜性骨）が形成されていく。その結果、各骨（蝶形骨と後頭骨）の長さが増大していく。骨内・外膜性骨改造によって両骨の周囲長も増大している。最終的に蝶形骨内部には、非常に大きい蝶形骨洞が形成される。蝶形骨洞は鼻上顎複合体の鼻中隔に沿って、その真後ろに位置する。中顔面が徐々に前下方へと転位するため、蝶形骨体は当該部位との接触を維持するために骨改造される必要がある。した

がって蝶形骨洞が形成され、順次拡大する。しかし、蝶形骨洞の拡大によって、上顎骨が「押し出される」ことはない。蝶形骨体が周辺で増大するため、蝶形骨洞は二次的に拡大し、移動している鼻上顎複合体との接触が維持される。

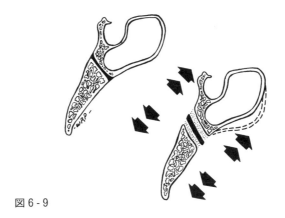

図 6-9

　軟骨結合における頭蓋底の長さの増大と、それぞれ新生される骨の長さの増大にともなう転位に関連して、2つの重要な疑問が湧いている。第一は、軟骨結合が、成長発育過程により転位を引き起こすのか、あるいは内軟骨性骨成長とは、他の力（おそらく脳の拡張するような力）により引き起こされる転位に対する反応であるのか、という点である。第二は、頭蓋底の成長発育の割合、量および方向を実際に調整する内的な遺伝情報の組み込みが軟骨には初めから存在しているのであろうか、あるいは軟骨は、成長発育を制御している他のなんらかの調整因子にある程度依存しているのであろうか、という点である。

　従来、頭蓋の軟骨（一般的に頭蓋底全体）は、脳の成長発育とは多少独立してはいるが、本来、脳の成長発育と関連を保ちながら、完全には自律性のある成長発育単位であると考えられてきた。しかし、この解釈は不完全である。軟骨異栄養症のような軟骨結合の成長発育が、障害されると頭蓋底の著しい短縮が起きる。一方、頭蓋冠や下顎の成長発育は、ほとんど影響されてないことがわかっている。このことは正常な頭蓋底の成長発育が、軟骨結合の軟骨細胞内の遺伝子にコードされた生物学的過程に依存していることを強く示唆している。また実験的研究では、軟骨結合には成長軟骨としての独立した増殖能が備わっており、間質性成長によって組織を引き離す力を生み出すことが可能であることが示されている。しかし、軟骨結合によって生じる力は、長管骨骨端板によって生じる力よりも弱い。同様に、脳成長発育障害がみられる場合は、頭蓋底の成長発育も影響を受ける。したがって、頭蓋底の形状、大きさや特徴は、脳と直接的に系統発生学的な関連を有しているようで、それは機能母体説（functional matrix）の「系統発生学的タイプ」の存在を裏づけるものと考えられる。これは頭蓋底（頭蓋冠ではない）には特定の内因性成長能があるが、外因性制御因子も必要であることを示唆している。それとは対照的に、頭蓋冠は成長の制御に関しては周囲を取り囲む頭蓋内側および外側の骨膜に強く依存している。

前に指摘しているように、軟骨結合は頭蓋の正中腹側軸の成長発育に関与しているが、頭蓋底全体の成長発育には関与していない。頭蓋底正中部の全体的な成長拡大は、側方に位置している中頭蓋窩（および後頭蓋窩）の成長発育よりはるかに少ないことに注目されたい。このことは、側方頭蓋窩および正中近くに存在する延髄、下垂体、間脳、視床下部、視束交叉などより、はるかに成長発育が著しい脳半球の各葉を包含しているためである。頭蓋内側の吸収は、斜台の頭蓋内面および側方の中頭蓋窩の窩底内面で広範に起こっている。このことは、斜台にとってみると、軟骨結合による長さの成長発育に加えて斜め前下方への骨改造による動きを生じることになる*。中頭蓋窩および後頭蓋窩では、縫合性の成長発育とも関連して著しい成長発育が起こってくる。斜台の部分も、大後頭孔の後頭骨辺縁部での頭蓋外側面への骨添加により長さが増加する。

　中頭蓋窩およびその包含する神経系の成長発育は、前頭蓋底やその下方にある鼻上顎複合体および下顎骨に、重要な二次転位の影響を引き起こす。上顎複合体の後方限界は、前頭蓋窩と中頭蓋窩の境界と一致しているため、前頭蓋窩とその下に位置する鼻上顎複合体の前方転位は調和がとれて起きる。しかし、下顎骨の水平的な転位量は、中頭蓋窩の成長拡大の大部分が下顎頭より前方の部分で起こるために、前頭蓋窩や鼻上顎複合体に比べれば、はるかに少ない。鼻上顎複合体は前頭蓋窩の転位と通常は均衡を保っているが、下顎骨はこの本来備わっている成長発育上の利点を共有していない。成長発育に関してより独立した部位であることは、成長時に下顎骨の不調和（下顎の小顎症または前突症など）が生じる可能性がはるかに高いことを意味する。

　中頭蓋窩の成長発育自体は、下顎骨や前頭蓋窩や鼻上顎複合体を前方に押し出すことはない。成長発育している大脳の前頭葉と側頭葉とは、互いに接して膨らんでいく風船のようにみえる。全体としてみれば大後頭孔より前方へ向かって成長発育しているけれども、互いに離れていくように転位している。側頭「風船」と前頭「風船」とは、それぞれ中頭蓋窩と前頭蓋窩とに線維性の結合をしている。両風船が拡大するにつれて、これらの2つの窩は互いに引っ張られ引き離されることになるが、両者とも突出する方向に移動する。その結果、前頭骨、側頭骨、蝶形骨、篩骨などにあるさまざまな縫合に張力の生じた領域が発現し、これが縫合性の骨反応（内外側面全体で起きる骨吸収と添加による直接的な頭蓋底の骨改造拡大）を誘発すると考えられる。したがって両頭蓋窩は拡大し、鼻上顎複合体は前頭蓋窩底部とともに前方に移動する。5～6歳くらいで、前頭葉の成長と前頭蓋窩の成長発育はほとんど完了する。したがって、その後の成長発育時に前頭部が突出するのは、前頭骨の厚みが増す結果であり、前頭骨内の前頭洞が拡大する（図6-12）。しかし、側頭葉の成長発育と中頭蓋窩の成長発育は、さらに数年かけて継続し、側頭葉の拡大は前頭葉を前方に転位させ、その結果、これら両葉の間の縫合系に牽引力を生み出す。前頭蓋窩と上顎複合体は、後方に増大する側頭葉が控えているために、前方に動かされる前頭葉によって前方に運び出される。この拡大する脳や他の軟組織の拡大に反応して引き出される「牽引力」の考え方は、理論的な説明であるが、軟組織や硬組織の成長発育の根底にある生物学の理論と一致する。

---

*しかし、トルコ鞍背部の形状と大きさの変異は大きい。一部の個体におけるトルコ鞍背部は後上方と著しく張り出している個体もあり、蝶形骨側の斜台はそれに対応して骨吸収面ではなく骨添加面となっていることもある。

図6-10aは、中頭蓋窩前壁の内面から吸収が起こり(1)、蝶形骨の眼窩側および蝶前頭縫合部に添加が起こる(2)、さらに、前頭葉が前方に転位するにつれ、前頭蓋窩の前方転位が起こってくる(3)。錐体の高まり(4)が頭蓋内面で骨添加により増大し、蝶後頭軟骨結合部での成長発育により斜台の長さが増大する(5)。大後頭孔は、頭蓋内面での吸収と頭蓋外面への骨添加とによりだんだん下方へ下がっていく。このことも斜台の長さの増大に貢献している(6)。大後頭孔の周囲長は、脊髄の髄鞘形成やさらなる拡大に順応するため増大する。頭周の逆転線(reversal line)の下方(図6-1参照)では、頭蓋底の縫合の成長発育に加えて起きる頭蓋内側での骨吸収と頭蓋外側での骨添加が起こることによって頭蓋内頭蓋窩が拡大する(7)。

図6-10bに、頭蓋底の腹側中心部に向かうにつれて、縫合性成長の程度が低下することを示す(明るい陰影部分[1])。頭蓋窩内側は、暗い陰影部分[2]に示すように、対応する皮質骨の直接的骨改造に応じて拡大する。斜台は、蝶後頭軟骨結合における軟骨内骨成長によって伸長し(3)、加えて大後頭孔周縁の頭蓋底での下方への直接的な骨改造により成長発育する。蝶形骨後頭骨複合体は、頭蓋内での骨吸収(0)と頭蓋外側での骨添加によって、前下方へと骨改造と変位される。

中頭蓋窩の垂直的な成長発育は、上下顎弓両アーチの垂直的な位置に重要な影響を与えている。この影響により、両アーチはどんどん引き離されていくようになる。

各前頭蓋窩は、前頭葉の増大にともなって拡大する。どの縫合部であれ、関連ある骨の外周の増大に寄与する。したがって、蝶前頭縫合、前頭側頭縫合、蝶篩骨縫合、前頭篩骨縫合、前頭頬骨縫合は、互いは緊密に連携し合って脳や周囲軟組織の増大に対応して、牽引力に順応した骨成長に寄与している。その結果、骨は互いが離れるように転位する。これは各部位の骨の増大が関連しているため、一次転位である。これらの変化とともに、下記に記すように頭蓋外側での骨添加と頭蓋内側での骨吸収によって骨も増大する。これらの過程がすべて統合されることによって、図6-10bに示すような複合した成長発育変化が起きるのである。

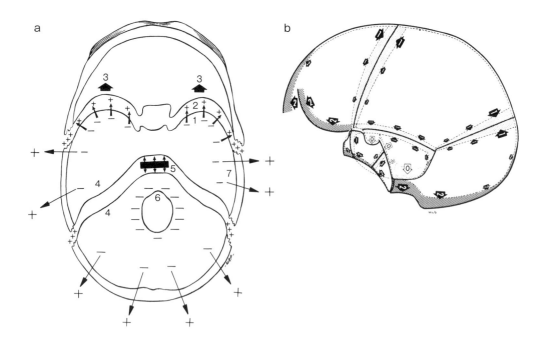

図6-10
((b) Enlow, D. H.：『ヒトの顔(The Human Face)』から引用．New York, Harper & Row, 1968,[許可取得済])

　前に指摘したとおり、縫合部の成長発育だけでは、必要とする頭蓋窩の成長発育は望めない。いろいろな縫合部での骨添加に加えて、直接的な骨皮質の著しい骨改造も起こる(図6-11)。もっとも、前額部の半分より上の部分の頭蓋内側では、吸収よりむしろ骨添加が起こっている。頭蓋内側を一巡している逆転線は、吸収性を示す頭蓋底部(basicranium)と添加性を示す頭蓋冠の部分とを区別している(図6-1 矢印参照)。

　前頭葉が成長発育するにつれて、前額部内壁は前方に骨改造していく。前頭葉の成長発育が遅くなりほとんど止まってしまう(図6-11)。6歳ごろより少し前の時期には、この内壁の成長発育の程度も少なくなったり、止まってしまうと内面の成長発育も止まる。しかし、外壁は前方に向かってドリフトし続ける(図6-12)。こうして内外両壁はどんどん離れていって、結果として海綿骨髄膜(板間層)吸収により前頭洞が拡大していく。しかし、洞の大きさ、前額部の傾斜の程度は、年齢、性、頭部の形状によってかなり異なっている(第8章参照)。前頭洞の成長発育する理由は、鼻上顎複合体上部が前方に成長発育し続け、前額部外壁がこれにつれて前方に骨改造するからである。

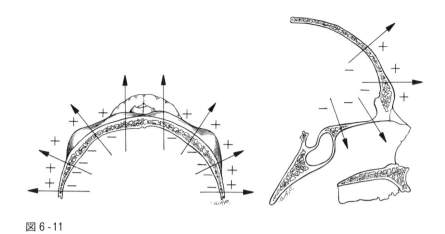

図 6-11

　前頭蓋窩の底部は、その下にある眼窩の上壁部でもあることに注意されたい（図6-13）。頭蓋内側は吸収性を示し、ごく薄い骨壁よりなる眼窩側は添加性を示している。成長発育にともない、順次下外方へ向かって転位していく、このような変化の結果、頭蓋窩の底部は拡大するが、眼窩は縮小するのであろうか。答えは「否」であり、その理由は2つある。第一に、眼窩はV理論によって前方に転位することによって、縮小することなく拡大する（図6-13）。第二に、眼窩にある複数の部位も、種々の眼窩の縫合における骨添加と同時に外側へと転位し、互いに離れていく（上顎骨に関する章を参照のこと）。

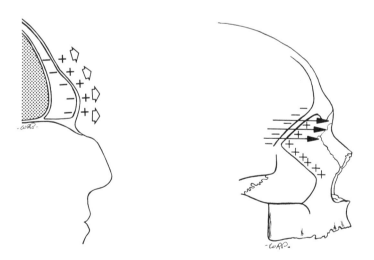

図 6-12　　　　　　　　図 6-13

第7章

顔の成長発育における歯の役割

　第1章で強調したように、「歯の動き」は、単に歯が咬合しあうように配置すること以上の役割がある。これは顔の成長発育の鍵となる部分であり、治療によって補正できる重要な生物学的過程の1つである。歯の動きは、(1)歯を機能しうる位置に配置し、(2)歯周囲の頭蓋顔面複合体全体の著しい成長発育がみられる中、逐次変化する解剖学的関係を支援している。また、(3)歯根膜(PDM)は、咀嚼によって歯にかかる力を圧力や牽引力へと変換する緩衝組織として機能している。これらの基本的な成長発育機能には、精巧かつ複雑な生物学的システムが必要であり、そのシステムには複数の「形成能を有す」組織が密接に協調しあった組織学的作用が関与してくる。内因性制御過程は、選択的に活性化し、複雑な組織形成作用と協調しあっている。

　「成長発育を利用して治療する」ようデザインされた手法は、すでに発現し局所に分布している内因性の細胞内メッセンジャーを増強、調節、あるいは入れ替えるための外因性制御信号を誘導するものである。臨床医の1つの目標は、これらの信号に感受性を示す基本的生物学的反応の(1)方向性と(2)その大きさを制御することである。重要な点は、調整される生物学的過程は、正常な成長発育過程で起きることと同等であるということで、それは臨床的手技によって変えられる形成性組織に入力される信号である。その結果、局所的な細胞の反応が選択的に促進あるいは抑制され、歯の移動する方向が変化する。したがって、臨床医は生物工学に精通し、望む生物学的な結果を得るために、入力信号(Ⅱ級ゴム、ヘッドギア、歯科矯正用アンカースクリュー[TADs]など)をデザインする必要がある。最適な結果を確保するためには、成長発育する顔面の制御に、入力信号と生物学的反応を継続的にモニタリングすることが必要なのである。この種の治療に取り組む臨床医にとって、関連する生物学を深く理解することは不可欠である。歯の移動(歯の萌出とドリフト)は、出生後の顔面成長発育の3分の1に関与しているため、本章に記載されていることは臨床に直接適用することができる。

　歯根膜*は骨膜と類似した骨形成性結合組織で、「背中合わせ」の両側性の組織形成膜であるため、縫合の組織形成膜とも類似している。これは系統発生学的にみて、基本的な機能の問題に対する適応の答えである。骨膜のように血管に富む膜は、圧力に対する感受性が非常に高く、表面を圧迫する力によって、そこに走行している血管が閉塞されると壊死が起こり、骨が吸収されることが知られている(274ページ参照)。咀嚼により生じる歯への力は、顎骨の骨形成膜に有害な圧力を与えるため、それを緩和する要素が必要であると

考えられる。特に圧耐性を示す組織である軟骨は、歯根と歯槽骨面との間の緩衝材として十分に機能するのだろうか。その答えは「否」である。なぜならば、軟骨の骨改造能はきわめて限られており、顔面成長発育過程の欠くことのできない歯の発育、萌出、ドリフトに求められる動的変化に順応することができないためである。

歯の下方にある骨表面にかかる圧力に関する系統発生学的問題は、単純かつ効果的な方法によって解決された（図7-1）。歯槽内でおのおのの歯が結合組織の索で、つり下げられているだけで、圧は直接牽引力に変換される（これには結合組織性の膜は順応しうるし、対応しうる）[**]。これによって、歯が歯槽内に押し込まれることによって生ずる内側方向への圧は、歯槽骨には圧としてではなく直接牽引として伝わる。したがって、歯根膜は、歯が歯槽内に圧下されたり、咀嚼力によって傾斜や回転を起こしたとき、その圧によって組織が破壊されるような結果にはさらされなくてすむ。

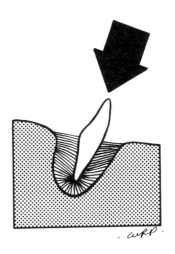

図7-1

---

[*]通常、歯周靱帯（periodontal ligament）とも呼ばれる。それは、安定した成人の歯根膜の組織構造からもわかるように、たしかに成熟した靱帯といえよう。しかし、「膜」という言葉は、成長発育期の子供のそれに対しては適当である。歯根膜は、きわめて活性の高い変化に富む結合組織膜で、単に歯を物理的に支えている靱帯だけではない。それは、（1）歯の成長発育に貢献している。（2）歯の萌出に直接関与している。（3）歯のドリフト、傾斜、および回転移動に直接関与している。（4）歯槽骨の骨組織の形成に関与している。（5）感覚受容や血流にとって重要である。（6）歯の移動にともなう骨の急激な改造に直接関与している。このような理由から、歯根「膜」という言葉は、この結合組織層の動的な機能とより密接に関係している。他方「靱帯」は、ただ1つの機能 – 線維性の付着しかもたない。安定した、活性のない、かつ変化のない組織を意味している。

[**]この生物学的状況は、よく補綴専門医が遭遇する問題である。粘膜支持による義歯は、歯根膜という牽引力に圧を変換しうる索状組織なしに骨の上に圧を加えることになる。インプラント義歯によって、歯槽にかかる圧力は消失する。

この比較的単純な仕組みは、いくつかの必要な機能を生み出している。すなわち、歯の効果的な機械的支持組織として、それは弾力があり、かつしっかりとした支持組織を提供している。また、生物学的な仕組み（結合組織改造変化）で、萌出を可能にし、個々の歯を機能的な咬合位に到達させ、歯槽骨の成長発育と維持に貢献している。さらに、引き続いて起きる成長発育に必要な血管や神経系の供給を未分化細胞の貯留の場とともに提供している。加えて、歯の垂直的あるいは水平的なドリフト、およびそれをともなう歯槽骨の改造を可能にしているのである。これらすべて、歯の移動に関する生物学上の必須条件である。これらPDMによって果たされいるすべての機能は、補綴的に天然歯の代わりに使用される固定式骨内インプラントや歯科矯正用アンカースクリュー（temporary anchorage devices：TADs）と骨との間の介在部には、歯根膜がないため、これらの機能は欠けることになる。しかし、インプラントおよびTADsと天然歯と歯根膜との間にある生理学的現象の重要な差の意義は、時として、歯科医には十分評価されないことがある。

　歯は、ヒトの身体において特異な構造物である。たとえば、歯は形成時にすでに成人の大きさである唯一の構造物である（すなわち、萌出した時点で歯冠は完全に形成されている）。一例を挙げれば、フッ化物の取り込みの場合のように、唾液との間である程度のイオン交換が行われるが、口腔内では歯は著しく安定し不活性である。エナメル質は、身体のその他のあらゆる部位より不活性である。この歯が有する特性のため、歯科医はその他の身体部位も同様に不活性であると誤解することが多い。実際、歯はそれらの組織と異なる。歯のもう1つの特異性は、汚染環境であれ無菌環境であれ、いずれの場にあっても存在していることである。これらの環境との接点は、複雑な組織構造からなっていて、細菌の侵入を防ぎ、かつ、骨内で個々の歯の生理的な移動を可能としている。正常な生物学的な歯の移動やそれにともなう骨形成過程が行われるには、健全な付着器官が必要である。付着器官が破壊されると、汚染環境では歯の移動によって骨が形成されなくなり、骨融解が起きる。本書では、この複雑な構造については十分な説明は行わないが、ここに記述する全過程は、損傷のない歯周組織付着器官と明確に汚染環境とは区分された無菌環境があることが前提である。

　歯は、2つの基本的かつ機能的な理由でドリフトする。その1つは、すべての基本的な口腔組織の教科書に記載されているように、成長発育につれ歯列弓の緊密度が増し、隣接面が徐々に摩耗していくに対して、接触面をあいかわらず緊密に保とうとする。これによって歯列弓は引き締まり、咀嚼力に耐えられる。第二の理由は、あまり知られていないがきわめて重要である。それは、下顎骨や上顎骨全体が成長発育し骨改造が進んでいくにつれて、歯を解剖学的な場に位置づけ順次転移していくためである。個々の歯（未萌出の歯胚も含めて）は、変化はしていくが正しい解剖学的に位置を保持するために、垂直方向に、側方に、近心あるいは遠心にドリフトしなければならない。たとえば若年時の「臼歯」部は、下顎体が後方に伸長するにつれて、後年になって「小臼歯」部になる。別の例を挙げると、上顎歯はかなりの距離を下方にドリフト（単なる「萌出」ではない）する必要がある。なぜならば、上顎弓の骨全体が下方に変位されることによって、(1)上部にある鼻腔が拡大し、(2)咬合平面を「レベル」するように（平坦化するように）口蓋の転位回転を調整するからである。口蓋骨改造にともなって歯が垂直的にドリフトされる前方と後方との程度の差異

が、口蓋と歯列弓の一定の適切な配置に継続して寄与している（213～214ページ参照）。したがって、水平的および垂直的ドリフトは、単に「歯列を緊密に保つ」ためよりもはるかに重要な機能がある。これは、顔面成長発育に関連する基本的な因子の1つである。第1章で指摘したように、重要なことは、臨床医が歯の移動にあたっては、「成長発育」を考慮に入れて「治療にあたる」ことが重要である。

　「近心移動」を示すために通常用いられているこの図には、歯槽骨の「牽引」側（添加）および「圧迫」側（吸収）それぞれに応じた、骨の吸収および添加の様相が示されている（図7-2）。歯根を含む顎全体の前後的切片で、ここに示したような模式化したよくみる組織像が得られる。しかしながら、通常の教科書では、近心へのドリフト移動についてのみ指摘しているにとどまり、重要な垂直方向の移動、回転、および傾斜移動については説明されていない。これらの移動も、通常、近心移動について記載されていると同様に歯槽骨の添加・吸収により起きてくる。ドリフトは水平時にも垂直時にも起きる過程であって、ここに示した図は、単に近心移動についてのみ描かれたものである（101ページ参照）。TADsの出現によって、垂直的ドリフトを理解することがきわめて重要となった。TADs出現前に臨床医ができた治療は、咬合平面への垂直的ドリフトを修正したり、咬合平面へのドリフトの促進を助長することができ、過蓋咬合の治療にとって重要な要素であった（Hansら[2007]）。しかし、事実上、歯槽窩は歯周組織の改造の場としての適切なパターンにより、その歯固有の動きによってどの方向にも移動が可能である。TADsは、臨床医が垂直的ドリフトをあらゆる方向に修正することができる生物学に基づいた強力な臨床装置である。

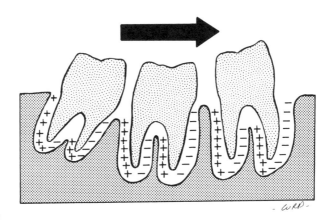

図7-2

　近心ドリフトの古典的な「圧迫と牽引」モデルは、歯槽窩の近心での骨吸収と遠心での骨添加について示すものである。このモデルは過度に単純化されたものであり、実際に関連している生物学的事象は示されていない。生理学的に正常な歯の移動（ドリフトなど）が起きている間、圧迫側の歯根膜のコラーゲン線維は、実際にはドリフトのような生理的な歯の移動時には牽引される（図7-8）。また、「牽引」側の歯根膜細胞は、実際は緊張して

いるコラーゲン線維の間で圧迫される（図7-8）。生理学的に正常な状態（成長発育）とは対照的に、歯－歯根膜－歯槽骨間の圧は、ある種の矯正治療での歯の移動に関連しうる。

圧が歯槽骨の吸収の引き金になって、まず歯周組織に作用するのか、直接骨に作用し、その後、歯根膜が反応するかについては、長年にわたって議論されている重要な点である（下記参照）。1つの考え方は、歯根の動きによって起きる歯槽骨のわずかな歪みや、成長発育により生じた別の力が歯槽骨の骨改造の引き金になるという。多くの研究者は、ピエゾ効果はこの引き金になったストレスに対する反応であると信じていて、この生体電気刺激こそが歯周組織内の骨芽細胞と破骨細胞表面にある受容体を刺激する「第一メッセンジャー」であると広く考えられている。また、細胞間の粘性成分が生力学的な媒体物として働いていると考えている研究者もいる。それは、おそらく歯槽骨表面に加わる血管や基質の膨張や収縮の程度によって歯槽骨表面に伝えられる圧、「水力学システム」として作用するのであろう。

歯を介して歯根膜に加わる圧、たとえば矯正による強い力が歯根膜にかかると、歯根膜は著しく圧縮し、血管が閉塞し、細胞の壊死が起きる。歯根膜の成長発育能は消失し、歯槽骨表面の骨改造変化が障害される。これが穿下性骨吸収を引き起こすと考えられている。この過程では、歯槽骨表面での硝子様変性した結合組織は、血管の閉塞によって組織学的には不活性となるため、骨吸収は、深部海綿骨から始まってくる。

上述したように、歯根膜は骨外膜や縫合と同じである。一般的な構造は類似しており、それ自体の成長発育様式も似ている。いうまでもないが、歯根膜はその片側は筋肉や別の骨ではなく歯に付着しており、この点は明らかに異なる。歯根膜は、歯槽窩内に壁を被覆している骨膜に対比されるものであり、これら血管に富んだ組織形成膜は互いに直接連続している。

歯根膜は「安定」した骨改造の行われない組織形成が不活発な状態では、本来は厚いコラーゲン線維の密な束からなる成熟した靱帯である。線維芽細胞や基質は、ほとんどみられない。しかし、顔面の成長発育、歯の発育と咬合の確立が活発に行われる時期には、歯根膜はきわめて活発に機能し、その組織学的構造は顔面の成長発育において複雑な成長発育上の役割に適応してくる。成長発育期の歯根膜はきわめて細胞に富んでおり、それは単に付着するだけの靱帯の線維よりはるかに多く、核濃縮がみられる線維芽細胞が散在している。組織形成が活発な骨膜と縫合部結合組織が含んでいるように、歯根膜も基本的に3層よりなる。中間層は「中間叢」と呼ばれており、骨形成骨膜と縫合の中間層に存在する細い前膠原線維の連鎖線維である。この連鎖線維（B層［図7-3］）によって、最内部と最外部にある太い疎な線維層（AとC層）の結合、そしてそれらの逐次生じる再結合がなされる。骨改造によって起きる歯のドリフト、萌出、回転と歯槽骨の移動に関連した調節機構が、これら線維の主たる機能である。非骨改造期とか歯の移動が比較的緩徐な部位（ある種）では、この層はあまり分化していないか、まったく存在しない。あるいは、連鎖線維は識別可能な領域を形成せず、よりまばらに存在しているのかもしれない。しかし、歯が活発に移動する時期には、連鎖線維は孤立層としての存在が明らかに区別されるか、否かは別として組織化学的には明確につねに確認されている（KrawとEnlow［1967］）。歯の移動時とそれに付随する歯槽骨の骨改造による転位時には、歯根膜は単にその場で「移る」

のではなく、全体的に新たな位置へと逐次移動する。むしろ骨と同様にそれ自体の改造によって移動をもたらすのである。この移動にあたっては、結合組織線維のかなりの引き続いての再連鎖が必要となってくる。

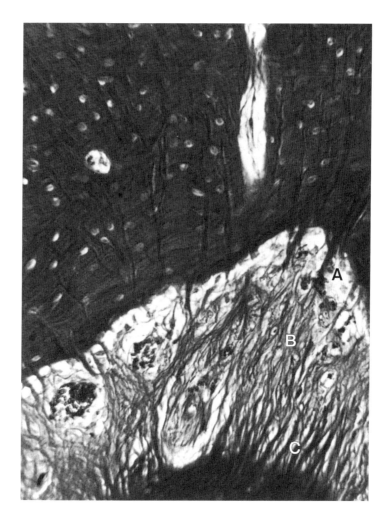

図7-3
(Kraw, A. G., D. H. Enlow:『歯根膜の連結[Continuous attachment of the periodontal membrane]』, Am. J. Anat. 120:133, 1967[許可取得済])

歯の萌出、垂直的および水平的ドリフト、その他の歯の移動を引き起こす機械的推進力は、歯槽の吸収面に存在し、活発に収縮する豊富な線維芽細胞(筋線維芽細胞)集団によってもたらされることが提唱されている(Azumaら[1975])。これらの特殊な細胞(図7-4のm)の収縮によって、歯根膜内のコラーゲンの束を牽引し、それにより歯は骨吸収面の方向に引っ張られると考えられる。収縮性細胞は歯根膜線維を新しいつながりの場に運んでいくのであると想像される。これらの収縮性線維芽細胞の間はデスモゾームによって埋められていて、細胞間は生理学的に叢状に融合している。これらの細胞は、ヘミデスモゾームによって線維にしっかりと入り込んでいる。同時に中間叢の特殊な膠原分解細胞と合成細胞(図7-4のxとy)が、後述するように線維の改造や再連鎖をもたらしている。このような変化は、基質の吸収と合成とも関連して起こり、その結果、歯の水平的あるいは垂直的なドリフトが生じる(図7-4矢印)。歯の移動の始まる前に、多核破骨細胞が骨を吸収する。同様な過程が、萌出や回転による移動にも起きる。以前1′と結合していた線維1は、次の段階で2と再結合し、順次同様のことが起こって、上顎の歯は下方に向かって萌出する。これらのさまざまな細胞が、矯正医が歯を移動させるのに使用する力の標的になるわけで、重要なことを示唆している。このような組織形成過程あるいは、それと類似したいろいろな過程が、歯の移動に際しては必ず作用している。

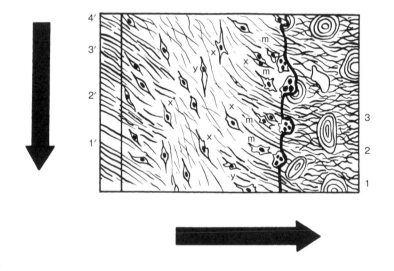

図7-4

図7-5～7に示すように、中間叢の連鎖線維の片側(b)は、歯槽骨(a)に接着している疎性コラーゲン線維の層であり、他側は歯のセメント質(c)に接着する疎性コラーゲン線維の層である。図7-6に、「牽引側」で生じる変化を模式図的に示す。歯が右側に牽引されると、歯根膜線維によって骨表面には張力が生じ、その張力が骨添加を活発化すると推測されるため、この古い用語が使用されている(下記参照)。新生骨層が、歯槽骨表面に添加される。これにより、a層歯根膜線維は埋入される(図7-6)。付着線維は、骨の中に釘

のように入り込まされるのではないことに注目されたい。これらの線維は、周囲に新生骨が添加されるにつれて、順次取り込まれていく。a層の線維は、このようにすぐに新生骨がまわりに添加し、完全に取り込まれてしまうことは明らかである。しかし、中間叢bの線維（あるいは組織像では同様の線維）はaに改造し、このためa層の線維の伸長が、歯槽壁の移動に先立って起きる。したがって、a層の線維は一端で新生骨に取り込まれ、他端は同量の長さだけ伸長する。bからaへの転換は、細い幼若な中間叢線維が集まって線維束を形成し、a層の太い「成熟」した線維になることにより進行する。基質が、それらを結合させる物質であると思われる。その過程は、豊富に存在する歯根膜線維芽細胞によって達成される。b層は幼若な中間叢線維の伸長により、その幅は一定に保たれている。現在のところ、この伸長する過程がb層内で起こるのか、bとcの間で起こるのかは知られていない。歯の成長発育にともない、あるいは歯のドリフトに関連して歯根膜が移動するにつれて、新しい原線維も絶えず追加される。c層の線維は、歯の移動する方向に移動される。したがって、この歯根膜の改造過程を通じて、歯と歯槽骨との間の変わらない結合状態は維持される。歯根膜全体は、歯の移動にともない単純に押されたり牽引されたりするのではないことに注目されたい。歯根膜は、ある部位から次の部位に成長発育しているのである。

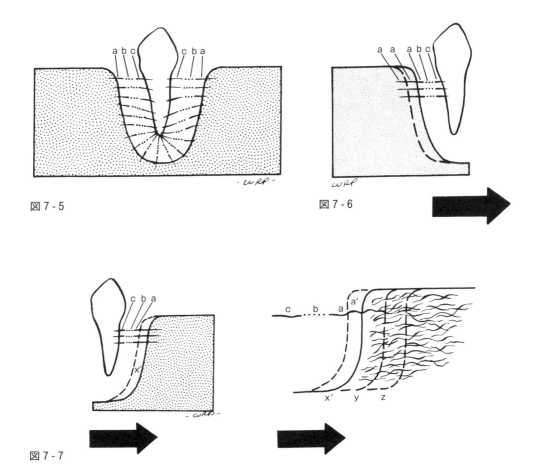

図7-5

図7-6

図7-7

図7-7に歯根の圧迫側の変化を示した(ここで「圧迫」とした理由は、上述したように歯根が直接歯根膜や歯槽骨を圧迫するという、長年にわたり信じられてきていた不適当な説があるためである)。これは反対側(「牽引」)の改造過程とは逆になっている。多くの破骨細胞によって、歯槽骨層板は表面から吸収される(x´)。歯槽の吸収側は、骨の表面が凹凸形を示し、浸食された様相を呈しているので、添加側とは組織的に容易に区別できる。吸収過程が活発に進んでいる時には、浸食されている小窩には無数の破骨細胞が観察される(ハウシップ窩 Howship lacunae)。

　歯槽骨表面にある骨吸収面と歯周組織を付着させる効果的な方法が機能していて、骨吸収面に新たな線維を接着させる方法である(Kurihara と Enlow、[1980b、1980c])。歯槽の骨吸収面の前面がx´からyさらにzへと進むにともなって(図7-7)、中間叢線維(b)、骨側への付着線維(aとa´)と歯側(c)の付着線維が改造されることによって相応する長さは維持され、新たな線維と再結合部位は、歯の移動に対応して引き続いて接触を維持する。したがって歯の移動する方向へ歯根膜全体が骨表面に向かって成長発育し、歯からは離れていくようになる。この過程が繰り返し行われる。歯槽の骨吸収側にある骨が徐々に排除されていったとしても、骨と歯の歯周組織による結合は維持される。骨が吸収された面に粘着性基質(プロテオグリカン成分)からなる層が形成されることによって、歯根膜とすみやかに再付着し、新たな前コラーゲン線維が形成される。この現象は、破骨細胞の骨吸収作用が発現するとほとんど同時に起きる。実際、アメーバ様に運動する破骨細胞のすぐ後方の場で、ハウシップ窩から破骨細胞が移動するにつれて、線維芽様細胞が再付着を確立する。骨表面に分泌された粘着性プロテオグリカンに埋め込まれた新たな原線維は、骨に「固着」する。原線維は歯根膜深部で以前に形成されたコラーゲン線維と結合し、骨と歯根膜の結合が順次進んでいく。前面では骨吸収が継続されていくと、このような粘着性のある接着部位は順次除かれ、また新しい粘着性組織ができていく。もし骨表面が骨吸収面ではなく骨添加面に逆転すると、骨面にある石灰化したプロテオグリカン層は「逆転線(reversal line)」となる。程度の差はあるが、このような逆転線はその後残存し、新たな骨が形成されていく。あるいはよくみかけることであるが、一過性にこの逆転が生じると、薄い骨(「スポット添加」)の形成によって、接着部位が再活性化される(図7-8)。いずれの場合も、逆転線は接触面における機序の移行線として明確に残存する。

　歯槽の骨吸収面に結合組織と骨との投錨付着部位が形成される場がどこであれ、歯根膜線維は、骨と歯の間をしっかり結びつけることになる。したがって、歯槽の「吸収」側は「圧迫側」であるとしばしば言われることがあるけれども、実際は線維自体牽引状態にある(図7-8の上部[B側]参照)。骨膜や歯根の血管に富む結合組織膜は、牽引力(筋肉の牽引力、あるいは咬合力によって生じる)のある領域で機能するような構造となっており、表面に圧迫の加わる場で機能するような構造はしていない。骨表面を覆っている膜組織は、過剰に圧が加わると血管障害が起き、骨芽細胞による新たな骨添加が妨げられるため、直接的な圧迫に対して感受性がきわめて高い。破骨細胞は、骨を除去することによって圧を「減少させる」機能を有している。「骨」は「圧に対する感受性が高く」、強い圧によって骨吸収を起こすとよく耳にする。実際は、骨の硬い部分ではなく被覆している膜が、そのような圧に反応するのである。ただし、一般的に骨に作用する生力学的な力の標的は2つの

部位があり、（1）骨膜、（2）石灰化した基質である。それぞれの反応の仕方は異なる。骨膜に圧がかかると、そのために血管床を圧迫し、破骨効果を惹起する（完全な壊死や機能停止を起こすほど、圧が高くない場合）、その結果、関連する特定の局所領域では組織の反応は、骨吸収という形で現れる。それとは対照的に、張力が加わった場合には骨形成的な場となり、新生骨の形成という形で反応する。これらの反応は、生理学的な生力学的平衡状態が得られるまで持続し、平衡に達すると骨形成性作用と破骨性作用は終息すると考えられる。

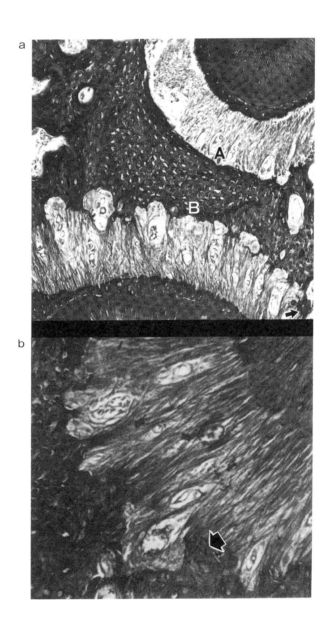

図7-8

上記の生力学的関係は、血管に富む骨膜に作用し、骨の成長発育に関連している。その他にも、骨基質の要素も存在する。図7-9に示すとおり、骨の細胞間基質に歪みがかかると、タイプは異なるが重要な骨改造様式が認められる。筋活動あるいは咬合、負荷効果、あるいはまた成長発育自体によって生じる力は、骨の超微細構造レベルでわずかな歪み（図7-9矢印）を生じる。その結果、局所部位の凸面と凹面での構造が変化する。凸面では骨基質が牽引され、陽性の電荷を帯びる。このことが引き金となって、骨芽細胞と破骨細胞表面にある受容体に作用するピエゾ効果（240ページ参照）によって、それぞれ骨添加および骨吸収が生じる（C）。骨は生力学的で、生体電気学的な平衡した状態（骨改造の平衡状態）に達するまで、すなわち全過程を活性化する信号が消失するまで骨改造が進む（D）。

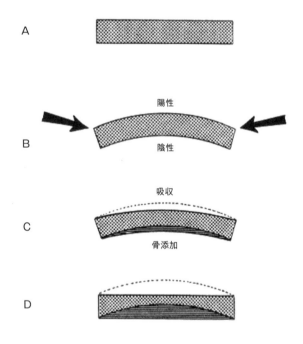

図7-9
骨基質に作用する力に対するピエゾ効果。本文を参照のこと。

　この生体電気学的反応は、骨を覆う軟組織に作用する力の場合と反対の性質を有していることに注目してほしい。この点が重要である。（1）骨膜または歯根膜にかかる圧によって骨吸収が起き、張力により骨添加を誘発する。（2）逆に、骨基質にかかる圧は、骨添加を、張力によって骨吸収を引き起こす。これらの一見真逆の骨改造作用の間でみられる効果とそれらのバランスは興味深いものであり、非常に重要な生物学的相互作用の存在を示している。

演習として、すでに矯正学を学んでいる学生に前述した結合組織性膜と骨基質に関する情報に基づいて、矯正による歯の移動について考えてもらおう。しかし、歯槽骨の全表面が凹面であることは、一見ひっかかることかもしれない。1つの理論的な考え方が、その問題に取り組むのに役立つであろう。もし、既存の凹面がさらにくぼむと圧は上り、その結果、骨が形成される。しかし既存の凹面のくぼみが減ると圧が低下し、張力が生じ、骨が吸収される。凸面でも、凸面の程度が増したり減少したりする場合も、同様にそれぞれ骨吸収と骨添加が起きると考えられている。

　歯の移動における生物学をふまえて、歯、歯槽骨、歯周結合組織それぞれの動きおよび、すべての周囲の硬組織や軟組織の改造時にみられる現象に影響を及ぼす、きわめて精細な機構について考えてみよう。この機構では、シンフォニーでの動きと同様に、ほんのわずかな間違いも起きない。そうでなければ、成長発育上のあらゆる事象に不釣り合いがすぐに生じ、すべての過程がすぐに行き詰まってしまうことになる。このすばらしい成長発育システムは、移動相互の関係を正確に調整している。

　歯自体は移動することができない。歯根周辺の軟組織によって、物理的に動かされているにちがいない。歯が移動する方向、量、タイミングは、歯根膜結合組織の改造と、歯槽骨の骨改造による移動と一寸の狂いもなく連動しているはずである。差が生じることは絶対にあってはならない。全過程において、付着が維持される必要がある。もし歯が骨吸収面よりも広範に、より早く、同期したタイミングでなく移動した場合を仮定すると、歯根膜腔は消失し、歯と骨の癒着が起きるであろう。同様に、歯槽骨の骨添加面における同様の成長発育機構も、同じ理由から歯と骨の間では緊密な調整機構が進行しているはずである。生じている現象の程度の差、方向性のちがい、作用の仕方のちがい、あるいはタイミングのちがいなどがあったならば、歯根膜腔は消失するか、もしくは機能に耐えられる程度をこえて拡大することになろう。歯根膜は、その幅を維持し、骨との再付着をし、結合を維持し、骨／歯の変位をいつも保つべく自ら改造しなければならない。広範にわたって精細な調整が行われているため、これらの各部位で緊密に相互に関連している成長発育を惹起せしめている信号の正確な働きがみられる。このような現象は、相互の正確にして協調性のある現象で共存する組織共同体内で起きることである。そして、このような現象は絶え間なく続いている。

　この優れた成長発育システムは正常な成長発育時の頭蓋顔面複合体にわたってみられる機能的状態や複雑な成長発育環境に対し制御、遂行する機能内因性制御システム下で行われている。矯正における歯の移動は、この内因性信号に逆らったり、手を加えて変更したり、改良を加えたりしてシステムを臨床的に操作することである。これらの信号は、固定式または可撤式矯正装置によって発現させることが可能である。形成性組織は、信号発生源が何であろうと関係なくいかなる信号にも反応する。したがって、単にアーチワイヤーを選択、結紮するとか、固定式にするか可撤式装置にするかという選択よりはむしろ、さまざまな矯正装置とブラケットにより発せられる生物学的信号のタイプがどんなものであるかということを、より真剣に考えるべきである。固定装置は歯を移動させ、可撤式装置は骨に影響を与えるとよく言われてるが、これは不的確かつ不正確な考えである（Hans ら[2007]）。しかし、制御システム自体は生物学的には同じであり、同じ内因性組織形成機

序を利用しているということは重要なことである。
　つまり、結論をいえば、ここが重要な点である。矯正医は、単に機械的手法を患者治療として選択するのではなく、「生物学的な入力の制御」を考慮し、生物学的な組織形成システムを制御するということを考えるべきである。

第8章

顔の形態とパターン

　小児の顔の形態とパターンが基本的に調和が保たれていれば、「調和のとれた成長発育」がその後も持続する。しかし不調和な成長発育は、パターンを不調和に変化させる。もし小児の顔が不調和であれば「調和のとれた成長発育」は不調和をそのまま維持する。実際は、不均衡な小児の顔は頭蓋顔面構造の均衡を達成するために、不均衡な成長発育が必要となる。均衡と不均衡が混在した状態で頭部形状の変異、人種差や性差のいずれによっても、驚くほど多様な顔の「タイプ」が生じてくる。本章では、この根底にある成長発育上の理由について述べる。別の章では、いろいろな変異の基盤にある解剖学的パターンについて考えてみる。

　一生の間に、あなたはたいへん多くの人の顔を見るであろうが、それぞれの顔を別人として認識することができる。一卵性双生児であっても、完全に同一といえる顔は存在しない。どの人の顔も、オーダーメイドのオリジナルなものである。以前とまったく同じ顔ということはありえないし、将来も今と同じということもないであろう。顔の中で下顎とオトガイ、頬骨、口、上顎、鼻、両側の眼窩といったいくつかの部分について、検討してみよう。さらに、その顔に関連してくる神経頭蓋部として、前頭部と両側眼窩上隆起を加えてみよう。これほどまでに数少ない部位が、どのようにして顔の形態にこのような多くのばらつきをもたらすことができるのだろうか？

　その答えは、人には相対的な形、大きさとか、硬組織と軟組織の調和などにみられるきわめて微細な差異や、これらすべての幾何学的な外形のわずかな変異を感知する能力があるためである。たとえば、鼻の形がほんの少し変わっただけで、顔全体の雰囲気や特徴は大きく変化する（図8-1は、同一人物の鼻形成術前後の写真をスケッチしたものを示したものであるが、鼻の輪郭を少し変えただけなのに、まるで別人のようにみえる）。さらに、ヒトの口、眼の輝きとか、表情筋の動きなどは、特にその人なりの組み合わせできわめて個性的である。鼻の輪郭、口唇の形、顎の形などの特徴的な組み合わせがあるので、時として知っている人に似ているので「この人を見て、誰か思い出せますか？」としばしば尋ねることがある。

　人類学者は、顔のさまざまな領域の皮膚の厚さの標準的集団データを用いて、乾燥頭蓋から顔を「再構築」することができる。しかし、それは一般的に似ている顔が再構築されるだけである。なぜならば、集団の「平均」は、個人の繊細な解剖学的特徴に一致することは、まずほとんどないからである。警察署の担当画家が目撃者の記憶から重罪犯容疑者

の似顔絵を作ることは、多くの人になじみ深いものである。担当画家の「描きあげた」似顔絵は、程度の差はあるものの認識可能で本物に近いこともあるが、もっともよく似ている場合でも正確とはいえないことが多い。これは、目撃者がどのくらい正確に主たる顔の特徴をはっきり記憶していて、どの程度それを視覚化できるかにかかっている。また、担当画家の描写が効果的であるかどうかは、目撃者が警察署の「目録」に収録されているさまざまな鼻、頬骨、毛髪の生え際、眉毛、オトガイなどの写真から適切に特徴を正確に選択できるかどうかによって違ってくる。以前指摘したように、比較的わずかな差異によって、顔全体の「特徴」にきわめて顕著な差が生じるのである。

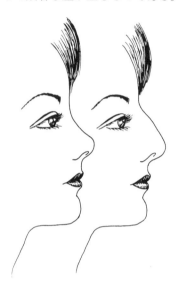

図8-1

つぎの数ページに、顔の特徴のばらつきの根底にある生物学的な根拠について記述する。次にあげる3つの一般概念が考慮される。(1)頭部全体の形状の成長発育上の変異に関連している異なった顔面タイプ、(2)顔の成長発育における性差、(3)小児と成人の顔の相違である。これらの変異を学ぶにつれて、同一の特徴のほとんどは、本質的に生理学的な成長発育上の形態学的理由によってすべて3つに分類しうることがわかってくるであろう。

頭の形

一般的に、頭の形には極端に異なる2つの形がある。細長い頭(長頭、dolichocephalic)と、丸く幅広で短い頭(短頭、brachycephalic)である。顔面複合体は頭蓋底に付着しており、早く成長発育する頭蓋底は顔の大きさや、角度ならびに解剖学的特徴の多くが形成されるうえでの型紙である。したがって、長頭型では成長発育してくる顔はその頭蓋底に対応した細長く、突出した顔になってくる。この顔面タイプは、長顔型(leptoprosopic)と呼ばれる。逆に短頭型では、幅広であまり突出していない顔が生じる。この顔面タイプは、短顔型(euryprosopic)と呼ばれる。

図8-2では、頭蓋骨が長頭・短頭化するとどんなことが起きるのかをみることができ

る。顔をゴム風船にたとえると、絵に示したように風船を圧迫したり、または横に引っ張ったりすると、前頭部、鼻の形、両眼の位置、頬骨の突出度、側貌の輪郭、顔の扁平観（彫りの深さ）や下顎の位置などが明らかに異なる顔面パターンとなる。長顔型では鼻が長く、より突出していることに注目してほしい（図8-3）。短頭型のブルドッグに似た顔では、鼻は短かく、突出部も少ないため、丸みを帯びている。構造は大きく異なるが、短頭型の鼻は相対的に幅広のため、気道の容量としてはほぼ同等である。中顔面が短い幅広タイプ（短顔型）では、その他の多くの顔の特徴が確立され、長顔型の細長い中顔面とは異なってくる（別の章で記述するが、不正咬合になる傾向の違いも含めて）。細長い顔では大きい鼻ももっとはっきりと突出するため、鼻梁も鼻根部よりも高まりを増す傾向がみられる。また、長頭型では鼻側面の傾斜度が前頭部の傾斜の流れに沿うような傾向があるのに対して、短頭型の鼻は丸く膨張した前頭部とは切り離されるようになっている。長頭型の鼻上部もやはりかなり突出するため、鼻は「屈曲」し、鼻側面が尖ったワシ鼻*タイプ（ローマ人またはDick Tracy）となり、鼻の先端部がしばしば下を向いている（この現象は加齢によって増強する）ことが多い。屈曲度と下を向く度合いも、鼻の高さが高くなるにつれて強くなる。

---

*ワシ鼻とは、特徴的なくちばしを有するワシにちなんだ一般的によく使われる名称である。

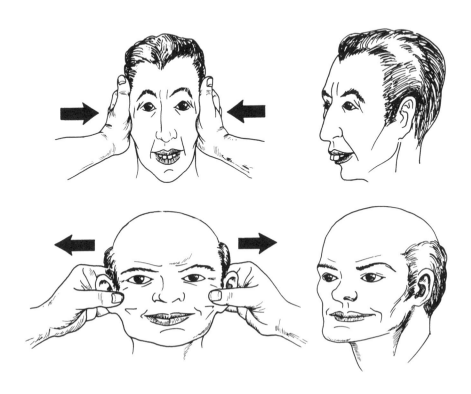

図8-2

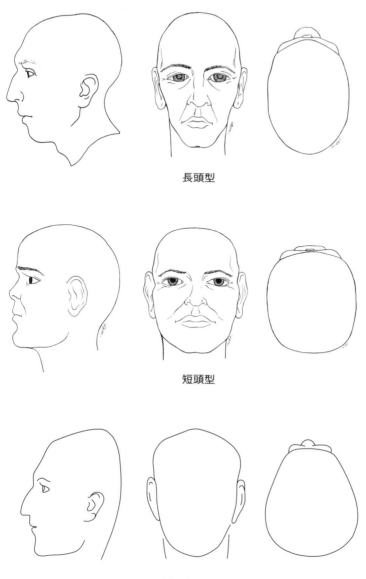

長頭型

短頭型

ディナール型
（東アルプス山系の支脈の地区の呼称、旧ユーゴスラビア地域）

図8-3
長頭型の頭蓋指数は、75以下である。短頭の頭蓋指数は、80以上である。その中間にあるのが、中頭型である（図示せず）。ディナール型は、きわめて著しい短頭型（頭蓋指数：約90以上）であることが多い。ただし、ディナール型の中には他の頭部形態タイプとの中間型を示すものも存在する。ディナール型の頭部側面図では、後頭頂部が隆起していることを注目してほしい。両側頭頂骨の隆起の変異の原型である（右図）。
注：「頭蓋」指数は、乾燥頭蓋を基準にしている。「頭部」指数には、頭蓋を覆っている軟組織が含まれるため、それらの値には若干差がみられる。

したがって、長い鼻をもつ人のワシ鼻の凸面は、著しく突出してくる。それとは対照的に、ずんぐりとした短頭型の人の鼻は直線的になる傾向があり、ときにくぼんでいて、しばしば、鼻の先端部が上を向いていて、外鼻孔は顔の正面からみえることが多い（注：長い鼻を有する長頭型とディナール型の中間に、「第三」の鼻の形も存在する。この外鼻は、あまり突出していない上部と比べ、中央部が突出している。このタイプの鼻は、優美に反り返ったＳ字状を示している）。

　顔の幅が狭い（長顔型）タイプの鼻は比較的突出しているため、前頭部の骨格形状はそれに相応した傾斜を示し、グラベラ（前頭部最突出部）と眼窩上縁はより突出した形をとる傾向がある。顔幅が広いタイプ（短顔型）の前頭部は丸っこく直立的であり、前頭部の骨内板と骨外板の間がやや狭いため、前頭洞はより小さい傾向がある。長頭型では、鼻部と眼窩上縁が突出しているのが特徴的であり、このため頬骨はさほど突出した外観を呈しておらず、また、同様の理由により眼はよりくぼんでいるように見える。上記のとおり（図8-3）側貌でも、長頭型では（図8-6の左側）上からみた時の頬部の角度は大きくあまり平面的ではない。短頭型（右側）では幅が広く、平面的であまり突出していないため、頬骨はかなり角張っていて、突出しているようにみえるのが特徴的である。短頭型の眼球は、前頭蓋窩（前頭蓋窩底部は、眼窩の上壁部である）が短いため突出しているのが特徴的である。したがって、眼窩が浅いため、眼球が突出しているようにみえる。また、彫りが深く解剖学的に輪郭がはっきりとしている長頭型の顔と比較して、幅の広い短頭型の顔は彫りがきわめて浅い。

　垂直的に長い中顔面と頭蓋底の屈曲が「開いた（鈍角である）」特徴をもつ長頭型（第10章参照）は、下顎骨の後下方への回転と関連している。この結果、下顎骨が後方に位置し、口唇も後下方に位置していることが多く、下顎後退（突型）側貌を示す（図8-4）。逆に短頭型顔貌では頭蓋底の屈曲がより「閉じた」形状をとる。この結果、下顎が突出する傾向があり、側貌が直線的あるいは凹面的にすらなり、オトガイが著しく突出していることが多い（図8-5）。中顔面が垂直的に短いこのタイプの顔では、下顎がより突出しているようにみえるのが特徴的である。短頭型の頭蓋底屈曲のより少ない（閉じた）人の頭位はより直立しているが、逆に長頭型の人の多くでは、姿勢や頭位が、落ち込んでいるようにみえることが多い。長頭型の前頭蓋窩は、細長いので（図8-6）、それに相応して上顎弓と口蓋も細長く深い（高口蓋）。短頭型では前頭蓋窩が、幅は広いが短いため、口蓋と上顎弓の幅も広いが、短く浅い。口蓋は、前頭蓋窩の形状を反映している。その影響で、上顎歯列弓の歯槽基底部の形状が、口蓋の周囲長によって決まってくる。これらのことは、成長発育にともなう解剖学上の基本的な相互関連性である。最初のほうの章で強調したように、ある特定領域の発育は完全に内因性に「事前にプログラム」されているわけではない。むしろ、その領域に対する外的因子が、大きさや形状の大半を決定している。したがって、脳と頭蓋底の形状と口蓋や歯列弓の形状との間には関連性が存在する。また、これらの細長い頭蓋と顔とか短顔で平べったい頭などの関係は、人以外の哺乳類でもよくみかけることである（ドーベルマン・ピンシェルやコリー、ブルドッグやボクサーなど）。

144　第1部　Enlowの顔面成長に関する基礎的事項

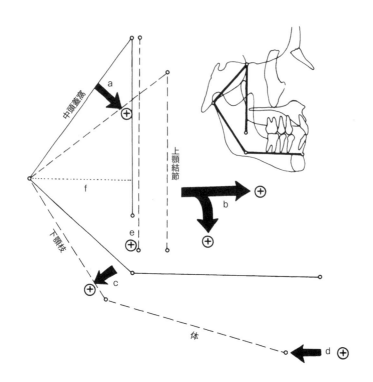

図8-4
下顎後方位か上顎突出の影響(＋)が出るのは次のような場合である。
(a)中頭蓋窩の前方傾斜、(b)中頭蓋窩の前方傾斜による上顎複合体の前下方位、(c)下顎枝の下後方位、(d)下顎枝の後方回転によるB点の後下方位、(e)長い鼻上顎複合体、(f)中頭蓋窩の前方傾斜による長い中頭蓋窩。cの下顎角が小さくなることも、下顎後方位の影響が出ることに付け加えることになる。(Bhat, M., D. Enlow：『頭部の形状タイプと関連した顔の変異[Facial variations related to headform type]』から引用. Angle Orthod., 55：269, 1985[許可取得済])

　世界中のさまざまな人種のほとんどは、頭部形態は、短頭型または長頭型のいずれかに入る。「推測されるもの」はあるとしても、遺伝的にまったく同一である人種はほとんどないことを覚えておいてほしい。欧州人、アジア人、新世界人あるいは他の人種であれ、遺伝的な混合や多種多様の混血は日常的によく起きていることである。ばらつきの程度は、いずれかの方に偏る傾向がよくあるにしても、必ず両極端な頭の形と顔面タイプが存在する。中間タイプの頭の形(中頭型)が発現すれば、顔の形もそれに相応して中間的顔貌の特徴をもつ傾向がある。

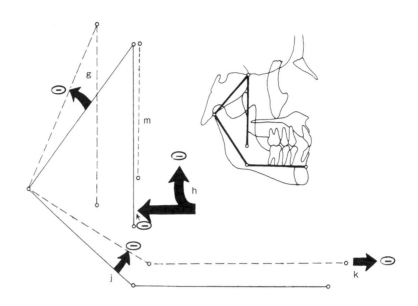

図 8-5
下顎前突か上顎後退の影響(−)が出るのは次のような場合である。
(g)中頭蓋窩の後方傾斜、(h)中頭蓋窩の後方傾斜による鼻上顎複合体の後上方位、(j)下顎枝の前上方位、(k)下顎枝の前方位によるB点の前上方位、(m)短い鼻上顎複合体。jでの下顎角の開大による下顎前方位の影響が増大する。(Bhat, M., D. Enlow:「頭部の形状タイプと関連した顔の変異[Facial variations related to headform type]」から引用. Angle Orthod., 55：269, 1985[許可取得済])

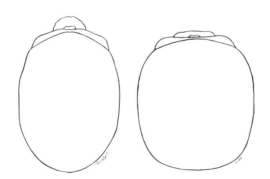

図 8-6

　欧州大陸の北端と南端、英国、スコットランド、スカンジナビア、北アフリカ並びに一部の中近東諸国(イラン、アフガニスタン、インド、イラクとアラビア)における頭部形態は、大部分が長頭型の傾向がみられる。しかし、世界の多くの地域で、大規模な移民、戦争、旅行による交流の簡易化によって、頭部形態タイプの分布を示す昔からいわれていた分布図は著しく混ざりあってきている。各頭部形態のカテゴリーのばらつきは、程度の差はあるものの特徴を表わしている。複合や混合の特徴に関しての形態学的評価は、第10章を参照のこと。

特記：図8-4と図8-5は特に注目してほしい図であって、顔面成長発育の「解読の鍵」とも呼ばれている。これらの図は、下顎が後退している顔(図8-4)と下顎が前突している顔(図8-5)の形状に関して成長発育時の頭蓋顔面複合体の主要な構成要素の組み合わせの重要な特徴を要約し、表現している。本書を通して説明する正常または異常な顔貌において鍵となる関連構造の組み合わせを一目瞭然とする有用な図であるから、額に入れて診察室の壁に掛け、必要に応じすぐみれるようにしておくことを推奨する。これらの図は、セミナーや講義で、不正咬合の要因となる基本的な解剖学的な成長発育上の関係について説明するのに非常に役立つ。成長発育上の主要なチェックポイントは次の5つである。(1)主役である中頭蓋窩の回転による位置、(2)その結果としての前頭蓋窩とその下方にある鼻上顎複合体が転位している程度、(3)さらにその結果として中頭蓋窩と鼻上顎複合体によって決定される下顎骨全体の転位する程度、(4)加えて下顎角の開大と狭小、(5)垂直的に長いまたは短い鼻上顎複合体の下顎骨転位への影響。これらの事象が、まず中頭蓋窩、そして前頭蓋窩、鼻上顎複合体、と最終的に下顎骨と順次影響が出てどのようなことが起きるかに注目してほしい。各図に示したが、これらの後退あるいは前突の影響がすべて、どの個体の顔面にあっても必ず認められるものではないかもしれないし、また実際、認められない場合が多い。混血人種にあっては、いろいろな特徴やその程度が混ざりあっていることが頻繁に起きている。

ディナール型の頭部形態

興味深いことに、長頭型地域と短頭型地域の間にある境界地域、アルプス山系の支脈ディナール地方、以前のユーゴスラビアであり、後のディナール・アルプス山系では、「第三」のきわめて特徴的な頭部形態を認める。ある理論によれば、長頭型と短頭型の特徴が混在しているため、細長い顔と大きな鼻を有しているが、頭蓋指数では短頭型である「短頭化した長頭型(brachycephalized dolichocephalic)」を呈する。この地域は、中欧と北欧、中欧と南欧、そして欧州と中近東の間に位置する。したがって、いくつかの地方毎にそれぞれ異なった頭部形態の進化系統樹が、独立して個々に発現し、その地域でかなりよくみうける形状を生み出しているが、それぞれの系統樹からの多くの特徴形態をも引きついでいる。異なる頭部形態タイプが混合した場合、必ず「中頭型」が形成されるわけではないが、ある家系にあってこの純粋な長頭型と短頭型の子孫に「メンデルの法則」に従って現れることはありうる。むしろディナール地方では、完全に解剖学的に異なる「混合型」が現れている。前後方向には短いため計測すると短頭型であるが、ディナール型の後頭部だけが基本的に短頭化している(図8-3)。基本的に2つの変異が存在し、これらはいずれも頭蓋天蓋部の隆起がある。1つは、後頭部やラムダ状縫合部領域の幅は増大し、著しく平面的となり、頭頂部の両側が尖っている(隆起する)。上方からみると、頭蓋骨は明確な三角形を呈していることが多い。2つに、別の同じような変異形は、側方よりも上方に隆起するため、頭蓋骨天蓋の後上方部が丘のように隆起していたり、尖っている。上方からみたときの頭蓋形状は三角形というほどではない。隆起がいろいろな形に、全体形状が変わっている脳の容積に対応している。頭蓋指数としては、著しい短頭型(90以上)である

ことが多い。

　昔の「ゆりかご」*の使用では、頭蓋に外力が加わって、後頭部が平担化してくる。少なくともその傾向がある。確かに、ゆりかごに寝かされていたかどうかにかかわらず、睡眠時の姿勢によって、乳児の頭部の成長は程度の差はあるものの「変形した頭蓋」になる可能性がある。小児期における睡眠時の姿勢のほとんどが仰臥位で維持された場合、乳児期早期のそのような機械的影響が、ディナール型様の頭部になる主な原因であるかどうかについては議論のあるところである。興味深いことに、旧世界のディナール人である祖父母から生まれた子孫の米国人は、育て方が違っているためディナール型の特徴は消失している。しかし、乳児期にゆりかごが使用されず、睡眠時の姿勢が多様であったディナール人でも、「遺伝的な」ディナール型頭部が存在するかについても議論されている。これらのことから、「両側頭頂隆起」タイプはゆりかごを使用して育てたか、あるいは少なくとも乳児期早期に仰臥位で眠る習慣があったことを示唆している。それとは対照的に、「天蓋部が尖っている」タイプは「遺伝的」タイプである可能性が高いが、今後これらの仮説を検討するきちんとした研究が必要である。ディナール型の頭部形態では、そのばらつきや変形の程度（下記参照）によって、不正咬合の傾向や治療に対する反応が異なるため、それらの研究を行うことは重要である。

　図8-3に示すように、ディナール型の耳は、後頭部が平面的であるため、頭部の後方にきわめて近い部分に位置しているようにみえることが特徴である。いうまでもないが、耳自体が後部にあるのではなく、後方が平面的であるため、そのようにみえるのである。前頭部は比較的狭いままで、長頭型パターンがみられるのが特徴である。祖先から受け継いだ長頭で幅が狭い顔は、前頭蓋窩が「押し込められる」（またはその逆）ため、頭蓋底の当該部位の幅が狭いままとなると考えられる。頭部形態が理論的には短頭であったとしても、顔の形状自体は、はっきりとした細おもての顔であって、典型的なヨーロッパ系の短頭型のパターンとは似ても似つかない。ディナール型の「両頭頂骨（三角頭蓋）」では、三角頭蓋の幅が後方でさらに増大するため、顔面後部（下顎枝と顎関節［TMJ］領域など）は側方に突出する傾向がある。ディナール型の多くは、前頭部の傾斜が著しいことが多く、眼窩上縁は突出しており、顔は長く解剖学的に前突している。鼻は非常に大きく、ワシ鼻（男女とも多くみられる）を有していることが多く、鼻梁は高い傾向がある。下顎はさほど後退しておらず、よって顔面はさほど下顎後退傾向はなく、側貌はより直型を示す傾向がある。それは、頭蓋底の屈曲が押しつぶされ、より屈曲しているためである（145ページ参照）。しかし、中顔面は長頭型で細おもてのものよりも垂直的に長い傾向がある。しばしばディナール型の頭部形態では長頭型よりも強調されている。これらのさまざまな特徴は、まるで短頭型のように、平面化した後頭部が通常みられる長頭型より顔を前面に「押し出して」いる。ディナール型にみられる不正咬合のいずれも、長頭型とは異なる構造的特徴が組み合わさっている。

---

*おくるみで包んだ硬い板に、乳児を仰臥位で動けないように寝かせた。

これら両者ともにみられる不正咬合は、短頭型にみる不正咬合とは解剖学的に異なっており、治療効果にしても後戻りを生じる頻度においても差がみられる（BhatとEnlow［1985］、Martoneら［1992］を参照）。

ディナール型の頭部形態は、昔から「短頭的特徴をともなう長頭型」として理解されているが、短頭型と中頭型なども含めてあらゆる頭部形態タイプは、この変形型と考えられる。睡眠習慣や遺伝的混合によるものであろう。また、中間型の変異も確かに存在するが、まだ十分検討され分類されていない。たとえば、中頭型の指数を有する人では、「部分的ディナール化（dinarization）」がよく観察される。

頭部形態と矯正治療

「顔は脳を基盤として構築される」ため、頭蓋底の三次元的形態は、上顎と下顎の大きさ、形およびそれらの位置に影響する。頭蓋底が顔面構造の型紙を確立するため、これらの構造の解剖学的限界を規制しているに違いない。たとえば、短頭型の人の頭蓋底の型紙は幅が広いため、上顎も長頭型の人に比べ幅が広い。この所見を臨床的視点から論理的に解釈してみると、短頭型では上顎の幅に関して水平面での解剖学的な許容度が大きいため、口蓋拡大法はより高頻度に適応される可能性がある。これまでの研究では、顎外整形力や可撤式矯正装置の効果は、異なる頭部形態そのサブグループによってさまざまであることが示されている（Enlowら［1988］、DiPalma［1983］、Martoneら［1992］）。臨床的手技は、種々の頭部形態に応じて組織形成の方向性やその程度を局所的に刺激することによって「成長発育」の力を利用するため、頭部形態の変異や顔の相違を考慮に入れることは、矯正の治療計画にあって必要不可欠な基本の重要事項である。矯正臨床で、低線量コーンビームCTの使用率が上昇するにつれて、頭蓋底の三次元形態や矯正治療の解剖学的な限界に対する関心が高まる可能性がある。三次元的に治療の解剖学的限界を探索することは、今後の重要な研究領域になるであろう。

顔面の特徴の男女差

有能な画家は顔の性差を描写することができるため、成人のスケッチや肖像画から問題なく性別を認識することが可能である（小児についてはいずれ後で示すように別である）。しかし、一般人はもちろんのこと、多くの画家は、その性差についての解剖学的差異を本当に認識しているわけではない。ただ「知っている」のである。人には、長年にわたって無意識に習得してきている顔の性差に関連する解剖学的特徴をみきわめる心の眼がある。

全身の大きさは男性のほうが女性より大きい傾向があり、よりたくましい筋肉や内臓を有すので、それに相応して男性の肺も大きい。このことから鼻から鼻咽頭に至るより大きな気道を有すことになる。したがって、主な性差は鼻の大きさと形であり、気道は発育にとって根本要素であるため、その他の顔の解剖学的構造にも対応した性差が生じる（第1章参照）。

男性の鼻は、相対的に女性より大きい(図8-7)。このことは、大集団を対象とした一般的な比較に基づいた「集団」的特徴である。いうまでもないが、個々の男女についてみれば大きい鼻を有する女性や小さい鼻の男性も存在する。概して男性の鼻は突出し、長く幅が広い上に肉厚であり、鼻孔が広がっている傾向がある。男性の眼窩間部にみる鼻梁は、高い傾向がある。これとは対照的に、女性の鼻はどちらかといえば、ほっそりとしていてそれほど、突出していない。鼻の側面は、男性では直線的から凸状(ワシ鼻)であることが多く、女性では直線的から凹状を示す傾向がみられる。男性の鼻の先端は鋭く下方に向いており、女性の鼻はやや丸みを帯び、先端が上方に向いている傾向が強い。これらのことから、女性の外鼻孔は正面から見て目立つことが多い。女性より男性にはるかに多くみられるワシ鼻タイプ(ローマ人型)変異型が突出した額から直接的に下方に向いている。古代ギリシャ人型の鼻である(図8-8)。男性の鼻の構造にこのように多様な変異がみられる理由は、鼻の全領域が特徴的に隆起しているためである。外鼻は上方部も下方部も突出するが、下方部は中隔前上顎靱帯、口蓋と上顎弓によってある程度しぼられている。鼻の外形は、回転してワシ鼻の形状へ「屈曲する」か、あるいはまっすぐ、垂直的になるかである。

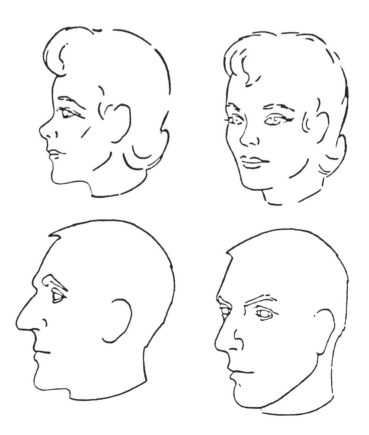

図8-7

男性の鼻は、大きくより隆起しているため、鼻と連続している額の一部も骨改造してより突出する必要がある。したがって、男性の額は、丸みがあり直立的な女性の額より傾斜が強い傾向がある。ネアンデルタール人様の特徴が、はるかに少ない女性の前頭部と比較して、男性の前頭部の眼窩上部と眉間の隆起は顕著であることが多い。鼻の相対的大きさと垂直的な位置づけにみられる差と一緒に、男性と女性の顔を潜在的な意識下で容易に識別できる特徴となっている。

図8-9で眼窩軸に直交する上唇表面から垂直に走る破線に注目してほしい。女性では、この線は鼻梁部上方のほぼ真ん中を通ることが多く、前頭部は概してこの線の後方に位置するが、線上にあることもある。逆に男性では、鼻と前頭部が隆起していることが多いため、前頭部はこの線からかなり離れていたり、時にははるかに越えている。鼻の大部分はこの線の前方に位置することが多い。

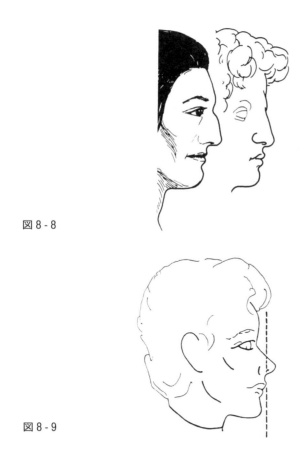

図8-8

図8-9

男性の前頭部と鼻は大きく隆起しているため、眼の彫りが深い。女性の眼は実際より突出しているようにみえ、顔の「前面により近く」にあるようにみえる。同じ理由から、女性の頬骨もより突出しているように「みえる」。つまり、女性の頬は、鼻と前頭部があまり隆起していないため、頬骨の突出が強いようにみえる。まさに、「高い頬骨」は、美の分析専門家が強く強調する古典的な女性らしい顔立ちの特徴なのである。いうまでもないが、実際は頬骨が「より高く」隆起しているのではなく、より目立つのである。この女性

の顔にみられる解剖学的特徴は、顔を45°で見たときに確認しやすい(図8-7参照)。また、女性では前頭部の側面に沿う側頭領域はより傾斜していて、隆起は少ない。

これらすべての解剖学的特徴の複合が、女性の顔を平面的かつ相対的に(実際ではない)幅広くみせるため、その全体的な顔貌は優美となる。男性の顔は対照的であり、彫りが深く、不規則にゴツゴツし輪郭がはっきりしている。優秀な臨床医は、審美的目標の達成を求め治療計画を立てる時には、これらの一般的傾向を頭に入れておくべきであろう。たとえば、オトガイが突出している男性患者は、同程度に下顎が前突している女性患者と比較して、前突症の矯正治療にあっては妥協的であることが多い。

男性のより傾斜が強い前頭部にみられる眼窩上部の隆起(鼻が比較的大きいため)は、早期に成長発育が止まりできあがっている前頭骨内側板に対して、外側板が活発な骨改造によって外側に離れていくことで突出してくる。男女とも、5～6歳ごろに前頭葉の増大が停止する際に、内側板の成長発育も止まる。しかし外側板は、近接する鼻の成長発育が数年後に止まるまで、前方への骨改造を続ける。したがって内側板と外側板は離れていき、それらの間に位置する海綿骨は前頭洞内の間隙を形成する。男性の鼻は女性より数年長く成長発育を続けるため、男性の前頭洞は、より未熟にみえる女性の前頭洞よりはるかに大きい。また、女性の前頭洞は比較的小さいため、額の側頭領域はさほど大きくなく、より傾斜している。女性の前頭部と鼻はあまり突出していないため、上顎がより前突し、突き出しているように「みえる」。したがって、賢明な臨床医は、女性の上顎中切歯の理想的位置を、男性患者よりもやや前方に位置づけるようにしている。このようにすることで、いくぶん後退した下顎となり、女性患者にとても受け入れやすく、むしろ望まれるところですらある。「1つのものをすべてに適合する」という治療計画は、解剖学的性差を否定することになり、この点を考慮しなかった臨床医は、自身を危険にさらすことになる。

ここで、男女差の特徴と、以前に述べた長頭型と短頭型の顔の特徴との関係について考えてみよう。

これには、眼窩上部の突出度、前頭部の傾斜、頬骨の隆起、鼻の形態、眼窩の深さ、顔全体の彫りの深さや平坦度が関連する。これらの頭部形態の特徴は、男女の顔を判別する際の特徴と同一である。長細い長頭型の頭蓋底と顔面気道は、基本的に男性の顔の特徴を生み出すことになる。短く幅が広い短頭型の頭蓋底と顔面気道によって、女性の顔の特徴が生み出される。鼻は、ヒトにおける顔面形態の全特徴の基本である。短頭型あるいは長頭型において、頭蓋底の幅と長さは、(1)鼻の形状と大きさ、(2)顔面のさまざまな部位の位置、そしてそれらの垂直的、矢状的、側方向における相対的位置を規定する。男女で比較すると、鼻の特徴は相応して全身と肺の大きさに決定され、それは同様に、頭部形態タイプとも関連しているその他の顔面の特徴も規定してくる。この「頭部形態と男性と女性」にみられる整合性について、誤解しないでほしいことがある。

男性は長頭型、女性は短頭型であると述べているのではない。頭部形態と性別は独立した変数であり、もちろんこれらがいろいろな組み合わせを生み出す可能性がある。

では、女性の長頭型についてはどうなのか。また、男性の短頭型についてはどうなのだろう。あるいは、女性のディナール型ではどうなのか。多くの人は、ヒトの顔を見て性別を判断できるのは当然のことだと確信している。しかし、実際の認識テストは決して容易

なものではない。顔写真から補助的な手掛かり（髪型、化粧など）が隠され、その他の手掛かり（声、服装、歩き方、喉頭の突出の有無、頸囲、肩幅など）も得られない場合、顔写真を用いた認識テストは、残念ながら絶望的な結果となる。多くの個人の顔や顔の一部を正確に同定できる確率は、コイン投げの結果よりもよくないことが多い。

　女性の短頭型にみられる頭部形態の特徴、すなわち幅が広く平面的な顔、小さい鼻、そして角張った頬骨、直立した前頭部は、性差にも関連する同様な特徴を増強し強調する傾向がある。逆に女性の長頭型では、このタイプの頭部形態に関連した大きい鼻、より角張っている顔、全体的に突出しているが特徴的な顔によって、さらに「男性様の」外見を呈する傾向がある。いうまでもないが、これらの特徴は完全に男性の特徴であるのではなく、頭部形態に関連したものである。したがって、細おもての女性にみられる顔の特徴は、傾斜が強い前頭部、より突出している眼窩上縁、高い鼻梁、長い鼻、ワシ鼻または垂直的にたれた鼻、先端が下方に向き尖っている鼻、下顎後退であることが多い。ふつうの人は短頭型と長頭型の女性の違いを無意識に理解しているが、短頭型や長頭型がどのようなものであるかはほとんどの人はわかっていない。男性の短頭型は逆である。短頭型の頭部形態にみられる「女性様の」特徴は、頬骨が突出した平面的な幅の広い顔、丸っこい前頭部、鼻梁が低く、さほど突出していない小さい鼻、彫りの浅い眼であり、鼻の先端が丸く上方を向いており、横からみて直線的でむしろ凹状である傾向が強い。テレビ番組で女性になりすました人（街頭の女性に変装した探偵など）をよく見かけるが、顔の幅が広く鼻が小さい短頭の男性が変装したほうが真実味もあり好ましい。女性の長頭型と同様に、男性の長頭型における特徴は、鼻、前頭部、頬骨、彫りの深い眼、下顎後退などの性的な違いが強調される。「女装する」ことはより困難であり、あまり似ることはない。これらの特徴は、顔の男性的特徴に影響するものではない。これらは、われわれが理解している顔の別のばらつきを示すだけである。

　最後に、よく誤解される点を指摘する。女性の下顎は男性より後退している（より「目立たない」）ということをよく耳にする。解剖学的に真の下顎後退は（これまでに述べた下顎後退とは異なっている）頭部形態における特徴であり、男女の性的な特徴に基づくものではない。

小児と成人の顔の特徴

　思春期前の少年と少女の顔は、基本的に似ている。これまで小さな男児を女児と誤って声をかけ気まずい思いをしたことは何回あるだろうか。女性は、13歳ごろから顔が徐々にであるが変わり始める。しかし男性では、男性的な顔の特徴が顕著となるのは思春期ごろであり、顔の上部構造の成熟過程は、思春期から成人早期にかけて活発になる。このことは、女児と男児に対する治療計画にあたり、すべての頭蓋顔面を扱う医療担当者が考慮に入れなければならない因子である。なぜならば、この因子はある種の治療介入による変化より、はるかに成人の側貌に審美的に大きな影響を及ぼすからである。たとえば、思春期以降の鼻とオトガイの成長発育が側貌に及ぼす影響は、小臼歯4本抜歯による側貌への影響より大きい。

　幼い小児の頭部形態が長頭型であるか短頭型であるかは、小さい子供の顔自体まだ相対的に幅が広く、垂直的に短いため、短頭型のようにみえる。顔幅が広いのは、脳およびその影響での頭蓋底の成長発育が顔より速いためである。神経頭蓋は、隣接する顔面複合体よりも早期に、急速に著しい成長発育を示す。下顎の顎関節の位置や鼻上顎複合体の頭蓋顔面縫合の基盤となる幅広い頭蓋底は、早期に成長発育する顔幅の成長発育速度を調節するための型紙でもある。顔が垂直的に短い理由はつぎの事柄がある。(1) 鼻がまだ小さい（この時期は、全身や肺の大きさも小さい）、(2) 乳歯も永久歯もまだ完成していない、(3) 永久歯、咀嚼筋や気道の拡大をやがて支えるはずの顎骨の垂直的な成長発育が十分ではない。

　性別や頭のタイプにかかわらず、小児にみられる顔の特徴は、成人と比較して短く、丸みを帯びたパグ様の鼻(団子鼻)、低い鼻梁、側面からみて凹んでいる鼻、顔の正面からみえる鼻孔、丸みを帯びて直立した前頭部、突出した頬骨、平板な顔、そして離れて突出しているようにみえる眼であることに注目してほしい(図8-10、11)。

　以前に2回述べたように、顔のパターンは、頭のかたちや男女による違いと同様に小児と成人と間にみる差異と関連した特徴とほとんど同様のことがいえる。これらすべての3つのカテゴリーの鼻の特徴は、その他の顔の特徴の鍵となる重要な要素である(その他とは、前頭部の傾斜、鼻の構造、鼻梁の高さ、頬骨の突出、顔の平板度、全体的な顔の突出度のことである)。それは鼻や肺が小さいため、顔と咽頭気道もまた小さい。したがって解剖学的に同じである短頭型の頭の形(すなわち、型紙としての頭蓋底)と性差(すなわち、気道)に対応して早期の成長発育条件は調整される。しかし、小児期における頭の形や男女による違いは成長発育の点でいえば、独立している。

　高齢の成人の顔貌から、どのように年齢を判別しうるであろうか？　歯の喪失によって、顔面構造と解剖学的形態に大きな変化が生じる。世界各国における現代の歯科治療は、この変化をきわめて有効に軽減することができる。ただし、別の顔面の変化も生じる。小児の滑らかで、柔らかく、ピンク色の弾むような、張りのある、しっかりした皮膚は、年月を重ねるにつれて硬い、しわのある、毛穴が開いた、たるんだ、染みのある皮膚となり、徐々に加齢の特徴がみられるようになる。中年になると、外皮は垂れ下がり始め、たるみが顕著となる。真皮と皮下の結合組織では、さまざまな生理学的生化学的変化

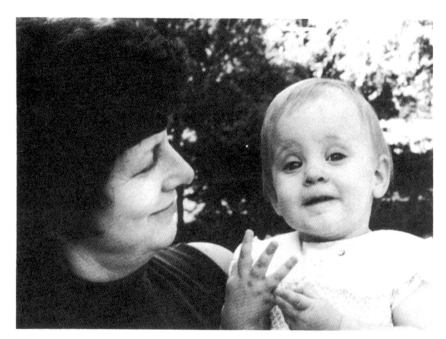

図 8-10

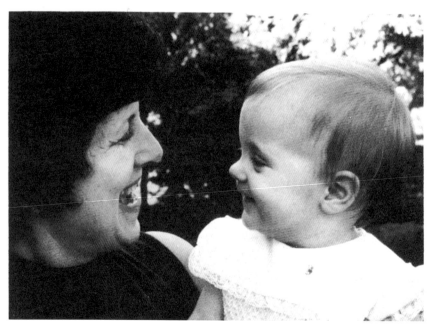

図 8-11

が生じ、皮膚は下層にある骨や顔面筋にしっかりと固定されなくなる。第一に、ある年齢になると、何らかの理由により体重が減少し、皮下脂肪が吸収されるため、余剰な皮膚が生じ、その皮膚が重力によってたるみ、しわが形成される。脂肪の消失によって、外見年齢が誇張されるのである。たとえば、ダイエット後の顔が老けてみえることは多い。小児でもその影響はみられる。しわが寄り、眼がくぼんだ重度の栄養不良になっている小児の顔は、容易に忘れることはできない。第二に、加齢によってコラーゲン性基質の分布や特性が変化する。線維が顕著に増加し、皮膚全体の弾力が低下する。第三に、線維芽細胞数が減少し、細胞活性が低下する。細胞活性の低下によって、親水性(加水性)タンパクであるムコ多糖類(プロテオグリカン)の分泌量も全体量も顕著に減少する。その結果、広範な皮下組織の脱水が起こり、顔のふくらみや皮膚のはりが著しく縮小するため、皮膚にしわが生じる。加齢によって、ヒトの顔はさざ波様のしわのあるカーペットを広げたようになる。瞼の脂肪が吸収されることによって眼はくぼみ、眼の下の薄くなった皮下組織の静脈叢が目立つようになるため、眼の下にくまが出てくる。眼窩下方の外皮にもはっきりと、「袋状」になったたるみがみられる。若々しく「眼が輝いている」若者も、このような容貌にすることができる。ハリウッドの優秀なメイクアップ専門家は、ろうで作った人工のしわを顔面にのせ、眼の下部を薄く青色に塗ることによって、数分で「年寄りの」顔を作ることができる。しかし、よくみると、それは実際の皮膚とは異なり、顔の表情筋を動かそうと試みても人工的なしわは動かないことに気がつくであろう。

　顔のひだやしわは、中年になると決まった特有の部位に生じる。まず、はじめにはっきりと発現するしわの1つは、鼻唇溝が目立つようになることである。この「スマイルライン」は、どの年齢でも笑うと現れるが、30歳代後半～40歳代ではつねにみられるようになり、だんだんより深くはっきりしてくる。スマイルラインは、鼻の両側から口角に向かってのびるしわである。これは、われわれが中年期に突入したと無意識に認識する特有の顔の特徴である。笑顔を作ることをやめても、このしわの発現を止めることはできない。

　その他のしわやひだとしては、両側の目じりにみるカラスの足跡、前頭部にみる水平のしわ、眉間のたてしわ、上唇に沿ってみられる縦じわ、口角からオトガイまでのびるしわ、オトガイの真上にみられるくぼみ、眼の下のしわ、下顎側面のたるみ、さらにオトガイから下方に、頸部に向かって垂れ下がる皮膚によって形成される「オスの七面鳥」にみるような袋などが発現する。このようなしわやそれらの位置、配置、目立ち具合、数は、その他の幾何学的顔の特徴同様に人相学者(顔を読み解く古来の中国芸術の専門家)が人柄や、気質はたまた運命を推定したり判断する手掛かりとなる。しかし、実際には機能の面からもまたあらかじめプログラム化されたような因果関係はほとんど存在しないと考えられる。ヒトの顔の生物学的事象に関係する要素には、生理学的要素、解剖学的要素、環境的要素、社会的要素、発育的要素、そして人種的要素などきわめて多くのことが存在している。

　「年齢より若くみえる、あるいは老けてみえる」人についてはどうなのだろうか？　これはまだ一部しか解明されていないが、若くみえる人はスマイルラインやその他の顔のしわの発現が遅い、あるいは少なくともそのような線が目立たない。他方、これらの線がより早期に顕在化し、発現し始める人もいる。それには、内因性の生理学的因子や、環境因

子が寄与している。たとえば日光や紫外線が、特に皮膚の色が白い人では、顔の肌に影響を与え皮膚の加齢変化を促進することが明らかになっている。慢性のアルコール依存症も、長期にわたって皮膚が麻酔下にあるようにだらりとした状態となるため、皮膚内にある顔の表情筋が下垂する。また、アルコールは脱水の原因でもある。喫煙は、タバコが末梢血管収縮作用を有しているため、しわの形成を促進する。以前述べたように、多量の脂肪の減少も、顔のしわの発現を促進する。これに加えて、古ヨーロッパ人種、(短頭型タイプ)の顔は、小児の顔を特徴づける幅が広く短い形態と共通しているため、少年のようにみえる。

長頭型を有する成人の顔は、鼻が長く、顔の幅が相対的に狭いため、より成熟しているように「みえる」。ふっくらした顔は、(1)皮下脂肪がしわをのばし、(2)皮下脂肪で唇側ならびに頬側にふくらみのある小児の顔のようであることからより若くみえる。したがって、顔幅が広くふっくらしていて、酒に酔ったときのような赤みがなく、タバコを吸わない皮膚の色が濃く、特に日光への過剰曝露を防いでいる人は、若く見える期間がある程度長く保たれる傾向がある。

成長発育時の顔の変化の特徴

「童顔」は、大きく見開いた眼、かわいらしい顎、かわいらしい鼻、ふっくらした頬や口元、眉毛は濃くなくて知的能力が高そうな前頭部、低い鼻梁、小さい口、柔らかいベルベットのような皮膚を有しており、全体的に丸っこい顔つきでとてもかわいらしい顔をしている。親の心を温かくする顔である。しかし、一方で、親は他の部分はすてきなこの小さな顔だけど、「オトガイがない」「顎が小さすぎる」あるいは「眼が離れ過ぎている」ことを心配することがある。しかし、これらの乳児の顔にみられるその他の特徴も含めて、多くは年数が経つにつれて顔の成長発育とともに、徐々に大きく変化する。オトガイは成長発育し、顎の大きさはだんだん大きくなり、眼と眼の間隔は狭まってくるようになる。個々には異なる多くの変異があるため、それぞれ個人個人の特徴が月を追って顔に現れ、しっかりした成人の顔に変わっていく。完全に成長発育した顔にみる全般的特徴は、同一人であっても乳児期や小児期での顔とは大きく異なる。その乳児がどちらの親に「似ている」か、またはどちらの伯父に「似ている」か判定しようと試みることは楽しいゲームであるが、多かれ少なかれ無駄となることが多い。少なくとも解剖学的には、乳児の顔の全体的な形状や比率に将来、数年後にどんな顔になるかという点についてのヒントは、ほとんどみられないと言える。言うまでもないが、成人に成長しても、丸々とした頬、離れた眼、パグ様の鼻(団子鼻)など、完全に小児の特徴をもつような短顔型をしている人もいる。

一般的に、乳児の顔は脳に対応して成長発育する。顔の構造は、神経頭蓋よりも比較的、長期にわたって成長発育するはずである。したがって、下顎骨の成長発育は、中顔面や眼窩の成長発育時期よりも後に始まり、長期間継続する。成長発育とは、単に大きさが増大する過程ではない。むしろ遂次変化していく顔の大きさの変化は、「差働的」成長発育過程であり、多くの構成部位は別の部位よりその成長発育の時期が早かったり遅かったり、異なった部位でのさまざまな成長発育程度の差や、その方向や速度で成熟していく。これは同一ではないが、機能的には相互関連性のある臓器、部位および組織の複合体が徐々に成熟する過程である。しかも成長発育過程にあっては、バランスを保ってびっくりするようないろいろな領域変化が起こって、全部位が適切に機能しうるように局所的な無数の「調整」を行う必要がある。

　新生児の頭蓋骨を、成人の頭蓋骨と同じ大きさまで拡大して示した図8-12をみると、小児の顔は単に成人のミニチュアではないことがわかる。乳児の顔は、そのうえ後方にあるすでに成長発育している大きな頭蓋骨に比べ小さくみえる（図8-13）。しかし、個々の部位の比率は、著しく違っている。小児期の3～4年目ごろから脳の成長発育はかなり緩徐となるが、顔面骨は著しい拡大をその後も長期間続け、気道や咀嚼筋の成長発育に対応し、機能に順応していく。

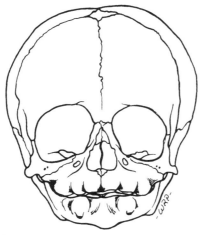
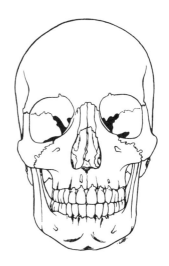

図8-12

　眼は脳と同様に早熟であるため、若齢の小児期には大きくみえる。しかし、顔の成長発育は継続するため、その後に成長発育する鼻や顎は、すでに成長発育している眼窩やその周囲軟組織とは不均衡な成長発育を示す。その結果、成人の眼は相対的に小さくみえる。

　乳児と小児の耳は、低い位置にあるようにみえる。成人の耳は、顔の中で小児よりも高い位置にある。耳の位置は上昇するのか。答えは「否」である。耳は、引き続く成長発育時に下方に移動する。しかし、顔面がより下方へと拡大するため、耳の相対的位置が上昇したようにみえるのである。乳児では、下顎体が外耳道近辺に位置していて、このことが

これらが共通した胚起源であることを示唆していることに注目してほしい。その後、下顎体は中顔面や下顎枝が垂直的に伸長するにつれて下方に移動していくため、両者の関係はより不明瞭となる。

　幼い小児の早熟な額は、直立して丸っこい。しかし、成人の額はかなり強く傾斜している（すでに説明したように、この傾斜度は性差と頭部形態に関連している）。小児では、顔が比較的小さいため、額はきわめて大きく高い位置にあるようにみえる。小児の額は幼い間は大きくなり続けるが、顔面はそれよりもはるかに大きくなるため、額の大きさは相対的に減少する。

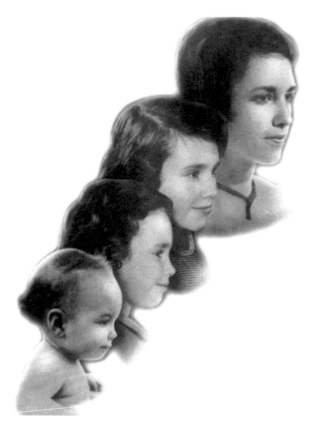

図8-13
(Willian L. Brudon 氏のご厚意による。Enlow, D. H.：『ヒトの顔[The Human Face]』から引用．New York, Harper & Row, 1968[許可取得済])

　すでに説明したように、小児の顔は脳と頭蓋底のほうが顔面複合体より早く、かつ急速に発育するため幅が広い。成長発育していくに連れて、顔が垂直的に成長発育（気道の拡張と歯列の成長発育）することによって、中間部の幅が顕著に拡大するため、特に長頭型とディナール型の成人では、相対的に細面の顔が特徴的である。

　小児の鼻梁は、非常に低い。鼻梁は隆起し（顔面のタイプによってその程度は異なる）、

成人ではより突出する。

　乳児の眼は大きく離れ、その間にある鼻梁の間隔は広くみえる。それは鼻梁が低く、鼻梁の幅のほとんどは乳児期にすでに完成しているためである。

　引き続く成長発育によって、両眼はさらに側方に向かって離れるが、その程度はかなり小さい。実際は成人の両眼の距離は小児より、そう離れているわけではない。大きい鼻、高い鼻梁、そして顔面高径の増大、頬骨間幅の増大のため、成人の眼と眼の間隔はよりせまくみえるのである。

　乳児と幼児では、成人と比較してパグ様の丸っこい鼻をしている。小児の鼻はあまり突出しておらず、垂直的にもきわめて短い。しかし、乳児の鼻の形と大きさは、その後の成長発育で発現してくる特徴はほとんどみられない。鼻は、かなり顕著に大きく拡大する。成人の鼻の下部は相対的に幅がより広く、より大きく突出している。

　乳児では、鼻全体がこじんまりしていて鼻腔底は、眼窩下縁に近くに位置する。成人では、中顔面が顕著に拡大し、鼻腔底は眼窩底よりはるか下方に下降する。鼻腔が大きく拡大するため、この変化はきわめて著しい。幼い小児の上顎弓は、成人と比較して眼窩に近接していることに注目してほしい。

　幼い小児の眼窩上縁と眼窩下縁は、ほぼ垂直面上に位置するか、その後方に傾斜している（図5-17、図2-12参照）。しかし、成人では前頭洞が成長発育し、眼窩上縁が突出しているので、眼窩上縁は下縁にはっきりと重なっている。眼窩前面部と眼窩側縁は、斜め前方に傾斜している。成人男性では、大きな肺に順応して鼻が拡大する必要があるため、特に眼窩上縁と眉間が突出する。

　成人の顔面では、眼窩下方の鼻腔は、眼窩底のほぼ半分まで側方に拡大する。乳児では鼻腔幅は、かろうじて鼻梁と眼窩間領域の幅を越える（図2-25）。その後の成長発育では、鼻の下部は上部よりもはるか側方に拡大する。

　乳児の鼻骨先端は、眼窩下縁をわずかに越える程度である。鼻の先端から眼窩下縁までの領域（すなわち、鼻骨の側壁）は、狭く浅いのが特徴である。成人では、この領域が顕著に拡大している。眼窩、鼻、頬骨と上顎弓がそれぞれ外方に広がることによって、これらの部位の形態が「引き出される」。顔面それぞれの各部位は著しく引き離れ、彫りが深まる。

　成長発育期の小児の中顔面に位置する鼻領域は、文字どおり顔面構造の鍵を握る要素である。つまり、その他の周辺部位、およびそれらによって形成される多くの解剖学的弓状構造やそれらの配置に関与する鍵となるのは、鼻領域の位置と安定性に依存している。なんらかの理由によって、この鍵となる要素に異常がある場合には、その他の顔面部位の成長発育は影響を受け、顔の形成異常や不正咬合が起きる可能性がある。したがって、顔面気道は顔の正常、あるいは異常な形態形成にとって、きわめて重要な構造である。

　小児の眼窩と頬骨は、顔面全体がまだ相対的に平べったいため、より前方に位置しているようにみえる。乳児の頬骨は、特徴的に皮下に頬脂肪体があるので突出しているようにみえる。過体重の成人で相対的に顔の幅が広く高さが短い（小児様の顔）タイプの顔は、より「かわいらしく」みえることが多い。太り過ぎの人の場合、頬部には乳児の頬脂肪体に類似した脂肪組織がみられる。

160 第1部　Enlowの顔面成長に関する基礎的事項

　図8-14と図8-17に示す以下の幾何学的な顔の違いに注目してほしい。(1)上瞼の瞼板が露出している眼、(2)瞼が横方向に覆われている眼、(3)上瞼が虹彩を覆っている眼、(4)虹彩の大部分が露出している眼、(5)内縁よりも側縁が高い眼、(6)内縁よりも側縁が低い眼、(7)鼻梁の上の部分(鼻根部)がくぼんでいる、(8)鼻根部が高い鼻(いわゆる「ギリシャ鼻」)、(9)鼻根部が狭い鼻、(10)鼻根部の幅が広い鼻、(11)傾斜部が狭い鼻、(12)傾斜部が広い鼻、(13)側面がくぼんでいる鼻、(14)側面が直線的な鼻、(15)側面が突出している鼻、(16)鼻翼が顕著でない鼻、(17)鼻翼が顕著な鼻、(18)鼻翼がV字状の鼻、(19)鼻翼が丸い鼻、(20)鼻翼がアーチ状の鼻、(21)鼻翼が直線的な鼻、(22)先端部が狭い鼻、(23)先端部が広く平べったい鼻、(24)鼻翼が肉厚な鼻、(25)鼻翼が薄い鼻、(26)開口部が非対称な鼻、(27)開口部が対称的な鼻、(28)開口部が後側方に向いている

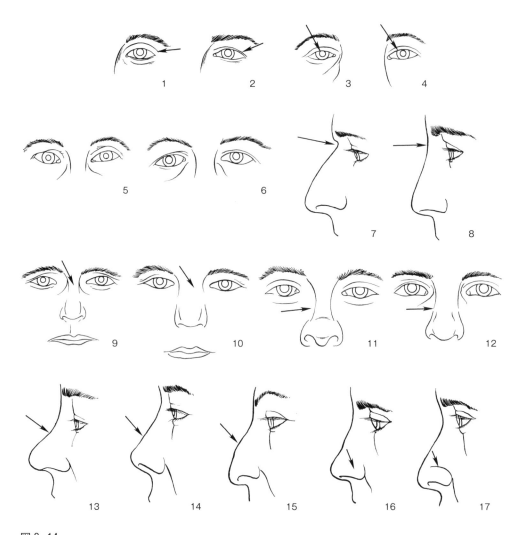

図8-14
(Hulanicka, B.：[Nadbitka ZNru 86, Materialow 1 Pracantropologicznych Wroclaw, 115, 1973]を改変して引用[許可取得済])

鼻、(29)開口部が側方に向いている鼻、(30)開口部が細長い鼻、(31)開口部が丸い鼻、(32)上方に傾斜した鼻、(33)鼻下縁が直線的な鼻、(34)鼻骨下縁が下方に傾斜した鼻、(35)短い上口唇、(36)長い上口唇(上口唇側面が直線的か凹状であるかも確認すること)、(37)「キューピッドの弓」がない上口唇、(38)中央線の切り込みが深い口唇上部(上口唇に顕著な人中があることかどうか、上下口唇の赤唇部が薄いか厚いかを確認すること)、(39)下唇下部の彎曲が急である(凹面)、(40)下唇とオトガイの間にあるくぼみが小さく、口唇とオトガイ唇溝の間が離れている、(41)後退している下唇、(42)上下唇とも同様に

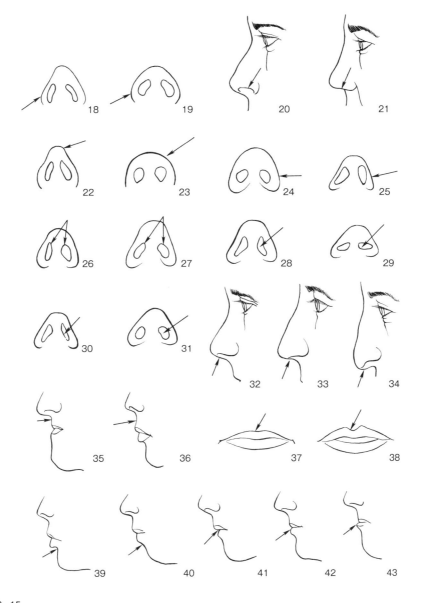

図8-15
(Hulanicka, B.：[Nadbitka ZNru 86, Materialow 1 Pracantropologicznych Wroclaw, 115, 1973]を改変して引用[許可取得済])

突出している、(43)突出している下唇、(44)尖っている下顎、(45)角張った下顎、(46)くびれのないオトガイ、(47)割れ目が目立ってオトガイが分かれている、(48)後退した下顎(オトガイ)、(49)突き出たオトガイ、(50)巻きがわずかな耳輪上縁、(51)顕著な巻きがみられる耳輪上縁、(52)平面的な浅い舟状窩、(53)舟状窩下部に顕著に深い溝がある耳甲介舟、(54)わずかな巻きがみられる耳輪中央部、(55)巻きが顕著な耳輪中央部、(56)短く低い耳輪脚、(57)著しく長い耳輪脚、(58)垂れ下がっている耳朶、(59)顔の皮膚と融合している耳朶、(60)やや突起している耳、(61)顕著に突起している耳、(62)ひし形の顔、(63)長く幅が狭い顔、(64)丸く短い顔、(65)楕円形の顔、(66)角張った顔、

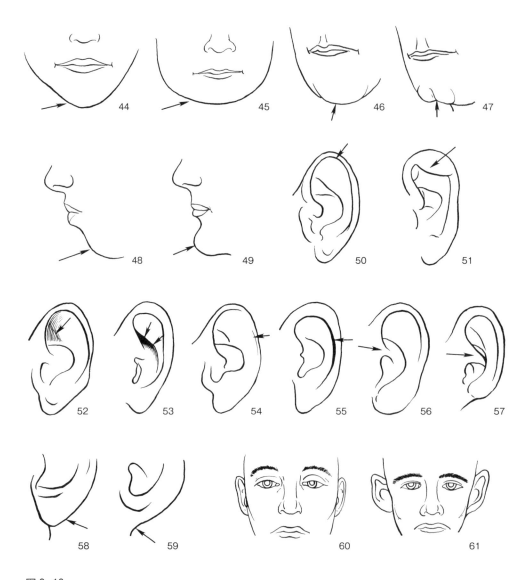

図8-16
(Hulanicka, B.：[Nadbitka ZNru 86, Materialow 1 Pracantropologicznych Wroclaw, 115, 1973]を改変して引用[許可取得済])

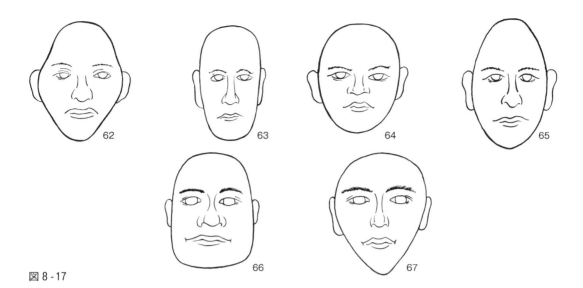

図 8-17

(67) 卵型の顔。頬骨は小児期早期では突出しているが、成人と比較してきわめてかわいらしく、華奢である。小児成長発育期に頬骨突起と頬骨下部は著しく拡大するが、実際は、頬骨弓が最終的な長さに達するまで、後方に改造する。顔のその他の部位がさまざまな程度や方向に成長発育するため、頬骨によって進んでいくこれらの成長発育がはっきりとらえられないことが多い。成人の前頭部と鼻は、突出してくる眼窩上縁部と鼻の改造と転位によって、改造変化により後退する頬骨や眼窩側縁に対し、だんだん顕著に突出してくるようにみえる。したがって、これらの近接する顔面部位の成長発育が各部位で異なるため、顔の彫りの深さが生じる。この特徴は、男性でより顕著である。

　こうして成人の顔面全体の彫りは前後方向により深く、顔面全体はいろいろな方向に拡大する。成人の顔の形態学的特徴がよりはっきりしてきて、あまり「平面的」ではなくなってくる。顔面全体の拡大にともなって、前頭洞、上顎洞、篩骨洞は拡大してくるが、とくに機能的にこのスペースが利用されているわけではない。構造的に、これらの洞は不要な（使用されていない）スペースとして残っていく（179ページ参照）。これらの洞は特に「声の反響体」、鼻汁、保温、またはその他の特殊機能をもたらすものではないが、このような役割を二次的には果たすことになる。

　概して幼い小児の下顎は、上顎や顔と比較してきわめて小さく、「未発育」であるようにみえる。実際の大きさだけでなく比率的にも小さく、後退した位置にある。小児の前頭蓋窩は、その下部にある鼻上顎複合体のすぐ真上に位置している。前頭蓋窩は早期に成長発育するため、鼻上顎複合体は、より後方に位置する中頭蓋窩の頭蓋外側で頭蓋とつながっている下顎骨より、突出して位置づけられる。鼻上顎複合体の前方転位を引き出す頭蓋底の拡大は、早期には下顎骨に及ぼす影響は見出せない。下顎骨は下顎枝（成長している咀嚼筋が付着している）が、上方にあって遅れて成長発育してくる中頭蓋窩の成長発育に呼応し、ときにそれを凌駕するように「追いつき」の成長発育を示す。したがって、その後の成長発育により現れるかどうかわからない骨格性不正咬合を、小児早期に予測することは困難なことがある。

乳児ではオトガイは完全には形成されておらず、ほとんど認識できない。しかし、骨改造変化によって徐々に形成され、オトガイは年を経るごとに突出する。出生直後の早い時期に下顎の両側が癒合すると、オトガイの肉厚な部分に「くぼみ」（一般的に骨自体ではない）が形成されることもある。このくぼみは、その後に両側軟組織が拡大し続けると深まってくる。どういうわけか、われわれの社会では、この顔における特徴が男性に認められると世間では男らしさを示すものとみなされている。女性におけるこの特徴の有無は世間的にはとくに意味づけはされない。

　若齢小児の下顎は、尖ってみえる。それは幅が広く、短い上にV字状だからである。成人になると、下顎全体は「角張って」くる。三角隆起の側方部の著しい成長発育、永久歯の萌出、下顎枝の拡大、咀嚼筋の増大、そして顎角部の張り出しにともなってオトガイが成長発育すると、下顔面全体はよりU字状へと変化し、顔貌がかなりふっくらとしてくる（図2-25）。

　乳児と幼い小児では、顎角部は頬骨のずっと内側（近心）に位置する。成人では、下顎の後下縁が頬骨より外側、あるいはほぼ同じくらいの位置に拡大する。その結果、顎の後方部が角張ってみえるようになる。

　成人の下顎枝は、垂直的にかなり長くなっている（図2-12）。しかも、より直立してくる（これは下顎枝全体として注目すべきで、「顎角だけのことではない」）。下顎枝が大きく伸長することによって、鼻部の顕著な垂直的拡大や咀嚼筋の成長発育にともなう乳歯や永久歯の萌出に適応しうるようになる。

　正常な場合、乳児と幼い小児の顎間骨（切歯骨）部は、下顎よりも突出し、鼻骨先端の線上あるいは、それより前方に位置する（図2-12）。それにより、上顎と口唇が突き出ているようにみえる。しかし、その後の顔面の成長発育で、鼻はさらに突出し、鼻骨先端部は顎間骨の基底部より前方に位置するようになる。まだ歯が萌出していない乳児の上顎弓前面は、解剖学的に垂直的に突出している。これは、成人の同一部位が凹面を呈するのと対照的である。成人の顔ではこの領域の歯槽骨は、著しく突出し、比率的により大きくなっている（永久歯列との関連で、図2-12）。

　上述した多くの変化が起きるため、顔面全体は垂直的に大きく伸長し、より斜めに傾斜が強まる（図5-17）。

　その後、乳児のきわめて小さな乳様突起は成長発育し、成人の大きな突起に変化する。新生児では、茎状突起は存在していない。乳児では外耳道周囲の輪状の骨は下方を向いているが、その後の成長発育によってより立ったような位置へと回転する。

　出生時の頭蓋底の全長は全体の60〜65％ほどが完成していて、その後も急速に成長する。5〜7歳ごろまでには、完成時の大きさのほぼ90％に達する。また頭蓋骨の幅は、出生後2〜3年目で、成人の約85％に達する。

　新生児では、頭蓋骨天蓋部に6つの泉門（「軟部位」）を認める。各部位は時期的にはそれぞれ異なるが、生後18ヵ月までには泉門が少し縫合に置きかわる。乳児の頭蓋冠の縫合はそれほどしっかりと結合しておらず、骨の外側面は滑らかである。成人の頭蓋冠の表面の骨組織は、かなり粗像面を見せているのが特徴的であり、その縫合は著しくギザギザとして、しっかりと入り組んでいる（図2-12）。一般的に、（前頭骨を左右に分けている）前

頭縫合は生後2年までに、顎間骨－上顎間縫合はおよそ1～2年目までに融合し、その痕跡のみが残ることがある。生後3年までに残存し活性のある主な頭蓋顔面縫合系は、冠状縫合、ラムダ状縫合、上顎周囲縫合である。その後、縫合の閉鎖は25歳～30歳代前後に通常は、矢状縫合、冠状縫合、ラムダ状縫合の順で起こり、側頭骨と結合する。高齢者の頭蓋骨でも、ラムダ状縫合が部分的に開放された状態のままであることがある。高齢でも顔面縫合の痕跡がしばしば残存していることがある。

小児では、相対的に大きい頭蓋骨の下方に位置する細長い頸部によって、頭部全体が「ボーイッシュ」にみえるのが特徴である。この特徴は、頸部の筋肉やその他の軟組織の増大によって、増大した首周りに比べ、頭部の突出感は相対的になくなる思春期ごろまでである。この現象は、女性ではあまり顕著でない。

乳児の顔貌から、顔の内部がその中で驚くほど多く成長発育している歯の貯蔵部（dental battery）となっていることはわからない（図8-18）。歯は乳児の顔全体では広範な場を占めているが、外からそれを認知することはできない。一般的に、親は歯がすでに存在していることを知らず、たくさんの歯が内部に存在していることを疑うことすらしない。この図で、中顔面全体にわたって多くの歯が存在していることに圧倒される。一般の人びとは、それぞれの成長発育段階において、小さな小児の口の中で層状に乳歯と永久歯が、これほどの場を占めているとは思いもつかない。歯の萌出にともなって、歯冠先端がまず歯肉を貫通し萌出してきたとき、親は歯が生え始めたこと、待ち望んだ新たな、ほ

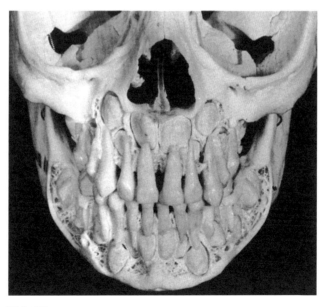

図8-18

んの小さいけれど、ピンク色の口の中に加わった大事件の始まりだと思う。眼には見えないけれど、中顔面部にはたくさんの未萌出の歯が詰まっていることには気づいていない。顎を被覆し支えている骨は、幼い顔の特徴をあまり明確に示してはいない。

顔のばらつき

　顔の幾何学的なばらつきの程度は、ほとんどいろいろな分野と関連しており、実に興味深いといえる。最初のほうで指摘したように、比較的小さな特徴がヒトの顔の特徴に大きな影響を及ぼす。図8-14と図8-17に、多くみられるこれらの特徴の一部を一覧に示す。これらの特徴、それぞれの組み合わせの多様性は、まさに無限であるといえる。

第9章

ヒトの顔のつくり

　ヒトの顔は、他の哺乳類とはたしかに異なる。哺乳類にみる典型的な顔の特徴は、頭蓋に向かってなだらかに傾斜して細長く伸びていて、いろいろな機能を有す口吻部にあるが、口吻部がなく幅広く、垂直的で平面的なヒトの顔とはきわめて対照的である。人の顔は表情が豊かで、フクロウのような眼をしていて幅広い顔を有し、小さく後退した下顎、突出した丸っこい前頭部、小さな口、オトガイ、そして痕跡様にほっそりとしてはいるが肉厚な鼻があり、これらが、風船状の大きな頭蓋によって覆い被さられている。われわれの眼にはそれなりに美しくみえるが、これは一般的な哺乳類を標準にすると、きわめて「異様な」デザインであるに違いない。

　われわれの直立姿勢は、身体のあらゆる部位を通じて多くの解剖学的、機能的な適応と関連していて、どれ1つ欠けても機能しないであろう。われわれには、足があり、それはまるでヒト特有の解剖学的特徴であるかのように、われわれは「足」で立っている。解剖学的複合体と相互関係を有するつま先、足骨、土踏まず、足首、脚骨、骨盤と脊柱によって、身体が直立可能となるのである。頭部は脊柱が直立した状態で安定し、その結果、腕と手は自由となる。食物やその他の物の取り扱い、防御と攻撃などに使用するのは主に手であり、顎ではなくなる。

　ヒトでは、著しく大きくなった脳とその最終的構造によって、頭蓋底は「彎曲（屈曲）」する（図9-1）。これには2つの鍵がある。その第一に、脊髄は垂直的に位置するようになり、二足直立歩行が可能となる。その結果、腕や手が自由に使えるようになる。第二に、眼窩は前頭葉の拡大にともない回転しその結果、これらの位置が調整され、直立した（二足歩行の）身体の前方への動きに際しまっすぐ前方を見ることができるようになる。体軸は垂直的に維持されるようになるが、視軸は、他の哺乳類と同様に依然として機能的な位置は水平となっている（注：多くの動物の口吻部は、その「自然頭位」にあってまっすぐ前方を向いてなく斜め下方を向いている。したがって、眼窩軸は地面にほぼ平行で体の動く方向を向いている。屈曲しているヒトの頭蓋底とは対照的に、典型的な哺乳類の頭蓋底は平担であり、脊髄は脊柱に対して水平方向に走行する）。

　この進化の連鎖の中で、「最初に起きた」特殊な解剖学的・機能的変化はどれなのか、長い間議論されている。直立状態への変化が先か？　手足が使えるようになったのが先か？　脳の増大が先なのか？　先に歯列弓と顎が下方に回転され、顎の突出感が減少したのか？　頭蓋底の彎曲が先であるのか？　手や立体視が発育したのか？　しかし、重要な

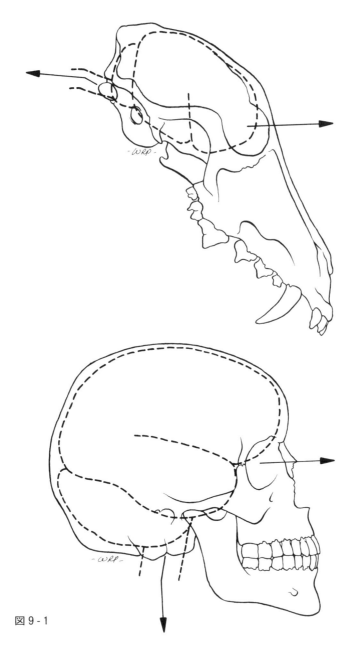

図 9-1

　ことは、これら多くの変化がすべて機能的に相互に関係していることである。これらは、どの変化が、あるいはどの組み合わせということに関係なく進化の第一歩として、実際に系統発生的な「一連のパッケージ」を成長発育させ進化させてきた。

　ヒトの顔は、その他の動物の顔とはそれぞれの構造物の配置としては「異なる」が、哺乳類の顔面構築に必要な基本的構造物そのものは同じようである。ヒトの顔に関する形態学的そして形態形成的な基本ルールは、ほとんど他の哺乳類と同一である。ここでみられる差異とは、体位、頭位、脳の大きさ、そしてその構造と関連した構造物の相対的大きさやそれらの回転後の位置であり、基本的には基準となる形態学的ガイドラインから逸脱していない。

脳の拡大、頭蓋底の屈曲そして顔面の回転

　接着テープの小片をゴム風船に貼り、その風船を膨らませると、風船は曲線を帯びながら膨張する（図9-2）。風船の底面周辺は膨張しないため、その風船は彎曲する。ヒトの巨大な大脳も同様に増大し、脳の腹側面（骨髄、橋、視床下部、間脳、視神経交叉）周辺部はあまり増大しない。その結果、脳の底面全体が屈曲する。結果として頭蓋底が屈曲する。多くの哺乳類の大後頭孔は、頭蓋後面に位置する（図9-3）。ヒトの大後頭孔は、拡大した頭蓋底の正中腹側に位置しており、脊柱の上に直立した頭部と力学的にほぼ均整のとれたところにある（図9-4）。

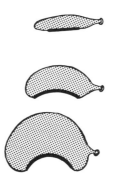

図9-2

　前頭葉の増大によって、前頭骨が上外方に転位する（図9-3、4）。その結果、ヒトの顔は球状で直立していることにより、特徴的な「前頭部」を有するようになる。しかし、またヒトの前頭葉は、新たな位置どりをする眼窩の発育にともなう回転と関連している。前頭部がその後方にある脳の増大による成長発育にともなう、直立面へと回転するにつれて、眼窩上縁も移動していく。こうして、両眼が脊髄に対して直角に向くようになる。ヒトの脊髄は直立位にあるが、眼窩軸は依然として水平方向を向いている。視線は、身体が動く前方を向いている*。

　重要な点は、前頭葉ならびに特に側頭葉の増大が、眼窩を正中へと回転するもとになることである（図9-5〜7）。両眼は移動し、その間隔は狭まる。眼窩の2つの別々の回転軸は、大脳の著しい増大に関連している。眼窩が垂直的に転位する一方で、別の回転によって眼窩が内側へならびに水平方向に移動し、完全な両眼姿勢位が可能となる。これらの2種類の回転移動は、霊長類の種によって異なる。たとえば、前頭葉の相対的大きさによって判定すると、サルでは眼窩の直立の程度や前頭部の隆起の程度は、ヒトよりもはるかに小さい。類人猿の眼窩は間隔が狭いが、側頭葉の相対的大きさと関連している。

＊ゴリラなどの一部の類人猿では、眼窩上縁が広範にわたって、前頭葉とは無関係に垂直方向に回転している。しかし、ヒトの顔では、眼窩は増大した前頭葉の大きさに対応して回転し、垂直位をとるようになる。

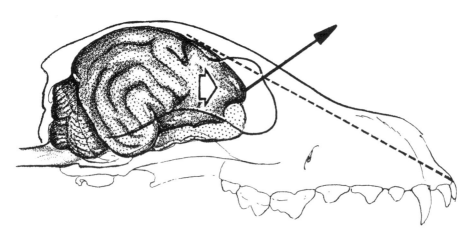

図 9 - 3
(Enlow, D. H., J. McNamara:『神経頭蓋に基づく顔の形態とパターン[The neurocranial basis for facial form and pattern]』から引用．Angle Orthod., 43：256, 1973[許可取得済])

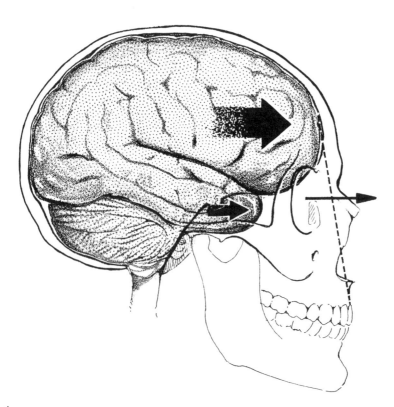

図 9 - 4
(Enlow, D. H., J. McNamara:『神経頭蓋に基づく顔の形態とパターン[The neurocranial basis for facial form and pattern]』から引用．Angle Orthod., 43：256, 1973[許可取得済])

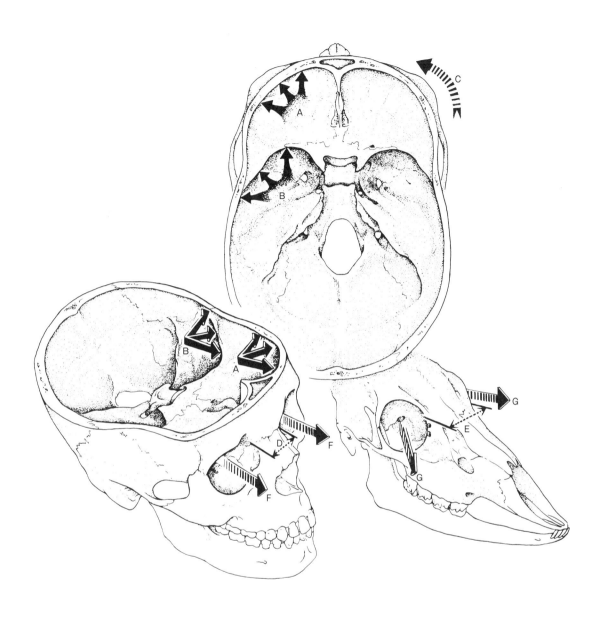

図9-5
脳が小さい哺乳類と比較したヒトの脳の拡大と二足歩行の姿勢位に関連した顔の特徴。(A)拡大した前頭葉と前頭蓋窩、(B)大きな側頭葉にともなう中頭蓋窩、(C)四角い頬骨をともなって形成された幅が広い平面的な顔、(D)正中に向かって回転した眼窩と相対的に狭窄した気道と鼻基部、(F)前方を向いている眼窩、(G)頭蓋底の下方に位置し、回転された顔面複合体、(多くの哺乳類[シカ]にみられる眼軸の広がりに注目してほしい)、(E)比率的に広い眼窩間距離と鼻腔空隙、より狭く角張った顔、前頭蓋底の下方というよりも前方に前突している鼻と口吻部。(Enlow, D. H.：『ヒトの顔[The Human Face]』から引用. New York, Harper & Row, 1968, p.190 [許可取得済])

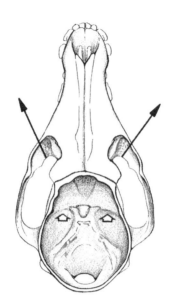

図9-6
(Enlow, D. H., J. McNamara:『神経頭蓋に基づく顔の形態とパターン[The neurocranial basis for facial form and pattern]』から引用．Angle Orthod., 43：256, 1973[許可取得済])

　両側の眼窩の位置づけは、食物をとったり、道具や武器などを指で操作するうえでの1つの特徴である。口吻部が長く突出していないため、手でつかんだ物を近くで見ることができるのである。ヒトの意志は、自由になった手を支配して、その手は直立した姿勢で三次元の視点で自由に動かすことができる。ヒトの巨大な脳と頭蓋底の彎曲がその重要な要素であり、ヒトがヒトらしく振る舞うのに、これらのすべての変化が必要であり、機能的にはもちろんのこと、発育のうえでもこれらすべてが、相互に依存しあっている。
　重要なことは、眼窩が正中へと回転することによって、眼窩間距離が著しく短縮する点にある(図9-7、8)。これは、ヒトや(すべてではないが)その他の霊長類における口吻部の突出度の減少を描く2つの要因のうちの1つである。眼窩間領域は鼻の基部でもあるため、この部分の大きさの減少によって鼻骨底部が構造的(そして生理的)に縮小する。幅の広い鼻底部は、相対的に長い口吻部を支えることができる。しかし、鼻基部の幅が狭い場合は、鼻骨が突出しうる構造上の限界が減少し、鼻は短くなる。第二の要因は、嗅球の回転をもたらす鼻部突出度の減少と関連してくる(下記参照)。
　ヒトの嗅覚は、環境認識に関しては主要因子ではなくなって、ヒト以外の哺乳類のほうが発達している。ヒトの鼻と嗅粘膜が相対的に小型化しているのに加えて、前頭洞の嗅覚受容器も少ない。これは食物の獲得や防御のためにこの構造に頼っている他の哺乳類とは対照的である。

第9章 ヒトの顔のつくり 173

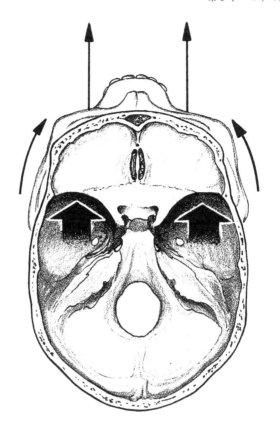

図9-7
(Enlow, D. H., J. McNamara:『神経頭蓋に基づく顔の形態とパターン[The neurocranial basis for facial form and pattern]』から引用. Angle Orthod., 43：256, 1973[許可取得済])

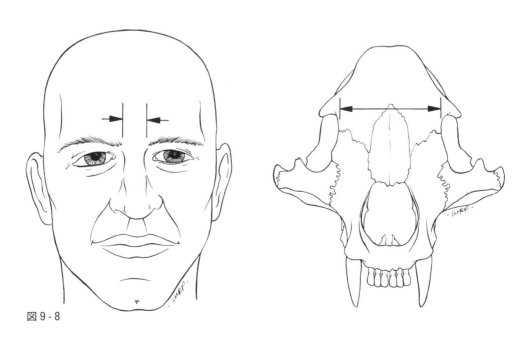

図9-8

コインにたとえると、上方の鼻領域と下方の口腔領域は同じ1枚のコインの裏と表である、つまり、それは口蓋である（図9-9）。鼻の突出度の低下は程度の差はあるものの、それと同程度の上顎の減少が起きる。他のあらゆる哺乳類にあっても、顔面全体の長さの減少が必ず起きる。しかし、ヒトの顔では、脳の増大と頭蓋底の彎曲によって、回転をしてほぼ垂直的な位置どりになる。増大した大脳の前頭葉により、嗅球や前頭蓋底全体を下方に回転するため、それに相応して鼻上顎複合体が下方に回転される（図9-10）。

一般的に、ほとんどの哺乳類の鼻粘膜は、温度調整に関与する機能を有す組織である。鼻甲介を広く覆っている粘膜の血管収縮や拡張によって、保温や温度の放出の程度が制御される。ヒトの鼻は著しく小さくなっているが、被毛が少なく汗腺を有する外皮が、この重要な機能をほとんどといっていいほど代行している。真皮の血流の制御とともに汗線の活動により、それ相応の温度調整が行われる。これは、皮膚がほほむき出しであるヒト（そしてきわめて少ないがブタなど）だからこそ可能なのである。被毛が多い動物では、鼻粘膜における熱伝導の調節、激しくあえぐことによる調節、被毛が少ない領域（犬、猫などのかぎ爪のある手足）に限局して起きる発汗、さらに逆立てた体毛により上昇する断熱効果によって体温を放出したり維持したりされる。体毛を逆立てることは、体をより大きく

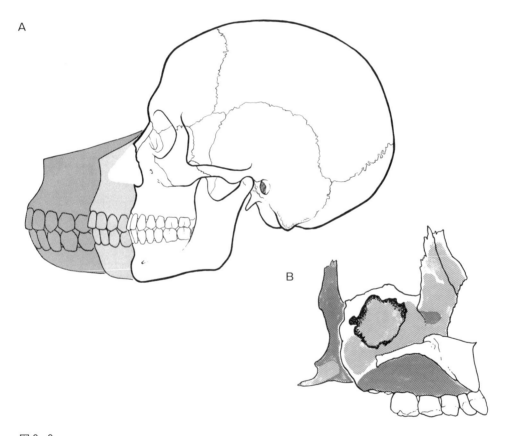

図9-9
（下方の図は Enlow, D. H., S. Bang：『ヒトの上顎の成長と骨改造[Growth and remodeling of the human maxilla]』から引用．Am. J. Orthod. 51：446, 1965[許可取得済]）

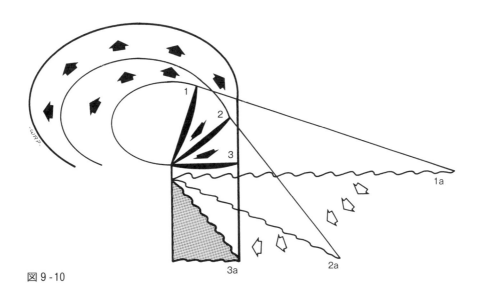

図9-10

　みせることによって敵と思われる相手を威嚇することができる。われわれが、この隔世遺伝によって受け継いだ形質は鳥肌のみである。

　すべての哺乳類は、頭蓋顔面複合体の構築にあたり骨格性強化材として「支柱」が組み込まれている。これらの支柱は骨格の一部であり、構造上の支えの役割および、構造的に生じる複合的な力に対する頭蓋骨の物理的な特性の均衡を保つ生力学的なストレス耐性を強化している。これには、成長そのものの力も含まれる。歯の位置を例にとって説明されることが多いが、支柱としての特性は咀嚼力に単に順応するため以上のものである。ヒトの顔におけるこれらの支柱の1つは、「頬骨歯槽陵(key ridge)」であり、これは第一大臼歯周辺で重要な機能を荷負う領域の、ほぼ中央真上にあたる上顎骨が垂直方向に肥厚した部分である。この機械的な力に対する支柱は、この頬骨歯槽陵から上方に伸び眼窩側縁を通り、眼窩上縁を強化している前頭骨にまで至る。上顎第二大臼歯は、すぐ上方に広がる眼窩後側壁の垂直に伸びている骨板によって強化されている。大きな上顎洞の後部を囲い非常に薄い骨を除いて、第三大臼歯は眼窩の後方に位置しており、この部位の上方を支える骨はない。したがって、当該部位では、力学的にも系統発生学的にも支持構造は失われている。切歯部は上顎歯槽弓、共通した胎生期での発育をする鼻開口部の上方にある骨縁と垂直に走る鼻中隔によって支持される。各犬歯は、かなり厚い鼻側壁によって強化される。この鼻側壁は、犬歯根尖に向かってそこからさらに上顎骨の厚い前頭突起を通り、前頭部の厚くなった眉間部にまで及ぶ。

　ヒトの脳と頭蓋底の幅が広いため、顔も並外れて幅広い。しかし、顔は後上方に位置する巨大な脳によってほぼ囲まれている(図9-11)。ヒトの大きな頭蓋を典型的な哺乳類のそれと比較してみよう。ヒトでは巨大な前頭葉が、両眼の後方ではなく上方に位置する(顔のほぼ上方全体を占めていることに注目してほしい)。また、このことが眼窩が下前方へと回転し、前方に向いてくるとともに顔全体が特異的に下後方への回転を起こす要因となっている。

176　第1部　Enlowの顔面成長に関する基礎的事項

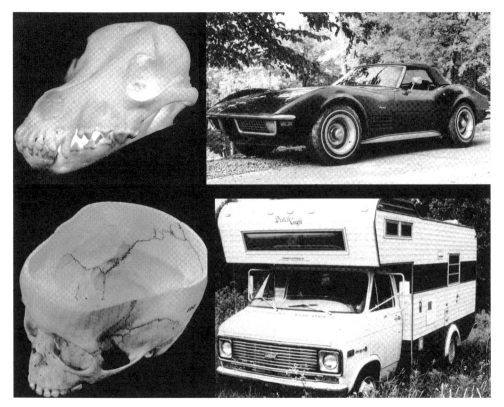

図9-11

　草食動物では顔の左右側面に外向きに開いた眼窩を有しているため、視界がきわめて広くなり、接近する肉食動物を感知することができる。一方、肉食動物は、眼窩が斜め側方に位置しているが、前方を見るために眼球を動かすことが可能であるため、立体的に相手をとらえて追うのに都合の良い眼を有している。肉食動物は、概して口吻部と鼻がきわめて短い傾向がある。これは、眼窩が内側へと大きく回転され、眼窩間にある鼻基部が狭小化するためである。草食動物では、眼窩の間隔が側方に向いて位置しており、眼窩間にある鼻根部も幅が広いため、鼻や口吻部が大きく突出していることが多い。

　ヒトでは、大脳の増大によって嗅球が下方へと回転し、転位していることに注目してほしい（図9-12）。他のあらゆる哺乳類では、嗅球と篩板は、前頭葉の大きさや構造に相応してほぼ直立か、あるいは斜めに位置している。ヒトでは、嗅球が脳によって水平的位置に回転される。これが、ヒトの顔の基本的デザインとなる重要な因子である。

　嗅球は、隣接する鼻領域の位置どりや成長方向に直接関係している（図9-12）。ほとんどの哺乳類では鼻の長軸が、その内部にある嗅感覚神経の方向性を決定する都合のよいように形成されている。長軸の鼻が形成されるため、これが鼻内に存在する嗅感覚神経の方向性を全体的に決定するのに必要な点となる。したがって、鼻上顎複合体の平面は嗅球面に対してほぼ垂直的である。これは、あらゆる哺乳類の顔において、鼻上顎が発育する

第9章 ヒトの顔のつくり　177

方向性の基礎となる重要な解剖学的および機能的な関係である。ヒトでは、脳の増大あるいは形状の増大のために(図9-10の1、2、3)、脳内にある嗅球が垂直方向から水平方向へと順次回転されるにつれて、顔全体も同様に水平方向から垂直方向に回転され下降する(1a、2a、3a)。あるいは、別の言い方をすれば、頭蓋底が下方に回転されるのにともなって前頭蓋底が拡大することによって、前頭葉が増大する結果、顔面が下方に回転される。

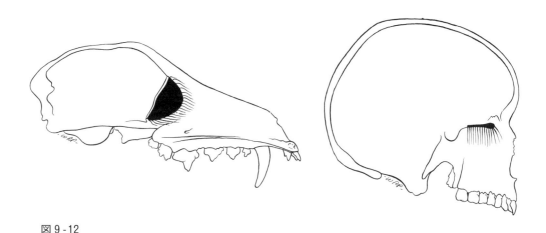

図9-12

鼻上顎複合体の構造

　多くの哺乳類の上顎は、三角形の構造を呈している。ヒトは、特異的に長方形である(図9-10)。それは、中顔面全体が垂直方向に回転するのに適応して、咬合平面が水平方向に回転することによるものである。ヒトを含む多くの哺乳類では、咬合平面はフランクフルト平面(外耳道上部と眼窩下縁を結ぶ平面)に対してほぼ平行である。これによって、視覚、嗅覚と聴覚に対応して機能するように上下顎が位置づけられる。ヒトの上顎は、新たに眼窩下部の場に位置づけられるようにそのデザインが変わっている。この系統発生学的に拡大した領域の大部分は、特になんらかの機能はしていない上顎洞に占有される(二次的に吸気の保温、鼻を湿らせ、さらに声の反響などの役割を果たしている)。この他に類を見ない新たな領域は、前もって遺伝学的なあるいは後天的なプログラムが組み込まれているわけでなく、新たな組織や器官を形成するような機能があるわけでもなく、単なる空間である。眼窩底は、眼窩の軟組織を支持するため、この顔の新たに生まれた領域と関連して発育する。これは、新たに生まれた上顎の構造と関連した特徴である。今や中顔面部や下顔面部の正中下部は、眼の前面ではなくむしろ下方に位置づけられている。図9-5とも比較してみてほしい。

　かくして、ヒトの顔では鼻領域が垂直的に配置されることになる(図9-12)。拡散した嗅神経の中心軸は垂直的となり、結果的に鼻上顎の垂直的成長方向はヒトの顔にみられる

発育の主たる特徴である。垂直的な位置どりのヒトの側貌にみられる特徴は、次の点である。(1)膨隆した前頭部、(2)鼻部全体の垂直平面へと回転、(3)眼窩が内側へ収束することにともなう口吻部突出度の減少、(4)直立位へと回転された眼窩、(5)下後方へと回転した上顎弓と四角い形状に変化した鼻上顎複合体、(7)水平に保たれている口蓋と上顎弓、(8)上顎洞の形成、(9)眼窩底と眼窩側壁の形成、(10)鼻の縮小化に相応して上下顎の突出度の減少。脳と頭蓋底の幅が増大し、眼窩と頬骨が前方へ向く方向へと回転されるため、顔の幅も顕著に増大する。ここでヒトの顔は、前頭葉の真下に配置される。その他の哺乳類では、顔の大部分が脳の前方に位置している。鼻腔は、両眼窩間の下方に位置する顔面内部の大半を占めており、突出する口吻部で前方に向いて位置しているわけではない。ヒトでは、突出している鼻自体は顎の後方部にある鼻腔粘膜部をほとんど含んではいない。これらの多様な変化が複合することによって、結果的に顔面全体がきわめて平面的な解剖学的構造へと「縮小」するのである。

　上記で指摘したように、眼窩の近接と嗅窩および前頭蓋窩の回転により鼻部が縮小するには、必ず同程度の上顎弓の短縮がともなって起きなければならない。これらの2つの部位では、比較的軽微な水平的差異が観察される。いずれか片方の部位が短縮した場合、もう片方の部位も短縮する必要がある。これは鼻骨のみで言及されることである。なかには顎や口蓋より突出する肉厚な鼻を有している種(ヒトやゾウなど)もある。

　なぜヒトの顔では、肉厚な「鼻」が張り出しているのか？　鼻複合体の軟骨と軟組織は、外鼻孔が下方に向いて突出するようにデザインされている(図9-13)。鼻腔上壁部の嗅球と繋がっている感覚神経の末端へと空気が、斜め上方に流入できるようになっている。これは、鼻腔後壁に篩板と神経末端があり、外鼻口部がより水平方向に向いている鼻腔に空気を取り込むようになっている他の哺乳類とは対照的である。したがって、ヒトの顔には、特異的かつ垂直的に位置づけられた鼻上顎複合体の機能に順応して、突出する肉厚な「鼻」がある。

　顔全体が後下方に回転されると、結果的に頭蓋底の屈曲によって形成された凹部(顔のポケット部)内に顔が位置づけられる。脳が系統発生学的に増大を続け、その結果、さらに後方へと回転されるとどのようなことが起きるのか？　少なくともこのデザインでは、関連するさまざまな軟組織と頭蓋部分の調整をしうるほどの、これ以上後方へ回転できる余地はない。回転によって、顔面部はすでにほぼぎりぎりの気道の位置に達している。後頭蓋底、脊柱および顔面は、万力で締めたように、その間にある重要部位がすべて一体化している。系統発生学的に顔は、どのような調整が起きるのだろうか？　それについては、87ページの評価を参照されたい(イルカの頭蓋から、脳の増大に関与する進化的な頭蓋顔面の調整が、哺乳類にあってはいかに特別なものであるかを確認することができる)。

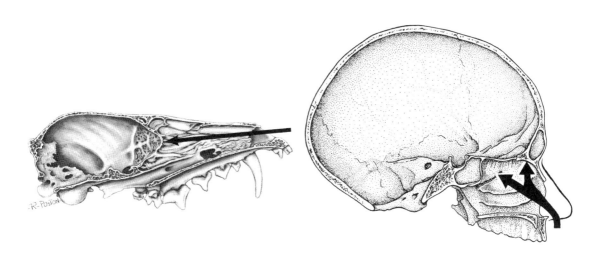

図9-13
（右図：Enlow, D. H.：『ヒトの顔[Human Face]』から引用．New York, Harper & Row, 1968, p.188[許可取得済]）

成長発育の場の境界

　顔の各部位の成長発育に関して2つの基本概念がある。1つは成長発育量、2つめは成長発育方向である。これらの2つの因子が、成長発育の「ベクトル」を構成する。

　成長発育は、モザイク状の局所の成長発育の「場」に応じて進行する。成長発育の場、もちろんそれらの集合体には、決められた境界がある。そして、それら領域には成長発育能の大きい場と小さい場がある。成長発育の平衡状態が維持されている場合、通常はそれぞれの枠を越えて成長発育することはない。しかし、成長発育期の顔を治療すると、これらの成長発育能の差のある個々の場の成長発育能を変化させることができる。このような変化が起きると、生理学的リバウンドか病理学的変性のいずれかが生じる可能性がある。生理学的リバウンドは、成長の場の自然に生じる力がこれらの領域で回復したときに起きる。このタイプのリバウンドの一例として、下顎犬歯の舌側転位がある時に、それまで口角近辺で平衡状態にあった口輪筋の調和をくずして側方に押したような場合が挙げられる。別の病理学的な変性の例としては、生理学的境界外でリテーナーを用いて上顎臼歯を保定しようとしたときにみられる。歯冠が舌側に戻ろうとする代わりに、歯根表面の穿孔や、歯周の支持構造が損壊することが挙げられる。生理学的リバウンドであれ、病理学的変性であれ、望ましい結果ではないので、このそれぞれの成長発育の場の境界が調和を保って、顔の美と機能の改善を顎顔面治療の目標とすべきである。重要な点は、顔の前方、後方、下方、側方に成長発育の場が存在し、これらは、脳と頭蓋底とも共有していることである。脳の成長発育と関連している場の領域と、顔の主要な局所領域とは共通な場となっている。

この頭蓋底と顔が関連している理由は、脳が頭蓋底とともに成長発育するからである。一方の形、大きさ、頭蓋内側の幾何学的特徴、そして角度的な特徴は、もう一方のものと一致する。いいかえれば、頭蓋底は顔が作られる型紙である。たとえば、顔と頭部との接合部分の幅は、明らかに頭蓋の最大幅より広くはなり得ない*。後述するが、同様に頭蓋底の長さ、高さも、顔のそれらの寸法と互いに対応しあっている。

　顔は、構造的にも発育学的にも頭蓋底に依存している**。顔面形態の多くの正常および異常にみるばらつきは、基本となる頭蓋底の状況と、たとえ一部ではあっても関連しているため、この概念は重要である（第10章参照）。

　頭蓋底は、脳と系統発生学的に関連しながら成長発育する。どのような「独立した」遺伝的制御が頭蓋底に存在しようとも（これは長い間議論されている）、成長発育中の脳と相互に影響しあって順応しあう、自然に選択される遺伝子により、頭蓋の形状や大きさは確立される。したがって、確立された頭蓋底は、脳が委縮または切除されても部分的には成長発育を続けうるため、頭蓋底は個体形成時に独立性を有するのであろうと考えられる。顔も頭蓋底（脳）とともに成長発育し、神経頭蓋との機能的関係に順応した顔の成長発育制御がなされる。しかし、全領域において成長発育中には、ある部分や他の部位それぞれの成長発育上の変異に順応しうる許容範囲がある。これには、「機能母体説（functional matrix）」の働きが関与しており、この要因によって、別の部位とも関連しながら成長発育し機能している、いろいろな部位が一塊となって共存可能となる。しかし、このような成長発育時の順応能には、局所的な差がみられる。歯槽骨や歯槽窩のようにいろいろな変化に富む状況に、きわめて柔軟かつ高い反応性を示す部位もある。一方、頭蓋底などのように、感受性や順応性があまり高くないところもある。頭蓋底の内因性のプログラムが及ぼす影響は、歯槽骨や歯槽窩より大きいと思われる。なぜならば、成長発育を決定し制御する因子が何であれ、頭蓋底には成長発育上からみて独立性があるからである。それにもかかわらず、頭蓋底は成長発育のうえで反応性を示し外因性因子に対する順応性を示すことが可能である。たとえば、睡眠態癖の習慣に関連して、頭蓋底の形態は大きな影響を受け、顔の形状やパターンにも直接影響が表れる（第8章参照）。

---

*したがって、中顔面の拡大には生理学的限界がある。理論上の側面の最大値は、頭蓋底の幅分である。あるいはそれらの間にある成長速度を調整している脳神経と脳神経間の幅分ともいえる（顔面複合体の中央部はそれらの下方につり下げられている）。臨床にあっては、中顔面はそれまでの境界を超えて拡大され、顎の幅の理論は制限がない場合には、リバウンド（発育）しうるところまで拡大されうるであろう。

**これまで、顔面全体は、個体発生学的にも発育学的にも独立している部位で、ちょうどたまたま並列してそこに存在しているにすぎないというように説明されてきている。ちょうど壁に掛けられている絵のように、この分野の初期の研究者のなかには、神経頭蓋と顔の大きさや形には因果関係がないと考えている研究者がいた。これは明らかに誤りである。

頭蓋底の頭蓋内側は脳の腹側部の構造や解剖学的形状に順応するが、頭蓋外側は構造的に顔面、咽頭および頸部の形状に順応する。このため、これらの頭蓋底の内・外側の形態形成のうえで差が生じる。

脳の前方境界は、鼻上顎複合体の前縁でもある。鼻の成長は、嗅球と嗅神経の成長と関係している。これら2つの因子は中顔面の成長発育の「ベクトル」、つまり成長発育の量と方向の基盤である。これを示すため、脳の前縁から鼻上顎複合体の最前部と最下部(上プロスチオン[図9-14、15])まで線を引いてみる。これは中顔面平面を示すものである***。中顔面平面は、嗅球(または篩板[側面セファログラム上にみる])に対して垂直的であることに注目されたい。ヒトの顔では、この平面は前鼻棘とも接していることが多い。したがって、鼻領域の長軸の成長方向は、感覚神経の平均的走向とほぼ同じ方向を向いている。成長発育量は、その成長発育の場のあらかじめ決まっている領域の大きさにより決まってくる。鼻上顎複合体は、脳および頭蓋底の外縁部の領域内で、嗅球に対して垂直的に成長発育する。

***「ナジオン(Nasion)」は、頭部X線規格写真計測上の顔面平面を引く際によく用いられる点であるが、ほとんど考慮されていないものの性差や頭部形状による差に関連する差が大きく、誤った結果を得る可能性がある。また、上記の中顔面平面は、脳と鼻上顎複合体との関係を示している。したがって、ナジオンではなく脳の外縁部が使用される。また前述したとおり、神経の走向が中顔面が成長発育する方向を決定する主要因子である。もちろん、逆かもしれない。いずれにせよ重要な点は、これらが嗅球との関係を絶えず一定に保ちながら、互いの場を確立しているということである。換言すれば、脳の大きさや形状に基づいて配置されるということである。

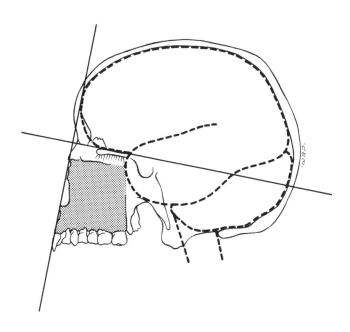

図 9-14

一般的に、哺乳類では嗅球と鼻上顎複合体の位置には関連性がある。脳が小さく嗅球が直立している種や群では、それに相応して口吻部がより水平的であり、突出する傾向がみられる（図9-15）。別の哺乳類の群では、脳の大きさ（またはブルドッグのように頭部が丸い種など）が増大しているため、嗅球が下方に回転する。その結果、口吻部はそれに相応して嗅球とともに下方に回転されるため、あまり突出していない。ヒトでは、前頭葉が顕著に成長発育するため、嗅球が事実上水平に位置づけられる。したがって、ヒトの鼻部は、分布する嗅神経の平均的垂直軸とともに、成長発育につれて垂直的に位置づけられる（図9-12、14）。これは、きわめてはっきりしている成長発育上の解剖学的特徴である。別の哺乳類では、顔面気道や嗅神経は、より水平的あるいは斜めに成長発育し位置づけられる。

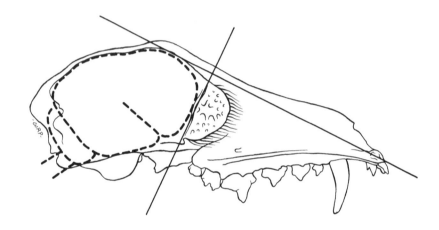

図9-15
(Enlow, D. H., M. Azuma：『ヒトと哺乳類の顔における機能的成長発育境界[Functional growth boundaries in the human and mammalian face]』から引用．In：Morphogenesis and Malformations of the Face and Brain. Ed. by D. Bergsma. Birth Defects Orig. Art. Ser., Vol. XI ; No. 7. New York, Alan R. Liss, Inc. for The National Foundation-March of Dimes, White Plains, New York[許可取得済]）

本章のはじめのほうで示したように、鼻上顎複合体は特に前頭蓋窩と関連している。これらの対になっている窩の後縁は、相当する中顔面の後縁を決定している。この解剖学的関係は、基本的に変わることはない。この領域の成長発育方向は、この領域に存在する感覚器官（視覚）によって決定される。上顎結節後方部は眼窩底の真下に位置し、眼窩底は上顎結節とその内部に存在する上顎洞の上壁部にあたる。上顎結節は、眼窩の幾何学的に平均的な神経軸に対してほぼ垂直に位置づけられている（図9-16）。中顔面の後面は、前頭蓋窩と中頭蓋窩の接合部（たとえば、前頭葉と側頭葉との間と、蝶形骨大翼の最前縁にある下方接合部）から、眼窩の中心軸に対して垂直に下方へと広がっている。この垂直面は、上顎結節の後面に沿って延びている。

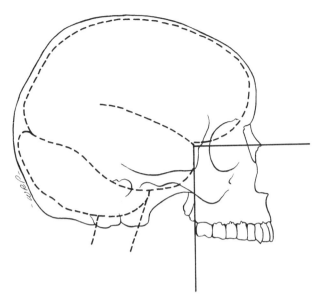

図 9-16
(Enlow, D. H., M. Azuma:『ヒトと哺乳類の顔における機能的成長発育境界[Functional growth boundaries in the human and mammalian face]』から引用. In : Morphogenesis and Malformations of the Face and Brain. Ed. by D. Bergsma. Birth Defects Orig. Art. Ser., Vol. XI ; No. 7. New York, Alan R. Liss, Inc. for The National Foundation-March of Dimes, White Plains, New York[許可取得済])

　前述した境界は、顔面の鍵となる解剖学的平面の1つである。それは後上顎(PM)平面である(図9-17)。顔や頭蓋には、多くの「頭部X線規格写真法の計測平面」が存在する。しかし、これらの大半は、(1)成長発育や骨改造の主要部位、あるいは(2)軟組織との関係をも含め頭蓋のいろいろな部分の機能的関係を示すものではない(それを目的としたものでもない)。残念ながら、S-N[セラ-ナジオン]平面のような従来の頭部X線規格写真計測面のほとんどが、本当に重要な主要な成長発育部位を無視している。たとえば、セラ自体は、容易かつ確実に位置を確認できる「便利な計測点」ではある。しかし、実際の形態形成における関係を知るために、計測点として使おうとすることは、なくした鍵を探す際に、街灯の下にある鍵が簡単にみつかるからという理由で使うようなものである。それとは対照的に、垂直なPM境界線は、顔の基本的デザインを確立する因子に直接関連している自然の解剖学的、形態形成学的平面である。これは、顔と頭蓋においてもっとも重要な発育上および解剖学上の平面である。

　当然ながら、PM平面は頭蓋顔面複合体のさまざまな解剖学的対応部分を示すものである。前頭葉、前頭蓋窩、篩骨上顎複合体上部、口蓋と上顎弓、これらすべてが、PM平面の前方に位置する相互対応部分である(図9-18のa、b、c)。これらすべての部位は、この垂直平面に沿ってそれらの後方境界がある。同様に、側頭葉、中頭蓋窩と下顎枝が橋渡しする口咽頭領域後方部も、PM平面の後方に位置して相互対応部分となっている(d、e、f)。これら部位の前縁は、まさにこの垂直線に沿って位置している。PM平面は、その前方と後方に位置する一連の垂直的対応部分間の成長発育上の界面である。この重要な鍵となる平面が、成長過程を通じてこれらの基本的関係を維持している。

184 第1部 Enlowの顔面成長に関する基礎的事項

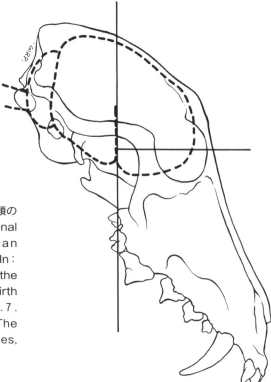

図9-17
(Enlow, D. H., M. Azuma:『ヒトと哺乳類の顔における機能的成長発育境界[Functional growth boundaries in the human and mammalian face]』から引用. In: Morphogenesis and Malformations of the Face and Brain. Ed. by D. Bergsma. Birth Defects Orig. Art. Ser., Vol. XI; No. 7. New York, Alan R. Liss, Inc. for The National Foundation-March of Dimes, White Plains, New York[許可取得済])

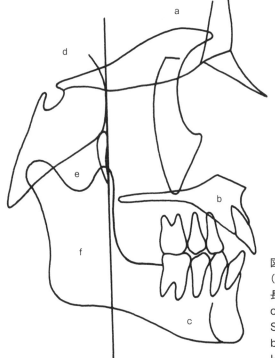

図9-18
(Enlow, D. H.:『出生後の顔と頭蓋における成長発育[Postnatal growth and development of the face and cranium]』から引用. In: Scientific Foundations of Dentisry. Ed. by B. Cohen and I. R. H. Kramer. London, Heinermann, 1975[許可取得済])

前頭葉（前頭蓋窩）と顔面構成部位との関係および中頭蓋窩と咽頭との位置的関係は、胎生初期に確立される。図13-3に示したように、頭蓋彎曲部が上顎弓と下顎弓とを、将来、前頭葉と前頭蓋窩となる部位と直接接して位置していることに注目してほしい。

　下顎体は、PM平面の前面に位置する部分に対する対応部分である。下顎枝は、PM平面の後方部分の対応部分である。しかし、下顎骨の位置や大きさは、篩骨上顎複合体の位置や大きさとは無関係に変異に富んでいる。下顎体の後縁は、PM平面上に位置するはずである。これが「舌側結節」であり、上顎に存在する上顎結節の対応部分である。舌側結節と接合する下顎枝の前縁も、PM平面上にあるべき部位である（注：斜めに位置する下顎枝の前縁は舌側結節と重なっているが、ここは実効的な下顎枝幅の前方点を示しているわけではない。舌側結節自体は下顎体部と下顎枝との機能上の接合部である）。下顎骨は縫合によって頭蓋と直接的には、接合していない独立した骨であるため、その構造的変異は、頭蓋底と上顎骨との間で共有している成長発育の場にみられるような成長発育上および構造上の変異は同程度のものではない。また、下顎枝の成長発育は咀嚼筋と直接関連しており、相互作用により調整される。したがって、下顎枝と下顎体には、それらの大きさと位置には、それぞれが独立した変異が存在する。たとえば、下顎枝の前縁がPM平面までは到達しないものもあれば、下顎枝前縁がPM平面の前方まで大きく突出することもある。第10章で説明するが、この変異性は補償されることが多い。これらの成長発育時にみられる「転位」によって、下顎骨はさまざまな位置にシフトする。

　上顎神経は頭蓋底を通って翼口蓋窩を走り、その後下眼窩裂に入る。この神経は、眼窩下管を通過して眼窩下孔から出る前に、ほぼ口蓋平面に平行して走行する。これには胎生期でのある1つの関係が存在し、この神経の走行は、口蓋の上方あるいは下方への回転による相応した位置どりに通常左右される。

　その他の顔面境界が頭蓋底縁と一致するように、脳と頭蓋底の下面での、成長完了時には、鼻上顎複合体の下縁が確立される（図9-19、20）[*]。

　Ⅱ～Ⅲ級不正咬合の頭部X線規格写真のトレースを篩板（嗅球の存在を示す面）で重ねてみると、いずれの不正咬合でも鼻上顎複合体の前面が、嗅神経との正常な走行する関係にほぼ一致していることが確認される。

---

[*]類人猿の中には、上顎弓前部に直接的な形成不全を認めるものもある。たとえば、アカゲザルでは、前上顎領域が「高い」か、少なくとも鼻上顎複合体後部が垂直的に「長い」。要するに、後方部が前方部に比べてきわめて著しく下方への転位を起こしている。その結果、前方領域が「上方」に回転して、この領域での下方への骨成長発育によって、上顎弓後部が達すべきレベルまで完全には下方移動することはない。結果的に前歯部開咬が生じることはきわめて多く、その頻度はヒトでみられるより、はるかに高い。実際に、ヒトの上顎骨では上顎弓が同様の回転が起きるが、上顎弓の前方部が下方へ発育して、このような状況を十分に相殺している（第10章参照）。

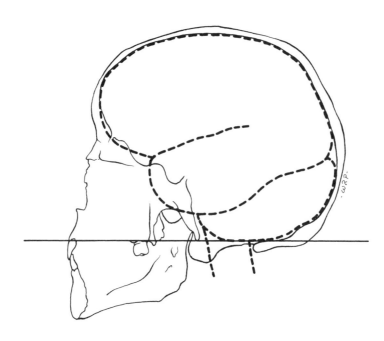

図 9-19
(Enlow, D. H., M. Azuma:『ヒトと哺乳類の顔における機能的成長発育境界 [Functional growth boundaries in the human and mammalian face]』から引用. In: Morphogenesis and Malformations of the Face and Brain. Ed. by D. Bergsma. Birth Defects Orig. Art. Ser., Vol. XI; No. 7. New York, Alan R. Liss, Inc. for The National Foundation-March of Dimes, White Plains, New York [許可取得済])

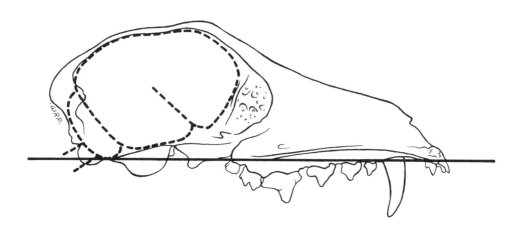

図 9-20
(Enlow, D. H., M. Azuma:『ヒトと哺乳類の顔における機能的成長発育境界 [Functional growth boundaries in the human and mammalian face]』から引用. In: Morphogenesis and Malformations of the Face and Brain. Ed. by D. Bergsma. Birth Defects Orig. Art. Ser., Vol. XI; No. 7. New York, Alan R. Liss, Inc. for The National Foundation-March of Dimes, White Plains, New York [許可取得済])

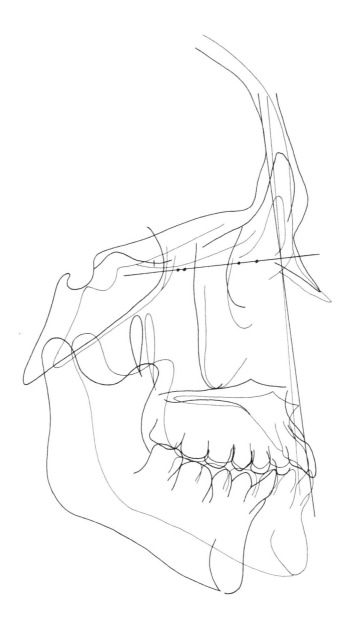

図 9-21
(Enlow, D. H., J. McNamara：『神経頭蓋に基づく顔の形態とパターン[The neurocranial basis for facial form and pattern]』から引用．Angle Orthod., 43：256, 1973[許可取得済])

中顔面平面の位置どりも同様であることに注目してほしい(図9-21)。ここに示したⅡ級不正咬合の人(ほぼ全例)では、上顎基底骨自体が(頭蓋底より)「突出」しているのではなく、下顎骨が実際は後退している。Ⅲ級の人では、上顎骨が必ずしも後退しているのではなく、下顎骨が突出しているものもある。両者ともに、鼻上顎複合体は配置されるべき位置にあって、その水平的な大きさは脳や前頭蓋窩との関連を示す線より外れてはいない。

要約すると、顔の各部位の成長発育には2つの基本因子が関係している。すなわち、(1)それぞれの部分の成長発育の量、(2)その成長発育の方向である。脳は、顔が成長発育する最大のあるいは最小の範囲を決定するさまざまな境界を決める(少なくとも共有する)。それは、頭蓋底は顔が構築されるうえでの型紙であるためである。顔のそれぞれの部位が局所的に骨改造される方向は、顔面内にある感覚器官と密接に関連している。これら2つの因子によって、鼻上顎複合体が占める成長発育領域の境界を示す所定の成長発育範囲が決定される(図9-22、23)。中顔面部を構成するほとんどすべての部位、これには骨、筋肉、粘膜、結合組織、軟骨、神経、血管、舌、歯が挙げられるが、これらの複合的な成長発育が活発に互いに関連しあって起こる。これらの成長発育活動の集積によって、あらかじめ定められている中顔面の成長発育境界を個々の最大域にまで成長発育させうる。中顔面の成長発育は無限ではなく、また、それだけが独立しているわけでもなく、無秩序に決定されるわけでもない。

したがって、上プロスチオンは成長発育因子の脳、頭蓋底、感覚器官、軟組織複合体によって事前にプログラムされている場に位置するようになる。上プロスチオンは歯槽骨によって構成されており、それはきわめて不安定な反応性が高い骨組織である。元来、この骨領域はきわめて不安定であり、ここに作用する力によりさまざまに変化するといわれてきた。これは下記に示すように、きわめて正しい解釈である。しかし、成長発育過程が内的外的因子により不均衡に障害されなかった場合(親指しゃぶりなど)、上プロスチオンは存在するはずの位置を示す標的となる。その標的となる点は上プロスチオンそれ自体にプログラムされるものでもなく、または上顎内にプログラムされているものでもない、上述したすべての成長発育を決定する因子の複合によって決定される。ほとんどの場合、上プロスチオンは、成長発育完了するとその位置は、目標としたところあるいはその近辺に決まるものである。

頭部X線規格写真をトレースした図9-24をみると、上プロスチオンは事前に規定された中顔面平面に到達していない。しかし、成長発育は未完である。同一人物において、成人になり顔面の成長発育がほぼ完了すると、中顔面に引いた垂直線(破線)上にある中顔面平面まで歯槽点が到達するであろう。図9-25に、2つの頭部X線規格写真を篩板で合わせた平面で重ねた成長発育の「前」と「後」を示す。

顔面内での脳と感覚器官との関係は相反することがあるのか? もちろん、高頻度で起きる事象である。たとえば、親指しゃぶり(上記)、舌突出癖、そしてさまざまな成長発育障害によって、歯や歯槽骨が正常な成長発育の範囲を超えて移動する可能性がある(図9-26)。普通の成長の力とその因子は外因的な力に置き換えられてしまい、所定の境界や通常の成長限界を超えてしまうことになる。その結果、構造と機能の不均衡が生じる。置きかえられていた外因性因子が排除されると、正常な機能的内因性因子が働いて、それが

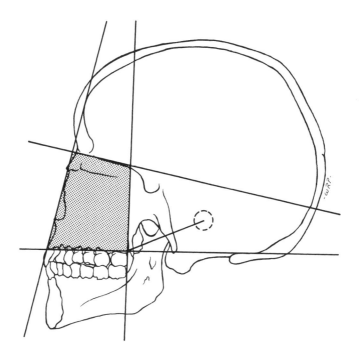

図 9-22
(Enlow, D. H., M. Azuma：『ヒトと哺乳類の顔における機能的成長発育境界[Functional growth boundaries in the human and mammalian face]』から引用. In：Morphogenesis and Malformations of the Face and Brain. Ed. by D. Bergsma. Birth Defects Orig. Art. Ser., Vol. XI；No. 7. New York, Alan R. Liss, Inc. for The National Foundation-March of Dimes, White Plains, New York[許可取得済])

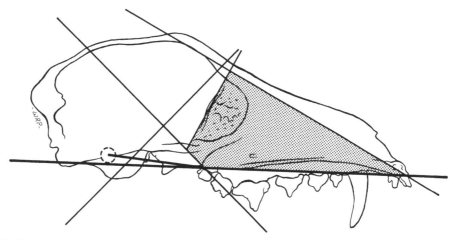

図 9-23
(Enlow, D. H., M. Azuma：『ヒトと哺乳類の顔における機能的成長発育境界[Functional growth boundaries in the human and mammalian face]』から引用. In：Morphogenesis and Malformations of the Face and Brain. Ed. by D. Bergsma. Birth Defects Orig. Art. Ser., Vol. XI；No. 7. New York, Alan R. Liss, Inc. for The National Foundation-March of Dimes, White Plains, New York[許可取得済])

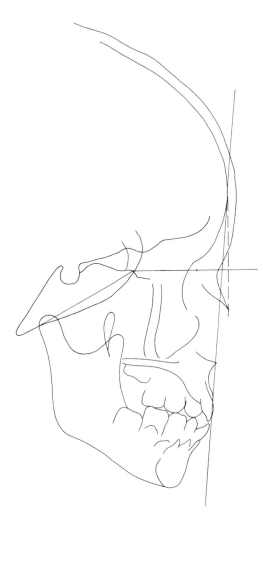

図9-24
(Enlow, D. H., J. McNamara:『神経頭蓋に基づく顔の形態とパターン[The neurocranial basis for facial form and pattern]』から引用. Angle Orthod., 43：256, 1973［許可取得済］)

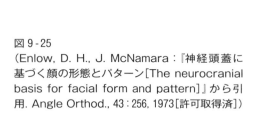

図9-25
(Enlow, D. H., J. McNamara:『神経頭蓋に基づく顔の形態とパターン[The neurocranial basis for facial form and pattern]』から引用. Angle Orthod., 43：256, 1973［許可取得済］)

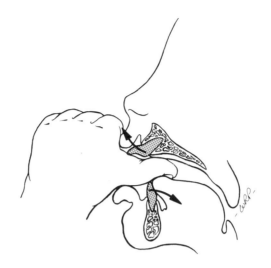

図 9-26

程度の差はあるものの正常な位置まで戻るように作用し、解剖学的に正常な成長発育領域に順応する。ほとんどの小児が早期に親指をしゃぶっていても、その後、親指しゃぶりをやめると、いわゆる典型的な「親指しゃぶり」による不正咬合は起きないのは、この理由である。異常な力が排除された途端に、生理学的リバウンドによって平衡状態に向かい（第1章）、その後、各構成部位間の関係は、正常な均衡が保たれ成長発育するようになる。

多くの解剖学的境界が、広範囲に時には狭い範囲に顔面と頭蓋の中に存在するため、その境界の「安全性」は、臨床上、主たる重要な考慮すべき事項である。治療または成長発育異常によって、ある領域の境界が他の顔面成長発育領域を超えた場合、いずれかどちらかの場が補償する必要がある。同一スペースで2つの重なりあう成長発育領域が競合する場合、片方が必ず一方の下位に置かれざるをえない。これは、局所的安定性が異なる場での機能的「平衡状態」に関連しているという意味で、大きな意義がある。たとえば、ある治療がある成長発育境界を侵害したとすると、機能的な安定性と均衡が障害されるため、苦労して得た治療成果はその後消失するのであろうか？　あるいは、治療中止すると成長発育領域の活動が負荷を受け、本来のパターンに戻る（「リバウンドする」）ため、治療成果が消失してしまうのだろうか？　同じような別の見方の疑問として、機能ではなく形態変化を標的とした治療によって、長期間の成長プログラムを変えることは実際にできるかどうかが問題となる。形状の正常化によって正常な生理機能を得られなかった場合、その後の成長は本来の無影響下での経過に沿って進行するため、治療後の成長により治療成果が消失する可能性がある。これは、急速な成長期の早期拡大が「後戻りする」原因の1つである。さらなる成長が治療に有利である場合、急速に変化する期間は、「成長に合わせた治療をする」ことは臨床医にとって有用なことである。たとえば、下顎後退症において、さらなる下顎骨の成長発育はきわめて好ましいことである。それとは対照的に、下顎前突症におけるさらなる下顎骨の成長発育は忌々しいものである。臨床医は、急速に変化する期間は、リバウンドに関与する生理学的因子も生物学的に活性化することを考慮しなけれ

ばならない。したがって、早期治療を考える臨床医は、「原因」を取り除く治療法は、急速に成長発育する期間で有効であり、適応性が低く成長発育がより緩徐な時期には、「結果」を取り除く治療法がより良い結果を導きやすいことに気づくに違いない。このことから、「原因に対する治療は早期、結果に対する治療は後期に行う」という臨床的原則が導き出される。顔面骨の外科的処置の安定性を評価する際に、顔の成長発育の比率が見過ごされることが多い。成人では生物的活性が低下するため、外科的治療成果が安定し、生理学的リバウンドが緩徐となると考えられる。上顎骨の拡大を成功させるのはいつが良いかといった臨床上の基本的疑問に答えるためには、成長発育境界を深く理解するとよい。二次元の頭部X線規格撮影法では、篩板や舌側結節などの生物学的に意味のある構造部位を特定することに限界がある。将来は三次元画像を使用することによって、これらの部位やその他の生物学的に重要な意味をもつ解剖学的構造部位を視覚化することが可能となり、この新しい三次元画像は、頭蓋顔面に対する診断と治療計画の立案するための新たなツールとなるであろう。

　図1-1で要約したとおり、安定性とリバウンド、すなわち後戻りに対する可能性のある手段は数多くある。これら方法の中には、他の方法よりも現実的と思われるものがあり、また、検討されていないが実現性が高いものもおそらく存在するであろう。ある症例や成長発育状況では、ある種の方法が現実的であり、他の状況では別の方法が良い方法となる。これらすべてのことが「全体像」の中で検討されるべきものなのである。

第10章

顔面形態の正常変異と不正咬合の解剖学的背景

　変異は、生物学の基本原則の1つといえる。いかなる種にも必ず存在する構造上、機能上さらには遺伝に基づいた変異は、環境変化に対応する適応能力をもたらしている。このことにより、時代の要求にもっとも適した特徴を備えた個体が生き長らえる確立が増加している。人間の顔は、身体中の他の「特殊化」した構造と同様に、たしかにこの変異の恩恵にあずかっている。実際、人間の顔のパターンには、他の種で観察されるよりはるかに基本的に異なっているパターンが存在するようである。このことは、人間の脳の成長発育に関連して生じた著しい顔面や頭蓋の回転によるものである。脳は、比率のうえから非常に大きく、かつその形状が変異に富んでいるために、顔つきの差異は広範にわたっている。同じ理由で、人間では他の種にみられるよりも多くの種類の不正咬合が観察されることも理解できよう。実際、人間の顔つきは、生まれつき少し変わっているため、不正咬合になりやすい傾向が基本構造のなかに組み込まれているといえよう。

　現在、成長発育学的変異に基づいた顔面タイプに分類され、名称が付けられた包括的分類システムは存在しない。しかし、3つに分類された一般的区分が、多く使用されている。1つは頭部の形状タイプ（第8章参照）、2つめは不正咬合（下記参照）、そして3つめは局所解剖学的側貌（図10-7）に基づくものである。3つのシステムは、すべて内在する素因となる形態形成と形態の特徴と直接相関している。

頭部の形状と不正咬合が発現する傾向

　長頭型をした個体（あるいは人種）では、脳は前後的に長く、比較的幅が狭い（図10-1）。このような頭蓋では、頭蓋底がいくらか平坦化している。すなわち、中頭蓋底と前頭蓋底の間の角度が開大している（図10-1、2、18参照）。しかも前後的により長くなっている。これらの要素は、顔面パターンにとっていくつかの基本的に重要な結果を生むことになる。第一には、頭蓋底の前部と中部が前後的に長くなっているために、鼻上顎複合体全体が下顎に対してより突出した位置をとる。第二には、鼻上顎複合体全体が下顎頭に対して下がった位置をとる。この結果、下顎全体が下後方に回転してくる。第三には、咬合平面が下方に傾斜して回転した状態になる。上顎の前方位と下顎骨体の後方位の両者が下顎の後退傾向を生み出し、大臼歯咬合関係がⅡ級になる傾向を生じている。側貌は顎の後

194　第1部　Enlowの顔面成長に関する基礎的事項

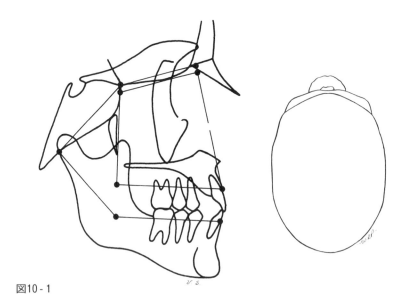

図10-1

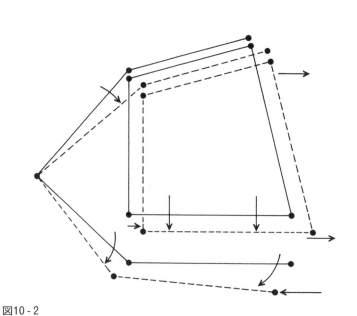

図10-2

退型になる傾向を示す(図10-3、7参照)。しかし、後述するが、ふつうは補償変化が起こっている。頭蓋底が開大し、頸部での脊髄の走向のために、このような型の顔の人はいくらか前かがみの姿勢をとり、頭部や頸部が前傾する傾向がみられる。

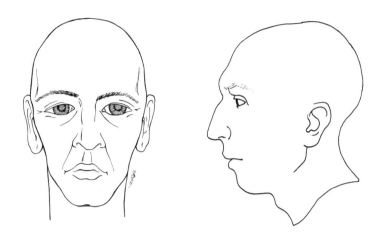

図10-3

　短頭型をしている個体や人種では、丸っこく、幅が広い頭の形をしている。このような頭蓋では、頭蓋底がより直立していて、より屈曲している。したがって、中頭蓋窩の前後的な実効距離が減少している（図10-4、5）。結果的に、上顎骨はより前突する。また、鼻上顎複合体の前後的にも相対的に短い。短頭の頭蓋底は幅広であるが、前後的に小さいため、それに相応して中／前頭蓋窩は縮小する（概略図には示さず）。前頭蓋窩によって鼻上顎複合体の前後的長さ、そして側面から側面までの幅を決定する型紙が形成されるため、短く、広いものとなる。この結果、相対的な鼻上顎複合体の後退と下顎全体の前方位と生じてくる。このことにより、下顎の突出した側貌型とⅢ級の大臼歯関係の傾向が強く生じてくる。下顎枝同様に、咬合平面も上方に向かった配置をとることになるのであるが、通常いろいろな補償機構が働いて、咬合平面は垂直かやや下方に傾斜し、下顎枝がわずかに後方に回転した状態になる。次に述べるが、その他の補償的な変化も起こって、あらかじめ潜在しているⅢ級傾向に拮抗する傾向を示す。中頭蓋窩が直立して、脊髄の走向

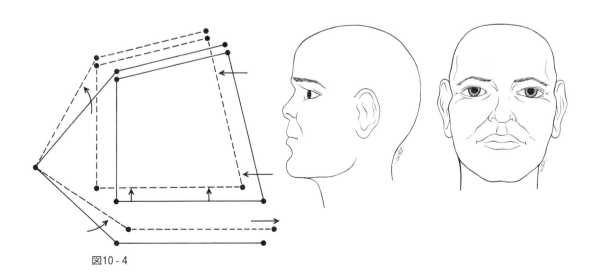

図10-4

が垂直に近くなるため、この種の型の顔をしている人は、首をたてて頭をもちあげた「軍人様」の姿勢(気をつけのときの姿勢)をとる傾向がある。

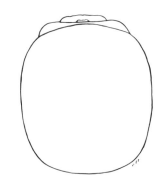

図10-5

（1）脳の形（2）側貌（3）咬合型という3者間のいままで述べてきたような相互関係の基本的な特性から、いろいろな人種にそれぞれ特徴的な顔つきや不正咬合の見当をおよそつけることができる。たとえば、イギリス人やフランス人あるいは他のヨーロッパ人種は長頭型に属す傾向があり、それに呼応してⅡ級の不正咬合で顎の後退した側貌を示す傾向がある。ほとんどが短頭型に属す日本人では、頭の型に応じてⅢ級の不正咬合と下顎の突出した側貌型を示す傾向にある。これらのそれぞれの傾向は、基本となる顔の造作に組み込まれているといえる。しかし、人間の顔面構造のなかには、同時にこれらの傾向を補償するような構造上の特徴もみられる。このような補償機構があれば潜在傾向は多少相殺され、その結果、たとえ潜在傾向があったとしても、Ⅰ級の咬合関係を有するある程度釣り合いのとれた顔面となる。しかし、この補償機構が発達しない場合には、あるいは不充分である場合には、潜在傾向が現れて、程度の差こそあるが不正咬合を示し、顎の後退や突出を示す側貌となってくる。解剖学的補償機構が働いているために、第一大臼歯の上顎と下顎の咬合における全体の差異が、人類全体にわたりわずか6 mm以内となっている。これは、ヒト集団における顔貌の分類範囲において、注目に値する点である。ヒトの顔に対して治療を計画する際は、解剖学的補償機構を維持・増強そして排除／低減することが課題となることが多い。

　顔面の発育途上にあって、内在する補償機構はどのように発揮されるのであろうか？ごく一般的な一例をここに示しておこう。頭蓋底の屈曲が開大している例では、中頭蓋底と前頭蓋底の間の角度がより開大している（鼻上顎複合体が垂直的に長い場合もある）ため、下顎が下後方へ回転し、下顎が後退した位置（下顎後退型）をとることを述べた。ところが、下顎は、その前後的長さを増加して、下顎の後退位を補償することがある（図10-6）。その結果、下顎のアーチ全体を上顎に対して正しい位置になるよう前方にすべり出させることになり、臼歯関係が「正常」、すなわちⅠ級の関係になるように歯は正しく並んでくる。もし、この補償が起こらなければ観察されたであろう下顎の後退位は、ある程度あるいはまったく除去されて、オトガイは直線型側貌の垂直線上にのってくるか、あるいはそれに近い内側に入っている側貌となる。上述の下顎の下方への回転による下顎弓の下

方への転位は、下顎前歯の上方へのドリフトと上顎前歯の下方へのドリフトとによって補償される。この補償機構により、咬合平面は彎曲してくるようになる。いわゆる「スピー彎曲」の出現である（次ページ参照）。

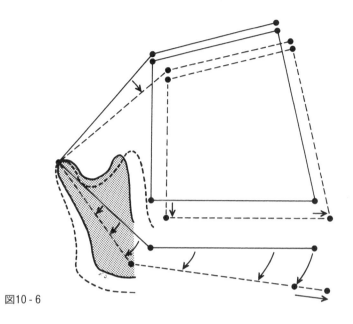

図10-6

　各個人の顔貌についてみると、例外なくたくさんの局所的な「不調和」の組み合わせがみられる。これらの相殺し合う現象には、部分的あるいは全面的に、他の相殺現象の影響に拮抗しているものもある。たとえば前述の幅の広い下顎枝それ自体をみれば、たしかに不調和といえる。しかし、潜在している不正咬合になっていく傾向により、引き起こされた他のいくつかの角度的、距離的不調和の影響を軽減するように、幅の広い下顎枝は正常な補償機構として働いている。幅の広い下顎枝は、長頭型に属す白人ではよく見受けられる特徴である。このような補償機構が存在していると、潜在している累積された顎の後退やⅡ級の不正咬合への傾向が、消去されたり緩和されたりする。その結果、わずかな顎の後退を示す側貌と多少の前歯部の叢生を有する人が多いということになる。

　側貌は一般に3型に分かれる。すなわち、直顎型(orthognathic)、下顎後退型(retrognathic)と下顎突出型(prognatic)である（図10-7）。直顎型（顎関係が直線的）の側貌は、通常、よい側貌の標準と考えられており、ハリウッドやテレビに見るスターによくみられる型である。ある人がどの側貌型に属すかをみるには、なにもX線写真を用いることもないし、計測器を使って正確な人類計測学上の計測をする必要もない。ただ単に「一見」すればよい。頭をまっすぐにして前方を直視した眼の中央から、まっすぐに伸ばした線を引いてみよう。この線は、直角に伸び出している(a)。さて次に、視軸に直角で上唇の表面を通る下方に伸びる垂直の線を描いてみよう。直顎型の側貌では、この線は下唇に接してオトガイの先端を通過する。空港ターミナルでの待ち時間や、教室内でがまんして座っているときとか、行列に並んで立っているときなど時間をもてあましましたときは、静かに人の側貌を観察するのもおもしろいと思う。

顎の後退している顔は、凸型の側貌を特徴としている。上唇に接して垂直に下りている線の後方にオトガイの先端は位置し、下唇は後退している。著しい顎の後退のある顔では、オトガイは垂直に走る線の2〜3cmも後方に位置している(b)。しかし白人では、およそ5mm前後オトガイが後退しているのがごく一般的である(c)。成長過程自体によって、下顎が後退する「生来の」性質を部分的に相殺する多くの調整が行われるため、側貌は後退しているものの、その程度は小さい。「顔の発育」こそが、その人自身のお抱えの矯正医なのである。

「実効距離」

この項では、顔面パターンの違いの基礎になっている特殊な因果関係について解説する。顔面や頭蓋を通じて、それぞれの領域を別個に考えてみよう。それぞれの領域での構造上、成長発育上の状態を評価するために、簡単な「検索」を行う。すなわち、ある領域を、その領域が「適合」しているはずの他の領域と比較検討していくわけである。もし、よい適合状態を示していないならば、その影響は、結果として、(1)下顎を後退させるのか、(2)下顎を突き出させるのかという観点で評価する。以下、頭蓋のいろいろな部分の不調和をつぎつぎに検索していき、顎の位置への影響や咬合への影響を考えてみることにする。

各部位において考慮すべき基本因子は2つある。第一は、ある特定の部分の長さである。他の部分との適合という観点から、その部分の長さが「長い」のか「短い」のか？ 骨構造相互の適合状態に、直接的に関連をもっているある特定の長さや距離を評価するという点に、充分注意をはらわなければならない。この距離が実効距離(effective dimension)である。第二の事項は、ある部分の配置である。どのような回転変化でも、距離の表現型を増加したり減少したりするので、この配置も考慮されねばならない(多くのセファロメトリックスの研究では無視されているけれども)。

顔の前後的、垂直的な不均衡を呈する患者は多いため、下顎の実効長と上顎の垂直高径との関係は、臨床医にとって非常に重要である。たとえば、下顎前突症を有する人では、上顎の垂直高径が大きいため、顔面下部の垂直高径も大きい。垂直高径が大きいため、下顎の後退は不顕在化する。成長発育期における患者の垂直高を、外科的治療またはTADsを用いて補正し

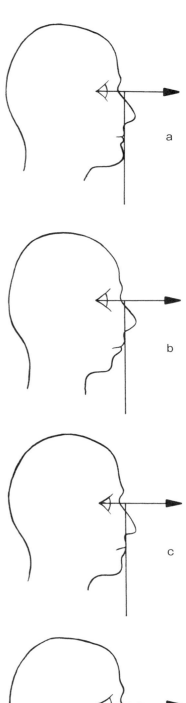

図10-7

た場合、下顎の前突が不顕在化することはない。したがって、顔の構成部位と均衡させるには、正貌で顔が長い患者の場合は、下顎の垂直高の過剰分を補正して短縮する治療を計画する必要がある。これは治療計画に大きな影響を及ぼすため、臨床医にとって重要な因子である。

配置への距離的因子

図10-18に、顔面パターン決定に関与する基本的要因として重要な配置の影響を図示するために、Ⅱ級の子供の中頭蓋窩の配置を、(図のうえで)より直立した位置に変化させてみた。上顎、下顎および前頭蓋窩を含む他のすべての顔面領域は、配置し直した中頭蓋窩を中心に再構成されている。どの部分の実長も変化させていない。すべての個々の骨の大きさはまったく同じであるけれども、中頭蓋窩の水平的、垂直的距離の表現型は、Ⅰ級のパターンをⅡ級のパターンに変化させている。

図10-8と図10-9に示すように、もし、下顎骨体(b)の水平距離がその対応部分である上顎骨体のアーチ(a)に対して短いならば、その結果として当然、下顎の後退を引き起こしてしまう(おそらく前歯部叢生をともなっていることであろう)。ただ、この場合、必ずしもⅡ級臼歯関係を引き起こしてくるとはいえない。というのは、上下顎骨のアーチ後方部は、相変わらず適正に配置されているからである。ここで強調したい点は、同一個体内での2つの部分の間の相対的な比較であるということである。下顎の大きさを、あるグループから得られた正常値とか平均値と比較しているのではない。下顎骨の実際の長さが何mmであろうと、ある統計上の平均値と比べてどうであろうと、そういうことはたいしたことではない。問題は、その個体の上顎骨体の水平的距離である。すなわち、下顎骨体の対応部分の長さが上顎のそれと比べて短いということが大事な点である。

距離的および配置のパターンの組み合わせ

本章の残りの部分で以下のことを説明しよう。(1)下顎骨の後退、または(2)下顎骨の前突への影響を有す領域の解剖学的特徴についてまず述べる。顔と神経頭蓋をとおして、それぞれの領域をひとつひとつ考察してみよう。「対応部分」の法則が当てはまることが多い(第3、9章)。ついで、下顎骨の後退あるいは前突に影響を及ぼす領域の組み合わせを説明しよう。第三には、生まれつき不正咬合になる可能性を有すものが、成長発育過程自体によって、どのように部分的にあるいは完全に補償されうるのかについて簡単に述べてみよう。第四には、不正咬合に潜在する典型的な解剖学的複合パターンを説明しよう。最後に、これらすべての形態学および形態形成学的特徴に関与する顔面と不正咬合のタイプの連続するスペクトルに焦点を当ててみる。

＊図9-18も参照のこと。この考え方を用いた頭部X線規格写真の評価方法は、「対応部分分析」である。この方法は、同一人物における形態学および成長発育学的特徴を判定するものであり、写真をトレースして重ね合わせたり、あるいは集団の基準と比較する必要がない。参考文献として、Martoneら[1992]を参照のこと。

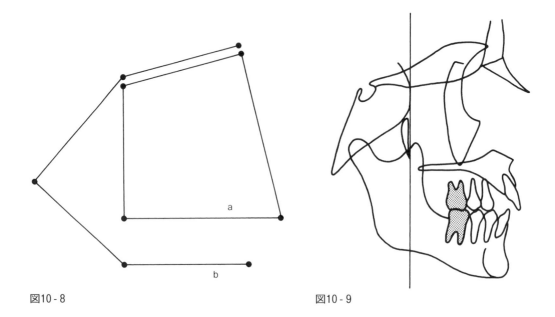

図10-8　　　　　　　　　　　　図10-9

　もし下顎骨体が長い場合には、当然ながら下顎前突の影響が出る。上顎のアーチが短い場合も同じ影響が現れる（どちらが長くどちらが短いかという点を知る解剖学的な方法については、第9章で説明した）。長い下顎骨体部がⅢ級の咬合関係を生むかどうかは、第一大臼歯より近心部が長いのか遠心部が長いのかによって決まる。

　図10-10に示すように、鼻上顎複合体の上部がその対応部分である前頭蓋窩、口蓋、および上下顎のアーチなどに比べて前後的に長い場合である。この場合には、咬合にはその影響が出てこない点に注意されたい。顔つきからすれば顎の後退を思わせるが、顔面上部の突出に起因するものであって顎自体の後退ではない。すなわち、篩骨上顎部の上部が突出しているために、前頭骨の外壁も前方に張り出してしまう。結果として前頭洞は大きくなり、眉隆起や眉間部が発達し、前額部が広く、鼻梁は高くなり、鼻が長いというような特徴を示す。このように、鼻部や前頭部の、眼の彫りが深まるため、突出によって頬骨部は後退しているようにみえる。

　長頭をともなう顔で多くみられるように、鼻上顎複合体の上部が著しく突出してくる場合には、鼻の上縁はしばしば典型的なワシ鼻のように曲がってしまい（ワシのくちばし状）、もし鼻の長さも長いと、ローマ人の鼻というか、Dick Tracy（米国の人気コミックの主人公）のような鼻になるであろう（図10-11）。鼻の垂直距離が長ければ長いほど、ますます鼻梁の曲がりが強くなる。この鼻の形状は長顔の男性に非常に多くみられ、幅が狭く、尖った形状であることが多い。鼻孔を取り囲む側縁は水平的であるが、鼻の先端は下降している傾向がみられる。これは、下方の部分が上方を向いていて垂直的にも、短少の鼻のタイプとは対照的である。鼻が屈曲している別のタイプでは、鼻の中間部分が大きく前突する。すなわち、鼻の下方の部分が、あまり突出しておらず上方に向かってなだらか

に曲がり、逆にそっているようで特徴的な美しい鼻梁を生み出している。このタイプの顔では、中顔面部全体も突出する傾向があるために、頬骨部もしばしば突出している。

上述したような顔の特徴は、一般に白人（すべてではないが）とディナール型の頭型の間にみられる細長い顔をした長頭型の人にみられる。これらの特徴のなかには、前頭洞の大きさとか前額部の傾きのような特徴、性差や年齢差が関連している。

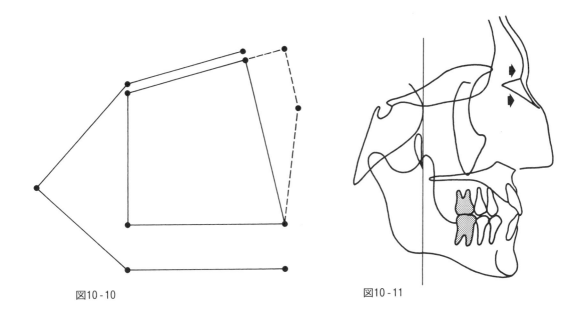

図10-10　　　　　　　　　　　　　　　図10-11

鼻上顎複合体上部が突出していないとすれば、その水平的な長さは、その対応部分である前頭蓋窩、口蓋、および上下顎骨のアーチの長さとより釣り合いがとれてきて、結果としてまったく異なった側貌が生じる。前頭洞は比較的小さくなり、額はずっと直立して、眉間隆起がそう目立たなくなり、鼻もそんなには突出せず、鼻梁も低くなっている。鼻上方の突出が少なくなってきているので、顎がずっと突き出て目立つようにみえる。同じ理由で頬骨も突き出てみえる。顔全体が平坦な感じとなる。これらの組み合わさった典型的な特徴は、東洋人種によくみかける顔の幅が広くて短頭型の人にみられる。一部の白人にもこの特徴がみられる。たとえば、中欧やアイルランド南部では、この顔の特徴を受け継いでいる人が多く、世界の他地域にも散在している。この種の顔は北米の白色人種で多く見られる。短いが幅が広い鼻／鼻腔における気道能力は、長頭における幅が狭いが長く前突した鼻とほぼ同等である。

もし下顎枝の実効距離（斜めの距離ではない）が、その対応部分である中頭蓋窩の実効距離（斜めの距離ではない）に比べて短い場合には、その影響として下顎の後退が生じてくる（図10-12）。下顎骨のアーチは、その対応部分である上顎骨体のアーチに比して、結果としてずれた位置にあることに注意していただきたい。たとえ上下顎骨アーチ自体は長さのうえでは釣り合っていたとしても、側貌は顎の後退した型を示している。両アーチは、その後方にある部分が「不調和」を生じているので、位置のずれを示している。上顎のアーチの後方の部分は、下顎のアーチの後方の部分のはるか前方（近心）に位置していることに

注意していただきたい。これがⅡ級の臼歯関係の基礎にある基本的な骨格型原因（いくつかあるなか）の1つである。下顎枝と下顎体の間に存在する「真の」解剖学的接合部は、斜めに走る「前縁」ではなく舌側結節であり、この部位は筋肉が付着しているため下顎体と重なっている。この構造は頭部X線規格写真上で直接みることができないため、この図には示されていない。しかし、この個体では、下顎枝の幅が狭いため垂直基準線の遠心に位置している。

　図10-13における下顎枝の実効距離（斜めの距離ではない）は、中頭蓋窩に比して幅広である。あるいは、頭蓋窩の水平的な長さが、下顎枝に比して短い（いずれかである。というのは、相対的な比較をしているからである）。上下顎のアーチ自体の長さは釣り合っているけれども、両アーチの間に結果的に生じたずれがあるために、影響として下顎前突の症状が生じている。このことは、Ⅲ級の臼歯関係が生まれる基本的な骨格型の要因（いくつかあるうち）の1つである。この場合の舌側結節（頭部X線規格写真ではみえないけれども）は、垂直基準線に対して近心位にある。

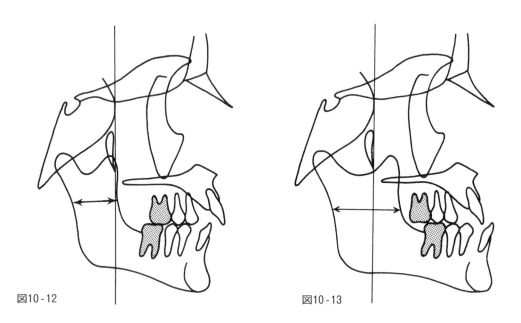

図10-12　　　　　　　　　　図10-13

　もし、下顎が全体としてより下方で後方に位置する配置をとってくる場合には（たとえば、垂直的に長い鼻上顎複合体の結果として）、下顎の後退がその影響として表れる（図10-14）。垂直的下顎枝の長さが増加する一方、同時に前後的には減少せざるをえない。下顎全体が、下後方に回転させられる。結果として、下顎のアーチは上顎のアーチに対してずれを生ずる。側貌は顎の後退を示すタイプとなり、アーチのずれはⅡ級の臼歯関係を生じる。下顎の骨体部が下方に回転してくると、下顎咬合平面は下方に傾斜する結果となることに注目されたい（歯による補償反応については、213ページで説明する）。

　もし下顎がより前方に傾斜した配置をしてくると（中顔面部の垂直的距離が減少する結果として）、水平的距離の表現型が増加するため、下顎前突の影響が表れてくる（図10-15）。上下顎のアーチにずれが生じ、結果的に臼歯部はⅢ級関係になる。咬合平面は、中性

視軸あるいは上顎結節(すなわち、PM 垂直線)に対して上方に傾斜している。上顎臼歯が下方にドリフトするか、あるいは顎角部が開大するか(補償機構)、あるいは両方がともに起こって、適切な咬合関係がもたらされてくる。さもないと臼歯部開咬を生じることになる。

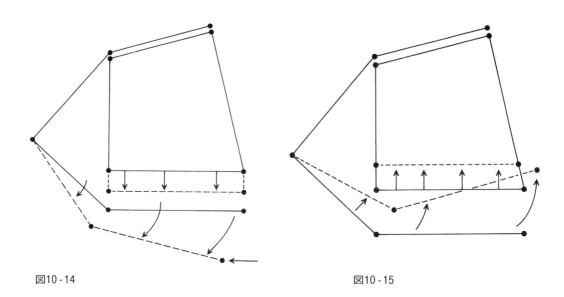

図10-14　　　　　　　　　　　　　　図10-15

　下顎体によって下顎枝の角度が減少した場合(すなわち、小さい「下顎角」)、下顎骨が後退する作用が生じる。下顎枝と下顎体の角度が増大すると、下顎骨が前突する作用が生じる。これらのさまざまな位置の調整関係は誤解されており、下顎骨の回転は、2つの基本的かつ独立した骨格回転が起きるため複雑である(歯列弓の回転のみ、これはそれぞれ後述する)。

1. 下顎骨全体は、下顎頭を中心に(condylar pivot)の上方、あるいは下方に配置される。その主な理由は、この種の成長発育時の回転が、中顔面の垂直的大きさの調整や中頭蓋窩の位置調整のために起きるからである。
   下顎骨は前上方に回転し、短い中顔面または角度が大きい頭蓋底彎曲部に適応する(図10-16)。さらに、下後方に回転して(図10-14、17、18)、垂直的に長い中顔面またはより角度が大きい頭蓋底彎曲部に適応する。これらは、転位タイプの回転である(39ページ参照)。

2. 下顎枝と下顎体の角度も、別種の回転によって増大・減少する(図10-19)。この角度は、通常の単なる「下顎角」を指しているだけでなく、全下顎枝と下顎体との配列を指す。これは、転位タイプとは対照的な骨改造タイプの回転である(39ページ参照)。下顎枝の斜軸はより直立的となるため、下顎枝と下顎体との角度は「減少」する(図10-20)。逆に下顎枝と下顎体との角度が増大することによって、反対の現象が起き

る。いずれの場合も、下顎体は下顎枝の上方あるいは下方に配置される。下顎体とその歯列弓は、限られた範囲で下顎枝による角度の増大あるいは減少に関与するが、それには関連する成長発育学的骨改造の大半を起こす下顎枝が必要不可欠である。たとえば、下顎枝なしでは、下顎体全体（単なる歯槽部分ではない）が、当該部位自体の骨改造で起きる下顎角の閉鎖によって上方に回転することは不可能である。

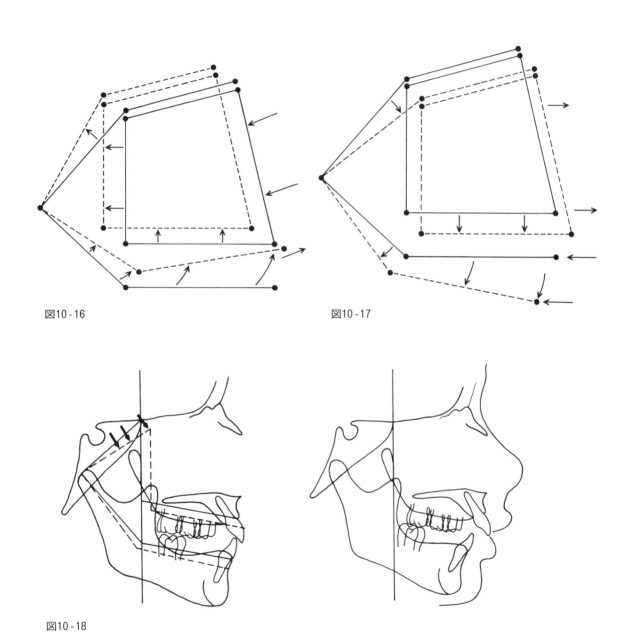

図10-16

図10-17

図10-18

下顎枝と下顎体の骨改造による回転が起きる理由は、基本的に２つである。１つは83ページに示したとおり、下顎枝を徐々に直立させ、垂直的に伸長する中顔面に適応するために必要である。この現象を起こす骨改造変化についても要約する。

　中顔面の成長発育にともなって、下顎枝と下顎体は自然にかつ正常な位置に調整され、その角度は減少する。２番目の理由は、下顎骨全体の（転位）回転に適応するためである。下顎骨全体が前上方に回転されると、正常な下顎体はそれを相殺するため、下顎枝の骨改造によって下方にある程度回転される。これは、下顎歯列弓との絶え間ない機能的関係を維持するのに役立っている。これに加えて、上顎臼歯が下方にドリフトする。咬合平面はPM平面に対して垂直位になるまで移動する、あるいはやや斜め上方を向いたままである。下顎枝（および下顎骨全体）が転位によって後下方に回転されると、下顎枝と下顎体との角度は、下顎枝の骨改造によって補償されるため減少する。しかし、これらの対抗する回転が起きる範囲は、必ずしも同等ではない。これらの範囲が同等であるか、または回転がまったく起きなかった場合、咬合平面はPM垂直線に対してほぼ垂直となる。しかし、下顎枝が骨改造によって変位される範囲が、下顎骨全体が下方への転位により回転された範囲にまで及ぶことはないため、咬合平面は顕著に下方に傾斜していることが多い。目視で比較することによって、眼窩の水平中間軸に対し、咬合平面がどの程度下方に回転されたかを推測することができる。眼窩の水平中間軸と咬合平面が平行である場合、咬合平面はPM平面に対して垂直である。程度の差はあるが、咬合平面は下方に傾斜している人が多く、上方に傾斜している人は少ない。鼻部が垂直的に短い人では、咬合平面が垂直または上方に調整される、または少なくともきわめて小さい範囲で、下方に回転される傾向がある。長顔と鼻が長い人にみられる咬合平面は、大きく下方に回転することが多い。下顎が相対的に前突する「短顔」患者において、咬合平面の補正機構の失敗が生じる主な原因は、外科的治療計画のミスである。実際に、咬合平面の回転を要する患者の下顎骨を外科医が短縮すると、不自然な顔貌となる。顔の高さを増大させるためには両顎手術が必要であり、下顎骨切断部位で下顎枝と下顎体との回転を起こすことによって、相対的に前突した下顎骨を補償することができる。

下顎枝と下顎体との角度を減少させることによって下顎骨全体が短縮するため、下顎骨を後退させる作用が生じる（図10-19a）。角度を開大させた場合は、前突する作用が増強する（図10-19b）。この現象を2つの方法で図示する。第一に、aからcまでの直線距離（下顎骨全体の長さ）は減少し、bからcの距離は増大する。第二に、図10-20の上下顎弓（MとN）が上方に位置調整された場合、Mは咬合平面（垂直的側貌ではない）における距離xの範囲内でNより前突する。下方に調整された場合、Nは下方に傾斜する咬合平面における距離yの範囲内で前突する。

　下顎枝と下顎体との角度が大きい場合、顎角前切痕の隆起は顕著になる。これは、下顎体が下顎枝接合部で下方に傾斜するためである。下顎枝と下顎体との角度が小さい場合、下顎体が下顎枝に対応して上方に調整されるため、顎角前切痕の隆起は全体的に縮小する、または消失する（図4-20参照）。

　特に、下顎骨全体の回転と下顎枝と下顎体との回転は、正反対の作用であることに注目してほしい。これが、なぜ下顎骨の「回転」が複雑であるかの理由である。下顎骨全体が下方に調整されると（時計回りの回転）下顎骨が後退する作用が生じるが、下顎体が下顎枝に対して下方（時計回りの回転）へと調整された場合は、下顎骨が前突する作用が生じる（図10-21）。下顎骨全体の下方への位置調整（反時計回りの回転）では下顎骨が前突する。下顎骨が後退するのは、下顎体が上方に位置調整されるときのみである。

　同一人物において側貌は後退しているが、Ⅱ級の不正咬合はみられないことがある。しかし、これらの現象の根底にある骨格因子の多くは同じである。これは、種々の基準平面が、側貌と不正咬合とにそれぞれ関連しているためである。

　前傾した中頭蓋窩は、2つの方向（上顎骨の前突と下顎骨の後退）に影響する（図10-17、18）。中頭蓋窩の有効水平距離（傾斜距離ではない）が増大するため、上顎骨は下顎体に対して前方に補償される。中顔面も下降するが、これは下顎骨全体が下・後方に移動するためである。したがって、この複合した2方向の移動において、上顎骨は前方に運ばれ、下顎骨は後方に回転される。ここで示すように、上・下顎弓の長さは同等であるが、下顎骨は後退する。下顎骨が後方に補償されるため、これらの骨格パターンの変化によって、咬合関係はⅡ級となる。

　後傾した中頭蓋窩は[*]、下顎骨の前突に影響する。これは、Ⅲ級の咬合関係に寄与する。上顎骨は後方に配置され、下顎骨は前突位へと前方に回転される。下顎咬合平面は、前上がりに回転される。上記のように補正するには、上顎臼歯を下降させる（下方にドリフトする）、または下顎枝と下顎体との角度を増大させるかのいずれかである。

---

[*]これが重要な点であることに注目してほしい。バジオン－セラ－ナジオンの線を用いて、「頭蓋底角」を示す方法が従来の方法である。従来の頭部X線規格写真法は有用であるが、解剖学的には重要な方法ではない。実際は（顔面と関連がある限り）、下顎頭と頭蓋底（したがってバジオンではない）の接触部位、頭蓋底と鼻上顎複合体（したがってトルコ鞍ではない）の関節角に関与している。これは、頭蓋底、下顎頭および上顎結節における3点の接触部位が及ぼす解剖学的影響を直接的に決定づける場である。バジオン－セラ－ナジオン線は間接的にこれらの関係と示すだけで、これら3つの計測点は、実際の主要な解剖学的関係には何らの意味ももたない。これらは正中線上からはずれた構造部位であり、上下顎弓の側方位、下顎頭および頭蓋底側面からみる接触部位、上顎結節に関連して中・前頭蓋窩側面間の角度に直接関連するものではない。セラ、バジオンおよびナジオン自体は、正常に変化する範囲内で正中軸に位置しうるものであり、真に意味のある「角度」に影響を及ぼすことはない。この角度とは、顎関節（TMJ）から中頭蓋窩－前頭蓋窩の接合部位、すなわち、鼻上顎複合体が頭蓋底に接合する点までの角度である。

第10章　顔面形態の正常変異と不正咬合の解剖学的背景　207

　前述したとおり、鼻上顎複合体が下顎枝および中頭蓋窩と比べて垂直的に長い場合は、結果的に下顎骨全体がさまざまな高さの種々の顔面に対して下後方へと配置される（図10-14、22）。その結果生じる下顎骨が後退、顎の後退した側貌、ならびに骨格に起因したⅡ級の臼歯関係に注目してほしい。また、中頭蓋窩の前方変位も同様な下顎の回転を引き起こす。もし、ある個体でこの両方が起こったとすると、下顎骨の回転の程度は、両者の和である（歯型の変化が前歯の開咬を防ぐように起こってくる。スピー彎曲に関する考察については、89ページを参照）。

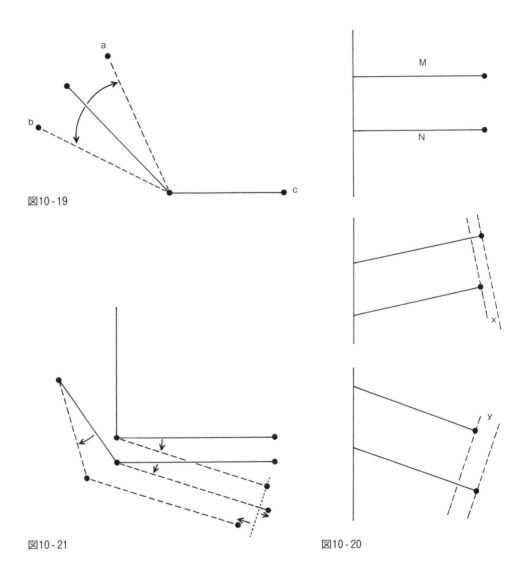

図10-19

図10-21　　　　　　　　　　図10-20

　前述のように、もし鼻上顎複合体部の垂直的な長さが短い場合には、その影響として下顎が突出する（図10-15、23）。下顎が前上方に回転すると、結果的に生じる上下顎のアーチの間の位置のずれにより、臼歯部の咬合関係はⅢ級を呈す。

垂直的な不調和は、水平面での構造に影響を及ぼしてくることに注意されたい[*]。多くの人が、不正咬合は本来、水平的な異形成に基づいていると考えているようだが、これは誤りである。頭蓋底の彎曲が大きいと下顎骨は前突し、顔面が短い場合はその程度が上昇する。

上で述べてきた関係はすべて、下顎枝、中頭蓋窩、上顎のアーチなどある1つの領域の距離やその配置の変化によるいろいろな影響を示している。しかし、ある個体の頭蓋構造は、すべてのこれら局所的構造間のいろいろな組み合わせの複合体である。以下に記述したのは、これら局所的構造の距離と配置のいくつかの異なった組み合わせの例である。

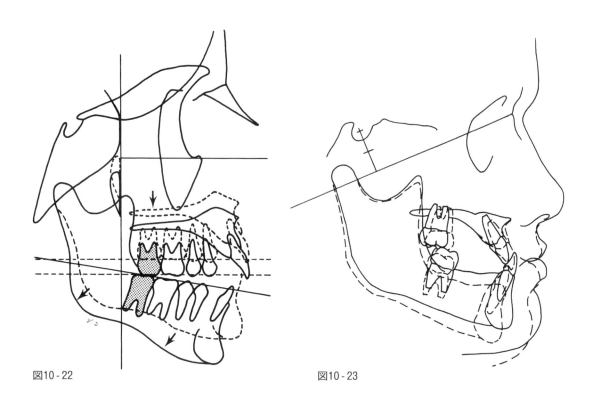

図10-22   図10-23

図10-24におけるこの組み合わせでは、上顎弓の水平的距離は下顎弓を上回る(a)。中頭蓋窩は前傾した配置にある(b)。中顔面(c)も垂直的に長い。下顎骨は、下後方に回転している(d)。これらのすべての特徴のために下顎骨が後退し、これらを総合した結果(e)により、重度のⅡ級の不正咬合と重度の下顎後退症が生じる。この患者に対して理想的な治療を行うには、それぞれの不均衡に対応した治療計画が必要であろう。問題リスト(不均衡リスト)の作成や各問題を対処するための介入は、矯正における診断と治療計画の最重要事項である。たとえば、図10-25に示す若齢小児の場合は、前突し垂直的に過度に長い上顎骨に対して、ハイプルヘッドギアや歯科矯正用アンカースクリュー(TADs)を用

---

[*]水平的影響ではなく、垂直的不均衡を治療することを考えることが理想的である(図10-23参照)。

いて、歯の垂直的ドリフトを抑制する（b）。ヘッドギアは、上顎骨の前方への発育を再度方向づけするようにデザインされるものであり、TADsは、顔の垂直的関係を補正するために使用される。垂直的不均衡が改善されるため、その後、垂直的チンキャップやフレンケル装置（FR Ⅳ装置）を用いて、下顎骨の形状に対する治療を行うことになるであろう（c）。成人の場合は、上顎第一小臼歯を抜歯（上顎骨の前突に対する治療）した後、LeFort Ⅰ型上顎骨切り術（垂直的治療）と下顎骨のオート回転（下顎骨を転位により回転させる）を行う治療を計画することも考えられる。また、垂直的縮小術とオトガイ前方形成術（下顎骨の骨改造による回転に対応した治療）によっても、審美的な最終結果が向上することもありえる。

図10-26（複数の図を組み合わせた概略図）に、（この個体の上顎弓に対して）水平的距離の短い下顎体と、後方に回転した中頭蓋窩、前方に回転した下顎骨、さらに下顎枝下顎体角の開大した模式図を示す。これらが複合することによって、相対的な後退と前突の組み合わせが生じるため、下顎弓ではⅡ級タイプ、第一大臼歯ではⅢ級、頭蓋底の位置はⅢ級タイプ、そして側貌はⅠ級（正貌）タイプとなる。

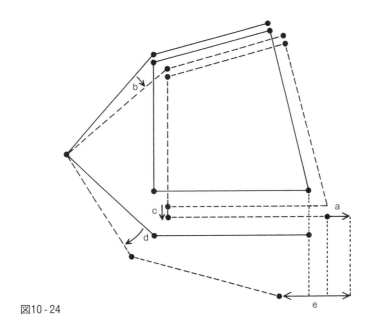

図10-24

成長発育による「補償」

第1章で要約したように、この内因性成長過程が進展していくということは、均衡状態に向かって成長発育にともなう調整機構が働くということである。顔面成長発育時の形態学的調整の要素は、基本的かつ重要な生物学上の概念である。補償過程は、さまざまな局所部位が、形態形成において互いに補償しうる範囲内で行われすべての部位は密接に相関しながら成長発育する。これらが複合することによって、機能的、構造的にバランスのとれた状態となる。骨（筋肉の発育に対応して成長発育する）、結合組織（骨や筋肉に対応し

210　第1部　Enlowの顔面成長に関する基礎的事項

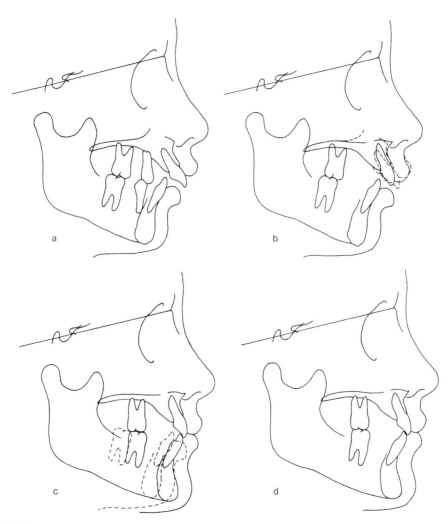

図10-25

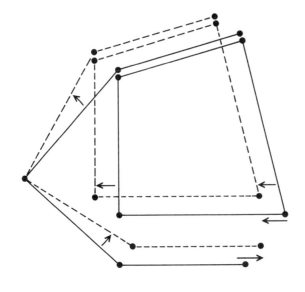

図10-26

て成長発育する)、血管、神経および上皮など、すべての部位はあらゆることに対応しながら成長発育するため、成長発育はまさに究極の恒常性の維持に向かって絶えず起きている補償の過程といえる。成長過程が「完了」すると、たとえ、不正咬合やある種の形成異常は存在していても、とりあえずそれなりの均衡状態に達する。重症度の差はあるが、局所の形態的不均衡は必ずといっていいほど、なにがしかみられる。しかし、頭蓋顔面複合体の全体としては、多様な局所的変異がみられるとしても、しっかりと機能している。なかには、平均的な視点からは逸脱しているものもある。

　よく見かける複合的補償の組み合わせは、下顎枝と関連している。鼻上顎複合体が垂直的に「長く」または中頭蓋窩が前下方へ回転して配置されると、下顎骨は後下方に回転を引き起こす。前述したように、これらは骨格性の下顎骨の後退とⅡ級の咬合関係が潜在する重要な因子である。しかし、補償機構により下顎枝の幅が広くなり、これにより、下顎枝の後方回転の量に部分的に、あるいは全面的に対応している。Ⅱ級の不正咬合で顎の後退した側貌を呈すはずの個体が、この幅広い下顎枝のために、Ⅰ級の咬合関係で直顎型(それに近い)側貌に変わっている。全体的に補償機構が不十分である場合には、不正咬合が完全に顕在化することになる。

　理解してもらいたいのは、この補償的役割が果たされるときに、まるで下顎枝自体に脳があり、よいことを選択しているかのように、下顎枝自体が反応するのではないということである。最初のほうで指摘したように、成長発育とは機能的、構造的に平衡した状態となるように作用する長期にわたる過程である。下顎枝による骨格性の反応は、咀嚼筋、気道、咽頭筋、粘膜、扁桃、舌、口唇、頬、結合組織など(これらはすべてその他の近接部位[頭蓋底、鼻部と口腔複合体]の成長発育および形態が調整される許容範囲に複合的に相関しながら成長発育する)の成長発育と機能に応じて調整された命令信号を受容する「形成」組織による継続的な骨改造作用である。上記の許容範囲を超えることはなく、成長発育期に少なくとも部分的な補償された関係が確立される。成長発育が完了すると、その他の部位との調整を行う局所的骨改造による補償能(成長発育能の一部)は低下する。したがって、成人の潜在能は低い(図1-1)。

　その他の補償機構となる成長発育上の調整の例として挙げられる、口蓋の回転、前歯部叢生、下顎角骨改造と咬合平面の回転については、別の章で述べる。Ⅱ級の不正咬合が、単に「長い上顎弓」や短い下顎骨によって起きるのではないことは明白である。不正咬合は、複雑な構造上の要素が関与しているため要因はさまざまである。

歯・歯槽性補償機構

　発育時ならびに咬合確立時に、歯・歯槽性の改造と関連した調整が継続的かつ集中的に行われる。歯の機能的配置は、まさに成長発育過程の一部である。歯には可動性があるため、顔面と頭蓋に起きる多くの骨と軟組織成長発育過程に対応することができる。留意してほしい基本的な点は、歯は骨とは異なり、歯自身の改造過程によって移動することができないことである。外因性の力によって移動する必要がある。図10-27～31で、よくみられる変化のいくつかを説明する。

最初の図(図10-27)では、さまざまな骨構造部位と対応構造部位の垂直的、水平的距離のバランスがとれている。すべての部位が、「中立」的位置に配置されている。つまり、配置の様相によって、上顎あるいは下顎が前突も後退もしていない。角度的な関係と均衡状態にあるため、さまざまな鍵となる距離の増減もみられない。咬合平面は垂直基準線(PM 平面)に対して直行しており、水平眼窩軸(眼窩下方部に示している。解剖学的な眼窩の中央部ではない)とも平行であることに注意してほしい。

次の図10-28では、鼻上顎複合体が、著しく垂直的に長くなっている。前に述べたとおり、これはごくふつうに起こることである。中顔面の成長量が、下顎枝－中頭蓋窩複合体の垂直的成長を凌駕している。結果として、長くなった鼻上顎複合体に順応して、下顎全体が下後方に位置している。垂直的な「不調和」が生じていて、それに見合うように、下顎の回転により、下顎枝の垂直的な高さが増大している(前述したように、下顎への同じ影響が、中頭蓋窩の前方への傾斜によっても引き起こされうる)。下顎骨体部と下顎前歯が、PM 平面に対して必然的に下方傾斜していることに特に注意されたい、このことにより前歯部は、「開咬」状態を呈してくる。すなわち第二大臼歯だけが咬合している。前歯部にいくにしたがって、咬合の離開度は増加する。

下顎の後退、オーバージェットと大臼歯Ⅱ級関係も、下顎骨の回転によって引き起こされることに注目してほしい。上顎の歯は、その対咬歯と接触するようになるまで、下方に「ドリフトする(萌出ではない)」(図10-29)。最後臼歯はすでに接触している。すなわち、第二小臼歯は、わずかな距離だけ下方に移動しなければならない。第一小臼歯は、ずれがさらに大きくなっているため、もっと下方にドリフトする必要がある。中切歯が、もっとも長い距離をドリフトしていかなければならない。最終的な結果として、アーチ全体にわたって咬合接触が得られる。咬合平面はまっすぐである(曲線でない。以下に述べる変異型では曲線をなしている)。咬合平面は、初めの「調和のとれている」段階でみられるように、上下前歯の被蓋の中心をちょうど二分している。しかし、咬合平面は下方に傾斜している。

他の骨改造の組み合わせも起こる。上顎の歯が下方にドリフトするが、犬歯、前歯は咬合接触に必要な程度まで充分ドリフトしてくれず、小臼歯が下方にドリフトする程度にしか移動しない(図10-30)。

しかし下顎の前歯が、全体のアーチの咬合接触が得られるまで上方にドリフトする(図10-31)。しかし、下顎前歯は犬歯や小臼歯よりもはるかに上方に移動しなければならない。すべての歯が再度納まるように、前歯歯根の位置が改めて調整され、下顎切歯と犬歯の咬頭は、小臼歯と大臼歯より著しく高くなることに注目してほしい。

第10章 顔面形態の正常変異と不正咬合の解剖学的背景　213

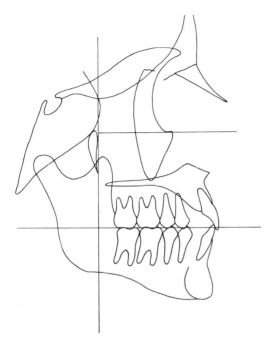

図10-27
(Enlow, D. H., T. Kuroda, A. B. Lewis：『頭蓋顔面の形状およびパターンの基本となる形態と形態形成[The morphological and morphogenetic basis for craniofacial form and pattern]』から引用．Angle Orthod. 41：161, 1971[許可取得済])

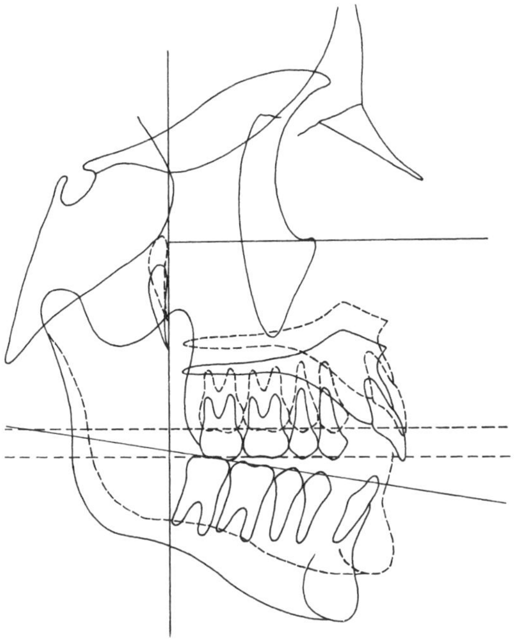

図10-28
(Enlow, D. H., T. Kuroda, A. B. Lewis：『頭蓋顔面の形状およびパターンの基本となる形態と形態形成[The morphological and morphogenetic basis for craniofacial form and pattern]』から引用．Angle Orthod. 41：161, 1971[許可取得済])

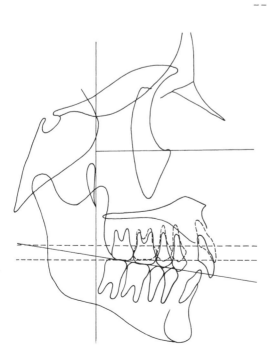

図10-29
(Enlow, D. H., T. Kuroda, A. B. Lewis：『頭蓋顔面の形状およびパターンの基本となる形態と形態形成[The morphological and morphogenetic basis for craniofacial form and pattern]』から引用．Angle Orthod. 41：161, 1971[許可取得済])

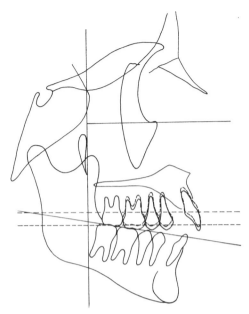

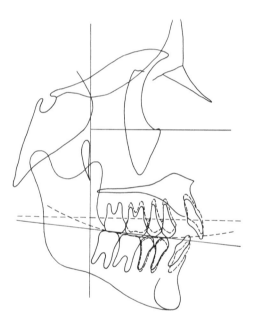

図10-30
(Enlow, D. H., T. Kuroda, A. B. Lewis:『頭蓋顔面の形状およびパターンの基本となる形態と形態形成[The morphological and morphogenetic basis for craniofacial form and pattern]』から引用. Angle Orthod. 41: 161, 1971[許可取得済])

図10-31
(Enlow, D. H., T. Kuroda, A. B. Lewis:『頭蓋顔面の形状およびパターンの基本となる形態と形態形成[The morphological and morphogenetic basis for craniofacial form and pattern]』から引用. Angle Orthod. 41: 161, 1971[許可取得済])

歯・歯槽の彎曲(スピー彎曲)

　咬合平面を表すのには2つの方法がある。昔からの方法は、後方歯の接触点から上下前歯の被蓋の中点を結ぶ方法である。上に引用した初めの2例は、これが直線であった。しかし3番目の例では、上下前歯の被蓋を二分するように、彎曲していることに気づくであろう。これがスピー彎曲あるいは歯・歯槽曲線と呼ばれるもので、そのできかたについては、前のパラグラフで概略を述べた。咬合平面を表す第二の方法は、最後臼歯の接触点から小臼歯の最前方接触点へ直線を引く方法である。前歯は考慮されない。この咬合平面を「機能的咬合平面」と呼び、スピー彎曲の有無にかかわらず、つねに直線をなす。

初めと2番目の例(図10-28、29)で示した咬合平面の成り立ちでは、スピー彎曲は生じておらず、2つの方法で得られた咬合平面は、結果としては同一の線になっている。しかし3番目の例では、曲線の咬合平面は前歯被蓋を二分し、直線の機能的咬合平面からずれている。下顎前歯が、機能的咬合平面のレベルを越えて、かなり上方に挺出していることに気づくであろう。しかし、上顎前歯ははるかに上方にとどまっていて、この機能的咬合平面に接してさえいない。著しいスピー彎曲を有する個体では下顎前歯が数mmあるいはそれ以上、上方にドリフトしたために、オトガイ上部の歯槽部が特異的に挺出していることが特徴的である。

歯槽骨の彎曲(スピー彎曲)は成長発育上にみられる補償機構であり、これによって前歯部開咬に対する内因性の補償が起こる。複合した複数の因子が、このタイプの不正咬合の骨格性素質に潜在している。もし、よく見受けられる(1)長顔の発育、または下顎枝-下顎体角(下顎角)を増大させるような気道(または別部位)障害、(2)前述したように下顎骨全体の転位による下後方への回転、とか(3)前頭蓋窩による転位のために起きる口蓋と上顎弓の反時計回りの回転による位置調整がみられる場合、前歯部開咬が発現しやすい状況が重なることによって、この発育上の変異が生じる。その後の下顎前歯の垂直的ドリフト(単なる萌出ではない)によって、その他の骨格的ギャップ(歯のみではない)が減少しうる。もしこの内因性の過程がうまくいかないと、完全に開咬状態となる。これらの素因となる状態を治療によって完全に排除することはできないため、後戻りの問題は多く、結果的に不均衡な状態が均衡状態に戻ろうとし、成長発育活性が活発となる。反対に過蓋咬合では、下顎骨が水平的に短く、それとともに小さい下顎枝-下顎体角、口蓋と上顎弓の時計回りの回転による配置、そして過度のスピー彎曲がみられる患者が多い。スピー彎曲の補償的役割を理解し、この補償反応を排除または維持するかどうか熟考して判断を下すことは、臨床医にとって重要なことである。型どおりのスピー彎曲の平坦化は、医原性開咬を生み出す要因となる。

別の種類の歯の補償機構も、よく見受けられる。最初のほうで強調したように、歯には非常に限られた改造能しかない(特に、完全に形成された後)。つまり、歯はさまざまな領域で構造的あるいは機能的に適応すべく象牙質やエナメル質の選択的な吸収や添加によって、はっきりとして改造形成を行うことはほとんどできないのである。唯一可能であるのは、比較的範囲が限られた歯根の吸収とセメント質の添加、歯根成長発育の軌道、歯冠部の咬耗のみである。このことは、歯が適応性をもっとも示しうるのは、「転位」過程によって行われるだけであることを意味する。広範な骨吸収や添加による骨改造機序を歯を包含する歯槽骨は基本的に有するが、歯自体には、それらには関連していない。たとえば、歯槽弓による骨改造能が、支持すべき歯にとって低すぎる場合、成長発育上や機能的な手法は、一部の歯の転位によることになる。したがって、前歯部の叢生は、歯を支持する骨の領域限界(成長発育の場)を越えた成長発育能や改造能によりもたらされる代償性機構といえる。下顎歯の叢生を補正することを目的とした治療の選択肢は、(1)歯の配列にとって必要な歯槽骨の増大を図るか、または(2)歯槽骨の不足を補うための抜歯である。重要なことは、下顎前歯の歯槽骨面は骨吸収面であり、その成長発育領域の境界が限られているので、第二選択肢が、生物学的には妥当な治療手段として選択されることが多い点である。

Ⅱ級とⅢ級の骨格的特徴の要約

　Ⅱ級の人(図10-32)は、下顎弓が上顎弓と比して短いことに注目してほしい。これに対して、Ⅲ級の人(図10-33)の下顎弓は、その対応部分である上顎弓と比して水平方向に長い。

　Ⅱ級の人では、中頭蓋窩が前下方に傾斜した配置をとっている。Ⅲ級の人における中頭蓋窩の位置は、後上方にある。したがって、鼻上顎複合体はⅢ級の人では後退し、Ⅱ級の人では前突する。また、下顎骨の回転も関与している(下記参照)。

　Ⅱ級の人の鼻上顎複合体は、下顎枝の垂直高径と比べ垂直的に長い(または下顎枝が上顎骨と比して短い)。Ⅱ級の人では、この長い中顔面は、中頭蓋窩の下前方への位置どりとあいまって、下顎骨全体を下後方へ回転させる*。Ⅲ級の人では、中頭蓋窩の後上方への位置どりと鼻上顎複合体が短いことにより、下顎骨が前方に回転している。鼻上顎複合体は、下顎枝の垂直的高径に比して垂直的に短い(または下顎枝が上顎骨と比して長い。いずれにせよ相対的な問題である)。Ⅲ級の人の顔はきわめて長く「みえる」が(図10-33)、これは鼻部ではなく顔面下部(下顎)が原因である。

　Ⅱ級の人にみられる頭部の形状タイプは、長頭型または中頭型であることが多い。したがって、前頭蓋窩は相対的に長く幅が狭い。この部位は鼻上顎複合体の型紙であるため、口蓋と上顎弓がそれに対応して長くなり、幅も狭くなる。これとは対照的に、Ⅲ級の人では前頭蓋窩および中頭蓋窩が幅広く短い傾向が強いため(短頭型)、口蓋や、上顎弓や咽頭が短縮し幅径が増大する。

　下顎枝-下顎体角(下顎角)はⅡ級では小さいが、Ⅲ級では大きいため、下顎骨の全長はそれに呼応してⅡ級では短く、Ⅲ級では長い。Ⅲ級の人の顔は、下顎体が急傾斜しているのが特徴的である**。Ⅲ級の人では、下顎前歯がかなり上方へとドリフトするため(補償反応によって開大した下顎枝-下顎体角が減少するよう調整される)、咬合平面自体は下方に急傾斜することはないことに注目してほしい。その結果、Ⅲ級の人の顔では、突き出

---

*図中の破線は、「中立的」位置を示す。関連する生物学的根拠については、Enlowら[1971a]の論文を参照のこと。
**これが重要な点であることに注目してほしい。Ⅱ級の顔面での下顎平面角は急峻であるため、Ⅲ級の顔面でみられる下方に傾斜した下顎体と同等にみえる。これもやはり、「急傾斜した平面」である(図10-31)。これらは根本的理由が異なるため、混同しないことが重要である。Ⅱ級の場合は、下顎骨全体が転位による回転である。Ⅲ級では、下顎枝から下顎体にかけての改造により回転される。前者は長い中顔面、後者は短い中顔面と関連している。この重要な違いが、見落される場合が多い!
***通常の短頭型よりは、この変異は、Ⅲ級の長頭型でよくみられることは興味深い。これは、Ⅲ級傾向の強いⅠ級の人にみられる。ただし潜在する下顎の突出傾向の特徴が、長く幅が狭い上顎骨が前突している特徴(狭顎型)を凌駕しているような場合は除外する。したがって、頭部は長く狭く、鼻は長く尖っていて、下顎は後退してはいなくて、逆に前突している(昔から言われている「意地悪な魔女」のよう顔である)。Martoneら[1992]の論文を参照のこと。

たオトガイの上方に特徴的に長くのび出した歯槽部位を多くみかける***。留意すべき興味深い点は、Ⅲ級の人では下顎前歯が顕著に上方へとドリフトするが、歯・歯槽部が彎曲して機能的咬合平面より上方に達することはないということである。また、上顎歯が補償機構によって著しく下方にドリフトし、垂直的に短い鼻部を補償していることも多くの例(図10-33 参照)でみられる。一方、Ⅱ級の顔面では、鼻部が相対的に垂直的に伸長し、オトガイ領域は垂直的には、かなり短くみえる。Ⅱ級の上顎歯槽基底部は、Ⅲ級のより下方にドリフトした上顎歯と比較して、口蓋にかなり近接していることに注目してほしい。しかし、Ⅱ級の臼歯関係を有する人の中には、下顎平面角が急傾斜して、顔面下部が長くなっているかのごとき様相を呈しているが、実際は依然として後退しているような人もいる。その結果、下顎骨全体の下後方への位置どりがみられる際(前述したとおり、Ⅱ級の長顔／短い下顎枝／角度が大きくなった中頭蓋窩の関係によって生じる転位回転)は、下顎角が小さくなるようなことは起きない。スピー彎曲が深くなることが、補償的にしばしば生じる。

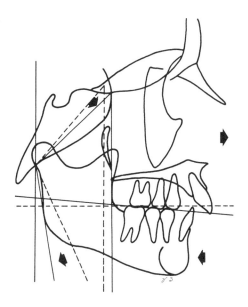

図10-32

　現在では、これらの特徴の組み合わせが、Ⅱ級の人で下顎の後退、Ⅲ級の人での下顎の突出に寄与していると考えられている。しかし、Ⅱ級の下顎枝の幅が広く、Ⅲ級では狭いことに注目してほしい。これらは最初のほうで説明したが、その他の特徴と部分的に拮抗する補償機構が複合することによって、それぞれⅡ級の下顎後退、Ⅲ級の前突を惹起す

る。したがって結果的に生じた不正咬合は、「正常な大きさ」の下顎枝を有す不正咬合と比較して、その重症度は軽い。いうまでもないが、Ⅱ級の人では狭く、Ⅲ級で広い下顎枝は、不正咬合の複合的原因に追加されることになるであろう（減じられることではない）。

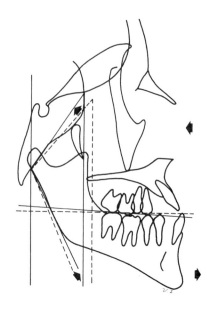

図10-33
(Enlow, D. H., T. Kuroda, A. B. Lewis：『頭蓋顔面の形状とパターンの基本となる形態と形態形成 [The morphological and morphogenetic basis for craniofacial form and pattern]』から引用. Angle Orthod. 41：161, 1971 [許可取得済])

　したがって、Ⅱ級の人の多くは、前後的に短い下顎体、垂直的に長い鼻上顎複合体、Ⅲ級の人よりはるかに小さいが、上顎歯列弓全体下方へのドリフト、ただし、前歯は後方歯より下方へのドリフトは大きく、下顎は下後方に位置づけられる。また、中頭蓋窩は前下方に位置し、下顎枝－下顎体角（下顎角）は減少する。さらに、（重度の不正咬合の場合）、下顎枝は狭少で、中頭蓋窩は前後的に長い。
　これらすべての局所的な構造上の逆の特徴が、人のⅢ級の個体に当てはまる。これらの特徴は、それぞれのⅡ級やⅢ級の約70％あるいはそれ以上に認められる。では、残った30％程度はどのようであろうか？　そこには、いわゆる「代償機構」が働いているのである。たとえば、長頭型の人にみられる、下顎の後退を引き起こす前方に傾斜した中頭蓋窩の代わりに、ある個体では、後方に傾斜した短頭型タイプの中頭蓋窩を示し、「鼻部がブルドック」のような状態を示すことがある。したがって、この特徴は、おそらく、幅の広い下顎枝、長い下顎骨体部、あるいは下顎角の開大、のような下顎を突出させるいくつかの局所的特徴と組み合わさって、その個体内にある下顎を後退させるいろいろな要素と部分的に相殺しあうような作用をもたらしている。要するに、どんな個体にあっても、下顎を突出させる特徴の総和と下顎を後退させる特徴の総和との値のいずれが重みをもつかと

いうことである。実質的に両者が調和をとっているか、あるいはいずれか一方が優勢であるかである。もし下顎の後退要因のほうが優勢であれば、結果として生じるⅡ級不正咬合と顎の後退した顔貌型の不正の程度は、第一に、これら後退を示す特徴の総量（mm）がどのくらいであるかに依存し、第二に、この総和からどのくらい相反する逆の特徴が差し引かれるかによっている。

　人はみな生来、下顎が後退（Ⅱ級）するか、突出（Ⅲ級）するか、いずれかのあらかじめ定まった傾向を有している。基本的考え方としてⅠ級の顔面のカテゴリーという「独立した」カテゴリーは、ある意味では存在しないといえる。Ⅰ級の顎顔面頭蓋は「わずかにあるもの、基本的に正常でバランスがとれている」という誤った考え方が広まっている。すべてのⅠ級の個体は、後退あるいは前突の不正咬合への傾向を本来有している。細面で長い顔のⅠ級の人のほとんどは、長顔型のⅡ級の人にみる同じ顔面や頭蓋の同じ特徴を潜在的に有している。上述したいろいろな下顎の後退の状態は、ともに同じくらいの割合で起きる。だからこそ、Ⅱ級の傾向は多かれ少なかれ存在しているのである。しかし、Ⅰ級不正咬合とⅡ級不正咬合の違いは、不調和の程度と相殺しあう特徴の数とその程度である。もし補償する特徴が適切であれば、結果的にはおおかたⅠ級の顔つきとなる。もし補償する特徴が部分的あるいは全面的にまずいと、著しい不正咬合が生じたり、顔面の不調和をきたす。たとえば、直顎型の（あるいはそれに近い）側貌で魅力的かつ均整のとれた顔をしており、わずかに咬合の不正があるだけの人がいるとしよう。その人は自分ではわからないが、著しい顎の後退を示し、Ⅱ級の不正咬合を示す、その人のいとこと同じ潜在的特徴を顔や頭蓋の深部に有しているというようなこともある。しかし、魅力的な顔立ちの人は、幸いなことに、特に幅の広い下顎枝とか他のいくつかの都合のよい特徴を有している。同じような理由で、ほとんどの人は、完全ではないが少なくともそれほど著しい不調和のある顔貌は呈していない。

　筋肉や気道などの発育が継続していくように、成長過程は絶えず不均衡な状態を生み出しているということは、つねに注意すべき基本原則である。しかし、それと同時に、多く部位の機能と発育の複合体が均衡をとるよう、成長過程は働いている（第1章参照）。

顔面のスペクトル

　基本となる顔面タイプのパターンの変異については3種類あり、それぞれが3つの不正咬合分類と関連していることが昔から知られている。これらは単に、下顎前突（Ⅲ級）、下顎後退（Ⅱ級）と正常あるいはほぼ正常（Ⅰ級）の3つである。しかし、一般的にいえば、この見識は重要な形態学的ポイントと主要な成長発育学的ポイントを見過ごし、顔面の形態やパターンに潜在する、より基本となる生物学的重要事象を無視することにつながる。たとえば、ヒト特有の頭蓋顔面の特徴を考える際、成長発育過程によって完全に不顕在化されるか否かにかかわらず、Ⅰ級の顔面頭蓋にあっても潜在的に不正咬合が生じる傾向がないということはありえないことである。

　別の章や前のページで顔面構成要素のコンビネーションについて、すでに述べたように、顔面形状の幅広い変異の構造的理由はさまざまである。ここでは、これらの性質が解

剖学的にさまざまに組み合わさることによって、どのように顔面パターンのスペクトルが形成されるのかについて説明する。

顔面形態変異の連続性と成長発育途上にみられる中間型

　もし、局所的解剖学的な状況が、(1)下顎が前突する要素がある場合、(2)それぞれの局所的要素が影響を及ぼす領域内で重度である場合、(3)顕著な補償機構による調整が行われないというような場合、結果的に下顎が高度に前突し、極度のⅢ級不正咬合が生じる。これは、形態学的連続スペクトルの一端である。他方、この状況があらゆる点で真逆であり、はっきりとした成長発育学上の補償機構によって調整されない場合には、正反対の解剖学的結果となり、下顎後退症や重度のⅡ級の不正咬合が生じる。これらの対極した2つの状況の間にあるスペクトルは無限であり、各末端から中間に向かっていろいろなその状況が混合する。顔分類学者は、これらすべてをグループⅠ、Ⅱ、Ⅲの3つに分類している。中間の形態（Ⅰ級）は、局所の後退または前突傾向がまったくない人－つまり全部位が完全に中立的で、構造上ほぼ完全で、部位間の不均衡がきわめて軽微なものは、存在しえないということは重要な点である。次に述べるように、まさに正反対である。

　スペクトルの中間域で後退／前突する要素が重なり合うことによって、2つの要素が互いに作用して移行型がみられる。第一に、両端ではある程度（必ずしも完全にではなくても）局所的な「転位を引き起こす」要素が減少し重症度が低下する。第二に、正反対の要素の混合は、補償機構が加わり中間で重なり合うようになる。その結果、両端の片側から他側まで、遷移交差するまで移行型が形成され、『重症度』は低下する。混合しあう程度や特性は無限に変化するため、この交差するポイントは人によって異なる。

　いずれの症例でも、頭部形状の変異（第1、8、10章）と関連した生来潜在している前突／後退傾向は存在しているが、局所での相殺しあう特徴が組み合わされることで、顕在化していないことを理解しておく必要がある。たとえば、口蓋と下顎枝の改造によって上顎骨の転位を相殺したり、あるいは、歯・歯槽部の上方への改造（スピー彎曲）は、鼻上顎複合体の伸長に関連した下顎骨の後下方への位置変位を相殺するようなことが起きる。

　まさに中央の分岐点の存在は、分類学者の定義と価値判断に左右される。したがって、両端の点に定めた任意境界は、Ⅰ級の領域を定義するために定めた任意のものである。しかし、ここで大きな誤解が生じる。これらはすべて中立的（ほぼ中立的）であり、われわれの定義では正常範囲内であるため、この中間領域内には不正咬合の原因となる重要な要素は存在しないと考えてしまうことである。実際にはこの中間領域内にあるものが、局所的には複合的変異を生み出す、前突や後退を引き起こす要素なのである。しかし、それらが互いに組み合わさることで均衡した状態となる*。このことは、しっかりと考慮に入れておかなければならないことである。

　したがって、Ⅰ級自体は解剖学的に区分された分類ではない。むしろ、程度の差はある

＊この要素は、単なるⅠ級に見えた症例が、治療中にⅡ級またはⅢ級に「変化した」と思われる臨床例を「説明する」のに役立つであろう。Ⅱ級またはⅢ級の要素はすべて潜在しており、治療中により顕著に現れることがある。

ものの、互いを相殺する正反対の性質が混合することによって、混合後に領域の中間点がいずれかの側にずれて、後退または前突のいずれかが優位となるのである。重要な点は、Ⅰ級の関係は最終結果として、同一特徴をもつ群としてグループ化されたものではないことである。このために、この範囲内ではっきりしてくる変異が不顕在化される。個々の局所的特徴が混合されことによって、ほとんどの人がⅡ級寄りかⅢ級寄りかに分類される。したがって、Ⅲ級の性質が潜在するⅠ級の人もあり、またⅡ級の性質が潜在するⅠ級の人もいる。各個人の治療に対する反応はきわめてさまざまである（Enlowら［1988］）。興味深いことに、実際にⅡ級寄りのⅠ級は、Ⅲ級寄りのⅠ級と比較して、形態学的にⅡ級とより密接した関連性を有している。したがって、すべてのⅠ級症例を単独群であると考え、これらの正反対の解剖学的要素を有さない、構造的に中立し均整のとれたグループと解釈してしまうことは、非常に残念なことである。これによって、潜在する重要な形態学的、成長発育学的特徴が覆い隠されてしまう。このことは臨床的にも、方向が異なる成長発育による影響力が関連しているので、もっとも重要な点である。成長発育に合わせて治療をする（すなわち、症例を上手に扱うためには、何が起きているか理解する）ことが臨床目的であるのだから、中に含まれている正反対のさまざまな要素が基本的な要素であることは明白である。

　デジタル記録装置の使用頻度を増やすことによって、膨大な臨床情報データベースを作成することができる。膨大なサンプルを用いることによって、これらの解剖学的および成長発育学的特徴を検討した調査研究が実施可能となるであろう。矯正治療結果に関する多くの研究では、グループ間差は時に大きいか、あるいは同等であることが多い。結果が差別化されないため、その結果は相殺し混同したつまらないものとなり、すべてのサブグループは意味のないものとなる。治療前の変異を慎重に分析することがもっとも重要であるが、ほとんどの臨床的調査研究では、このことが重要視されたことはほとんどない。

　これらの形態形成と顔面複合パターンの連続的変異性に基づいて、決定的な重要なポイントを示す。これは、臨床的な微調整を行うことができる可能性が高いため重要である。後退あるいは前突する本来の特徴が混合した組み合わせを含む連続変異性によって、Ⅰ、Ⅱ、Ⅲ級のサブグループを確立することができるからである。名称や正式な規定はまだないが、それは実在する。サブグループ化することによって、種々の成長発育上の傾向が示されることが明らかとなっている（Enlowら［1988］、Martoneら［1992］、Choi［1993］）。これらのサブグループのレベルは、治療に対する形態形成学上の反応が異なり、今後に重要な知識を得るうえで重要であろう。

第11章

顔面形態の人種的な変異の構造上の基盤

　顔面構造のパターンの年齢、性および人種による差異については、これまでの章で指摘してきた。本章の目的は、それらを簡単にまとめたうえで、さらにそのトピックだけを独立してとりあげ、付け加えることにある。このトピックそれ自体、たいへん興味のある課題であるが、特に臨床家にとって、人種的な変異が関与してくる場合には、与えられたサンプルから得られた集団の標準値が、他のサンプルや集団にあっては必ずしも価値のある正確な情報とはならないことを認識することは、きわめて重要である。

　人間の顔の形やパターンに関する系統発生学的な基盤については、第9章にその概略を述べた。脳の形と大きさは、ともに顔面構造に関連している重要な要因であることを思い起こされたい。頭蓋底はその両者間の橋渡しとなっており、顔面が構成されるための型紙のようなものでもあるから、どんな種族においても、脳の形の変異は顔面の形に相応した形となって現れる。たとえば、中顔面の境界域は頭蓋底と同じ幅径にしかならない。なぜなら中顔面が連結しうる構造がないからである。したがって、脳の幅の狭い人種あるいは種族では、それに相応して狭い顔面となっている。長く幅の狭い脳をもつコリー犬の顔面を、短く円形の脳をしたボクサー犬あるいはブルドックの顔面と比較してみるとよい。ヒトは典型的な哺乳動物と比較した場合、巨大な脳とその形態に応じて、きわめて幅の広い顔面をもっている。嗅球や眼窩など（脳の形状によって形成される）いろいろ異なった回転がみられるが、これは顔の成長の量や主たる成長方向を決める脳の境界域と関連している。このことはすべての種に共通してみられる。これらの要因によって左右される、脳の形や大きさは、種の間にみられると同様に、いずれの種内でも顔面形態の変異に関与している。しかしながら、以下にみられるように、重要な役割を演ずる他の要因も存在する。

　長頭型の頭蓋をもつヒトの集団は、短頭型の頭蓋をもつ集団より、幅径が狭く長い顔面を呈している。脳の幅径が広い（内容量に特に差はない）集団では、比率の上で顔の幅径も広くなっている。「長頭型」のヒトは、短頭型へと進化していく傾向（世代傾向）があるといわれている。もしこれが事実だとすれば、顔面構造、本来備わっていた不正咬合の性格、および側貌にも、長期間にわたる変化が表れてもよいであろう。

頭蓋底屈曲度が開大し(「平らな」)頭蓋底となり、通常、長頭型の特徴をもつ多くの白人にあっては、突出した上顔面と後退した下顔面をつくり出している(以下の図11-1〜3)。鼻上顎複合体全体がより前方位をとり、下顎頭と比較して下方に位置してくる。中顔面が比較的長いために、下顎全体が下後方に回転する傾向を生じる。咽頭の前後的な大きさも、中頭蓋窩が比較的長く、しかもより水平に位置するため、比較的大きい。前頭蓋窩は細長くなるため、口蓋弓と上顎弓は、それに相応して細長い。鼻の前突は目立たなくなり、前頭部の外側皮質は、高い鼻梁に連続して前方に突出するように改造される。したがって、大きな前頭洞が、内板と外板の間に形成される。その結果、前頭部はさらに大きく張り出して、眉間の隆起が顕著になる。眼球は深部に位置づけられる。残りの顔面上部や中央部が前突するため、頬骨はあまり突出してるようにみえず、くぼんでいるようにみえることが多い。これらの理由から、下顎骨は後方に回転し後退する傾向にあるため、側貌全体は凸状の特徴を示す。Ⅱ級の咬合関係が生じる傾向(すなわち上顎骨の前突、あるいは下顎骨の後退)が組み込まれていることになる。また下顎骨が後退する傾向がある場合、少なくとも部分的にその状態を補償するように、幅広い下顎枝が高頻度に見受けられることがある。

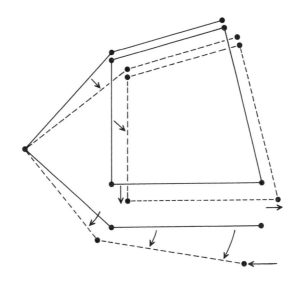

図11-1

短頭型の特徴として多くみられる比較的屈曲度が小さく直立している頭蓋底に相応して、幅広で平面的なより直立した顔が形成される(図11-3上部、図11-4)。丸みを帯びて水平方向に短い脳と、それに相応して短縮した前頭蓋窩によって、幅径は広いが前後方向に短い顔面上部と中央部が形成される。したがって、口蓋弓と歯列弓も短縮して、幅径は相対的に広い。中頭蓋窩がより直立している、顔面上部と中央部全体もさほど前突しない。同じ理由から、中頭蓋窩および咽頭領域は、前後的に短い。これによって、顔面上部および中央部の相対的前突度は低下する。また、篩骨上顎複合体の上部も、これまでに述べた顔面タイプとほぼ同等の程度までしか、前方に突出することはない。幅広く短い鼻と咽頭気道の機能は、鼻および上顎骨の前突度がはるかに大きいが、気道は狭い顔面タイプ

と同等である。これらが複合する結果、前頭部はより直立し丸っこくなり、眉間や眉弓はさほど突出せず、前頭洞は小さく、鼻梁の高さはずっと低くなり、パグ様の鼻（団子鼻）となり、眼窩は浅くなり、眼球の凹みは少なくなり、下顎骨全体が前方に回転する傾向はより強くなる（中顔面の垂直的への伸長、歯・歯槽弓の垂直的ドリフトがあると全例ではなく、一部の人でみられるのではあるが、補償的な機構がみられ相殺されることはある）。顔は平面的で幅広く、角張ってみえる。残りの顔面上部や中央部もあまり前突していないため、頬骨はより突出しているようにみえる。側貌は正顎（直線的）であり、全体が前突しているようにみえるのでオトガイも突出している。Ⅲ級の不正咬合をともない下顎前突のある上・下顎の前突傾向が、認められることが多い。短頭（euryprosopic、幅広の顔つき）の顔では、鼻梁が低いため、両眼が離れているように「みえる」。一部のサブグループでは、鼻上顎複合体が相対的に垂直的に長く、そのため下顎骨が前上方（図11-4）ではなく、下後方に回転しているような亜型もある（図11-5）。また、下顎体が上顎弓と比較して短い傾向がある亜型もある。このような下顎骨にみられる性質は、生来の下顎前突や上・下顎前突になりやすい傾向が補償される。

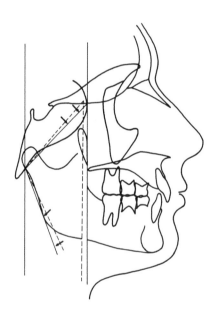

図11-2

　圧倒的に多い短頭型の種族に潜在する顔の特徴には、先に概説したような典型的な形から長顎／長い顔として評価される潜在的特徴を示す混合型が含まれることを理解することは重要である。たとえば、極東（東洋）の種族は単一かつ一様な特徴を持つのではなく、むしろきわめて、はっきりとかつ変異に富む違いのある頭蓋顔面タイプを示す地域的環境的および形態学的に異なる多くの亜型が複合している種族である。まさに丸っこくて平担な顔面パターンとは対照的な長顔で、角張っていて細長い鼻を持つ顔面パターンも存在す

る。このような顔面の変異が、さまざまな解剖学的に形態の異なる不正咬合にどのぐらい関連するのか、また、さまざまな臨床的介入にどの程度反応するのかという点については、十分に分類されてはいない。これらの変異に関して上気道の活動と関連させた解剖学的形態形成学的記述は、発表されている(Hansら[2001]、Cakirerら[2001])。

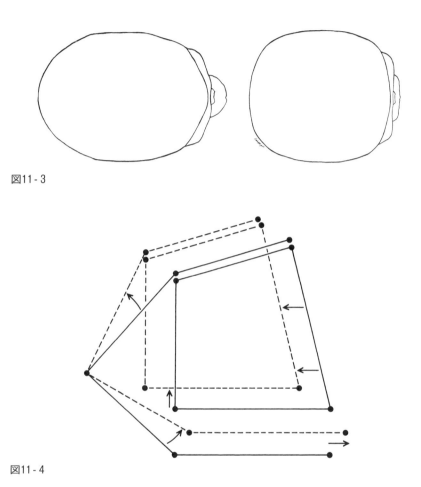

図11-3

図11-4

　上記の特徴は、東洋人の顔*とか丸みを帯びた短頭型(アルプス)タイプの頭部形状で、同様の顔の特徴を多く認める(短頭型の区分から基本的に区別されるディナール型の頭部形状は含まれない)。多くの東洋人にみられる顔と同様の、短頭型を示す白人の顔は幅が広く、低い鼻梁、平べったく短い鼻、短い中顔面、直立した前頭部、より突出している下顎を有している。この基本的に異なる白人の顔面タイプでは、Ⅱ級の咬合関係を発現させる要素が潜在する可能性は低い。この複合した顔面構造のⅠ級関係を有する人では、側貌が正顎タイプとなることが多い。

＊本セクションの情報は、黒田敬之先生[東京医科歯科大学]との共同研究に基づくものである。

しかし、Ⅱ級の不正咬合が生じると、その場合は異なっている。その種類は異なる（Enlowら［1988］）。この顔面タイプでは、下顎を突出させる強力な要素が存在することが多いので、矯正医は注意を払う必要がある。このタイプのⅡ級症例では、Ⅰ級の大臼歯関係を確立することを目的にⅡ級ゴムの使用は、下顎が完全に成長したことがはっきりするまで使用を延ばすべきである。また、治療の保定期間中に、下顎がさらに成長発育しうるように、下顎頭の靱帯位（中心位と呼ばれることもある）と最大咬頭嵌合位での下顎頭との間にみられる大きなずれは、放置するほうが好ましい。

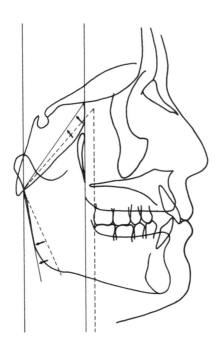

図11-5

一部の白人と同じように、長頭型の細長い頭部形状を有する黒人にも、一部の白人や亜型でみられるような幅広い顔の人もいる。中頭蓋窩は、前方へ傾斜（開大）していて、白人よりも程度は強い。白人よりも前傾している。この要因によって、下顎骨全体は後下方へと著しく回転している（図11-6）。下顎体は、上顎弓（歯ではない）に比べて水平的に長い傾向がある。白人の典型的な「長頭」をともなう顔面タイプとは異なり、黒人の顔面上部はさほど拡大していないため、それほど前突はしていない。この点では、黒人の顔と東洋人の顔とは共通点がみられる。前頭部は、いわゆる白人の顔と比較して直立して丸みがあり、前頭洞はあまり拡大せず、低い鼻梁、鼻は平べったく幅広でそれほど前突していない。そして頬骨はより突出している。細長い顔の黒人の鼻上部は、それに相応して細長いことが多いが、気道の機能は鼻翼が広がっていて、鼻腔下方部の鼻気道の幅径が大きいため、ほぼ同じである。

黒人の顔を特徴づけている構造がひとつある。すなわち、中頭蓋窩に比べて下顎枝がきわめて広いことである。前章において、下顎枝の前後的な大きさは、顔面や頭蓋の他の部分の構造上の不均衡を補償するのに貢献する場であると指摘した。たとえば、多くの白人に特徴的にみられる中頭蓋窩の前方傾斜は、幅の広い下顎枝によって部分的あるいは完全に補償され、潜在する下顎の後退やⅡ級の不正咬合の傾向を相殺している。黒人の下顎もこの特徴をもっているが、その程度はもっと大きい。下顎枝の幅径がきわめて大きい場合には、下顎骨体（これも上顎のアーチと比較すると長い）は突出してくる。その結果、上顎前歯を唇側に傾斜させることとなり、したがって上下顎前突を生じる。この特徴は、長頭型の黒人がしばしば難しいⅡ級の不正咬合になるのを防ぐのに有利な特徴といえる。もし少しでもこの特徴があれば、通常、Ⅱ級のB型となる。すなわち、上顎のA点が咬合平面との関連において著しく突出しているより難しいⅡ級のA型とは対照的に、下顎のB点が上顎のA点よりずっと前方にある（Enlowら［1971a］を参照）。また、Ⅰ級の変異型は同様にやっかいな問題を生じ、特にⅠ級の臼歯関係で下顎後退症を認める場合には難しい問題となる。これらの「歯／顔面」における不調和がみられる場合は、審美的にも機能的にも、さらに安定性上での最適な均衡状態をえられるような治療法を慎重に検討する必要がある。審美的均衡状態を最適化する必要性から突出したオトガイの、外科的オトガイ形成術が必要となることもしばしばである。

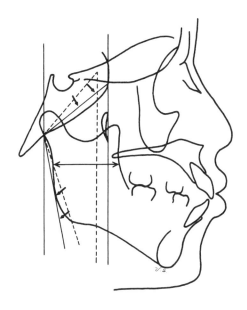

図11-6

　黒人におけるⅢ級の不正咬合の解剖学的基盤は、他の種族にみられるのとは異なった構造パターンを示している。概して黒人のⅢ級（または関連した上下顎前突）の頭蓋底では、通常中頭蓋窩が後上方に位置づけられることはない。これは短頭型で、Ⅲ級の（上下顎前突）を呈する東洋人や白人のⅢ級とは対照的である。むしろ黒人のⅢ級の不正咬合では、中頭蓋窩は前下方に回転し、下顎枝は前方ではなく後方に位置づけられることが多い。その結果、下顎が前突する傾向の程度が減少する。したがって、鼻上顎複合体は後方ではな

くより前方に位置づけられる。したがって、他の種族でみられるのと異なり、黒人では、頭蓋底はⅢ級の不正咬合における下顎の突出に直接寄与する主要因子ではない。むしろ頭蓋底は、拮抗する性質を有する部位である。上記で指摘したように、黒人の幅広い下顎枝は、解剖学的に代償機構を有する鍵となる構造で、前傾した中頭蓋窩であれば起きるはずのⅡ級の不正咬合と効果的に相殺しあい、Ⅱ級の不正咬合をほとんど生ぜしめない。しかし、Ⅰ級だけでなくⅢ級の咬合関係を有する黒人でも、下顎枝の幅広い特徴は有している。東洋人と白人にあっては、Ⅲ級の下顎枝は「幅が狭い」ことが多く、部分的に補償機構が働くことになり、下顎の突出度を減少させる。それとは対照的に、黒人のⅢ級では、下顎枝が代償していないだけでなく、その相対的に幅広い下顎枝によって、下顎前突度が減少させるどころかむしろ増大させている。したがって黒人では、下顎枝の効果的な形状によって、ある種の不正咬合への成長発育を最小限に押さえることが可能であるが、別のタイプの不正咬合は増悪させる傾向がある（詳細情報は、Enlowら［1982］、Martoneら［1992］を参照）。これは、大脳の拡大、直立、二足立位の姿勢によって生じた、下顎が呈しやすい不調和という人類の進化の流れを除去する顎顔面頭蓋の進歩した発育といえる（第8、9章参照）。

前歯部交叉咬合の黒人患者では、上下顎の前突や幅広い下顎枝の傾向の組み合わせは、臨床家にとって治療計画をたてるうえで挑戦的な手法であることが多い。治療計画を立てる際に、検討に値する点が二つある。第一点は、前歯部交叉咬合の治療では、上下顎前突のある人では臨床家にとって治療上歯科的代償の可能性をもたらしてくれる。垂直的な顔面の関係は良好であることが多いため、上下顎前突患者では上顎第二小臼歯と下顎第一小臼歯の抜歯によって、歯科的に矯正しうることが多い。その結果、下顎体の長さと骨性オトガイの位置は悪くないため、審美的に許容できるように歯科的に補償することが可能である。第二点は、骨格的な下顎前突症を有する患者に対して、下顎枝の幅径を二次的に増大することを考える必要性があるということである。

このグループに対して、臨床医は下顎体ではなく下顎枝を狭小化することによって、下顎骨の長さを外科的に短縮する治療を検討すべきである。下顎枝が幅広い患者にあっては下顎の前突の程度を減ずるには、垂直的下顎枝離断術がより効果的であるかもしれない。しかし不正咬合を生じる傾向に対し、治療の反応のインパクトがどの程度あるかについては、今後の研究で積極的に検討する必要がある分野である。

第12章

顔面成長発育の制御機序

　少し前のことであるが、顔の成長発育がどのようにコントロールされているのかを、より単純なレベルで理解しようとしたことがあった。主たる検討事項は、内因性の「遺伝的」制御と生体力学的な力やホルモンなどの要因との関係や内膜性の成長発育と潜在している（遺伝的）内軟骨性の成長発育との対比についてであった。説明できないことを説明するのに、成長発育過程や成長発育の特殊な場に成長発育を制御する神の力として論理を放棄したことが、よく行われていた。今日に至る古代からの文明の発展の中で、ある特異な現象が理解されない場合、「神」の考えによるものだと解釈されてきた。「神」すなわち、偶像であり、精神の支えである創造物である。したがって、現在も「下顎頭の成長発育」の概念が信じられており、そこには揺るぎない信仰的要素まで存在している。遺伝学自体も神のような存在であり、われわれは何度も誤ってこの言葉によって自分たちの洞察力不足をカバーし、完全に理解できていない部分を理解したと勘違いしてきた。説明的な名称をつけることがよくある。そのことは、その名称が意味する範囲にある限りはとても理にかなったものであるが、単に不完全な「事象」が見出されたときに、その「原因」の解明を試みようとすることに誤用されうる（たとえば機能母体説［functional matrix］や骨の成長発育様式に関するWolffの法則）。古くから信じられてきている遺伝学に関していえば、頭蓋顔面複合体のあらゆる構造部位には、特定遺伝子が存在するとされているが、これは完全な誤りである。ヒトゲノムプロジェクトが完了したことによって、答えよりも多くの疑問が生じた。成長発育における遺伝子の役割は、予想よりはるかに複雑である（詳細については第20章を参照）。さらに、遺伝子がどれほど選択的に細胞外信号に反応（引き起こすのではなく作用する）して活性化するのかという分野は、より理解され重要視されるようになった分野である。

　わずか数年前まで一般的であった成長発育の制御機構に関する解釈は、簡単で理解しやすかった。しかも、いかにももっともらしかったので、多年にわたって多くの臨床的な理論に対する基盤として受け入れられ、用いられてきた。ほとんどの概念は骨成長発育の制御に重点を置いているが、これは頭部X線規格写真によって、骨を確認し計測することが可能であり、そして、顔が根本的かつ臨床的に変化するには、下層にある骨の形状や大きさが変化する必要があるためである。成長発育制御の全過程は、特に難解ではなく、容易に説明可能なものであると考えられていた。第一に、軟骨成長板による骨の成長発育は、

軟骨細胞内に存在する内因的に遺伝的に組み込まれているものによって完全に、直接的に調節されていると思われていた。しかし、一方、骨膜性の骨成長発育は、異なった制御機構をもつと信じられていた。骨、この膜性骨形成過程は、生力学的なストレスや歪みに対して特に感受性が高く、牽引および圧迫に対して、骨の添加ないしは吸収が起きることが知られている。昔から信じられているように、牽引は特異的に骨形成を引き起こす。圧迫はある閾値を越えた場合、特異的に骨吸収を引き起こす。筋の付着部などで骨が牽引された場合、それに反応して、骨は局所的に成長発育する。したがって、筋の付着している場は通常、筋の収縮が直接局所的に働いて形成された結節、隆起あるいは稜などになっている。多くの筋は、その骨の体部ではなくて骨端に付着しているため、骨端部は骨幹部より大きい。なぜなら、ほとんどの牽引力を働かせる場が、骨のその部分であり、ゆえに骨が大きくなるのである。筋が成長発育を続けるかぎり、骨もまた刺激されて成長発育する。これは両者間にたえずみられる生力学的な不均衡によるものであって、この不均衡は、筋の成長発育と結果として増大する牽引力によっている。成長発育している筋は、それを支えている骨の許容範囲を越えてくるために、それに反応して骨芽細胞が新生骨を形成することになる。筋および身体の成長発育が完了したとき、骨は筋(骨量、姿勢など)と生力学的に平衡を保てるようになる。その後、筋の力は骨の物理的性状と均衡状態になる。その結果、骨形成能は不活性化し、骨の成長発育が止まる。体重の大きな変化、歯の喪失、あるいは骨折などのように、環境の変化が骨－軟組織の平衡状態を壊すことになれば、生力学的な平衡が達成されるまで上記の過程が再現されることになる。

　上記の説明はきわめて興味深いもので、過去の多くの研究者がこれを受け入れていたということは、容易に理解できる。その理由の1つは、これらの理論により基本的な事実を知ることができる。これらの理論によりほとんどすべてのことが説明され、同時に骨および骨の成長発育について知ることができるのである。頭蓋顔面異形成症と関連した遺伝子が同定されるにつれ(第20章参照)、多くの欠点が認識されたことによって、成長発育制御の全過程が再検討されることになった。これは頭蓋顔面生物学における「新たな」未開拓分野である。しかし、過去の骨変化を対象とした顕微鏡診査でも、この成長発育制御に関する単純な見解に対しては疑問が生じていた。

　第一に、筋付着部位と骨吸収・添加領域の分布パターンは、1対1の関係にない(図12-1);骨改造制機序は生物学的にもっと複雑である。さらに、牽引による骨添加と圧迫による骨吸収にも、直接的な1対1の相関関係がないことが明らかになっている(この圧迫と牽引の昔からの考え方は、あまりにも単純化されている[130、135ページ参照])。このことは、TsolakisとSpyropulosによる最近の研究(第9章参考)で実験的に力の加わった場と同様に、そこより離れた場にも骨改造が誘起されることが明らかになった。顕微鏡診査によれば、筋が付着している頭蓋顔面骨表面の約半分は、骨添加面ではなく実際は骨吸収面であることが明らかになった。筋の多くは、これらの広範な表面に付着しており、成長領域には、骨吸収面でも骨添加面でもある。しかし、これらの対照的な骨改造面は、同じ筋によって同様に牽引され、同一の血管により血液が供給され、同一の神経による支配を受けている。たとえば、側頭筋は下顎骨の筋突起に付着している(図12-2)。第4章に示したように、この下顎の領域は吸収性を示す外側面である。筋によって牽引力が加わ

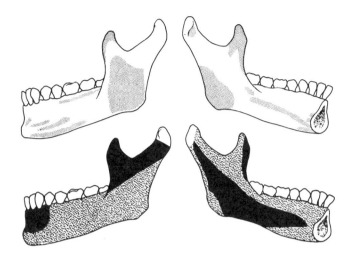

図12-1
上図は下顎骨の頰側と舌側の筋の付着部の分布を示す。下図は骨表面の吸収性(暗い部分)と添加性(明るい部分)の成長発育による骨改造の領域を示す。本文に記述してあるように、筋の力と骨改造様式との間には1対1の関係はみられないことに注目。しかし、このことは筋の力が成長発育の制御に関与していないということではなく、「筋の張力-骨添加」という古い理論が意味をもたないということである(Enlow, D. H.:『Wolffの法則と構造形成因子[Wolff's law and the factor of architectonic circumstance]』から引用.Am. J. Orthod., 54:803, 1968[許可取得済]」)。

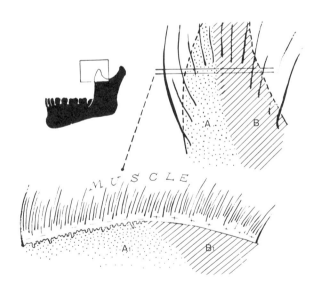

図12-2
側頭筋は筋突起の舌側面のAとBに付着している。組織切片では、筋が骨吸収面であるA_1に付着しているのが認められる。さらに同一の筋は、添加性を示す骨表面B_1にも付着している(Enlow, D. H.:『Wolffの法則と構造形成因子[Wolff's law and the factor of architectonic circumstance]』から引用.Am. J. Orthod., 54:803, 1968[許可取得済]」)。

るが、その筋が直接接着している面は吸収性を示す。その他の側頭筋が接着している面では、骨添加を示すことが特徴的である。

さらに、筋がある方向に牽引力を働かせる場合でも、その筋が付着している場が逆の方向に成長発育する場合がある。たとえば、翼突筋は下顎枝の後縁に付着している。その筋は骨を前方に牽引しているが、骨は後方に向かって骨改造していく。

成長発育の制御には、全身的なものから末端の組織、細胞および分子レベルに至るまで、一連のフィードバックがみられる。当面ここでとりあげている問題はいろいろな場におきる局所的制御機構についてである。その局所において、局所的に加わった活性化信号に対してそれぞれの領域が、どのように反応するのか。局所的な機能を有するその局所において、それぞれの局所的部位が、どのように囲りの部位と協調しながら成長発育するのか。このことは、生物学の複雑な研究上の聖杯であるといえる。これらの制御機構についてより詳しく学ぶことは、依然として臨床上の究極の目標である。

頭蓋顔面成長発育制御に関する理論の概要

成長発育制御の基本的な原理や成長発育制御に関与する要因についての疑問を解明しようとしたいくつかの異なった解釈について、従来から優れた生物学者が関心を寄せ、思考をめぐらせている。それらの作業仮説はそれぞれ個々に述べられているが、それらを部分的に選択し、あまりよくわかっていない疑問点を検討するうえで役立つように組み合わせる傾向がよく見受けられる。

遺伝的な青写真

成長発育制御の議論の最前線の場では、「遺伝」による制御は実際どの程度あるかという古くて複雑な問題が、必ずいつも話題になる。潜在する遺伝的なプログラムの役割は、基本的であり、今のところまだ理解される段階には至っていない内的ならびに外的「環境」要因の基本的顔面パターン、およびその特徴の確立のための影響は無視されてきている。しかし現代の研究者は、遺伝子がすべての成長発育のパラメータとなる（局所の成長発育量、速度、局所の微細な形状など）の決定因子まであると簡単にいいきる見解を受け入れることはできない。いうまでもないが、はっきりしていることは、遺伝子がある細胞の小器官の特殊な機能発現に関与する基本的主要な役割を果たしているということである。たとえば、破骨細胞、前軟骨芽細胞あるいは収縮性線維芽細胞は、それぞれ信号により活性化されると機能を発揮し、信号が不活化すると機能は停止する。その内在する固有遺伝子は、実際の「スターターとかストッパー」ではない。身体中の全細胞に含まれる DNA は、同じである。細胞型ごとに発現する RNA は、細胞内および細胞外タンパク質の生成に関与し、最終的にはその細胞系の機能を決定している。細胞内の状態が細胞内での過程を活性化する機序および、多くの異なるタイプの細胞の複雑な配列や組織の組み合わせが、1つの複合体としていかにうまく相互に作用しうるようになるのかについては、意見が分かれている。しかし、細胞内のある特定の遺伝子が外部からの遺伝的補助で選択的に調整

されて活性化されるということが、1つの答えであると思われる。外因性制御によって、かなりの程度まで「遺伝性タイプの」組織の成長発育活動行動を決定しうることを認めることが重要な要因となる。このことは、これらの成長に関与する「遺伝性」タイプの組織が、その組織自体の機能を実際に制御しているわけではなく、むしろ別の組織群やそれらからの機能的、構造的および発育に関する入力信号からの外因性の影響が、成長に関する役割を制御することを意味する。

　顔面成長に関する遺伝的設計図を探究するうえで複雑にしている主たち要因は、ある単一遺伝子あるいは遺伝子群が成長を制御するという誤った概念である。研究者は、異形症候群の原因となる特定の遺伝子変異を同定することを可能としてきたが、その変異が及ぼす影響はさまざまである。1つの遺伝子型から多くの表現型が現れ、またある1つの表現型は、多くの遺伝子型と関連していると考えられる。遺伝子型と表現型における1対1の関係がないことは、遺伝子-遺伝子および遺伝子-環境の相互作用に起因する。研究者が、遺伝子により制御される「正常な」成長に関する研究を始めると、重度の異形症に影響する成長制御過程の同定しようとする際の難解さが対数的に増加していく（第20章参照）。

生体力学的な力

　骨の発育、形態学的構造、組織構造と物理的特性を制御する骨に作用する物理的力の役割がこれまで重要視されてきた。骨の形状変化に関するWolffの法則は、1800年代後半に発表された。その直後から、主要かつもっとも有用な概念としてみなされるようになった。現在でも、過度に適用しないのであれば、きわめて妥当性の高い概念である。基本的に、古くから信じられている概念は機能に関連したものであり、機能と分けて考えることができない。この基盤となる考え方は、骨に加わる複雑な生理学的力は、骨の成長発育過程によって調整され、その構造が複雑な機能に適応していくとする骨の成長発育に関する生物上の自明の理を示すものである。しかし、この叙述的考え方は誇張されることが多く、発育を制御する生物学的過程について、実際に何が起きているかを単純に記述しているというより、むしろどのように発育が制御されているかについて説明している。Wolffの法則を適用した多くの古い研究に欠けている大きな点（重要な欠点）は、骨（すなわち、その硬い部分）に作用する物理的力と、実際に骨を形成し骨改造する骨原性結合組織（骨膜、成長軟骨、縫合など）に作用する力とが、区別されていないことである。

　ある筋の機能制限を与えたり、別の方法で軟組織を変形させたり、あるいは人為的に機械的な力を生体の骨に作用させたりした実験が数多くなされてきている。そのような方法を用いれば、いつもある種の反応が生じ、当然骨の形態に変化が起こる。その結果から、しばしばストレスが骨の成長を制御する基本的な要因であると結論されてきた。しかしながら、そのような実験は機械的な力の果たす役割を「証明」するものではない。なぜならば、実験計画のなかでは制御しきれない重要な要因が必ず存在しているからである。これには、血液供給の中断、神経切断、体温の変化、pHの変動および酸素分圧などがあげられるが、これらはすべて、骨の成長発育に影響を及ぼすものとして知られている。骨の成長発育の過程に影響を及ぼしうる外から加えられた異常な要因が、成長発育および分化の

基本的な組織形成過程を直接第一義的に制御している内的要因と同じ影響をもたらすか否かということに関して、根本的に疑問を抱いてみる必要がある。この鍵となる疑問には、単純に答えることはできない。しかしながら、いかなる場合でも機械的な力が骨形成性結合組織の活性化に関与している「伝達物質（多く存在する）」の1つであることは疑いもない事実である（下記参照）。多くの関連細胞や組織の「組織形成」活動の複雑な均衡を何が制御しているのかということは重要な問題である。

縫合、下顎頭、軟骨結合

　1920年代になると、成長発育制御に関する新たな概念が出現し始めた。それらは1940年代～1950年代に発展し、その一部は今日でも残存している。以来、これらの先駆的な解釈を含む革新的な概念の多くは排除され、より生物学的にきちんと整理されしっかりした理論に置き換えられてきている。とはいうものの、これらの概念は、科学的手法や歴史的根拠によってその解答されうる検討可能な多くの仮説を生み出した。

　当時は、骨の成長発育、形および大きさが、骨膜や縫合や骨に関連した軟骨細胞を造り出す骨自体に内在する内因性の遺伝的なプログラムによって制御されていると考えられていた。ホルモンや筋活動などが、これらの遺伝子主導の成長発育決定因子を活性化させると、下顎骨や上顎骨のような骨およびすべての形態学的特徴が、自然発生的に生じてくる。これらの成長発育にともなって起きる骨の転位もまた、骨形成性縫合や軟骨に内在する成長発育する力、そしてこれらにより形成された新しい骨組織による「ずれ出す力」に起因する。この解釈は形成された各骨部位の成長発育の制御をも担う成長発育の「センター」の考え方を包含するまでに展開していった。今日の最前線に立つ研究者は、このような「主導的成長発育センター」の考え方を捨て、代わりに局所的な成長発育の「場」の概念、すなわち局所それぞれの場には、それぞれ固有の環境や状況があり、それらはその場特有の成長発育の制御過程をとっているという考え方を取り入れている。フィードバック機構によって、周囲部位との成長発育の相互作用や成長発育上の適応を可能としていると考えられる。

鼻中隔

　顔面の縫合部などのいわゆる成長発育の「センター」が、実際に鼻上顎複合体を、前下方に転位させることはないことがわかってきた（長期間かけてゆっくりだが）。これは、縫合が牽引力順応型で（「押し出す力」や圧順応型ではない）ためである。そこで生じたジレンマを解決しようと試みたのが著明なアイルランドの解剖学者James Scottである。彼は何が、その大きさの増大にともなって中顔面を前下方に転位させる「原動力」となっているのかという疑問に対して、鼻中隔軟骨がその特性を有し、かつその司令塔の役割をもっていると考えた。軟骨は、血液循環感受性の強い縫合と比較して、耐圧性が高いため、鼻上顎複合体を全体的に前下方へ拡大する成長発育能をもつと考えられる。この理論によって、Scottの有名な鼻中隔の理論が誕生した。Latham［1970］は、Scottの理論を改良し、

興味深い理論を提唱した。この理論は、上顎骨の転位移動に必要な実際の物理的力は、少なくとも一部は、鼻中隔前上顎靱帯による牽引作用であり、この牽引力は押し出す作用が要因ではなく鼻中隔の拡大が要因となって生じるというものであった。このような作用は、両側口蓋裂の例で認められる。胎児の内鼻突起（前上顎骨）は突出するように転位するが、上顎骨と前上顎縫合のよる接触は認められない。にもかかわらず、両側上顎骨は、前方に牽引されることなく後方に残存する。

何年も前から、実験的研究における鼻中隔の理論の証明は、多くの研究者の共通する標的とされてきているが、関連する成長発育上の多様な変異を制御することが困難であり、実験計画のうえで直面するやっかいな障害となっている。したがって、実験結果について、異なった解釈を導き出すことになっている。1つの問題としては、ある特定の解剖学的構造部位を変化させたり、または切除した動物実験で、機能は正常な状態と同じであるのか、そこではある程度の代償性機能が発生しうるのであろうか、という点である。また、ある構造を実験的に摘出した場合、その結果生じた状況が、実際のその場の機能を反映するものであるとは考えられない。また、これも重要な点だが、あらゆる構造の機能は、実験によって変化した状態と障害されていない（実験が行われていない）状態では、差がなく同じであると単純に考えることはできない。その他の事項については、第1章で概説している。

鼻中隔が上顎骨の転位の基本的ペースメーカーとして機能しているか否かにかかわらず、鼻中隔は正常な中顔面部成長発育にとって重要な部位である（Hansら[1996]）。鼻中隔は「機能母体（functional matrix）」の構成要素であり、あらゆる周囲の必須関連部位とともに成長発育上の役割を分担している。

成長発育制御が多因子的であることは、重要かつ基本的な点である。鼻中隔や下顎頭のような、単一の部位が、成長発育過程をあらかじめ決定するうえで唯一の責任を果たす場であるとする古い解釈は誤りである。これについては、これまで述べたいくつかの章でも取り上げてきたが、後章でも取り上げることにする。

機能母体説（functional matrix）

van der Klaauw が提唱し、Melvin Moss により精細に検討された形態と機能に関する基本的な理論は、臨床家のみならず、頭蓋顔面分野の研究者にとって指標となる理論へと発展した。関連した難解な問題のなかには、熱い議論が交わされたときもあったが、それらは重要な疑問点と多くの新規研究を生み出すきわめて価値ある結果となった。

詳細の一部を省略して簡潔に述べれば、「機能母体（functional matrix）」の概念は、骨形成制御の根源に関するものである。長年にわたって、作用機序の多く、すなわちそれが「どのように」作用するのかが不確かであるためはっきりしていないが、その核心は単純で込み入ったものでなく、それ自体に議論の余地はない。

全体的な枠内でのある特定細胞の生理的役割を活性化する細胞外伝達物質に反応する細胞小器官の機能（特異的な組織タンパクのタイプや酵素の産生など）における遺伝子の役割は、ここでの論点ではない。成長発育中の頭部や身体（機能母体 [functional matrix]）内の

多様な部位の成長発育や活動が生み出す刺激は、直接的または間接的に、形成能を有す組織のひとつひとつおよび、すべての組織に存在する細胞小器官の活動を開始させたり停止させる機能を有している。このことにより、骨は成長発育し変化し、その場の必要性に応じた形態をもたらす。局所の大きさや構造は絶えず変化し、それぞれの骨の局所の場や、それぞれが相互に関連しあう集合体の変化する成長発育条件や生力学的環境の変化に適応するよう変化し続ける。個々の骨は、これら多様な成長発育上の状態に、継続的かつ正確に適応する。というのは、これらの状態は、骨の変化していく構造、大きさ、適合性そしてそのタイミングに関連したいろいろな状況の統合されたものであるからである。

　機能母体(functional matrix)の概念は、実際の形態形成過程がどのように展開するのかを説明しようとするのではなく、むしろ、発現する作用、反応さらにフィードバックによる相互作用の組み合わせが生じるまでに、何が起きるのかを示そうとするものである。このことは重要である。関連する信号の性質やどのように作用するかについては、それぞれ別の問題ではあるが、たいへん重要であるので、後ほど述べることにする。

　また、基本となる考え方で「機能母体(functional matrix)」という言葉には、本来、軟組織の機能(筋収縮など)を含んでいるため、誤解されやすい。成長発育による拡大も、骨形成性結合組織を活性化する信号が直接関与しており、これも同じように重要な因子である(図1-7参照)。また、機能母体(functional matrix)の概念は、本来骨成長発育に関して発展したものである。その関連する生物学的原則は、軟組織にまで実質的に適用しうる。

複合解釈

　ある種の先天性頭蓋顔面異形成(神の行った実験)に接し、多くの理論的背景に接すると、発育の複雑さを説明しようとするいろいろな成長制御の理論の組み合わせに気づかされる。たとえば、van Limborghによってこれらがグループ化され、頭蓋顔面の発育に影響を及ぼす因子を、軟骨性頭蓋の成長と膜性頭蓋(膜内性)に区分するモデルが構築された。初期から続けてペースメーカーとして存在した軟骨頭蓋とともに、形成性細胞の内因性増殖能、一般的な後天的影響(ホルモンなど)、および一般的環境因子(食物、酸素供給など)などが、すべて頭蓋底の内軟骨性の場の発育制御に関して、それらの相互関連システムでの重要な因子であることが提唱された。膜性頭蓋の発育はこれとは別で、これら因子の多くの均衡状態に対する形態形成的反応であるとされたが、これには、調整的役割を担う局所の後天的因子や局所環境因子(機械的な力)も、主要な制御の役割を果たしている。

　Petrovicならびにごく最近に発表されたTsiklakisらのすばらしい研究は、現代の頭蓋顔面生物学者の見解に挑戦したものであった。この実験研究から、成長制御に関与するほとんどすべての多様な細胞や組織要素間の多くの複雑な発育上の関係を組み入れた精巧な人工頭脳モデルが導き出された。本章の「制御」についての手引きから、さらにもっと詳しく知りたいと思う熱心な学徒は、自分自身の洞察力をバネとしてがんばってほしい。

制御伝達物質

　成長発育制御は、周囲の成長発育している場との多くの成長発育上の相互作用に反応する局所の機能に呼応した局所的成長発育の過程である。それはつねに系統的なサポートによって補足されている。成長発育は特定の限られた局所的領域で起こり、それぞれの場での成長発育活性は、程度、方向、速度そしてタイミング（最初のほうの章で説明した）が異なっている。これらの各領域内のさまざまな細胞集団は、活性化した細胞内・細胞外の信号に反応する。「一次伝達物質」は、特定の細胞表面に存在する選択的感受性を有する受容体の細胞外活性化因子である。これらには、生力学的、生体電気学的、ホルモン、酵素、酸素、二酸化炭素などの因子が含まれる。信号を受容すると、その細胞内の「第二伝達物質」の連鎖が発火し、その結果、細胞やその小器官の機能発現をみる。それら機能としては線維生成、プロテオグリカン生成、石灰化、酸やアルカリホスファターゼの分泌、および細胞の有糸分裂の割合や細胞分裂期間の制御などが挙げられる。アデニル酸シクラーゼと環状アデノシン一リン酸（cAMP）は第二伝達物質であり、これらによって細胞質と核DNA‐RNAの移転が起きる。

　骨芽細胞や破骨細胞を直接取り囲む環境下で、細胞表面の感覚膜受容体に作用する一次伝達物質であるホルモンや酵素、生体電位変化、あるいは圧・牽引力などの因子によって、第二伝達物質（細胞膜結合アデニル酸シクラーゼ）が活性化される。これにより、細胞質内でアデノシン三リン酸（ATP）からcAMPへの変換が促進される。すると、骨吸収と骨添加に特異的に関連する酵素の合成が活性化する。ミトコンドリア内に蓄積されているイオン化カルシウムが動員され、細胞内外への透過性が変化する。この透過性の変化が細胞により分泌される物質の合成と分泌に関連する他のイオンの流れを選択的に制御している。

　骨が形成される際、骨芽細胞は、骨基質の有機成分形成のために糖タンパクやコラーゲンの合成に必要な、アミノ酸、グルコース、および硫酸塩を取り込む。骨芽細胞の細胞質内小器官は、トロポコラーゲン、ムコ多糖基質、および骨基質の無機相（ハイドロキシアパタイト）を形成するイオンなどの形成、貯蔵および分泌に関与する。アルカリ性グリセロリン酸酵素は骨形成に関係しており（反対に酸性リン酸酵素は骨吸収に関係している）、これが骨芽細胞から分泌され、コラーゲン原線維の形成に関連してくる。高濃度のアルカリ性リン酸酵素は、ハイドロキシアパタイトの形成にも関与してくる。クエン酸サイクルおよび解糖酵素は、これらのすべての活性に必要なエネルギーを供給する。

　破骨細胞はライソゾームに加えて、豊富にミトコンドリアおよび細胞内滑膜系が含まれる。破骨細胞は、酵素（コラゲナーゼのような）や骨の無機と有機の両方の成分を破壊する酸などを作り出し、貯蔵し分泌する。ライソゾームは、酸性リン酸酵素の貯蔵と輸送に関与している。副甲状腺ホルモンあるいは生物電位の変化などの一次伝達物質は、細胞膜の受容器を刺激する。この受容器はアデニル酸シクラーゼを活性化し、それにより、細胞質のAMPが増加してくる。そして、細胞質内AMPの増加はライソゾームの膜の透過性を増大させる。ライソゾーム内の含有物の細胞外流出によって、骨の有機および無機の両方の部分の吸収が、酸加水分解酵素、乳酸塩やクエン酸の活性を介して行われる。細胞質内滑面膜系もまた、酵素の伝達や放出の過程に関与している。

生体電気信号

　ピエゾ電位は、1960年代中頃より骨の成長発育制御にもっとも期待をかけられたものの1つであって、筋や生力学的な作用が骨の改造反応の制御に適確にどのように伝達されていくかを説明する荷負い手となっていた。その考え方を簡単に説明すれば、機械的な歪みによって骨基質が短時間変形（極微の）することにより骨内コラーゲンの結晶に歪みが生じる。この歪みの生じている領域に生体電位（すなわち、ピエゾ効果）が引き起こされる。これらの電位変化が、直接あるいは間接的に、骨芽細胞や破骨細胞の反応の引き金に関連するものと思われる（137ページ参照）。

　この因子を骨改造の一要因として取り入れるには、1つの重要な点を理解する必要がある。筋肉の機械的作用、ならびに筋肉と軟組織の成長発育増大、重力さらにその他のいろいろな物理的な力の根源の影響などその考慮すべき標的は、2つに分類される。第一の標的は、骨を被覆している骨形成性結合組織の細胞成分である。これらの細胞の外表面には、一次伝達物質の作用や力による直接的作用に感受性を示す受容体がある。第二の標的は、骨自体の基質が石灰化した部分であり、これは上記の骨を被覆している結合組織とは対照的である。石灰化した基質に作用する成長発育や機能によって生じた機械的な力が、微細な歪みを引き起こし、プラスとマイナスの電荷極性を発生させる。局所レベルの力の反応閾値は、依然としてあまりわかっていないが、発生した歪みによって生じた微細な凹面が、マイナス（－）の生体電位を発生し、凸面ではプラス（＋）の電位が生じる（図7-9で、凸面と凹面で生じ、生体電位を発生させた力に対する「骨」の反応について示した）。その後、マイナスの電荷は、凹面に存在する結合組織内の骨形成性細胞に伝わり、骨添加を行うよう骨芽細胞を活性化する。凸面のプラス電荷は、破骨細胞の反応を活性化する。その結果、内・外両面で局所的骨改造が調整され、骨の全体的な形の変化と大きさの拡大が起きる。骨と関連する成長発育や機能によって複合的に生じた力が、力学的な平衡状態に達すると、電位差が消失し、骨改造活動は停止する。

　この体系は、ある骨部位の骨外膜側と反対側にある骨内膜面の間で、実際に起きる骨改造調節機序を説明するうえで優れたものであると思われる。つまり、片側は凸面、別の片側は凹面であり、この部位内で作用する共通の力は、骨添加と吸収の反応が互いに補足しあって生じるのである。また、圧迫／牽引と骨添加／吸収の反応は、骨形成性結合組織膜と骨基質自体では、逆に発現するのが特徴であることにも注意してほしい（詳細については、137〜138ページ参照）。ピエゾ電気効果は、長管骨の骨改造を説明するうえで優れたモデルであることが明らかになっているが、最近の研究では、歯の移動や歯槽骨の骨改造には、別の因子が関与していることが示唆されている（Tuncayら［1990、1994］）。

　しかし、少なくとも今日まで、最近の研究者から疑問を提起されてないようであるが、重要な疑問が湧いてくる。骨の骨形成性膜に直接作用し、成長発育に影響を及ぼす機械的な力（第一標的）と骨基質自体に作用する力（第二標的）との間の、均衡状態と相互作用の特性をどう解釈するかということである。力に応じて生じるそれぞれの反応は実際には逆であり、感受性の閾値やいくつかの相乗的な作用が、選択的に働いているはずである。基本的に、この重要な疑問を解消する必要があるが、この疑問自体未だ研究者によってテーマ

に取り上げられてはいない。

その他の成長発育制御因子

　神経支配の要因には、すべての軟組織と骨との間の相互フィードバック機構を調整している神経網（すべて知覚のおよび運動神経）が含まれる。研究者の神経系支持細胞（シュワン細胞、グリア細胞など）に対する関心は高まっている。成長発育過程において、これらの細胞の潜在的役割は、まだほとんど検討されていない。神経は、骨や軟組織の反応を引き起こす刺激の伝達系であると考えられている。しかし、この過程が実際に神経性のインパルスによって行われるものであるとは信じられない。むしろそれは、神経幹に沿って神経細胞からの分泌物の輸送（おそらく、視床下部から脳下垂体と漏斗状管を伝わる神経体液の流れと類似している）、あるいは神経体内の外形質の流れによって行われるものと思われる。このように、フィードバックの情報は、筋の結合組織間質から筋が付着している骨膜組織へと伝わる。したがって、「機能母体」は骨の成長発育を調節していることになる。これは興味深いが、不完全な仮説であるため、さらなる研究が必要である。

　現在、AMPと生力学的力との関係などを明確にするために、非常に多くの実験的研究が実施されている。その他にも独立した研究が進行中であるが、プロスタグランジン、ソマトメジン、オステオネクチン、ロイコトリエン、向神経性調節因子、そして"G"タンパクと関連した細胞内伝達物質など、重要な物質の頭蓋顔面の生物学的事象自体への役割については、ほとんど検討されていない。その他には、骨内のカローン様物質（細胞分裂の程度に影響を及ぼすと考えられる局所の組織レベルで局在するホルモン様物質）を検討する研究が行われている。日ごとに、新しい情報や新しい裏付けが加えられている。問題は、このような先駆的研究が、頭蓋顔面の主流からまったく関連性なく進行していて、情報がほとんどないことである。しかし、これらの新旧のすべての要因をふるい分けてそれぞれの役割を分類するために、以下のような比較的簡単な「テスト」をするとよい。

1. 与えられた要因が、成長発育の制御に対して直接反応する唯一の主たる因子であるか？　もちろんそのような随所にある１つの因子は存在しない。歴史的には、骨の研究者はすべてを制御できる特殊な「ホルモン」あるいは「誘導物質」のような要因を探してきた。しかし現在の知識では、制御の機構は多くの要因に基づいているとされている。制御には、調節のための連鎖がある。この連鎖の個々の環は、あらゆる型の成長発育変化にすべて存在するものではない。むしろ、選ばれた組み合わせがそれぞれ異なった制御の過程には存在する。この過程には多くの道程があって、また異なった作用物質が関与している。

2. 与えられた要因が、制御反応の過程を引き起こす他のある特定の物質を誘発したり放出させたりする「引き金」として働くであろうか？　この要因は、その連鎖のなかの最初の鎖であるのか？　また、その「誘発」の過程の最初の物質であるのか？　あるいは一次伝達物質なのか？　おそらく、生力学的な力がこのような引き金役を

演じるのであろう。圧迫や牽引は、成長の制御に関与する基本的な要因であるとまだ信じられている（古典的な考えに従っているわけではないが、あまりにも単純化しすぎている）。しかしながら、骨の種類によって生理的な力に対する反応の閾値は異なる（たとえば、下顎や上顎の基底骨に対する歯槽骨のようなもので、前者は比較的感受性に乏しく、生理的な歪みに対して不安定である）。生力学的な力が制御の唯一の要因ではないことも明らかである。生力学的な力が関与しているとしても、他の多くの要因が、第二次、第三次の伝達物質として働いているに違いない。別の例として、細胞内の酸素分圧が挙げられる。この因子は、「形成性」細胞の分化に関与していることが明らかになっているからである。

3. 与えられた要因は、要するに実際に関与している機能的な機構を考慮に入れないで、ある生物学的な過程を説明するための術語であるのか？　これは重要なカテゴリーである。このような術語は、何が起こるかということを説明するものであって、どうして起こるかということは説明しない。それは制御機構の作用を説明しているのではない。要するに、どのように作用するかを説明してはいない「制御機構」という術語の同義語にすぎない。このカテゴリーを知っておかなければならないのは、その術語がいかにもそこに起こっている機構を実際に説明しているかのように用いられがちであるからである。これを用い続ければ、制御機構の基盤を本当に理解しているかのような錯覚に陥ってしまう。「Wolffの法則」、「機能母体」および「誘導（induction）」そして「成長発育」自体は、生物学的な制御系の表題である。もちろん、これらは、その制御系がどのように作用しているかは説明していない（たとえ多くの人が説明に用いているとしても、決して本来そのような目的をもって考えられたものではない）、この概念的な落とし穴には、充分注意しなくてはいけない（理解が不十分であることを説明するために用いられる「偶像」の類似性については、231ページも参照のこと）。

4. 与えられた要因は主に支持的役割として働くのだろうか、それとも触媒として作用するのであろうか？　多くの栄養素がこのカテゴリーの例となる。

5. 与えられた要因は制御機構に随伴してみられるが、実際には決定づける役割を演じていないのではないか？　たとえばピエゾ効果を研究している人は、生物電気の電位差が、実際に第一次の伝達物質となっているのか、ただ単に副産物として骨改造活性の役割を果たしていないか、はっきりさせることが必要である。

6. 与えられた要因は、成長発育の制御機構の結果ではなく、本当にその原因となっているのか？　ピエゾの要因もまた、このカテゴリーの例としてあげられる。骨の生物電気の変化は、骨改造反応を引き起こすのか、それとも単に結果として表れるのか？　この因子には、媒介としての役割があるのか。今後の研究で、これらの疑問に対する答えが得られるかどうかはともかく、代替となる概念が同じようなの研究の主題・目標となるだろう。

　制御機構に関する根本的な課題の1つは、現在はっきりしている。骨組織であれ、どんな組織であれ、すべて内在性に調整された機構によって、個々に独立して成長発育したり分化したりするのではない。制御機構は、本質的には複雑な細胞間のフィードバックであり、情報交換および相互反応の複雑なシステムである。組織、器官さらに器官の構成部分でも、すべて1つの集合体として成長発育し、密接な相互に関連しあって分化する。骨およびこれに付着している筋、神経、血管、結合組織や上皮は、相互に依存しあって成長発育する複合体でもある。骨は、長さが増大するという特殊な機構（たとえば骨端軟骨、軟骨結合、下顎頭を有している）と同時に幅も増加するという機構（骨膜下性、膜内骨改造）を備えている。同様に、筋も長さや幅において増大するという機構を備えている。筋の成長発育過程は、骨の成長発育過程と関連して、骨の成長発育過程と協調して起きる。他のいろいろの組織と同様に、筋と骨との間にも相互のフィードバック機構が働き、それらは「ばらばら」に、独立した単位として成長発育するのではなく、相互に関連しあって大きくなる。たとえば歯根膜の知覚神経への入力信号は、歯から伝わる咬合の刺激に対応して引き起こされる。これらの信号は、神経弓を介して咀嚼筋に分布している運動神経に送られる。このように、咬合の個々の特性に応じた筋の順応をともなって、顔面の骨組織は、筋や軟組織基質とともに広範に改造される。「成長軟骨」が単純に顔面および下顎、筋・骨格複合体の全体的な成長発育に対して、成長軟骨自体に内在した重要な調整要素が役割を担っているという古い考え方は、現在では受け入れられていない説明と思われる。なぜなら、もっと多くの要因が関連しているということが、現在では知られているからである。しかし、成長発育の制御系の全貌を理解するには、まだ長い道のりが必要であろう。歴史は、おそらくこれが現在の最大の課題の1つであったと判断してくれることであろう。

成長発育制御の理論体系：まとめ

　これまでの章では、顔面の「成長発育制御」に取り組む際に、つねに必要となるさまざまな因子について要約した。成長発育制御の「理論体系」に重点を置きながら、これらを一連の独立した要点と項目として「成長発育の理論体系」を強調させて下記に示す（さまざまな成長発育部位、軟組織および硬組織などのすべての間での成長発育上のダイナミックな相互関係を簡単に示し、これがどのように全体の展開像となるのかを明示することにする）。

1. 成長発育とは、成熟への特異的過程である。そのスケジュールは部位ごとに異なり、成長発育速度が変化する時期も、局所的な成長発育の程度や方向についてもさまざまである。たとえば、顔の垂直的成長発育の形態形成のタイムテーブルは、水平的成長発育と大きく異なる。頭蓋底の幅は、顔面気道の拡大や歯の萌出と比較して、早期に増大するからである。気道は全身や肺の成長発育に関連しているが、両側顎関節や両側頬骨間の幅は、頭蓋窩とともに、より早期に発達する側頭葉と前頭葉の水平面での成熟と関連がある。このことが、多くの成長発育上の複雑さを生じせしめるのである。たとえば、下顎骨における成長発育制御の理論体系によって、下顎枝全体の成長発育（単に下顎頭ではなく）が、咽頭容積の垂直的な成熟と前後方向への成熟に適応するようにタイミングが図られているに違いない。このことはちょうど、時を同じくして気道と歯の萌出も含めて鼻上顎複合体の時差のある前後的および垂直的成長発育、骨改造と転位にみられる現象と同じである。この大きさの変化が正確に、かつ個々の離れている部位が適合し、適切な時期に集約して達成されるとすれば、成長発育時の下顎枝にあっては、きわめて精巧な成長発育のうえで調和が必要となるはずである。ここでは、成長発育上の複雑さについては述べないことにする。

2. 成長発育とは、形態と機能の平衡が複合して、まとまった状態に発展する過程である。いうまでもなく、成長発育は、すべての独立している部位とそれぞれの場の局所構成要素の大きさ、形状、そして、これらの間の関係の絶え間ない変化を含んでいる。どのような部位でもそこにみられる変化は、適切な成長発育変化により比率の上で適合していなければならないし、多くのいろいろな部位、それが近接していようと遠隔であろうと、全体としての機能的、形態的なバランスを維持し、かつ順次、達成されていなければならない。要するに、あらゆる部位、領域あるいは部分的な場であれ、成長発育は周りと無関係に起きることはない。これはきわめて明白なことであるように思われるが、それらの相関関係には複雑なことがあるため、思考過程や論文の中では触れられないことが多い。「均衡」とは、密接に全体が相互相関した成長発育上の状態である。たとえば、外鼻や顔面気道の形状と大きさは、これらの部位自体の設計図（あるいはその他の調節）のみによって決まるわけではない。他の多くの部位それぞれは、独自のしっかりした成長発育条件を備えもってい

るからである。たとえば、頭蓋底によって決定される眼窩間の幅径および鼻上顎の境界には、成長発育時の鼻を形成する個々の「形成性」組織に作用するあらゆる遺伝的、後成的外因性、あるいは軟組織成長発育決定因子の相互呼応性が求められる。

　誰にでもみられるある部位の不均衡は、生まれつきのものであり、構造的に避けられるものではない（第1、9、10章）。たとえば、頭部構造の個体差や種族差は、多くの顔面の大きさや、成長発育領域境界や構成部位の位置づけのための頭蓋底の型紙の違いに相応して生じる。構造的に複雑であるため、なんらかの「不均衡」が必然的に生じて、さまざまな異なったタイプの顔面構造の変異が発現する。しかし、成長発育は全体としての構造的均衡を保つように作用する。その結果、成長発育過程によって生じてくる局所的「不均衡」は、その他の部位での不均衡のバランスをとり、代償的に作用する。したがって局所的不均衡がみられるグループは、正常な成長発育制御過程の一環として別の不均衡なグループとの均衡をとり、それらが複合することによって、程度の差はあるものの機能的にバランスのとれた状態となる。形態学的変異はほぼ無限に発現するが、それでもなお、われわれはこれらのほとんどを、程度の差はあるものの正常とみなしている。見方を変えてみると、成長発育上調整可能な程度を不均衡が上まわると、それ自体の中では「均衡状態」をとっているとしても、不正咬合とか、その他の構造的上の形成異常が発現する。ある意味では、成長・発育過程は自然の生み出した臨床医のような存在であるという見方もできる。たとえ頭部形状タイプには正常な変異があり、さまざまな不正咬合が生じる傾向があるとしても、成長発育過程はきわめて順調に進行する。

　成長発育上顔の変異を生み出す種々の系統発生学的因子（頭部形状の変異など）に加えて、個体発生的因子もこれに関与している。口呼吸が、その一例である。口唇閉鎖不全がある場合には、下顎位をみると正常とは異なる筋の動きが必要である。同様に、開口状態で嚥下する場合も、異なる筋の働きのコンビネーションが必要となる。これらの因子によって、骨形成、軟骨形成、筋形成および線維形成に対して異なった信号が発生し、発育経過が修正され、形態形成のうえでの適応変異が生じていた場の間の成長発育上のバランスを生ぜしめている（図1-7参照）。

3. 近接する解剖学的構造とその周辺構造との適合の良さは、注目に値するものがある。たとえば、側頭筋とその付着する筋突起とか、歯根とその歯槽窩あるいは、また縫合部での骨同士の結合などその形状や大きさがきわめて正確に適合していることを考えてみよう。成長発育し続け、機能し続けながら、このような成長発育上の相互作用によってこのようなことが起きている。これには、骨改造の進行を左右する細胞発生学的反応を発現させたり、消失させたり、はたまた増強させたり低減させる信号を構造に応じて交換する「制御」システムが必要となる。脳神経とその頭蓋底の孔について考えてみよう。孔の大きさや形状は、神経とその神経周囲にある結合組織と血管組織とに正確に適合していなければならない。神経の成長発育について、孔との間の不一致は決して生じてはならない。脳の成長発育にともなって神経も移動するが、その際、孔も正確に足並みをそろえて骨改造する必要がある。こ

のことは、われわれが評価している全体像ではあまり目立つことではないけれどもきわめて精緻かつ重要な成長発育上の相互関連性の１つである。

4. 骨構成要素についてみてみると、それぞれの骨とその局所的部位は、直接的かつ活発に関与していることがわかる。われわれは、この点は容易に評価できる。たとえば、なぜわれわれは全体像の中で重要かつ成長発育上注目すべき下顎枝を無視し、下顎頭のみに注目し続けているのだろうか？　咀嚼筋の成長発育への大きな影響力に反応を示すのは下顎枝全体であり、下顎弓を上顎や頭蓋底と適合するように位置づけるのは下顎枝全体、その局所が一体となって成長発育するのである。

すべての骨を通じて、それぞれの場の成長発育上および解剖学的な詳細を制御している共通して、他の介入を許さない集権的な制御力は存在しないことを理解することは重要である。むしろ、いろいろな領域それぞれが、異なった局所的な成長発育上、機能上、構造上の条件も環境も違っており、それらの違いは、全体としての成長発育制御システムの一部として、正確に作用を付加するため局所の骨形成性結合組織［骨外膜、骨内膜、軟骨、縫合、歯根膜］を活性化している。したがって、ここで述べたように、各部位間での局所的な均衡状態は保たれ、各部位の良好な適合が得られるのである。

5. それぞれ別の部位の間の関連する成長発育による調整特性とその影響力は、組織によってさまざまである。たとえば、骨は骨形成性結合組織の大きさや形を正確に適合させる作用を有す内因性調整による改造適合に対する反応性が大きい。これとは対照的に、歯は改造適合能が小さいため、歯は萌出後に成長発育移動し、ほとんどが転位によるものである。咬合曲線の成長発育も、そのような歯列の内因性の成長発育上の適合能であり、そのような成長発育上の条件に応じて歯槽骨も歯列に影響を及ぼすこととなる。また、前歯部叢生は、また別の例で、「不正咬合」がみられる場合に調整補償され、いろいろな構造的形態形成的関係により決められている範囲内におさまりうる適応性のある代償の結果であるといえる。ある部位の不均衡がバランスをとるようになり、別の部位も均衡し、他の部位もある種の複合した構造上の平衡状態に達する。この歯の叢生に関する概念は、ある局所的な、あるいは全体的な成長発育の変化を調整しうるうえで、生物学的に必要な補償機構の考え方であり、矯正臨床医にとっては重要課題である。最近では、多くの臨床医が、生涯にわたっての歯列の安定性を保持することを主張している。このような主張には、リスクはないと思われることが多い。しかし、変化する環境で、健康な咬合状態を維持するために歯列の変化が起きる場合には、これらの変化に抵抗するように、歯または支持構造に病理的な変化が発現することがある。矯正治療を受けた人びとにとっては、矯正治療後の状態を生涯にわたって維持したいと願う人は増えており、理論的なこの問題はまさにたいへん重要な懸念事項となっているであろう。

軟骨の改造能は、間質的あるいは軟骨形成性結合組織によるものであれ、骨よりはるかに抑制されている。しかし、下顎頭軟骨の成長発育する方向とその程度は、

その周辺の前軟骨芽細胞の増殖が開始あるいは停止することによって変化する。それにより、構造上の状況変化に適合する成長発育のベクトルの変化がもたらされる。このことは、頭蓋底や長管骨の「一次軟骨」とは、有意に異なっている。

6. 転位と改造という成長発育にともなう移動に関する2つの考え方は、成長発育に関するもっとも重要で基本的な概念の1つである。しかし現在のところ、このもっとも重要な事柄は、装置やその他の臨床的手技が、どのように作用するのかについて検討をする際に、完全に無視されることが多い。この重要性は、いくら重視してもしすぎることはない。両タイプの移動は分けて考えられることなく、単に「成長発育」として1つにまとめられることが多い。分けて考えることがなぜきわめて重要であるかというと、種々の臨床的手技を用いて内因性制御過程に対する標的が、明確に異なるからである。たとえばヘッドギアは、骨と軟組織を骨改造させ、転位による移動(骨全体と軟組織の移動)の方向と程度を操作し、変化した構造の位置の調整を行っている。歯周結合組織は、歯の転位に対応して、歯槽の骨改造調整を活発にする固定装置に反応する。機能的装置は、変化する転位と骨改造の組み合わせの活性をコントロールしているのであろう。骨やその関連部位を外科的に移動させ、骨形成を期待する移植を行うと、自然の成長発育が時には、起きてこないことがある。転位(外科的移動)と、骨改造(移植による形や大きさの変化)が並行して起きる。このことは縫合や、可動性関節や軟骨結合および歯との接合部などを含む骨と、あるいは硬組織との接合部では、成長発育過程やその制御機構を理解したうえで、十分に注意を払う必要がある理由を示唆している。これらは、周囲の骨原性および軟骨形成性結合組織によって転位移動すると同時に、骨改造される部位である。転位によって、骨と骨との接合部にある骨同士が互いに離れていくため、これらの骨は結果的に補償的に大きさが増大する。同時に、骨改造によって大きさも増大し形状も形成され、順次変化していくことで、近接する軟組織や周囲の骨と緊密な適合を生み出し、それぞれ独立している部分間のバランスがとれるように進行性に「補償機構」や調整がもたらされる。

   転位と骨改造の組み合わせのもう1つの例は、上顎前歯部の位置づけと成長発育にみられる。切歯骨領域における前下方への「成長発育」の主たる部分は、その上方および後方にある頭蓋顔面部が拡大することによって起きる上顎骨全体の移動に起因するものであり、単に前切歯骨領域内に起きる内因性骨改造による成長発育ではない。局所的骨改造によって、局所の大きさや形状は決定されるが、数年間にわたるかなり広範な成長発育による移動の大半は、二次転位によるものである。

7. 前述のとおり、頭部形態の変異は、重要な因子である。それは、長頭型、短頭型またはディナール型は、顔面発育の型紙となる頭蓋底がまったく異なっているからである。下顎や篩骨上顎複合体の内部で起こるいかなる成長発育制御機構がどのような作用をするにしろ、多くの点で、より高位でのあらかじめ決められた事柄に従い、順応する必要がある。たとえば、顔の形や比率は、前頭蓋窩によって決まるた

め、頭蓋底の非対称性も反映されてくる。同様に、上顎の歯の歯槽基底は、頭蓋底によって決定づけられた口蓋周囲の構造と大きさによって決められる。また、もう1つの例として挙げられるのは、中頭蓋窩が、下顎骨に対する上顎骨の前後方向の位置を決めることである。(1)頭部形状の変異は、対応する顔面タイプやパターンの変異を作り出す、(2)頭部形状の変異は、相応するある種の不正咬合への傾向を発現させる素因である、(3)さまざまな解剖学的な組み合わせをもつ頭部や顔面形状にあっては、種々の治療の手技に対してさまざまな異なる反応をしめす、(4)あと戻りが生じる傾向は、構造の組み合わせのパターンによって異なるので、頭部形状に関して、これまでよりさらにもっと注意を払うべきである。ディナール型のⅠ級は、短頭型Ⅰ級とは解剖学的な組み合わせが異なる。これら両タイプとも、長頭型Ⅰ級とも異なる。したがって顔面成長発育の内因性制御は、顔以外の因子による影響を強く受けるため、全体の構成像を考慮に入れる必要がある。下顎の前突傾向や後退などの変異は、種々の種族の間で系統発生学的に祖先から受け継がれたものが組み込まれている。

　新人の学生は、Ⅰ級のカテゴリーは、理想像から少し外れているだけで局所の細部にわずかな不均衡があるが、全体としての均衡状態が良好な解剖学的に独立して区分されたタイプであると理解する傾向がある。これは誤りである。上述したように、多くの顎顔面頭蓋の部分の集合体についていえば、人はみな系統発生的に形成された頭蓋構造の各部の不均衡が頭蓋顔面全体を通してみられる。その局所的な影響が1つは下顎の後退であり、もう1つは前突として表れる。もし総合的に相殺されるとすれば、Ⅰ級となる。しかし、そこには後退傾向と前突傾向は潜在的に依然として存在しているが、部分的に代償的にその影響が消されている。Ⅰ級は、互いに反対側に位置する構造上の異なる組み合わせのいろいろな構成要素のスペクトルムの中央に位置するものである。

8. われわれの系統発生学的な顔の遺産に関して、ヒトの巨大な脳と顕著な頭蓋底の彎曲と関連した二足歩行の姿勢位が、鼻上顎複合体の下後方への回転をもたらす結果となっている。中顔面は、前頭蓋窩の下方に位置し、著しく前突することはない。このため下顎は、上方に位置する中顔面と後方に位置する咽頭気道、食道、頸部脊柱に挟まれて位置する。その結果、オーバージェット、オーバーバイト、前歯部交叉咬合さらに顎関節(TMJ)の稀にみられる発育障害などが生じる。下顎頭とともに下顎枝の改造適応能は、これらの深刻な状態へ適応させるうえで特に注目に値する。一般臨床にあってTMJの障害の発現が多いであろうことは驚くことではないが、逆に実際はそれほど頻発することではないことのほうが驚きである。

　また、脳が小さい祖先から受け継いだヒトの頭蓋底縫合による成長発育システムでは、顕著に増大した脳に完全に適応することができない。したがって、他の類人猿を含む哺乳類では観察されてない頭蓋底の骨改造パターンが、ヒトでは一連の成長発育過程でみられる。また、側頭葉の増大にともなって、正中に向かって眼窩が収束するのも、もう1つの進化を示す要素である。これに付随して、眼窩間(鼻)

の容積が著しくに減少し、垂直位に移動するため、顔面の回転や鼻の形態や位置どりにも影響する。ヒトにあっては、多くの局所的作用によって鼻上顎複合体の成長発育は、これらの大きな系統発生学的および個体発生的状況変化に適応してきた。

9. 成長発育による回転は、ちょうど関心が寄せられてきたタイムリーなテーマである。回転のタイプの分類は単純である：「転位」によるタイプと「骨改造」による回転である（論文では、この項目が不必要に混同されている）。骨改造による回転は、先に強調した成長発育上の調整（「補償機構」）の１つである。たとえば、頭蓋底の成長発育によって、鼻上顎部が「転位による回転」しうるようになり、口蓋の位置は、それによって「不均衡」となる。しかし、口蓋前方部と後方部との「骨改造による回転」の差によって、口蓋全体の位置は、頭蓋底の成長発育にともなって、機能的位置へと逐次に移動する。同様に下顎骨も、中顔面の大きさ、形態、回転そして配置の変異と同様に、さまざまな頭蓋底の形状に対応して回転する。したがって、成長発育上の回転の構造上の要因も、選択的・局所的成長制御因子の全体像の中で重要な位置を占める。

10. 成長発育制御と関連した相互関係における、構造上のフィードバック情報交換と相互に影響しあった局所的調整機構を考える際に、特に重要な役割を担う構成部位として３つのことが挙げられる。第一は下顎枝、第二は歯根膜、第三はさほど重要にはみられていない小さな涙骨である。

　新入生が受講する一般的な系統解剖学では、下顎枝は通常咀嚼筋が付着するための取っ手（この用語自体は、「枝」を意味する）とみなされていることが多い。もちろん、それもきわめて重要なことであることは確かである。しかし、下顎枝にはその他にもきわめて興味深い基本的（成長発育学的）機能があるということを学生たちが知れば彼らにたいへん驚くべき劇的な感動を与えるであろう。まず考えてほしいのは、下顎弓が上顎弓との間の咬合の変化に対応して機能的位置どりをするうえで、下顎枝は咽頭腔との間の橋渡しの役割をしているということである。この変化に対応した咽頭腔の拡張は、拡張する中頭蓋窩と成長発育する側頭葉によって形成される。その上壁は逐次形成され、この形態形成過程は、小児期を通して長期にわたって続いていく。下顎枝の前後幅径は、この頭蓋底の成長発育の進み具合と一致する必要があり、いろいろな方向に広がる頭蓋底、上顎および下顎骨の回転もその考慮に入れなければならない。すなわち、その成長発育の程度やタイミングやいろいろな部位の複雑な構造上の相互関係を頭に入れる必要がある。もし、そのような調整がなければ、過度の前歯部交叉咬合または下顎後退が、起きる可能性がある。さらに下顎枝の垂直的な高さは、篩骨上顎複合体の鼻部と歯槽部の垂直的増大分と呼応する必要があり、また加えて中頭蓋窩の垂直的増大も同様に考慮に入れなければならないし、大切なことは、鼻上顎複合体や頭蓋底での、垂直的増大と水平的増大とが生じる時期の著しい差があることにも配慮する必要がある。適合調整が過剰であったり過小であったり、早過ぎたり遅過ぎたりすると、前歯部の過蓋咬合や開

咬が生じるが，不適合度そのものは軽微である。このことには，下顎枝の増大，変位，回転，形状変化および，たえず下顎枝（および下顎頭）全体を調整させるための下顎枝に存在する骨形成性組織に，正確に調和のとれた反応を起こす信号が求められる。これは，それぞれ別個の関連部位間におけるもっとも顕著でかつ複雑な組織形成相互作用である。歯根膜(PDM)は，歯の移動に順応するため，歯槽骨の形や大きさを変化させ，絶えず骨改造や変位を行う「形成性」結合組織であり，歯の萌出に加えて，歯を垂直的水平方向にドリフト移動させる。歯根膜は，形成性成長発育機能を発揮する種々の細胞を活性化するいろいろな信号に反応する，多くの異なる構成要素を包含している（残念なことだが，しばしば単に結合機能をもつ「靭帯」を意味するだけのことが多い）。また，歯根膜は歯の形成にも寄与し，血管経路，固有受容器やその他の感覚系や血管運動神経支配に関与している。高度で正確であるべき歯の移動や歯槽骨改造を調整する内因性制御過程について考えてみよう。これらの方向，程度，タイミングは，完全に正確である必要があり，差が生じてはならない。歯根膜が，これをすべて担っているのは驚くべきことである。臨床では，この厳密に調整された成長発育過程は，内因性制御にとってかわって臨床的手段によって操作される。しかし，その組織形成過程自体は同じである。優れた歯根膜とその協調性のある機能は，矯正医にとって力強い味方である。

　小さくて薄い一片の涙骨は，標準的な肉眼的解剖コースで重要視されることはほとんどなく，まったく注目されない骨である。しかし，系統発生学的にみると，このほとんど重要視されていないようにみえる小さな骨は，その他のはるかに頑丈な頭蓋骨の多くが，さまざまな融合や癒合によって独立性を失っても，涙骨は独立した部位として残存する。その進化の過程で残存する理由は，顔面の成長発育にあって，涙骨には特殊かつ必須の構造上の役割があるからである。涙骨は，周囲から発する成長発育制御シグナルに反応する骨形成性（骨改造能を有する）縫合部結合組織に取り囲まれた島である。涙骨は，篩骨，上顎骨の鼻部，前頭骨，蝶形骨眼窩部，蝶形骨大翼，上顎骨の眼窩部に囲まれ，これらはすべてそれぞれ異なる方向，時期，程度，さらに異なった機能的関係をともなって成長発育する場であるので，成長発育の調整するという意味で戦略上重要な位置を占めている。これらの縫合接触面に沿ってみられる骨の「ずれ」が関与しており，これは縫合部結合組織線維による精巧な再連結過程によって達成される。正確に適合することは，成長発育制御の重要な問題であることは指摘した。涙骨の**縫合調整システム**の機能によって，これらのそれぞれ独立した各部位すべてが，差働的な転位やその部自体の拡大，特定方向への変位や骨改造をすることができ，かつ互いに結合をしっかりしながら成長発育しそれぞれの機能を発揮しうる。この調整システムがなければ，顔面は「成長発育」することがまったくできないであろう。この調整システムによって，ヒト（哺乳類）の顔は，長い進化過程の中にあってもたくみに維持されてきているのである（98，109ページ参照）。

　歯科大学の建物の中央には，大理石のブロンズ像で下顎枝，歯根膜，そして涙骨が堂々と飾られているべきであり，学生たちは毎朝その像の横を通る際に，敬意を

表して帽子を脱いで挨拶をしてほしいものだ。

11. 成長発育過程とその制御を目的とした臨床的介入は、2つのアプローチのうちのいずれかによるものであり、いずれも内因性成長発育過程に類似している。第一のアプローチは、不完全または狂いが生じた生来の転位や骨改造過程を代償する外科的治療である。第二のアプローチは、骨形成性、軟骨形成性、筋形成性、神経形成性、線維形成性システムの内因性制御を抑える(矯正学的)ために誘発させた信号で、内因性制御機構を無効にする方法である。これらのシステムの生物学的作用は同じであるが、これを制御することによって、その方向性は逆になる。しかし、治療後も本来の内因性信号によって生み出された状況が残存している場合、その全例で、構造上のあともどりの成長発育によって、以前の均衡したパターンへと必然的に戻ってしまう。興味深い点は、これらの2つの臨床的介入は、概念的には異なることである。歯科矯正学的介入は、生来の補償性変化を増強し、顔面の審美的、機能的、均衡状態を改善することを目的としたものである。たとえば、下顎後退症患者の場合、矯正医は可撤式バイオネーター型装置にⅡ級ゴムを併用することによって、下顎歯の突出度(下顎後退に対する生来の解剖学的補償反応)を増強する治療を行うことが多い。それとは対照的に、外科的介入では、骨格的不均衡を外科的に補正する前に、歯の補償機構を排除する必要がある(通常、術前矯正治療によって歯を移動させる)＊。

　補償機構を排除することによって、外科チームは最大限に骨格的なバランスをとって、術後の咬合状態の安定性を改善することができる。概念は異なるが、これら2つの臨床的介入方法は、同じ一連の生物学的ルールに基づいて「作用」させるべきである。この点は、不正咬合に対する外科的および／または矯正学的補償の臨床効果を議論する際に、見落とされることが多い。顔面骨の外科的操作の限界をはるかに超える量の成長発育が9～14歳時に起きることがあることは、明白である。しかし、治療後の生理学的リバウンドが起きる可能性もはるかに高い。

12. 他にも根拠のある臨床的検討事項はあるが、理論上無視されることが多い。顔の表情筋が収縮(機能)すると、力学的に、上後方に後退する力が上顎骨にかかる。しかし、上顎骨が「前下方に成長発育」することは周知の事実である。これは、機能母体(functional matrix)の原則に矛盾していないのか？　同様に、咀嚼筋が機能すると、下顎に対する統合的な力学的作用は、下前方ではなく上後方にも働く。これも、機能母体(functional matrix)の「機能」は、成長発育制御の基本的牽引者であるとする理念に反するものではないのか？　しかし、これらの解釈を展開する際、2つの基本的因子が省略されている。第一は、転位タイプの成長発育移動と改造による成長発育移動との重要な区別がなされていない。第二に重要なことは、それぞれの筋

＊手術前に歯性補償を取り除くことにより、術後の補償ができるような顔面形態にしていることに注目することは興味深い(手術による後戻りと誤解されることもある)。これら術後の補償は、顎手術だけよりも顎矯正手術のほうが咬合の安定のうえではおそらく良い結果が得られるであろう。

の成長発育増大は配慮されておらず、収縮機能のみが考慮されている点である。

転位では、各筋の結合組織の基質は、線維によって骨と直接あるいは間接的に結合し、咬筋や側頭筋などの下顎に付着する筋の太さが増大することによって、下顎骨全体を前方に転位させる。これらの長さが増大すると、下顎骨を下方へ転位させるような効果を発揮する。顔の表情筋、口腔咽頭軟組織および顔の外表皮など、これらすべてが外側へと成長発育するにつれ、すべての鼻上顎複合体と下顎が外下方に動かされていく。

それと同時に、すべての筋(収縮)が機能するとその他の軟組織の部分も、それに呼応した作用を示す。「形成性」結合組織(下顎頭軟骨および縫合、骨外膜、骨内膜、歯根膜)は、下顎および上顎骨周辺で成長発育し、機能しているシステムからの信号に反応する。この信号は骨改造を活発化する。それにより局所の大きさ、逐次変化する形状に適応することができる。こうして、それぞれの骨の局所や軟組織全体を通しての適応が進展していく。上下顎骨は、縫合部と顎関節部において「引き離され」(転位)ている。これにより、それぞれの骨は、生じた「スペース」に向かって全体としての拡大が起きる。筋突起、下顎角部、舌側結節などすべて形成され、それらの部位は、付着する筋や周囲の軟組織に適確に適合するように、引き続いて成長発育拡大する。それぞれの骨形成性結合組織を、活性化あるいは不活性化することによって、フィードバック機構が働いて、これらの部位が適応できるのである。同じ理由から、歯根はその歯槽窩に適応する。互いに入り組んだ縫合部骨端が嵌合し、緻密に咬み合った状態になる。骨の内外へと走行する神経と血管は、それらの通過する孔の大きさ、形状、および絶えず変化する位置に、正確に適合する。たとえば下顎頭軟骨は転位による動き、および骨改造していく関節窩に逐次適合していく、等々である。この適合を可能にするためには、(1)筋およびその他の軟組織の成長発育による形と大きさの変化、(2)骨の転位、(3)多くの軟組織の機能、(4)あらゆる部位で起きる複雑な骨改造過程、これらすべてが成長発育のうえで協調していなければならない。これらすべてが、一連の構造形成過程としてパッケージとなっていなければならない。ここで個別に説明をしているのは、それぞれの役割をより理解しやすいようにするためである。しかし、実際は、生物学的にそれを簡単に分けることはできない。たとえば「機能母体(functional matrix)」か「成長発育のセンターとしての下顎頭」か、などのように、「立証」するか「反証」することを目的とした多くの動物実験が、必ずしもすべて成功裡に終わっていなかった理由の1つは、これらの4つの因子を個別に認識し、考慮していなかったからである。実際に、これら因子は独立したものではなく、制御可能な実験評価項目として、分けて考えることができないため、これらの実験は動かしづらい甲板の上で仕事をするようなものである。

最後に図1-7を参照し、あらゆる場で成長発育しながら本来の機能を継続するために、相互間でのダイナミックな、きわめて厳密な構造上の相互関係のあることを確認しよう。これは、まさに驚くほど優れた成長発育上のシステムである。

全体のまとめ

　顔の成長過程は、厳密に構成された計画に準じて起きるものである。この計画の基本的な要素は、純然たる基礎生物学である。成長発育の平均値や標準値などでは、どうすることもできない。X線写真の正中線上の点や頭部X線規格写真面上の非生物学的な平面（S－N平面など）に基づいたものではない。この体系的な生物学的プランは、論理的かつ理解しやすいものであり、そのどの局面も顔面成長発育時の生物学的事象に対する矯正学的介入と関連をもっている。重要な点は、この生物学的事象が、成長発育によって生じる不正咬合の根底にあるあらゆる生物学的事象とまさに同じであり、矯正学的治療の基礎となることである。臨床での治療とは、実質的にはあらゆる点で、この生物学的事象を調整する制御システムへの介入なのである。

　「成長発育」では、顔面のさまざまなすべての部位で、新たな成長発育のためのスペースを生み出すために、互いに引き離される必要がある。どのような移動によって引き離されるかについては、長期にわたって議論されている課題である。われわれが有用と考える結論には、問題はない。すべての解剖学的部位は、それ自体の成長発育作用が付加されることによって、互いに離れ、それと同時に並行して形成されたスペースが埋められる。結合組織が、どのように関与するのかというと、文字どおり、すべての組織がいろいろな他の組織と直接または間接的に結合するための役割を果たしている。コラーゲン線維は、伸張に対して強い耐性を示すため、「牽引」時に働く構造物である。あらゆる組織で、その器官内の結合組織、その構造要素である「牽引力を有す」単位までも含めて、それら自体が成長発育するにつれて、組織間でコラーゲン線維が牽引力を発揮する。これらの結合組織による牽引力は、あらゆる組織を他の部位から引き離し、スペースが形成されると同時に、成長発育している組織はそのスペースを埋めるようになる。これが、関連因子が複合することによって起きる成長発育である。すべての部分が移動して引き離れていく動きが「転位」であり、細胞や組織構成要素が成長拡大する過程が「改造」である。「改造」にはいろいろ異なった種類があって、それらを共通する吸収および添加のシステムとして用いることはできるが、成長発育に関与する改造が真の改造であり、一部でその生力学的理論が提唱されているような単なる「構造形成」ではない。成長発育過程にあっては、あらゆる部位が変位し、全体的に改造するからである。

　要約すると、改造過程によって、解剖学的部位すべての（1）大きさと（2）形状が一定の手順で変化する。転位では、あらゆる部位が他の部位から引き離されると同時に、改造による成長発育のための、スペースが形成される。改造過程によって起きた転位によって、すべての部分は機能的位置を得るために引き続き移動し、そこにおさまる。機能的位置とは、改造過程によって、個々の構造が微調整され、モザイク状に精密に適合する位置にすべておさまった状態である。この改造による移動は、同時に起きる転位過程によって各部位が一定の「ほどよい適合」関係をもたらす。なんとすばらしいことだ。これが、まさに成長発育過程の基本的設計なのである。

　理解すべき重要な原則は、転位と骨改造は一緒に「成長発育チーム」を構成しており、それは成長発育時にあらゆることを行う機能的作用をもつ道具である。これが「成長発育」

をもたらす基本的な作動エンジンである。治療を行わずとも作用する。この作用は、成長発育制御システムに介入する臨床的手法の生物学的現象とまさに同じである。本書では、成長発育作用の詳細を解説するにあたり、この「成長発育チーム」の働きを数え切れないほど記載している。この成長発育チームは、すべての矯正医が、頭蓋顔面の成長発育を、臨床的に修正するために使用する操作可能なツールであることが重要な点である。少なくとも現時点では、あらゆる矯正学（またはあらゆる別の臨床学）の教科書から、成長発育時の生物学的事象が、どのように作用しているのかを確認することはできないであろう。しかし、「成長発育に応じて仕事する」ことは、昔からの矯正学における基本理念である。

第13章

出生前の顔面の成長発育

　胎生1ヵ月の胎児には真の顔はない。しかし重要な原基はすでに集合し始めており、ごくわずかな隆起、陥凹、肥厚などは、急速に癒合し、再配列し、大きさを増大するなどの一連の変化をする。これら一連の変化によって、まるで手品をみるように、ばらばらの塊が立派な顔面へと変わっていく。

　胎生4週のヒトの胎児の「頭蓋」は、外胚葉と中胚葉の薄い膜に包まれた脳だけである。将来の口に相当する部分は浅い陥凹、すなわち、口窩で区別される（図13-1）。目は表面の外胚葉の肥厚（将来のレンズ）によって、すでに形成が始まっている。この外胚葉の肥厚は、脳からの突起（将来の網膜）と接合している。しかしながら両側の目は、まだ魚のように頭蓋の側面に位置している。脳が成長し拡大するにつれて、両側の目はやがて顔面となる部分の正中に向かって回転する。左右の目の間の距離はこれによって大きく減少しないのだろうか？　たしかに減少するが、あくまでも相対的な意味においてのことである。両側の目の間の距離も含めて、すべてが大きくなる。目は実際には互いに離れていくが、頭蓋の他の部分はそれにも増して大きくなるので、両側の目の間の相対的な距離は減少してくるのである。顔面成長発育の過程を図示するとき、すべての段階をいつも同じ大きさで示すのが常であった。しかし、実際にはかなり全体的に大きくなっていることを忘れてはならない。これらの変化は、初期の段階ではきわめて速く連続的に進行する。

　哺乳動物の咽頭は、魚類の成長して鰓室やえらになる原始的な部分に相当する。しかし、ヒトの鰓嚢および鰓裂は「えらから発展した」ものではない。もっと正確にいえば、魚類のえらになる原基は、系統発生学的にはえらではなく、他の組織に転化して成長発育する。そこに、顔面の多くの構成部分が集まっている。

　頭蓋全体が著しく拡大すると、口窩を覆っている粘膜は、それとペースが合わなくなる。この薄い膜はたちまち破れ、咽頭が外側に表れてくる（図13-2）。前面にあるものすべてが顔となるのであるが、この前面にあるものをみれば、現在何が成長発育しかけているかがわかる。どの程度顔面成長発育が起こっているかということを認識するうえで、胎生1ヵ月の胎児の頬咽頭膜の位置は、成人の扁桃のレベルに相当するということを記憶しておくとよい。したがって、きわめて著しい顔面の拡大が口窩の前面で起きることにな

＊この短い章では、顔面の発生学の基礎を概説するだけで、高度なレベルの研究については触れない。本章の目的は、導入のための概要というか復習のために概説しようとしたところにある。

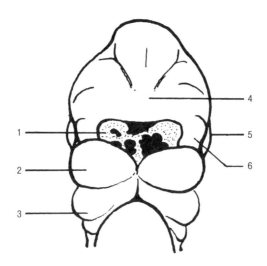

図13-1
胎生約4週のヒトの顔面。
1：口窩板（頬咽頭膜）　2：下顎弓（隆起または突起）　3：舌骨弓　4：前頭隆起（または突起）
5：眼胞　6：第一鰓弓の上顎突起（隆起）が形成を開始したばかりの領域
(Palten, B. M.：『Human Embryology』3 d ed. New York, McGraw-Hill, 1968. より引用改変.［許可取得済］)。

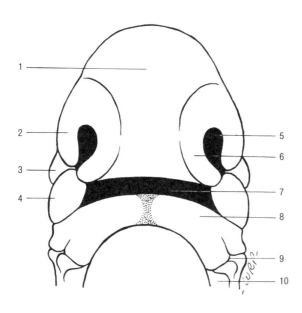

図13-2
胎生約5週の顔面。
1：前頭突起　2：外側鼻突起　3：目　4：上顎突起　5：鼻窩　6：内側鼻突起　7：口窩
8：下顎突起　9：舌骨下顎裂　10：舌骨弓

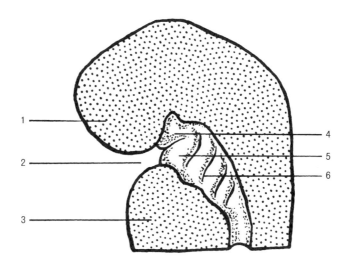

図13-3
咽頭領域の内側面観。
1：前脳　2：口窩　3：心臓隆起　4：上顎突起　5：下顎突起　6：第二鰓弓と第三鰓弓間にある鰓囊
(Langman, J.：『Medical Embryology』より引用改変．The Williams & Wilkins Company, Baltimore, 1969 [許可取得済]）。

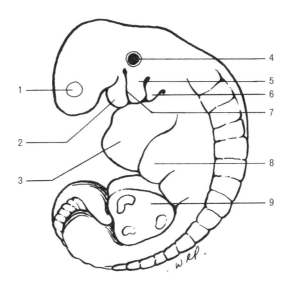

図13-4
胎生約4週のヒトの胎児。
1：眼胞　2：下顎弓(突起あるいは隆起)　3：心臓隆起　4：聴(耳)胞　5：舌骨弓
6：第三鰓弓　7：舌骨下顎裂　8：肝隆起　9：原始臍帯
(Patten, B. M.：『第3版ヒト発生学[Human Embryology]』より引用改変．New York, McGraw-Hill, 1968 [許可取得済]）。

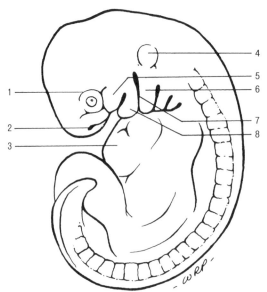

図13-5
胎生約5週のヒトの胎児。
1：目　2：鼻窩　3：心臓隆起　4：聴胞　5：上顎突起　6：舌骨弓　7：舌骨下顎裂　8：下顎弓
(Patten, B. M.：『第3版ヒト発生学[Human Embryology]』より引用改変. New York, McGraw-Hill, 1968[許可取得済])。

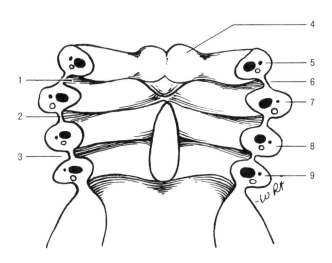

図13-6
咽頭底の内側面と鰓弓の断面。
1：第一・第二鰓弓間にある第一咽頭囊（中耳室となる部分）　2：鰓膜　3：咽頭裂　4：舌の前方部2/3（舌体部）になる領域　5：ある種の軟骨。脳神経および動脈弓を含んでいる第一鰓（下顎）弓。この咽頭弓は鰓分節の間葉組織も含んでいる　6：外耳道になる第一咽頭裂（舌骨下顎裂）　7：第二（舌骨）咽頭弓　8：特有の軟骨、動脈弓、脳神経、および鰓分節の間葉組織を含んでいる第三咽頭弓　9：第四咽頭弓
(Moore, K. L.：「出生前：『発生学と出生異常の基礎[Before We Are Born：Basic Embryology and Birth Defects]』より引用改変. Philadelphia, W. B. Saunders, 1974[許可取得済])。

る。初期の基盤となるこの開口部の内側面は、内胚葉性の咽頭がある。咽頭は、咽頭(内臓、鰓)弓として特徴づけられる前腸の一部である(図13-3)。咽頭内側には、各鰓弓間に鰓嚢が存在し、外側にはそれぞれの鰓弓間に鰓裂がある(図13-4)。それぞれの鰓裂および鰓嚢間の外胚葉-内胚葉の接触部分は、鰓粘膜(branchial membrane)である(図13-6)。

これらのいろいろな咽頭の部分はすべて、続いて起こる頭部および頸部の多くの構造組織の形成に大きく貢献している*。

左右のおのおのの鰓弓には、特有の神経、特有の動脈(大動脈弓)および咽頭弓由来の将来特定の筋や、特定の胎児期の軟骨になるようにプログラミングされた中胚葉系組織がある(図13-5、6)。したがって、特定の顔面の骨は特定の咽頭弓内で発育する。これは基本的かつ重要な概念である。なぜなら、胎生期の各組織の単純な関係を理解できれば、きわめて複雑な成人の解剖学を、より容易に理解できるようになるからである。それぞれの鰓弓と関連して成長発育する筋は、同じ鰓弓で形成される骨と直接関係しており、さらに同一の鰓弓に存在する脳神経により支配され、相応する動脈から血液が送られる。胎児の鰓嚢および鰓裂からは、それぞれから誘導される成人の組織となる部分も発生する。これらのすべてには、胎生期の成長発育に関して論理的で系統立った、かつ容易に理解しうる根拠がある。これらの胎生期の特定の関係を思い出せば、複雑で洞察しきれない成人の形態も理解しやすくなってくる。

ヒトの胎児には、鰓弓が左右に五対ある。第一鰓弓は、左右の下顎弓である。一対の上顎突起は、それぞれの第一鰓弓から成長発育してくる膨らみから成長発育する。したがって、上下顎の原基はともに第一鰓弓に由来する。第二鰓弓は舌骨弓である(図13-5)。残りの鰓弓は、それぞれの番号だけで識別されている。

第一鰓弓の軟骨はメッケル軟骨で、左右にある(図13-1、6、7)。それは、将来メッケル軟骨の周囲に形成される下顎骨体部の核になる部分にある。下顎骨自体は、メッケル軟骨を包んでいる胎児の結合組織から独立して直接形成される。この軟骨の大部分は消失するが、その一部は2つの耳小骨(ツチ骨およびキヌタ骨)の原基となり、メッケル軟骨の軟骨膜は蝶下顎靭帯となる。

舌骨(第二鰓)弓の軟骨は、ライヘルト軟骨(Reichert's cartilage)である。これは左右の第三の耳小骨、すなわちアブミ骨を形成する。残りの部分は、頭蓋の茎状突起、茎突舌骨靭帯、舌骨小角および舌骨体の一部となる(図13-7)。

筋は、各鰓弓の中胚葉から形成される。この中胚葉は、その起原から身体の他の部分の原節(体節)起原の中胚葉と区別して鰓分節の中胚葉(ギリシア語のbranchiaは鰓、merosは節の意)と呼ばれている。第一鰓弓の鰓分節の中胚葉から、咀嚼筋、顎舌骨筋、口蓋帆張筋、顎二腹筋の前腹、および鼓膜張筋などが成長発育する。第二鰓弓の鰓分節の中胚葉から、顔面表情筋、茎突舌骨筋、アブミ骨筋、顎二腹筋後腹および耳介筋が成長発育する。

第一鰓弓に分布している特定の脳神経は、三叉神経(Ⅴ)の上顎および下顎枝である。第二鰓弓の特定の脳神経は、顔面神経(Ⅶ)である。したがって、第一鰓弓の筋(咀嚼筋など)

---

*移動している頭蓋神経堤細胞は、顔面および咽頭領域において成長発育する多くの組織の原基の形成に大きく貢献している(Johnstonら[1973])。

は、それぞれの筋の成長発育後の位置に関係なく、第Ⅴ神経の下顎への分枝によって支配される。同様に、第二鰓弓の鰓分節の中胚葉から成長発育する顔面表情筋は、すべて顔面神経によって支配される。

　第一鰓弓内および第二鰓弓内、あるいはその周囲に耳に関連のある組織が多く集まっていることに注目されたい（図13-8、9）。聴板は、第一鰓裂の上後方部に、外胚葉の上皮の肥厚として早期に分化する。この聴板は、すぐに陥凹して聴（耳）胞を形成する（図13-4、5）。さらに聴胞は分化して内耳の器官（三半規管および蝸牛）となる。第一鰓裂（第一鰓弓と第二鰓弓の間にある溝）は、外耳道および外耳管を形成し、鰓裂と鰓嚢との間の鰓粘膜は、改造変化が進んで鼓膜を形成する（図13-10）。第一鰓嚢は、拡張して中耳室になり、咽頭に通じる。第一鰓弓および第二鰓弓の軟骨から成長発育する耳小骨は、都合よくこれに隣接していて、拡張している第一鰓嚢（中耳室）にすぐに包み込まれてしまう。この耳小骨は、鼓膜と内耳との間の橋渡しをしている。外耳の耳介は、第一鰓裂周囲の上皮の肥厚から成長発育し、この時期すでにこれらの胎児の原基にみられる表面の隆起は、成人の耳朶の小丘を形成している（図13-9）。

　第三鰓弓の軟骨は、舌骨の大角および舌骨体部の前駆体である（図13-7）。第三鰓分節の中胚葉から成長発育する唯一の筋は、茎突咽頭筋である。第三鰓弓に入っている脳神経は舌咽神経であって、第三鰓弓から成長発育する筋を支配する。この弓の残りの軟骨から、喉頭の甲状軟骨、輪状軟骨、および披裂軟骨が形成される。第四鰓分節の中胚葉からは、輪状甲状筋および咽頭収縮筋が成長発育する。第四鰓弓の神経は、迷走神経の上喉頭枝である。第六鰓弓から発生した内喉頭筋は、迷走神経の反回喉頭枝の支配を受ける。

　第二鰓嚢では、内胚葉および中胚葉が分化して一対の口蓋扁桃が形成される。第三鰓嚢の内層から、上皮小体Ⅲ（第三鰓弓に由来するのでこのように呼ばれる）が成長発育する。これはのちに、上皮小体Ⅳより下方に下がって上皮小体の「下部」となる。胸腺もまた、第三鰓弓の内層から発育する。上皮小体Ⅳ（上皮小体の「上部」）は、第四鰓嚢から発育する。

　咽頭底では、第一鰓弓（下顎弓）が発育して急速に一対の舌隆起を形成する（図13-11）。また、小さい正中部の隆起、すなわち、不対結節もみられる。これらの3つの組織は発育して、舌の前方部2/3、あるいは舌体部を包む粘膜となる。第一鰓弓の組織は下顎神経に支配されている。したがって、第一鰓弓に由来する舌体部の粘膜の感覚（触覚）も下顎神経に支配される。鰓粘膜（鼓膜）をつきぬけて、第二鰓弓から第一鰓弓にわたって下顎神経（舌枝）と一緒になる第Ⅶ神経の枝である鼓索神経は舌粘膜の味覚をつかさどる。

　第二鰓弓、第三鰓弓、および第四鰓弓の中央腹側部の底部には、もう1つの隆起、すなわち底鰓節が形成される。この大部分は成長発育して、舌の後方部1/3（舌根）となる。第三鰓弓および第四鰓弓を支配している脳神経は、舌咽および迷走神経であって、これらの神経が舌根部の粘膜の知覚神経となっている。舌の中心部は、「固有」筋で占められている。この筋は、さらに尾側の領域（多分、後頭部体節の中胚葉）に由来しており、成長発育して咽頭底部を形成し、舌を包んでいる粘膜内に成長発育していく（上述したように）。これらの筋の運動神経支配は、一対の舌下神経（Ⅻ）である。これらの神経は、固有筋が舌体内を前方に移動するのにともなって一緒に移動していく。

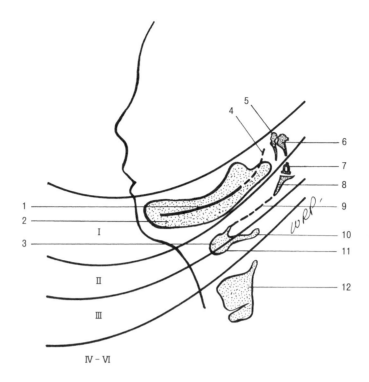

図13-7
咽頭弓の誘導体（ⅠからⅥまで）。
1：メッケル軟骨　2：メッケル軟骨の周囲に成長発育する膜内骨　3：舌骨の体部の上方部分と小角　4：蝶下顎靭帯　5：ツチ骨　6：キヌタ骨　7：アブミ骨　8：茎状突起　9：茎突舌骨靭帯　10：舌骨大角　11：舌骨の下方部分　12：喉頭軟骨

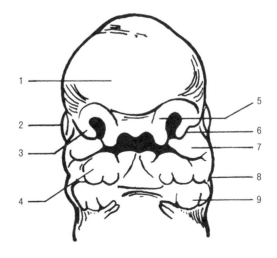

図13-8
胎生約5.5週の顔面領域。
1：前脳　2：眼胞　3：外側鼻突起　4：下顎突起　5：内側鼻突起　6：鼻涙溝　7：上顎突起　8：舌骨下顎裂　9：舌骨弓
(Patten, B. M.：『第3版ヒト発生学[Human Embryology]』より引用改変. New York, McGraw-Hill, 1968［許可取得済］)。

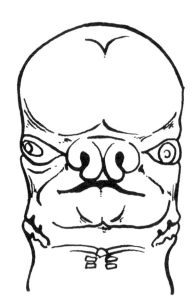

図13-9
胎生7週ごろの顔。

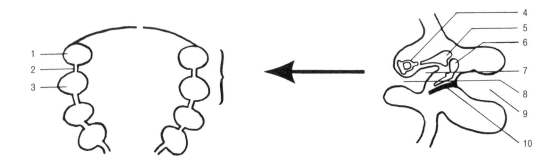

図13-10
発育中の耳の領域。
1：下顎弓　2：咽頭の外側の裂と内側の嚢との間にある鰓粘膜　3：舌骨弓　4：アブミ骨
5：キヌタ骨　6：ツチ骨　7：耳小骨を囲んでいる鼓室として拡大する中耳室　8：耳管（エウスタキオ管）　9：外耳道　10：鼓膜の原基

解剖学的には、舌体部はＶ字形の溝（舌分界溝）によって舌根部と区分されている。これは、ほぼ第一鰓弓に由来する組織とそれより後方の鰓弓由来の組織とを分ける線となっている。この成長発育している溝の中央線、すなわち不対結節と底鰓節との間に、甲状腺の原基が上皮性の憩室として成長発育して咽頭底に入り込んでいく（図13-12）。その後、それは粘膜内層から分離して尾側へ移動する。しかし陥入点は、永久に小窩、すなわち舌盲孔として残る（図13-11）。それは、Ｖ字形の先端に位置しており、成人において第一鰓弓と第二鰓弓間の胎児期の境界を判別する際の標識点となっている。腺組織に関しては、甲状腺は上記のように上皮に由来しており、またその原基が鰓囊の内層から成長発育するので、それは内胚葉性の組織由来ということになる。

胎生約5週までには、第一鰓弓からはっきりと上顎突起および下顎突起が形成されてくる。口窩の真上では、一対の側方に位置する鼻板が表層の外胚葉性組織の肥厚によってすでに形成されている。その周囲に馬蹄形をした隆起（鼻突起）が発育して、鼻窩が深まっている。鼻窩の底部は口鼻粘膜といわれているが、それはまもなく破れてしまう一時的な組織であって、鼻窩は直接、口腔に開口するようになる。同時に半円形の鼻突起は拡大を続ける。おのおのの突起は、外側脚および内側脚よりなりたっている。両側の内側脚は成長発育して中央部で癒合し、鼻の中央部、上口唇の人中（キューピッドの弓）、上顎の「前歯」部（切歯骨部）、および小さな一次口蓋となる原基を形成する（図13-1、2を参照）。

急速な成長発育を続けているおのおのの鼻突起の外側脚は、鼻翼を形成する（図13-8、9）。これらの変化が起こっている間、上顎突起もまた大きくなっており、やがて鼻突起の内側脚と癒合する。それらの間の溝（正常な成長発育過程においては完全な裂とはなっていない）は消失し、閉鎖したＵ字型のアーチが形成される。前述したとおり、鼻突起の内側脚から、上顎のアーチと上唇との中央部が形成される。上顎のアーチの犬歯、小臼歯、大臼歯部、および口唇側方部は、上顎突起から成長発育し、前歯部と口唇正中部（人中）は、内側鼻突起から成長発育する（出生前の鼻と犬歯の関係については、Brinら[1990]

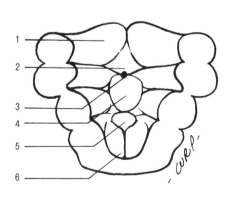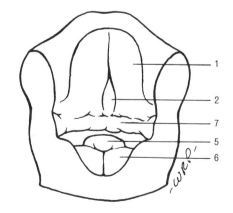

図13-11
胎生6週と8週の発育中の舌。
1：外側舌隆起　2：不対結節　3：舌盲孔　4：底鰓節　5：喉頭蓋　6：披裂突起　7：舌根

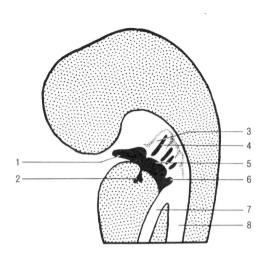

図13-12
1：舌の体部（外側舌隆起と不対結節）　2：甲状腺憩室　3：下顎弓　4：第一鰓弓と第二鰓弓間にある鰓嚢　5：舌根（底鰓節）　6：披裂突起　7：気管　8：食道

を参照）。これらの癒合線のなかには、顎裂や口唇裂と関係しているものもある。時として、歯胚が裂をはさんであるべき側と反対の側にみられるというような成長発育上の変異に遭遇することがあるが、このような予想もしえないようなことが起こるということで、歯胚の発育の場はきわめて興味深く関心をもたれる対象となっている。

　斜めの溝が、上顎突起と鼻突起の外側脚との間に存在する（図13-8）。これは鼻涙溝でまもなく閉じるが、その癒合線はのちの鼻涙管形成のための道しるべとなる。もしこの癒合がうまくいかないと、永久的な顔面裂や溝が生じる。

上顎突起の側方部分の表層組織は、下顎突起と癒合して頬を形成する。上皮真珠が、しばしば粘膜および皮膚の癒合線に沿って生じる。これらは上皮細胞の小さな塊であり、そこに上皮組織が形成されるはずであったが、癒合の過程でとりこまれてしまったものである。上皮の皮脂腺の残渣物であるフォアダイス斑（Fordyce's spots）は、同じ理由で癒合線に沿って、成人の頬粘膜中にみられる。

　成長発育している左右の下顎突起は、正中部で癒合して下顎および下唇を形成する。軟骨がこの接合部には介在する*。

　前頭突起からは、前頭部および癒合している左右内側鼻突起の間にある垂直部分の組織が形成される。ここに鼻中隔が形成されるが、これはその中心部が軟骨になると、その後の胎生期の成長発育に主導的立場となって働くと、考える学者も昔からいる（第5章参照）。

　これらここまでのすべての局所的変化はほとんど同時期に起こっており、胎生4週から6週にかけて急速に進展する。一対の口蓋板が、上顎弓のそれぞれの側から形成されはじめる（図13-13、14）。しかし、口腔はまだ比較的小さく、大きな舌がまだ左右の口蓋板の間にはさまれた状態にある。このため、初期の口蓋板は斜め下方に拡大せざるをえない。しかし顔面の下部全体が下方に拡大していくにつれ、舌も下方に移動する。そして、口腔は著しく大きくなる。一対の鼻腔は、まだ口腔と通じている（前頭突起から下方に発育している鼻中隔が対をなす鼻の原基の形状を維持しているので、左右の鼻腔が存在する）。この時期では口腔および鼻腔は、最前方部においてのみ、薄い1枚の一次口蓋（正中口蓋突起）によって互いに分離されているにすぎない。一次口蓋は、内側鼻突起（切歯骨）の癒合により形成される。舌および口腔底を含めた発育中の顔面の下方領域は、この時期に、口蓋板が下方に伸びるよりもはるかに著しく下方に移動するため、その後に新しく形成される口蓋板は、正中方向にも自由に拡大しうる。両側の口蓋板は互いに接近して、正中線（口蓋縫線）に沿って癒合する。両側の口蓋板は、互いに癒合するために上方に回転するが、この種の上方回転は、部位によって異なる成長発育によっても起こる場合がある。口蓋板は成長し、特にだんだん下方に位置を変えていくようになる。部位により異なる成長発育によって、口蓋板は互いに接する方向のみならず、下方にも拡大していく。しかし、両側の鼻腔全体もまた、側方および下方に拡大している。したがって、口蓋板の「上方回転」は相対的なものであって、実際には下内方成長発育が起こった結果である。このような成長発育の過程は、中顔面部全体が急速に大きくなっていくにつれて、口腔および2つの鼻腔内の異なった部分がそれぞれ異なった速度で、程度の異なった成長発育をしている結果といえよう。図13-13と図13-14の概略図ではその大きさを同等に示しているが、実際は著しい増大が起きるのである。

＊その後この部分ではわずかに軟骨内化骨が起こるが、出生後は両側の下顎は完全に癒合する。しかし、霊長動物以外の哺乳類では分離したままである。下顎頭の二次軟骨（および下顎結合部のごくわずかな軟骨や筋突起の小さい軟骨）を除いて、大部分の化骨は膜内性化骨である。メッケル軟骨は、軟骨性化骨の過程に関与せず（ごくわずかの部分を除いて）、耳小骨や靱帯形成への関与を除いて消失してしまう。上顎はすべて膜内性化骨である。

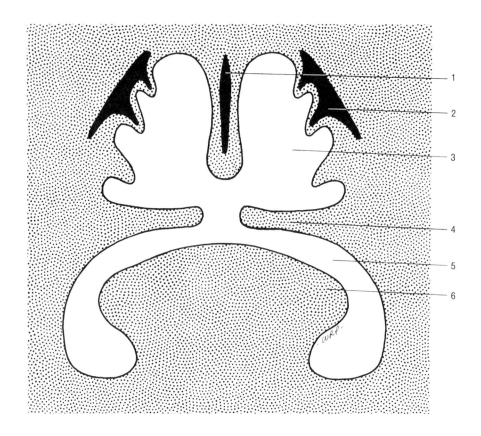

図13-13
胎生7.5週の胎児の鼻口腔領域の前頭断。
1：鼻中隔軟骨　2：鼻甲介軟骨　3：鼻腔　4：口蓋板　5：口腔　6：舌
(Langman, J.：『Medical Embryology』より引用改変．Baltimore, Williams & Wilkins, 1969 [許可取得済])．

　左右の口蓋板の癒合により、二次口蓋が形成される。その後すぐに、骨組織がそのなかに現れる。口蓋のこの部分は上顎自体の延長であって、ここから口蓋が生じてきている。内側鼻突起(切歯骨)から形成された一次口蓋は、小さな対をなさない三角形をした口蓋複合体の一部分として、切歯孔の直前の前方の領域に残される。この部分は、一次口蓋と二次口蓋との間の正中の境を見分ける標識点となっている(図13-15)。分離している口蓋骨自体の成長発育、およびその口蓋骨の口蓋複合体の後方部領域は、しばらくしてから成長発育する。その間に、鼻中隔は口蓋の上表面と癒合する。そして、2つの鼻腔は完全に分離され、さらに口蓋の長さによって口腔からも分離される(図13-14、16)。

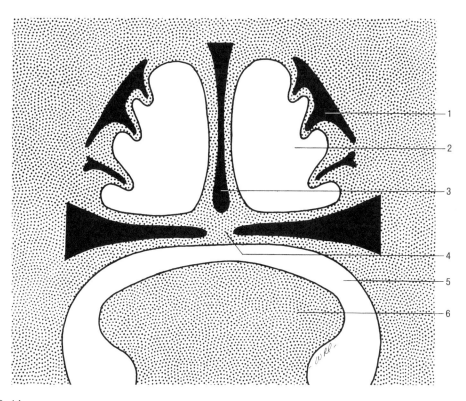

図13-14
胎生10週の胎児の鼻口腔領域の前頭断。
1：鼻甲介　2：鼻腔　3：鼻中隔　4：正中部で癒合した口蓋板で、さらに鼻中隔とも癒合している。口蓋板の膜内化骨（上顎骨から）が始まっている　5：口腔　6：舌
(Langman, J.：『Medical Embryology』）より引用改変．Baltimore, Williams & Wilkins, 1969［許可取得済］）。

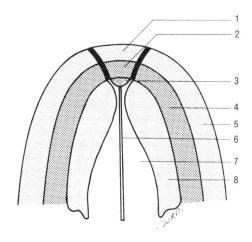

図13-15
口腔から見た胎生7.5週の胎児の口蓋板。
1：上唇の人中　2：内側鼻突起由来の「切歯骨」部分　3：一次口蓋　4：上顎弓（上顎隆起から分離した部分）　5：頬　6：鼻中隔　7：開いている口腔と鼻腔　8：口蓋板
この段階では、人中と切歯骨の部分はすでに上顎隆起と癒合している。

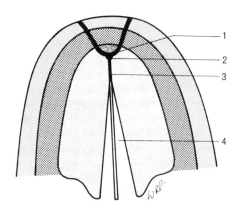

図13-16
口腔からみた口蓋板で、癒合が始まっている。
1：正中部の一次口蓋と両側の二次口蓋板との癒合　2：切歯孔　3：口蓋縫線（正中癒合）
4：開いている口腔と鼻腔

胎児の顔の改造

　骨外膜・骨内膜性骨吸収および添加面からなる「改造」の過程は、まず胎生約10週ごろに、歯胚の周囲の骨表面と前頭骨の頭蓋内表面という2つの重要な場所に始まる。初期の顔面頭蓋の他の部分の改造は、ほとんどが約14週ごろに始まる。それ以前では、骨はそれぞれの化骨の中心からすべての方向に大きくなる。成長発育にともなう改造は、顔面および頭蓋のそれぞれの骨が一定の形態となってから開始される（図13-17）。骨形成センターが発現し、成長発育を始めると（図13-18）、改造過程も開始し、個々の骨は逐次形成されると同時に増大する。

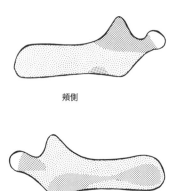

頰側

舌側

図13-17
出生前3ヵ月の発育中の胎児の下顎。濃い点の部分は吸収の領域を示し、淡い点の部分は添加の領域を示す。

鼻上顎複合体

　胎児および子供において、上顎の前方部分は舌側表面では添加性を示し、鼻側の表面では吸収性を示す。しかしながら、大きな相違が最前方(唇側)の表面でみられる。ここは、胎児では添加性を示しているが、アーチの長さがある程度に達する生後2～3年の顔面では、吸収性を示している。胎生期間中は、前方部分*を含めて上顎骨の全表面は添加性を示しており、そのため、歯胚の成長発育につれてアーチの長さが増大する。歯胚の周囲の歯槽骨表面は、すべて吸収性を示す。このようにして胎生期の上顎弓は、子供の成長発育の後期にみられる主として後方への伸長とは対照的に前後に長くなる。出生後の顔において、乳歯が萌出し、永久歯列弓への変化が起こり始めると、上顎弓の前面(唇側)は骨吸収面へと変化を始める(KuriharaとEnlow[1980a])。これは成長発育の骨改造過程の一環であり、これらによって上顎弓と口蓋が、下方へと継続的に成長発育移動する。

　上顎骨自体の後方および眼窩下部の表面は、出生前後を通じて添加性を示している。上顎結節の後方への骨添加の過程により、上顎骨の水平方向の長さが増大する。胎児の頭蓋の眼窩底にみられる骨添加により、成長発育期の子供と同様に、眼球と一定の関係を保っている。眼球の容量は増加するが、増加の割合は胎生4～5ヵ月ごろから減少するようになる。その容量の増加は、胎生5ヵ月以前では100%以上、6～7ヵ月の間では50%で、8～9ヵ月の間ではわずか23～30%である。上顎骨全体はその眼窩の部分も含めて、前頭上顎縫合で、新しく骨添加し続けることと関連して著明に下方へ転位していくので、それに呼応して眼窩底では骨改造が行われる。同時に眼窩底での骨添加は、眼窩と眼球との位置を一定に保ちながら眼窩を上方に移動させるのに役立っている。眼窩下管もまた、眼窩下神経に対して上方部分の骨吸収と下方部分の骨添加によって上方に移動している。これらの過程により、眼窩下神経が眼窩下管に入り込む前に走行している眼窩底と神経との関係が一定に保たれるのである。

　上顎骨の前頭突起の外表面には、出生前後の顔面の発育期間中、骨添加がみられる。反対側側面の鼻側では、胎生後期には吸収されることがあるが、たいていは添加性を示す。しかし、出生後においてはこの部分はつねに吸収性を示している。急速に成長発育している子供では、鼻側壁および篩骨板や篩骨洞の側方への著明な拡大がみられる。これらの著明な側方への拡大は、胎生の後期に始まるものと思われ、ちょうど移行期に当たるといえよう。

　胎生期および出生後において、口蓋(口蓋骨を含めて)の鼻側は正中部を除いて吸収性を示すが、口腔側は添加性を示す。これにより口蓋は下方に改造移動し、鼻腔は垂直的に大きくなる。また、上顎骨全体がさまざまな転位回転を受けるため、口蓋の機能が継続的な位置づけも保たれることも重要な点である。

　口蓋骨の垂直板の粘膜面は吸収性を示すが、反対の鼻側面は胎生期および出生後を通じて添加性を示す。これにより、この部分の鼻腔の幅が増加する。

---

*顔面研究者間では、ヒトの前上顎骨は孤立した骨であるのか否か、あるいはいくつかの骨原性骨添加センターが関与しているのかが、昔から議論されている。系統発生学的な疑問点はない。

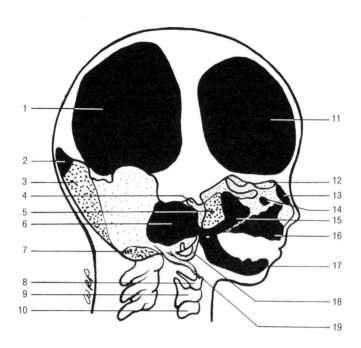

図13-18
胎生3ヵ月ごろのヒトの頭蓋。膜内骨は黒色で示す。軟骨は淡い点で示され、また軟骨内骨化によって成長発育している骨は濃い点で示されている。それぞれの骨の出現のおおよその時期は括弧内に示されている。
1：頭頂骨（10週）　2：頭頂骨下部（8週）　3：後頭骨上部（8週）　4：鞍背（まだ軟骨性である）　5：蝶形骨大翼側頭面（2～3ヵ月。基底部は12～13週で、眼窩部は12週で、また前部5～6ヵ月でそれぞれ現れる）　6：側頭骨鱗部（2～3ヵ月）　7：後頭骨基底部（2～3ヵ月）　8：舌骨（依然として軟骨性を示す）　9：甲状軟骨（軟骨性）　10：輪状軟骨（軟骨性）　11：前頭骨（7.5週）　12：鶏冠、軟骨性（その下部にある中鼻甲介は16週で、上鼻甲介と下鼻甲介は18週で、それぞれ化骨する。篩骨の重直板は生後1年以内に、篩板は生後2年目に、鋤骨は胎生8週にそれぞれ化骨する）　13：鼻骨（8週）　14：涙骨（8.5週）　15：頬骨（8週）　16：上顎骨（6週の終わりごろ。切歯骨は7週）　17：下顎骨（6～8週）　18：鼓室輪部（9週目に開始して12週で完了する。錐体部は5～6ヵ月）　19：茎状突起、依然として軟骨性を示している。
(Patten, B. M.：『第3版[Human Embryology]』を改良して引用. New York, McGraw-Hill, 1968[許可取得済])

下顎骨

　頭蓋の他の骨の最初の成長発育段階におけると同様に、形成の始まったばかりの胎児の下顎では、外側表面はすべて添加性を示す。しかし、胎生10週ごろに急速に大きくなっている歯胚の周囲に吸収が起こり、この変化はその後も継続する。13週までに、著明な吸収領域が、筋突起の頬側面、下顎枝の舌側面、および下顎骨体後方部の舌側面に確立される。下顎枝の前縁はすでに吸収性を示し、後縁は添加性を示している。しかしながら、標本によっては、筋突起の先端部の前縁が添加性を示すことがある。このことは、下顎枝がさらに直立した位置へ「回転」していることを示唆している（第4章を参照）。胎生26週から出生後まで続く基本的な成長発育および骨改造のパターンが、前歯部を除いてみられる（図13-17）。胎生期および出生後初期の下顎骨では、下顎骨体の前方部の唇側面は、まだすべて添加性を示している。胎生期および出生後の初期における上顎骨と同様に、胎生期の下顎骨体は、乳歯列の形成と関連して、遠心のみならず近心にも成長発育し、長くなる。胎児の下顎骨体の前歯部舌側面は、約15週以降では、大部分（すべてではない）の下顎骨において吸収性を示す。これは、下顎骨体の前歯部全体を前方に改造移動させるのに役立っている。しかしながら、引き続いて乳歯列期の成長発育時期では、アーチの前方部の歯槽骨唇側面は吸収性を示し、逆転がみられる。舌側面は一様に添加性を示すようになる。この変化は子供の下顎骨において、前歯の興味ある舌側への動きと関連している。この時期からオトガイは、徐々に突出した形態をとるようになる。オトガイの隆起は引き続き前方に骨改造するが、その上方部の歯槽骨は、下顎永久歯が最終的な位置に達するまで後方に骨改造する（詳細は、Kurihara と Enlow［1980a］）。

成長発育のタイムテーブル

　一般的に出生前の顔と全身の成長発育では「優先されるプラン」が存在する。いくつかの器官や解剖学的部位では、成長発育時期およびその成長発育速度が早く、また別の特定部位では、部分的に成長発育が遅れるというところもある。これは成長発育中の胎児で、早期の生理学的な面での機能を担う部位の機能的役割の必要度によって決定されることが多い。心臓血管系、神経系など特定の成長発育中の解剖学的構成部位は、身体の他の全部位の成熟、ならびに胎児の生命維持自体に基本的な不可欠事項である。胎生期では、肺、顔の鼻部、口腔部位、泌尿生殖器、そして消化器系は、基本的に機能していない。これらの個々の役割は、物質交換を行う胎盤が担っている。出生前は完全に成熟していないが、これらの成長発育遅延部位の機能といえども、出生直後には新生児レベルの機能にまで、急速に完全な状態となる。これは、「予測される成長発育分化過程」である。つまり、この時点では構造部位は成長発育はしているが、構造上の構図や機能分化に対して、個体発生的に影響を及ぼすまでには至っていない。これは、暫定的な発育上のプログラムを機能させるような系統発生論や、また生物学における「構造と機能の相互作用」の法則の例外事項ではなく、それらの延長線上にあるものである。気道の大きさは、新生児の肺の大きさに的確に順応し、その時点の身体の大きさに見合った機能を十分果たせる状態でなけ

ればならない。また、新生児の口腔機能も出生後すみやかに順応できる状態でなければならない。したがって、先の章で解説したように、さまざまな程度と速度の成長発育上の成熟過程が、いろいろな身体(顔面)領域と部位で起きるのである。新生児の脳、頭蓋冠、頭蓋底、そして眼は、比率的に短い顔に比べて相対的に大きい。しかし、全身の大きさが逐次増大するのにともなって、肺はそれに順応するため拡大し、それに相応して顔の鼻部(外鼻だけではない)の高さと長さも著しく増大し始める。歯列が成長発育し始め、吸啜にかわって噛むことが始まり、神経反射が変化し嚥下パターンも変化する。そして咀嚼筋の急速な増大、顎骨の成長発育による口腔領域の変化が起こり、これらが逐次進行していく。多くの局所的部位は、早い時期の頭蓋底の型紙によって定められた顔面の成長発育の場の枠内で、成長発育し続けていく。

第14章

骨と軟骨

　軟骨には、3つの基本的機能がある。それらは解剖学的部位（鼻尖、耳朶、胸郭、気管軟骨輪）の柔軟性のある適切な支持構造となること、直接的な圧力が発生する特定の領域（関節軟骨）に位置する圧耐性組織であること、特定の増大する骨（軟骨結合、下顎頭軟骨、骨端軟骨板）に付随する「成長軟骨」として機能することである。軟骨は血管をともなわない結合組織であり、通常は石灰化することはない。しかし、血管新生や石灰化は、いずれも骨組織により置換される過程には関与している。

　軟骨には、いくつかの明確な構造上の特徴がある。最初にこれらの項目をあげ、続いてこれらの相互関係を軟骨の基本的な機能の観点から説明する。軟骨はしっかりとしてはいるが、硬くはない細胞間基質をもつ特異的な結合組織である。これはしっかりした支持構造となるが、指の爪で切ることができるくらいに軟らかい。この性質は、水と結合した基質をきわめて多く含んでいることによる。軟骨基質内に豊富に含まれるコンドロイチン硫酸（ギリシア語のchondrosは軟骨を意味する）は、非コラーゲン性タンパク質と関連しており、この組み合わせによって著しい親水性の特性をもつことになる。これによって基質は、膨潤しているが強固な性質をもつことができる。軟骨は、体中の柔軟性のある（もろくはない）支持を必要とするところに発育する。軟骨には血管に富む軟骨形成膜があるが、この膜がなくても存在しうる。軟骨は、間質性にも添加性にも成長できる。基質は石灰化しないために、血管がなくても存在可能である。栄養物および代謝産物は、軟らかい基質を介して直接、細胞内へあるいは細胞外へと浸透する。したがって、硬くて何も通さない基質をもった骨では血管が必要とされるが、軟骨では必要としない。

　軟骨の基質には血管がないために、軟骨は圧に耐えられるのである。他の軟組織とは対照的に、軟骨の表面には、圧によってつぶされてしまうような血管は存在しない。したがって、栄養供給を遮るものがないため、軟骨の代謝が可能となる。水と結合していてつぶされることのない基質は、力によってひどくゆがめられることもなく、また基質が膨潤しているため、その中にある細胞は圧から保護される。

　軟骨は骨と異なり、被膜なしでも機能を営むことができる。なぜならば、軟骨基質は石灰化せず、また血管も存在しないため、被膜の表面血管に依存していない。

　軟骨は被膜なしで機能を営むことができるので、長管骨の関節表面や骨端軟骨板のような圧の加わる場にも順応できる。もし軟らかい結合組織があれば、そこにある血管は圧によってつぶされてしまい、細胞は直接圧を受けるのみならず、無酸素状態に陥ってしまい

やすい。さらに繊細な軟骨外膜は、摩擦のある関節の運動には耐えられない。しかしながら、むき出しの関節軟骨の表面は大きな重量を支えて、強い圧が加わっているときにも滑液の分泌に助けられて、比較的摩擦の少ない動きをする(注：下顎頭の「二次」軟骨は、特異な組織系を包含している。耐圧性を示す特徴を有する別の組織としては、血管をともなわず相対的に無細胞の密なコラーゲン性結合組織である。下顎頭の二次軟骨は、そのような組織からなる特異な「被膜」を有する)。

軟骨には、膜に依存した添加性の成長のみならず間質性の成長発育様式があるので、結合組織の被膜がないところに圧が加わっても成長発育できる。関節表面、軟骨結合および骨端軟骨板などの場が相当している(注：下顎頭の「二次」軟骨には、特異的システムがあるのが特徴的である[第4章参照])。

通常、軟骨基質は石灰化しないため、骨とは異なり細胞分裂が可能で、これにより間質性の成長発育が可能である。

上記のそれぞれの特徴が、いかに相互に関連をもち、互いに依存しあっているかが容易に理解できるであろう。以上のいずれかが欠けても、成長軟骨の機能を果たすことはできないだろう。軟骨は、これらの特殊な特徴があるために他とは異なった特殊な組織として存在しており、かつその多機能は他のどんな軟組織あるいは硬組織によってもなしえないものである。

骨

骨には、硬いという特徴がある。このため一種独特な成長発育の特性を示す。もちろん、骨は骨細胞が拡大のできない基質に閉じ込められているため、間質性には成長発育できない。したがって、添加性骨成長のための骨形成能を供給する血管性被膜(骨外膜／骨内膜)に依存せざるをえない。これはまた、骨が牽引(張力)に順応する種類の組織である必要があり、骨が「圧感受性*」があるといわれる理由となっている。被膜軟組織は、直接的な圧に敏感である。なぜならば、過度の圧迫は血管をふさいでしまい、骨芽細胞による新生骨の添加を妨げ、無血管性の壊死の原因になるからである。

実際に、圧に感受性があるのは膜であって、硬い部分の骨ではない(240ページ参照)。圧迫される程度は、約25g/cm²の毛細血管圧を下回る「弱い」力である。

---

*「圧迫と牽引」に関する問題は、どの書をひもといてみても、ここで記した程度にかなり簡単に片づけられている。実際に骨に加わっている力はきわめて複雑で、圧迫か牽引かのいずれかに決めつけて言い切れることはごくまれである。たとえば、骨膜は骨表面に対して牽引の影響を与えうるが、同時にまた同じ骨表面に、凹面をしている部分での曲げ応力のような、別の要素からの圧迫の影響をも与えている。また、ある領域での細胞間を流れる液体成分による圧迫の影響が、牽引下にあるといわれている場にも加わりうる。引っ張られたコラーゲン線維の間にある骨芽細胞には、実際には圧迫の影響が加わっている。さらに、骨自体の化骨している部分に加わっている圧迫の影響は、造骨の機転の引き金役となりうるし、一方で血管に加わる圧迫の影響は、破骨の機転の引き金役ともなりうる。昔からいわれ、簡単に片づけられすぎた牽引-添加、圧迫-吸収という関係の不正確な考え方は、第12章で述べたように、もはや一般的には受け入れられない考え方である。成長の制御に関するシステムはもっともっと複雑で、現在では充分解明されてはいない。

血流の程度は、軟組織に加わる機械的な力の量とタイプに影響され、これは直接、軟骨形成あるいは骨形成のいずれかの開始と関連している。高い圧による重症の低酸素症は、未分化の結合組織細胞からの骨芽細胞の形成より、血管をともなわない軟骨を導く軟骨芽細胞の形成を刺激するということが知られている。これらのさまざまな理由から、2種の骨成長発育の基本的様式が存在する。すなわち、1つ(膜内性)は張力の存在する(または毛細血管圧を下まわる弱い圧が加わっている)局所環境に、もう1つ(軟骨内)はもっと大きな圧に適応する、という様式である。

一般に軟組織の成長発育をもたらすのは、(1)(上皮においてみられるように)細胞数の増加、(2)(骨格筋におけると同様に)細胞の大きさの増大、(3)(疎性結合組織におけると同様に)細胞間基質の量の増加によっている。多くの組織では、これらのうち2つまたは3つすべてが組み合わさっている(軟骨にみられるように)。これらは、すでに存在している組織成分の拡大変化であるため、すべてが間質性の成長発育である。骨は石灰化しているため、以前に形成された骨組織の表面に新しい細胞や基質が添加するという過程によって成長発育せざるをえない。もちろん、骨細胞が分裂する場所はないため、細胞分裂および細胞増殖によって間質性に大きくなることはできない。骨細胞およびその遺伝子は、拡大することのできない石灰化した基質に閉じ込められている。したがって骨は、表面被膜あるいは裏層被膜と関連して成長発育しなければならない。成長発育活性の場となっているのは、骨外膜か骨内膜である。このタイプの成長発育は、間質性の拡大に対して「添加性」といわれる。完全に石灰化されている骨は、骨形成の様式(内軟骨性あるいは膜内性)いかんにかかわらず、すべてこの方法で成長発育する。

前述したように、圧が結合組織性膜の毛細血管圧の閾値を上回る場では、膜内性の成長発育機構(名称が示すように、血管の被膜に依存している)はその機能を果たせない。したがって、圧の加わる場では成長軟骨が成長発育する。骨端で圧を受けている骨がその長さを伸ばすことができるのは、骨端板、軟骨縫合、および他の「成長軟骨」が存在するからである。軟骨は、一側では間質性および、または添加性に成長発育し、他側では、古い軟骨が吸収され骨に置換される。軟骨は、本来はその下にある感受性の高い骨内膜を保護する一種の露払いのような役をしている。また、軟骨の重要な点は同時に骨の長さの成長発育を引き起こすことである。骨のその他の領域は、膜内性に成長発育する。

活発に成長発育しているときには、骨添加表面は新しい骨の添加によってたえず変化している。すなわち、骨の深部にある緻密な部分は、いずれもかつては骨内膜面あるいは骨外膜面にあり、表面に露出していた。もし、メタルインプラントあるいは生体染色剤(アリザリン、テトラサイクリンあるいはプロシオン染料のような)を生体の骨に用いれば、標識が付加されたり生体染色剤が投薬されたのちに起こった変化を、はっきりさせることができる。そのような標識や生体染色剤により形成された線は、骨添加の起きている骨表面を表示する(注：生体染色剤は、染色剤が血流中にある時期に骨が添加されたときにのみとりこまれる。したがって1回の投与により、活発な骨表面に1層の薄い着色された線が形成されるが、形成された骨は着色されない)。メタルインプラント(タンタリューム〔タンタル〕小片)は、特殊な「叩打器」を用いて成長発育時の皮質骨内に打ち込まれ、これらのX線不透過性マーカーは、数日、数週、数年毎にX線写真を撮影し、このマーカーを

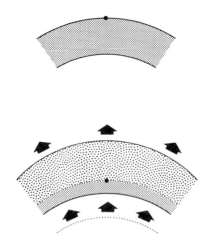

図14-1

参照することによって、骨がどこに、どのように骨添加と骨吸収で骨改造されたかを判定することができる。また2ヵ所以上の骨に、事前に打ち込んだインプラントのずれている方向や程度を調べることによって、骨全体の転位移動を評価することが可能である。

　骨添加は、骨が成長発育する全過程のうちの一部にすぎない。すなわち、多くの局面をもった成長発育系のなかの1つの局面である。骨吸収はもう1つの部分であって、これは骨添加と同様に重要で欠くことのできない部分である（図14-1）。成長発育にともなう一般的な骨吸収は「病理的」なものではないが、初心者はしばしば、骨吸収が破壊的な過程である、あるいは骨吸収はある種の病気にみられるものであるという理由で、それを悪い事項だと誤解することがある。骨吸収は、骨添加と随伴していなければならず、骨皮質（あるいは格子状骨梁）の片側の骨添加は、反対側での骨吸収をともなって、その部分を成長発育移動（転位）させる。したがって骨外膜面の骨添加は、骨皮質の内膜面の骨吸収をともなって骨皮質全体を外側に移動させ、同時に周囲との比率を保ちながらその厚さを増大させる。注目してほしい点は、この過程により表面にあるインプラントは他側へ移動していることである（図14-1）。インプラント自身は動いていなくても、その周囲の骨が改造している。しかしながら第2章で指摘したように、骨は一般にいわれているように外側の骨添加と内側の骨吸収によって単純には大きくならないため、骨改造が骨全体をとおしてどこででも起こるのである。

　骨改造（図14-2）には、成長発育している骨の部分が新しい位置に移動（変位）するために、異なった骨外膜および骨内膜の表面における骨添加（図14-2の1、3）と骨吸収（図14-2の2、4）のいろいろな組み合わせが関与している（第2章を参照されたい）。変位は、成長発育機構の1つの基本的なものとして絶えず骨の形状や大きさを変化させている。骨添加活性は、厚い骨外膜あるいはきわめて薄い骨内膜のもっとも内側の細胞層にある骨芽細胞によって生じる。後者は、筋、腱、および力に対応するような組織が付着していないため、約1個の細胞の厚さだけで厚い線維層はない。骨内膜層にとりこまれている血管は、直角に入り込んでいるのが特徴である。なぜなら、骨内膜は張力がかかっていな

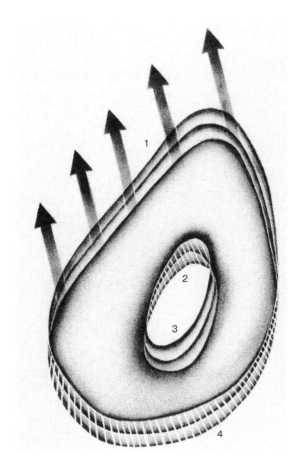

図14-2
(Enlow, D. H.：『骨改造の原則[Principles of Bone Remodeling]』から引用. Springfield, Ⅲ., Charles C Thomas, 1963[許可取得済])

い状態にあるため、血管は骨の長軸に向けて引っ張られることがないからである、また、表面の骨外膜の「ずれ」は、成長発育にともなって骨外膜に加わる力と関連している。それゆえ、骨外膜の血管はより急な角度で骨に入り込んでいく。骨外膜から骨に垂直に入り込んでいるという「フォルクマン(Volkmann)管」の昔の解釈は、捨て去られなければならない（組織としての骨に関する、詳しい初期の歴史的解釈についてはEnlow[1963]を参照）。

　新生骨が積層されるにつれて、それを覆っている骨外膜は外側へ移動する。もし、骨外膜面が吸収性を示せば、骨外膜は内側に移動する。しかしながら、これらの骨膜は骨皮質が後退するように単純には「移動」しない。これらの膜は、単に押されたり引っ張られたりあるいはいくらか新しい位置に動くのではない。むしろそれぞれの膜は、ある場所から別の場所へと成長発育する。それが、これらの「形成性」の骨膜間にある骨皮質の成長発育移動(骨改造)を誘導する内外側骨膜の成長発育移動なのである。骨膜には、それ自体の間質性の成長発育過程がある。成長発育中に骨が改造を行うと同じそれぞれの膜は、ある

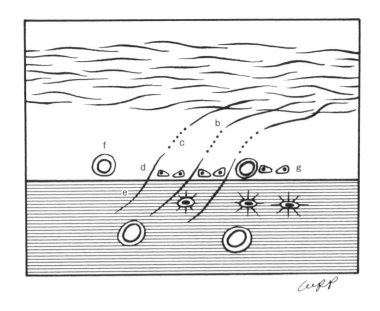

図14-3

　場所から別の場所へと成長発育する。このように骨外膜自体にも改造過程が進んでいく。骨の変化は骨膜によって調整されていること、および成長発育活性(第2章参照)の「場」は骨内または骨表面ではなく、むしろこの骨膜や他の軟組織に存在することを思い出していただきたい。

　コラーゲン線維および基質が骨芽細胞(図14-3g)により積層されると、この類骨組織(osteoid)の層はほとんど同時に石灰化を起こして、新しい骨の層(図14-4x)となる。取り込まれた骨芽細胞の中には新たに骨細胞になるものもあり、また骨膜の血管のなかに埋入されてしまうものもある。その後骨が血管周囲に形成されると、吻合している血管は血管の網様構造内に閉じ込められることになる。付着線維(シャーピー線維)は、新生骨が骨外膜(図14-4d)内層のコラーゲン線維周囲に形成されるにつれて、より深く包埋されてくる。骨外膜の線維はそれ自体が骨改造されることによって外側に長さを増し成長発育する。線維束(図14-4d)は、内側(図14-4e′)において新生骨により包埋されながら外側に向かって伸びていく。それは図14-4cの部分が新しく図14-4dに付加された部分に転換することにより遂行され、この過程によって線維は伸長するのである。図14-4cの部分は、幼若なコラーゲン線維である。それは非常に細い線維で特殊な染色法が要求される(KrawとEnlow[1967])。多くのこれらの線維(すなわち「連鎖」線維)は、骨外膜の中間の部分にはっきりした層を形成する。これらの細い線維は、多くの線維芽細胞の制御下で改造されて太いコラーゲン線維と癒合することによって、伸長された部分(図14-4d)を形成する。これは、多くの原線維が基質(プロテオグリカン)と結合することによって、進行する。

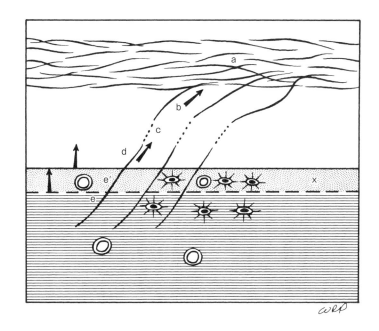

図14-4

　図14-4cの部分は骨表面から離れる方向に長さを増している。これが、結合している基質を図14-4bの部分から酵素で分離して無数の細い幼若な線維に解離するという改造転化によるのか、新しい幼若コラーゲン線維がこの層の線維芽細胞によって直接図14-4cに付加されることによるのか、現在のところわかっていない。しかしながら、これらの変化が起こるにつれて、新しい図14-4bの部分は、骨外膜の拡大している外側の密な「線維」層（図14-4a）と結合しながら線維芽細胞の活性によって形成されていく。したがって、全体の骨外膜は外側に変位し、同時に骨もこれに相応して同一方向にドリフトする。骨外膜が骨添加性でなくて吸収性を示す場合には、実際に起こる過程は同一であるが、方向は反対である。すなわち骨外膜およびその線維は、外側ではなく内側に移動している骨表面から離れる方向ではなく、骨表面に向けて成長発育する。
　筋あるいは靱帯は、どのようにして吸収性を示す骨表面に付着し続けるのであろうか？また、筋はいかにして骨の長さの増大にともなって骨表面（吸収性を示すのであれ、添加性を示すのであれ）を移動するのか？　たとえば、図14-5と図14-6に示した筋は、その付着部を移動する。この筋は、順次骨吸収を示す部分と骨添加を示す両者の混在部の一定の結合を保たねばならない。図14-6に示した別の筋は、すべて吸収面に付着している。骨吸収は通常、付着線維も含めた骨組織全体を破壊する過程であるとみなされている。ストレスの加わらない多くの場にあっては、これは正しい。しかし、筋、腱、靱帯そして歯周付着の場では、（すべてではないものの）線維付着を保持するいくつかの組織形成機構が作用している。第一に一般的ではないが、線維を破壊する過程は、必ずしも完全に行われるわけではない。通常の骨基質の線維のなかには、特に牽引方向にある場合、骨吸収過

程によって排除されないものもある。これらの線維は、これらの周囲の骨基質が吸収されると裸となり、骨で取り囲まれているという束縛がなくなって、骨外膜の線維として機能するようになる。第二のきわめて多くみられる組織形成機序は、むき出しになった線維芽細胞様細胞の分泌するプロテオグリカンによる接着する機構である(KuriharaとEnlow[1980b、c])。その後、接着分子であるプロテオグリカンの分泌により、新たな前コラーゲン線維が形成される。骨膜内のより成熟した線維に新生原線維に結合する。プロテオグリカンは結合分子として機能する(図14-7)。その後、骨外膜によって新たな骨が形成されると、石灰化した接着面は「逆転線(reversal line)」となる(注：骨改造時の歯槽骨と接着する歯周組織でも、同様の過程が起きる)。この過程は、何度もくり返し起きる過程である。

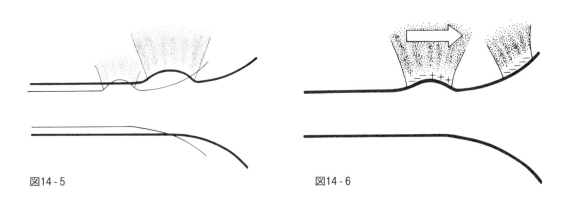

図14-5　　　　　　　　　　　　図14-6

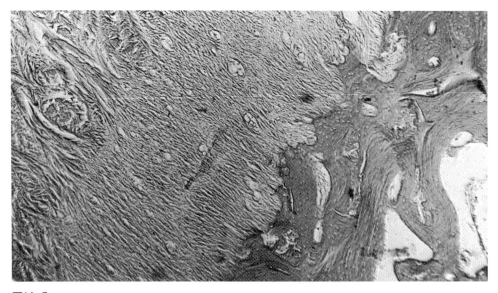

図14-7

ストレスのかかっている別の場では、骨の吸収面や改造面、変位している面に引き続いて線維を付着させる別の機構がみられる。それは連続した線維性結合を供給するために、骨の再構成が吸収面深部にわたってみられることである。すなわち、「穿下性」吸収が内部に向けて吸収の進んでいる骨外膜面の下部で、吸収管が充分に形成されたところに起こる。その後、新生骨がこれらの深部にある保護された空隙に積層され、これによって外側の骨表面が吸収により除去されている間の線維のつながりが確保される。このように骨外膜面が吸収されると、多くの吸収による空隙が形成される（組織切片では、それらの多くは輪切りの管として観察される）。これらの空隙は相互に吻合している。そこにつぎつぎに添加された新生骨のなかの線維は骨改造によって骨膜の線維と再結合して骨外膜の線維とつながっており、これにより骨への付着が確保されるのである（図14-8）。その結果として深部に形成される構造物が、ハバース系（二次オステオン）である。それぞれのオステオンの線維性基質および変化しやすい連鎖線維によるこの基質と、内側に移動している骨外膜との結合は、吸収の最前端がそこに達するまでは吸収による影響を受けない。しかしながら、新生したハバース系は、たえず吸収の最前端に先立って形成されるため、順次吸収によって露出した部分にさらに深層のオステオンが新生し、置換される。さらに筋は骨外膜（あるいは、靱帯の付着部でこれに相当する領域）の中間層における変化しやすい連鎖線維（図14-9x）の側方への再結合と同様に、このハバース系の形成の過程によって骨表面に沿って移動する。このようにして、骨外膜の外層の線維aと結合している幼若な連鎖線維は（図14-9、10）、骨外膜の内層の線維b′の幼若な線維と再結合する。このような変化が順次起こる。これによって全体の筋は、骨全体の成長発育と歩調を合わせて移動することができるのである。すなわち線維束の分離は、酵素が基質結合を解離させることにより行われ、同時に原線維の線維束への転化は、新しい基質の形成により行われると信じられている。図14-20も参照のこと。

　縫合には、骨膜性の骨の成長発育に相当する骨形成の過程がある。縫合は骨外膜が骨内に屈折してできたもので、いろいろな線維の連鎖や骨形成層が、一端の骨から他端の骨へと直接連続している（図14-11、12）。新しい骨の層（x）が添加されると、内層の成熟した線維dは骨基質に包埋されて新しい付着線維（e′）を形成する。しかし線維dは、骨外膜のところで述べたように変化しやすい連鎖線維cの転化によって伸長される。つづいて線維bは、伸長している線維cに転化される（あるいは骨外膜におけると同様に、線維芽細胞の活性によって線維cが伸長されるのであろう）。新生骨が縫合面に添加されると、同時に骨は相互に離開する（この転位を引き起こす力に関する考察については、第2章を参照されたい）。多くの縫合は、ここに示したように（それぞれの側に）基本となる3層からなる（図14-13）。ところが縫合によっては、両側の層を分離している緻密な線維を含む嚢状層（capsular zone）の中心部に、粗い線維配列を示すもう1つの層が存在する。しかし、基本となる成長発育および骨改造の過程は、まったく同一である。成長発育の過程が終了すると、縫合は成熟した靱帯となり、幼若な連鎖線維は消失する。

　重要なこととして、いろいろな縫合の場において、鼻上顎複合体の「前下方」への転位を生み出す推進源が何かについては、長い間論争の的となっていたことである。縫合の連鎖線維層にある多くの収縮性のある細胞（"myofibroblasts" 図14-11bのm）が、線維性の組

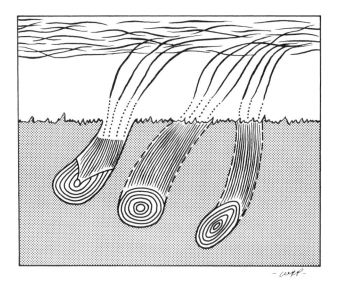

図14-8

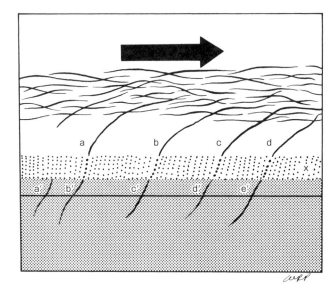

図14-9

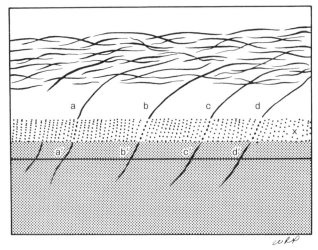

図14-10

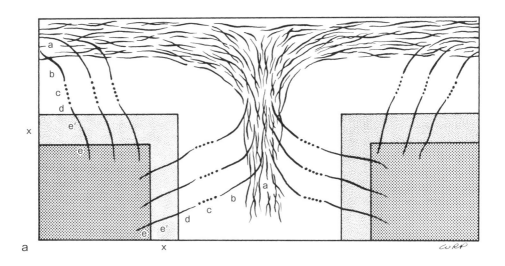

a

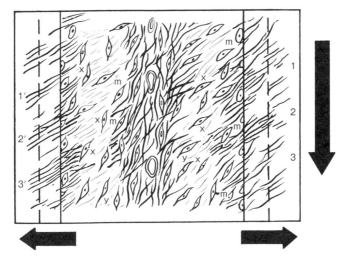

b

図14-11

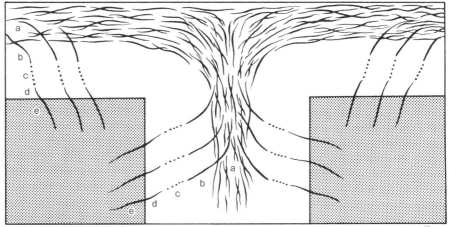

図14-12

織を牽引する力となる収縮力を、部分的にしろ発現することが最近示唆された。このような力が、一端の骨を順次他端の骨の縫合面に沿って牽引するか、あるいは再結合による位置調整に寄与するため、特定の推進力が骨移動を引き起こしていると考えられる。その結果骨は、新生骨が縫合面に添加されると同時に縫合に沿って「滑走」する。このようにして、中顔面はその多様な縫合面に沿って前下方に牽引される。コラーゲンの破壊に関与している特定の細胞やコラーゲン合成に関与している線維芽細胞（図14-11のxおよびy）は線維の改造を引き起こす。また、これらは基質の再連鎖反応にも関与している。かつて1′の線維と連鎖していた1の線維は、2′の線維と連鎖するようになる。他の部位でも同様の変化が起こる（Azumaら[1975]参照）。98、106ページ参照のこと。

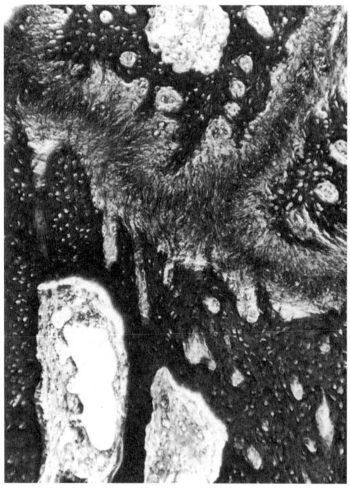

図14-13
(Enlow, D. H.：『ヒトの顔面[The Human Face]』から引用. New York, Harper & Row, 1968, p.96[許可取得済])

成長発育と機能に関連する骨組織

　組織学の教科書は、ハバース系（二次オステオン）が骨の構造上の単位であると教えている。これはまったく正しくない。成長発育中の若い子供の骨では、ハバース系は構造上の主たる特徴を示すものではない（多くの哺乳類の群や種にはハバース系がない。Enlow [1963] 参照）。ハバース系に関するこの古い概念は、歯学および医学の学生を誤って導くのみならず、重要な概念を隠してしまっている。成長発育している子供の骨格には、他にきわめて多くの種類の骨が存在する。その概念は機能的発育上、異なった環境と状態が存在すれば、おのおのの環境に相応して骨組織のタイプが存在しうるということである。速く成長発育する骨もあれば、ゆっくり成長発育する骨もある。内側に向けて成長発育する骨もあれば、外側に向けて成長発育する骨もある。筋、腱、歯根膜の付着に関係する骨もあれば、そうでない骨もある。厚い骨皮質を形成する骨もあれば、薄い骨皮質を形成するものもある。多くの血液供給を受けている骨もあれば、ほとんど受けていない骨もある。このように、いろいろ変化に富んだ骨が存在する「ハバース系」が、これらのすべての骨に存在しているとはいえない。これらは重要な点である。なぜならば、骨の基本的な特徴が、組織として成長発育上の多様性と順応性とを有していることにあるからである。

　成長発育期の小児の骨格では、一次血管骨組織（図14-14、17）が、骨膜性皮質骨の主なタイプである。血管は骨管内にとりこまれるため、骨膜性骨形成部では新たな骨が各血管周辺に形成される。これらの骨管は、前に存在した二次的な骨吸収領域から形成された

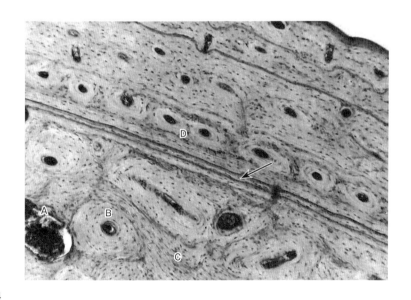

図14-14
この皮質骨標本の下半分は、二次オステオンによって置換された骨内膜層である。上半分は、一次血管と一次オステオンを含む層板骨と非層板骨との混合した層である（Enlow, D. H.：『骨改造の法則[Principles of Bone Remodeling]』から引用．Springfield, Ⅲ, Charles C Thomas, 1963［許可取得済］）。

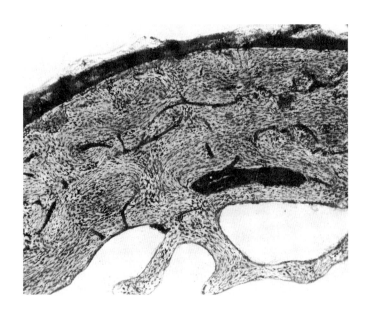

図14-15
これは皮質骨の内側成長発育している部位から採取した切片である。骨内膜性骨添加と骨外膜性骨吸収により形成された緻密な格子状骨である。粗性格子状骨梁の間にある広範な領域は、層板骨で埋め尽くされている(Enlow, D. H.:『出生後の骨成長／骨改造に関する研究[A study of the postnatal growth and remodeling of bone]』から引用. Am. J. Anat, 110:79, 1962[許可取得済])。

ものではない。骨成長発育が早い場合、多くの血管とそれらの骨管はとりこまれていることが特徴的である。成長発育が遅い場合、緻密骨の基質内に取り囲まれる骨管は少なく、まったくみられない。緻密な粗性格子状骨(図14-15)は、骨内膜によって形成された皮質骨のタイプである。全身にある皮質骨の2分の1から3分の2は、この重要かつ特異的な構造を有す骨によって構成される。この骨は皮質の髄質へ向う成長によって形成される(すなわち、骨外膜性骨吸収と骨内膜性骨添加)。骨髄性の格子状骨は、間隙を血管の大きさに縮小されるまで埋められることによって、緻密な皮質骨に置換される(図14-16、17)。これは主要かつ広範に存在する骨組織のタイプであるが、先に述べたような一次血管骨組織と同様に、標準的な組織学の教科書ではいまだ認識されていないことである。

緻密な格子状骨(図14-18)は、もっとも成長発育が早い骨の1つである。胎児では全身でこの骨が形成され、出生後も急速に増大する骨である。通常この種の皮質骨組織が占める領域は血管より大きいが、粗な格子構造の髄質より小さい。非層板骨(または「線維性骨」)も成長発育が早く、微細な格子状骨と関連して形成される。しかし、成長発育の早い皮質骨も非層板骨である(詳細については、Enlow [1963, 1990]参照)。

線維骨は、歯根膜由来の密な付着線維を有すことが特徴的である(図7-3参照)。この種の骨は、歯槽の添加面でのみ形成される。骨吸収面は、緻密な粗な格子状(骨内性)骨で構成されることが多く、歯槽板が非常に薄い場合、線維骨は骨添加面でも形成されるが、歯槽骨のドリフトが進行するにつれて、骨吸収面に変化する。軟骨様骨は、歯槽縁やその他の急速に形成される骨領域(腱が接着する成長発育時の先端部)に形成される。この種の

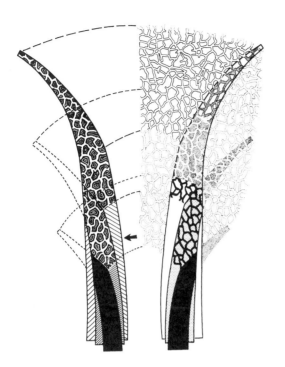

図14-16
骨成長発育の幅広い先端部は、骨内膜側への骨添加と骨外膜側からの骨吸収によって縦方向に成長発育する。これは内側面が成長発育方向に面しているためである。髄様骨は、網目状に圧縮されて皮質骨へ置換される。この領域にあった骨梁は消失するが、内側周辺(矢印)の骨添加で内方へ成長発育する。内側面での成長では、骨の伸長にともなって幅広い部分が狭小化し、より細い部分(骨幹)に変化する。骨幹では、成長発育方向が反転し、膜性骨となる(Enlow, D. H.:『骨改造の原則 [Principles of Bone Remodeling]』から引用. Springfield, Ⅲ., Charles C Thomas, 1963[許可取得済])。

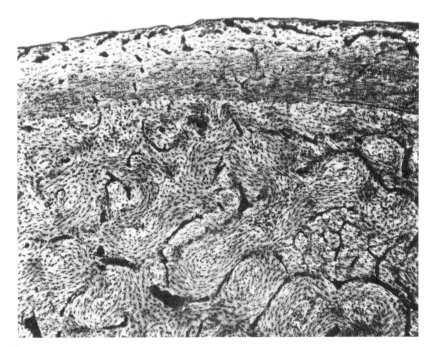

図14-17
皮質骨の横断面は、内側への(骨内膜)成長発育時に、格子状に緻密化する過程によって形成される。成長発育面が外側面に反転すると、一次血管をともなう骨の骨膜層となる。この反転した面では、これらの2つの領域の間に反転線がみられる(Enlow, D. H.:『出生後の骨成長発育／骨改造に関する研究[A study of the postnatal growth and remodeling of bone]』から引用. Am. J. Anat, 110:79, 1962[許可取得済])。

骨組織は、非層板骨の好塩基性基質に取り囲まれた、大きな球状にみえる骨細胞が密集しているため、軟骨と類似している。内部で異形成が起こり、その他の骨組織に変化するため、軟骨様骨は間質成長発育する、おそらく唯一の骨組織であると考えられる。

ハバース系

ハバース系による骨の(二次)置換が起きるのには、いくつかの機能的理由がある。また先述したとおり、より古い骨の中で生じている状況にも関連している。第一に小児成長発育期において、全体的に骨改造が起きることによって、成長が続く限り骨組織では絶えず交替が行われる。骨細胞は顕著に老化し、壊死が生じるため、骨は長期間残存することができない(骨細胞には寿命がある)。また小児期では、先述したようにほとんどの骨が急速に形成されるため、組織的に骨は血管に富んだ組織である。したがって、骨細胞は生存しやすい。小児が成熟し、成長発育は遅くなるにつれて、形成速度が遅いタイプの骨が広範にわたって増大する。これらのタイプの骨に分布する血管は、さほど密でないことが多いため、骨細胞の壊死はより早期に始まってくる。成人になると、「成長発育による骨改造」によって、骨が置換されることがなくなるため、「ハバース系による骨改造」によって、

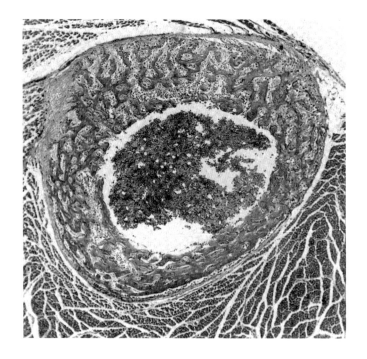

図14-18
胎児の皮質骨は、緻密な格子状の非層板骨組織からなる。結合組織に埋め尽くされた、相対的に小さな領域があることに注目してほしい。出生後の成長発育がきわめて早い骨領域でも、緻密な格子状骨が形成される(Enlow, D. H.：『出生後の骨成長発育／骨改造に関する研究[A study of the postnatal growth and remodeling of bone]』から引用. Am. J. Anat, 110：79, 1962[許可取得済])。

皮質骨の内側で骨が再構築され、必要不可欠な骨が新たに形成されるようになる。ハバース層板が密に形成された後、その中に吸収管が形成され、その後古くなって死に瀕した、または死んだ皮質骨が置換され、二次オステオンとなる。また、この再構築過程は老人のミネラルの恒常性維持にも関与しているため、より成熟したヒトの骨では骨の表面でのイオン交換は活発ではない。その他ハバース系による再構築は、広範な構造の疲労（長年の広範にわたる「微細骨折」の蓄積を含む）が生じた骨の置換にも、役割を果たしている。

これらは、歯科インプラントの骨結合をもたらす重要な因子である。外科医によりインプラントが埋入されると、インプラント周囲の骨は壊死に陥る。コーン状に骨が削られ（図14-19）、その部分が骨誘導組織で満たされて、インプラント周囲に骨新生がみられ、その結果インプラントは骨と結合する（骨結合）。

要約すると、小児期に絶えずみられる成長発育（骨改造）過程による骨の新生は、成人になるとほとんど停止する。しかし骨の大きさや形状が変化させないような、異なってはいるが同様の骨改造機序（骨吸収／添加）がとってかわる。つまり、既存の骨に内部において、ハバース系による（二次）再構築が起きる。

興味深い点は、ハバース系とは基本的な生物学的概念を明示した一例であり、これは「組織円板」の原理ということである。軟組織および硬組織においても、すべての脈管組織は、組織中心にある血管により栄養補給されていることを端的に示すものである。生理学的にみた組織柱の半径は、組織柱中心部から細胞部位までである。二次オステオン自体が機能を有する組織柱であるため、骨ではあらゆる組織との関係を明確に図示されている。

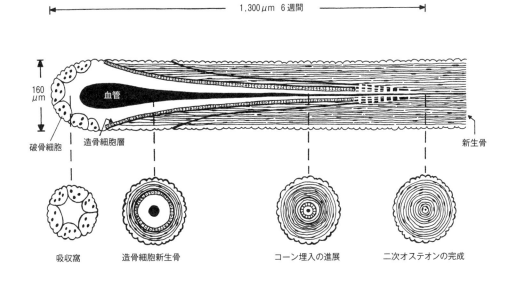

図14-19
カットしてコーンを埋めこんだ模式図(Roberts. W. E., P. K. Turley, N. Brezniak, P. J Fielder：『骨の生理学と代謝[Bone physiology and metabolism]』から引用、改変して使用. Calif. Dent. Assoc. J. 15(10)：54-61, 1987[許可取得済])。

小児期において、成長発育中の骨の表面に沿って筋が移動し、絶えず再付着するのにともなって、限局的にハバース系が、骨吸収や骨改造面で筋が付着するような場に形成される(図14-20)。しかし若年者では、主に機能するのは二次オステオンではない。ハバース系の大部分は、さらに成熟してから現われ、もとからあった一次皮質骨の二次的な再構築に関与している。

層板骨は成長発育が遅いタイプの骨であり、成人では大半の骨に、小児では骨添加速度が遅い領域にみられる。これらの名称は部位によって異なって、骨外膜周辺部、骨内膜周辺部、皮質骨、粗性格子状あるいはハバース系層板などとよばれている。一次オステオン(二次オステオンとは対照的で)は、図14-14にみるように、非層板骨の微細な格子状空隙に求心形の層板を有す比較的小さな構造をしている。

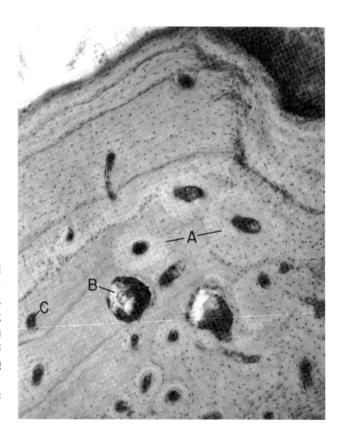

図14-20
これらの二次オステオンは、骨改造移動が起きる結節部にある。付着する筋がシフトすることによって、ハバース系が絶えず形成される。一次血管の管(C)は吸収管(B)内へと拡がり、その後、求心形の層板が骨吸収領域内に形成されるため、完全な二次オステオンが形成される(Enlow, D. H.：『ハバース系の機能[Functions of the haversian system]』から引用．Am. J. Anat., 110：269, 1962[許可取得済])。

第2部

顔面成長発育に関する
より詳細な事項

第15章

成人における頭蓋顔面の成長発育

Rolf G. Behrents, D.D.S., M.S., Ph.D.

　ヒトの顔の変化は、時間の経過を明白に反映したものである。出生前の成長発育によって形態形成が始まり、成長期(乳児期、小児期、青年期)から成熟した成人期に入り、その後に続く老年期までみられる変化は、ヒトの顔面の形状の老化過程を示しており、これらの過程は例外なく必ず認められるものである。顔貌の変化を記述し分析する研究は多く行われており、顔面の変化の型紙となる基本的な骨変化の特徴を把握するためにも、さらに多くの研究が行われている。

　連続して起きる生物学的変化に関しては、昔から一生のうちでもっとも急速にかつ明瞭な変化の起きる時期に注目が集まっていた。得られる情報は、成長発育過程や効果的な治療を理解する上で重要であると考えられるため、注目される時期がそのような時期であることは実践的であり当然のことである。

　長年にわたる研究に基づく成長発育過程について解説する現代の教科書の大半は、出生後の成長発育は青年期中ごろにピークを迎え、青年後期には著しく成長発育は低下し、成人期には成長発育は停止するとされている。一般的に、女性は14歳、男性は16歳ごろに成長発育が停止する。これは平均的な時期であり、変異もみられ、なかには「成熟遅延」を示す人もみられる。

　成長発育の停止に関する概念が根強く定着しているため、成人の頭蓋顔面骨の大きさや形状は不変であるとされており、加齢の特徴を述べる場合には、晩年における退行性変化が描記されている。漫画で描かれる高齢者の顔は、しわがあり組織が垂れ下がり、歯槽骨は吸収され歯は喪失し、顔の下方3分の1の垂直高径が減少していることが多い。

　このような情報から得られる結論は、表面的に見ている者にとっては実際的で十分なものに思えるが、実際の成人の資料に基づいているものではなく、むしろ青年期の成長発育パターンから外挿したものである。簡単にいえば、成長発育は青年期に減退するため、成人期に停止すると考えられる。したがって、一般的に理解されている成長発育の停止とは、不完全な情報に基づくものである。また文献を精査すると、成人期に徐々に進行する顔の変化は、根底にある骨格によるものではないことを示したエビデンスはほとんどない。さらに重要なことは、成人期において生物学的に変化することはありえないとか、成人期

に成長は終了すると信じられていることを立証した文献は1つもない点である。本章の目的は、青年期における頭蓋顔面成長発育の停止に関するこれまでの考えが誤っていることを、読者に納得させることである。

成人期の生物学的過程

　一部の分野における解釈とは異なり、成人期の生物学的過程は休眠状態ではない。生物学的活動は、成人期に入ってからも起こっているし、または継続している。これらの過程が、頭蓋顔面骨の変化に直接影響することを示した文献はきわめて多い。成人期にもすべての組織は変化するが、今回は、骨内で起きる一部の形態学的変化に焦点を合わせて述べる。加齢によって細胞、組織と臓器レベルで生じる変化の詳細は、Andrew［1971］、FinchとHayflick［1977］、Sinclair［1978］、Kohn［1978］、ならびにその他の論文で知ることができる。

骨の変化

　もっとも初期の考え方では、成人期における骨の性質は不変であるとされていたが、現在はさまざまな動的変化が、生涯にわたって起きると考えられている。加齢によって骨は質的、量的に絶えず変化する。細胞の形態学的特性の変化に加えて、加齢によって骨の水分量の減少、アパタイト結晶の大きさの増大、そして容積の増大がみられる一方、骨の重量減少、骨量減少、ならびに物理的密度の低下が生じる。

　骨代謝に関しては、加齢によって骨改造の速度が低下するようだが、停止はしない。文献によると、小児期の骨代謝速度は早く、新たに形成される骨は吸収される骨より明らかに多い。若齢成人になると骨代謝速度は低下し、骨形成、添加量は著しく減少するが、両過程とも引き続き発現している。高齢になると骨吸収作用が徐々に増強されるため、骨添加と骨吸収の繊細な均衡状態が、特に骨内膜面で障害されることが明らかになっている。しかし、骨形成変化が顕著であることをはっきり示したエビデンスはない（すなわち、加齢によって骨形成量が減少することを示したエビデンスはきわめて少ない）。このことは活発な骨形成（顎骨も含め）や、より活発に吸収活性が起きているという事実にもかかわらず、中年期やそれ以降骨形成の増加についてのかなりの報告がある。

　これは正常なヒトの場合であると思われるが、個人差もかなり大きいようである。加齢や扱われた骨によって、90歳代の標本のなかにも新生層板骨を確認できるものもあるが、他の標本では青年期を越えると、このような所見は容易に認められることはないものもある。局所的にみれば、Enlow［1982］は、高齢者では一次（非ハバース系）骨膜と骨内膜性骨のある領域では観察することができ、体重、姿勢、歯の喪失、あるいはその他の因子の変化による形態学的骨変化に対応して、骨改造変化が起こりうることを指摘している。

　したがって、ある程度の骨代謝が成人期以降も継続し、老年期以降も付加的な成長や機能的適応が十分に続けられうると考えるほうが論理的であると思われる。このような状況は男性では普通であると考えると、加齢の進む中でも骨変化は生じると考えられ、これは

一般的な分析ツールを用いて評価することが可能である。これは確かな事実である。

　顕微鏡レベルで起きる海綿骨と皮質骨の継続して起きている置換に加えて、加齢によって肉眼的変化も起きる。Enlow［1982］は、加齢によって皮質骨の幅が変化（減少）することを指摘している。このことは、四肢骨の肋骨、中手骨、上腕骨、大腿骨など多くの管状骨に関する文献に記載されている。海綿骨は減少するが、特に女性で減少する。その結果、加齢によってさまざまな管や海綿状の領域が拡大し、皮質骨が『薄化し』、しばしば骨粗鬆症と呼ばれることが多い。高齢者では皮質骨が薄くなることによって、「特発性」骨折の発生率が上昇する。しかし、皮質骨の幅が減少するにもかかわらず、骨の外形寸法は増大する。

　骨膜と骨内膜表面の肉眼的骨変化における骨の発育や再分布については、Garn［1970］やその他の研究者によって、詳しく研究されている。彼らの研究によれば、骨膜下と骨内膜性骨添加によって、骨量は男女とも40歳代まで増大し、30～40歳に最大値となる。この年齢以降になると、生涯にわたって骨膜下での付加成長が続くため、外形寸法が増加し（特に女性）、骨内膜性骨吸収によって髄腔は拡大する（図15-1）。加齢にともなって、これらの2つの作用により皮質骨が薄化する。これは、ヒトの全身で顕著にみられる現象であり、遺伝的、社会経済的、栄養学的、環境因子を問わず発現する。

　このような骨の「増大」は、手、上肢、下肢、足、脊柱などさまざまな部位で起きることが明らかになっており、多くの骨を総合的にその複雑な物理的評価を行ってみると、たとえ各骨の変化は小さくても、成人期にあっても骨が増大することを示すことができると

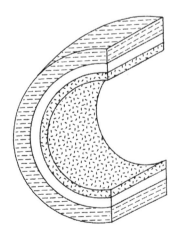

図15-1
管状骨の模式図。骨は、30～40歳まで骨外膜下（平行破線）と骨内膜（ランダムな破線）で形成される。したがって、骨外膜下で骨添加、骨内膜で骨吸収が起きる。骨の外寸は、この過程時に増加する。

期待される。このことは、いくつかの重要な事例があることがはっきりしている。たとえば、身長の評価に関する研究では、その知見はきわめて変化に富んでおり、成長発育が停止する時期(最大身長となる時期)は17〜45歳(骨端癒着後長期間経過後)と報告されている。頭頂部から足底までの全組織で起きる変化を総量として評価できる身長、そして各時点で確認可能な骨寸法の増大をふまえると、最大身長に達する年齢に大きな差があることは、驚くべきことではない。骨が成長し、ある組織がさまざまな程度に縮小することが起こりうる。最大身長に達する年齢は、ヒトに共通する特異的な事象というより、個体ごとに異なるものと考えられる。

別の例として、手骨でみられる複雑な骨変化が挙げられる。成人期にあって、手骨のなかには寸法が増大するものもあるが、縮小するものもあることが明らかになっている(Aksharanugraha、HarrisとBehrents[1987]、BehrentsとHarris[1987])。指節骨は伸長するが、中手骨は縮小する。しかし、これらが伸長したり縮小したりしても、各指の長さの全寸法はほぼ変化せず、その増加分は負の変化分によって相殺されている。このかつてはわかっていなかったさまざまな状況の差異が、成人期に起きる複雑な骨変化を示すもう1つの例といえる。

成人における頭蓋顔面の成長発育

より端的にいえば、頭蓋顔面骨の変化は、成人期にも一貫して起きることが報告されている。予想どおり頭部X線規格写真法が、日常的に使用される前に行われた研究では、頭蓋顔面骨は成人期に入っても続くであろうという程度であった。初期の研究で行われることが多かったのは、乾燥頭蓋の横断面的資料を用いた頭蓋計測法か、さまざまな人体計測学的手法を用いた生体計測、あるいは単なる観察による評価であった。したがってグループの平均値では、個人で若年者群と高齢者群の差を示す結論には導き出せなかった。しかし、いくつか重要な結果は得ることはできた。たとえば初期の研究結果によって、成人期に頭蓋骨は肥厚し、深さ、幅、そして顔面高が数mm増大することが示された。軟組織も変化することが示され、鼻の高さや幅のみでなく、耳や口唇の高さも、その後の成人期に顕著に増大することが示された。一方で、頭蓋顔面骨に変化が生ずるのかという疑問を呈する反対論もみられた。資料数に限界があること、実験デザインが不適切であること、また変数がコントロールされていない(歯の欠損など)ことで、結果がごちゃごちゃになり、議論を激しくさせていたようで、この見解の不一致は理解しうるものであった。

頭蓋計測器の進歩によって、成長時の生体を対象に、厳密に管理された縦断的研究を実施できるようになった。この手法による研究が数十年間行われたことによって、頭蓋顔面骨は、成人期も「成長」を続けることが明らかになった。一般に、横断的手法によって示されていたことは、縦断的手法と頭部X線規格写真法によって立証され、発展し、その詳細が示されることになった。Buchi[1950]、ThompsonとKendrick[1964]、CarlssonとPersson[1967]、Tallgren[1974]、Israel[1968、1973a、1973b、1977]、Forsberg[1979]、Susanne[1978]、SarnasとSolow[1980]、LewisとRoche[1988]の功績によって、成人における頭蓋顔面の変化が明らかにされた。ここ最近では新たな研究によって、成人におけ

る頭蓋顔面の変化に関する詳細が報告されている（Bishara、Teder と Jackobsen[1997]、Cretot[1997]、Formby、Nanda と Currier[1994]、Forsberg、Eliasson と Westergren[1991]、Love、Murray と Mamandras[1990]、Noverraz と Van der Linden[1991]）。

　Israel が行った一連の研究による貢献は多大であった。頭蓋の側面X線像と成人の男女の頭部X線規格写真を用いた Israel の研究結果から得られた成果は、きわめてはっきりとしている。用いられた頭蓋顔面計測による全測定値で、大きさの増大が確認された。頭蓋骨の厚さ、顔面上方部の高さ、上顎洞の大きさ、その他の頭蓋顔面骨の骨格について寸法の増大が認められた。これらの結果から、左右対称に、一般的には大きさが約4～5％増加すると Israel は結論づけた。計測部位によっても大きさの増加には差があることが示された。この点で Israel は、上顔面は6％、前頭洞は9～14％、下顎骨は5～7％増大すると述べている。計測技術上の批判はあるけれども、Israel の研究によって、頭蓋顔面骨の増大は認められるが、その変化量についてまでははっきりとしたことはいえない。

　Israel を支持する研究者は、彼の結果を徹底的に検証する必要がある。しかし、縦断的研究を遂行するのは困難である。成人を対象とした研究の多くが、研究資料の年令分布が狭いこと、歯列に異常がみられること、資料数が少ないこと、そして技術的な限界などのために研究遂行の困難に遭遇している。たとえば、成人における頭蓋顔面変化についての多くの研究論文は、100例未満の被験者の縦断的研究である。

　ところが著者である Behrents[1985、1986]の研究によって、これまでの限界が克服され、成人期の頭蓋顔面複合体における特異的な形態学的変化の特徴に関する新たな見識がもたらされた。この研究の資料は、オハイオ州 Cleveland で実施された Bolton 研究から抽出されている。Bolton 研究は、1930年代と1940年代に開始された大規模縦断的研究であり、健康で正常な小児と青年期の人を対象に、頭蓋顔面の変化を記述したものである。Bolton 研究のもっともすぐれた特徴は、研究の主任であった Dr. B. Holly Broadbent, Sr. が開発した新技術、頭部X線規格写真法が使用されたことである。幸運なことに、もともとの Bolton 研究は数十年間継続され、資料として参加した多くが若齢成人期に達するまで引き続き協力してくれたことである。その後、1980年代初頭に、Behrents はもともとの参加者113例を再招集し、新たなデータを収集した。Bolton 研究にすでに収集されている既存データと一緒にした163例、17～83歳のデータを用いて、若齢成人期から成人後期に起きた頭蓋顔面変化の特徴と程度について研究した。再招集時の参加者の健康状態は良好であり、大半がすべての歯を有していた。

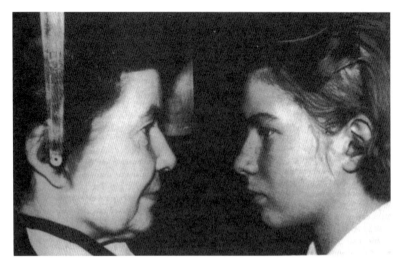

図15-2
14歳から60歳にわたったある女性の顔面変化の例(Behrents[1985])。

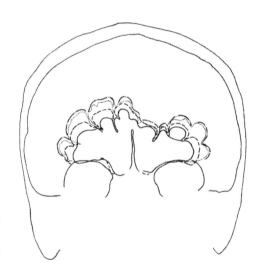

図15-3
成人期に拡大した前頭洞の一例。実線は17歳時の洞の輪郭を示す。破線、点線、一点鎖線は、17歳以降それぞれ(21、36、52歳)に徐々に変化した洞の輪郭を示す(Behrents[1985])。

　再招集時の調査で直接的に観察したところ、顔は予測どおりに変化していることが確認された。概して顔は多少大きくなり、特に鼻や耳の大きさが増大した。耳の長さや幅、耳垂の厚さが増大していた。鼻は幅や長さが増大し、先端部は下方に向いていた。顔の下方3分の1の増大がみられたが、口唇の前突度は低下していた(図15-2)。

　視覚的変化と一致して、X線検査でも継続的な骨変化を認めることが普通であった。このことは外部骨格構造のみでなく、内部構造にも影響がみられた。若齢成人期と高齢成人期で前頭洞、蝶形骨洞、上顎洞のX線写真を比較したところ、洞の大きさと形状の変化が必ず確認された(図15-3)。X線像では、縫合の消滅、頭頂骨の被薄化および小脳鎌の石灰化もみられた。

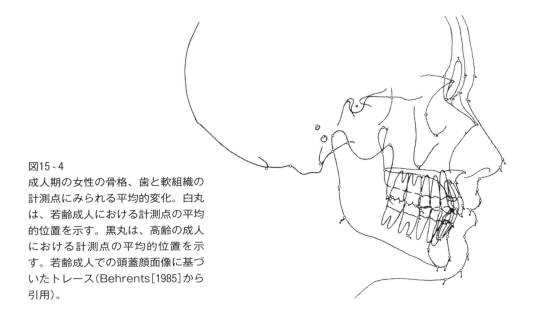

図15-4
成人期の女性の骨格、歯と軟組織の計測点にみられる平均的変化。白丸は、若齢成人における計測点の平均的位置を示す。黒丸は、高齢の成人における計測点の平均的位置を示す。若齢成人での頭蓋顔面像に基づいたトレース（Behrents[1985]から引用）。

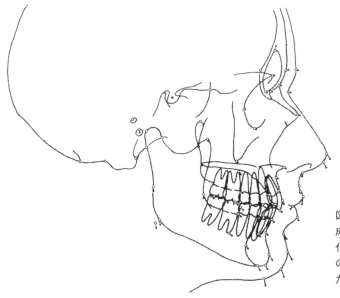

図15-5
成人期の男性の計測点の平均的変化。図15-4のように、各計測点の変化の平均的量と方向を図示した（Behrents[1985]から引用）。

　拡大率を補正した膨大な頭部X線規格写真データによって、すべての年齢で頭蓋顔面は、継続的に成長することが明らかとなった。男女ともに、ほとんどの距離測定と一部の角度が明らかに変化した（図15-4、5）。成人期にも成長することは正常なことであって、資料の95％で、成人期に特定部位の寸法の増大がみられることは決して異常なことではなかった。したがって、頭蓋顔面骨が成人期に成熟を継続することはごく当たり前のことであるため、「成熟遅延を示す人」という言葉は誤った使い方である。

図15-6
セラ－ナジオンライン上、セラでの重ね合わせトレース図。28歳時(破線)と79歳時(実線)の男性。

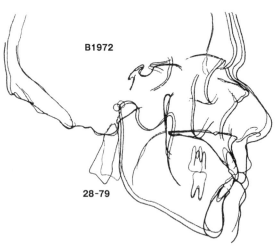

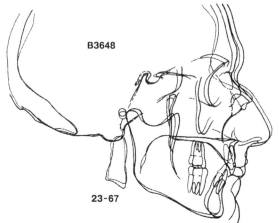

図15-7
23歳時と67歳時のトレースを重ね合わせた男性の図。この被験者は、観察期間中に鼻形成術を受けた。

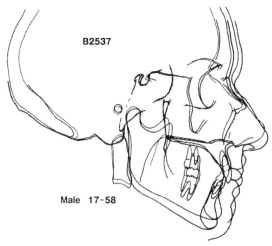

図15-8
17歳時と58歳時のトレースを重ね合わせた男性の図。著しい垂直的変化を認める。

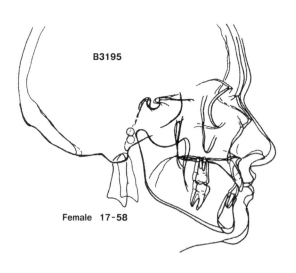

図15-9
17歳時と58歳時のトレースを重ね合わせた女性の図(Behrents[1989]から引用)。

全体的にいろいろな顔面領域で、大きさや形状が変化している（図15-6〜9）。これらは通常、2〜10％増大する。頭蓋底の骨変化がもっとも小さく、顔面骨の変化は中等度、前頭洞はかなり大きく、もっとも変化が大きいのは軟組織である。その変化率は青年期に多くみられる変化率と同等であるが、その程度や割合は小さい。一般的な成長方向は、検討された成人期の時期によってその割合は異なる。若齢成人期における成長方向は、個々の成長パターンにより特異的である。つまり若齢成人において、「水平方向に成長する人」は水平的に成長し、「垂直的に成長する人」は垂直的に成長するのである。しかし、その後の成人期では垂直的な変化が圧倒的に多い。軟組織の変化は骨格の変化よりも顕著であるが、骨格の変化と関連しており、骨変化パターンによっている。

　男女で比較すると、変化にみられる特徴は量に明確な差があることがわかる。概して、若齢成人女性は、ほぼ同年齢の男性より小さい。成人では、女性の成長率は男性より低く、男性のほうが5〜9％ほど大きく成長する。顔面前方部は男女とも伸長するが、垂直的変化は女性のほうが大きい。この顔面の伸長は、男女で2つの異なった所見がみられる。男性では下顎骨は前方回転が、女性では逆方向の回転をみることが多い。回転のいかんにかかわらず、顔の垂直高径は経年的に増大する。さらに、性別を特徴づける男女の形態的特徴は、特に顔面上方部で顕著である。眼窩域に差がみられ、眼窩は女性のほうが直立傾向である。男性の眉間はより強健であり、鼻も男性のほうが大きく長い。

　またデータから、女性では全身の成長速度が10代で低下するが、その後に再度上昇することが示されている（図15-10）。この周期は、大半の女性が20〜30歳代に出産することと関連していると考えられる。妊娠は、骨代謝に影響を及ぼすことが明らかになっている。

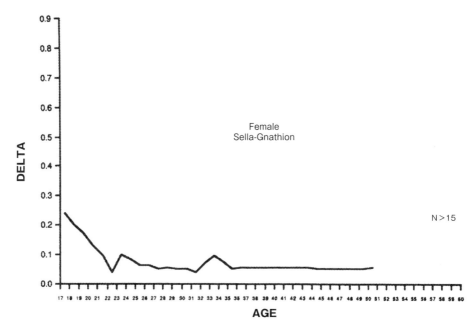

図15-10
女性のセラ−グナシオンの距離の単位あたりの成長曲線（Behrents[1989]から引用）。

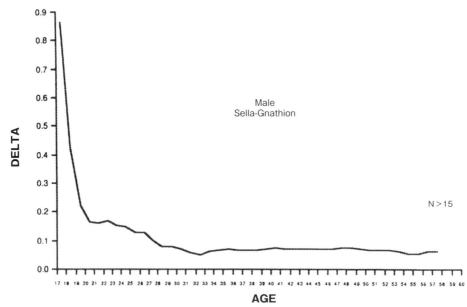

図15-11
男性のセラ‐グナシオンの成長曲線（Behrents[1989]から引用）。

妊娠中に骨膜性骨形成速度が上昇するため、髄腔の断面部や骨内膜と骨外膜の周長が拡大する。したがって、この時期に顔面骨の外形の大きさが影響を受ける可能性がある。一方、男性の成人期では、徐々に一定の速度で成長発育パターンの低下がみられる（図15-11）。

局所的に見てみると、頭蓋底では著しく拡大する時期を除いては顕著な変化はほとんどみられない。後頭部の顆頭域では、経年的に下前方に転位する傾向があり、ナジオン周辺は前方に発育することが考えられる。前頭骨の内側面はかなり安定しているように思えるが、頭蓋外側板は引き続き著しい発育をみせる（9％拡大する）。予想どおり、前頭洞は大幅に拡大する。位置的には、前頭洞の上下域は成人期に急速に前方に離れるように移動する。これらの変化がすべて起きることによって、予想される変化量は少ないものの頭蓋底の長さは、時間の経過にともない明らかに増加する。またポリオンの外面を含む領域では、他の頭蓋底に比べて下方へとシフトする傾向がある。このことはフランクフルト平面を基準とした計測値に大きな影響を及ぼす可能性がある。一方、解剖学的ポリオンは他の頭蓋底構造に対して、きわめて安定した点である。

中顔面の前後的な変化量について検討したところ、成長活性量に差がみられた。後方部の活性はわずかであり、きわめて微細な変化がみられたのみであった。翼上顎裂領域では、実質的な変化はほとんどみられなかった。しかし口蓋では、明確な変化を認めた。一見したところ、口蓋は後下方へと継続的に変位するようである。男女差がある程度みられるようで、男性のほうが女性より多くかつ下方へ変化する。この口蓋における変化は、後方へ反時計回りに変化し、一般的に男性に多くみられる特徴である（図15-12）。

第15章　成人における頭蓋顔面の成長発育　　301

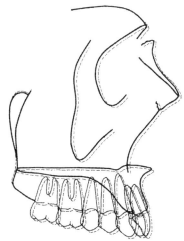

図15-12
中顔面（セラ–ナジオン基準線上のセラ点での重ね合わせ）で生じる一般的変化を示す様式図。若干の性差はあるが、ここでは示されていない（Behrents[1985]から引用）。

　中顔面の前面では、男女とも一貫した変化を示す。ほとんどの場合前方に成長発育するが垂直的な転位もみられる。前述のとおり、鼻部は引き続き前方へ成長発育する。したがって、ナジオンと鼻骨先端部の位置は経年的に前方へと変化する。女性では、鼻骨先端が上向きになる傾向がみられる。同様に、眼窩の上部、側方部、下部は、絶えず前方へと移動する。このような変化によって、眼窩の大きさは増大する。いうまでもないが、上記の骨改造と転位は頬骨突起にも関連してくる。口蓋前面は前方に移動するが、成人期に下方にも移動する。また、歯槽骨は垂直的に高さを増す。歯周病がない状態では、歯槽骨は引き続いて成長発育することも可能であるかもしれない。

　頭蓋底と中顔面にみとめられる変化は、下顎骨の大きさと位置をかなり変化させるような付加的作用があると考えられる（図15-13、14）。これがその例である。年齢が進むにつれて、オトガイは前方へと継続的に転位するが、この作用は男性のほうがはるかに顕著である。女性でも下顎骨は前方へ発育するが、中顔面の上部と下部にみられるほどではない。したがって、女性ではオトガイは前方へ発育はするが、下顎骨は加齢によって後退する傾向がみられる。また、オトガイの顕著な垂直的転位は男女ともにみられる。したがって、前顔面高は継続的に増大する。成人では前顔面高（ナジオンからメントン）の増大の平均値は2.8mmであるが、10mm（1cm！）変化する人もいる。下顔面高の変化する量は、上顔面高の2倍である（0.9mm：1.9mm）。

　別の問題ではあるが、下顎骨の回転は、関連のある興味深い問題である。この回転が起きる程度はそれほど大きなものではないが、下顎骨は男性では反時計回り、女性では時計回りに回転を続ける。いずれもわずかな動きではあるが、これらは方向が異なるものの顔の長さに影響を及ぼすことになる。また、成長はゴニオンの位置に影響を及ぼし、その占める位置は男性では下前方、女性では下後方に変位するようになる。下顎骨の後方への発育は、中顔面において起きてくる様相とともに男性では一般的に観察されることが多い。

図15-13
女性における下顎骨のセラ-ナジオン基準線でセラでの重ね合わせにみられる変化を示した様式図。垂直的変化と時計回りの回転がみられる（Behrents[1985]から引用）。

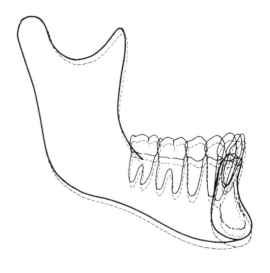

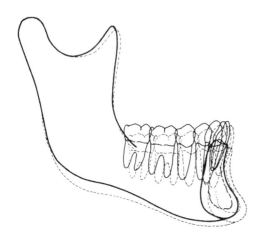

図15-14
男性の下顎骨のセラ-ナジオン基準線でセラでの重ね合わせにみられる変化を示した模式図。男性では、反時計回りで前方への移動が特徴的である（Behrents[1985]から引用）。

図15-15
成人の女性の下顎骨の大きさと形の変化を示した模式図。この局所的重ね合わせ図では、歯槽突起の高さが顕著に増大している。下顎枝に、わずかな骨吸収（前方）と骨添加（後方）を認める（Behrents[1985]から引用）。

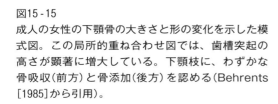

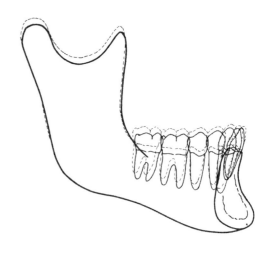

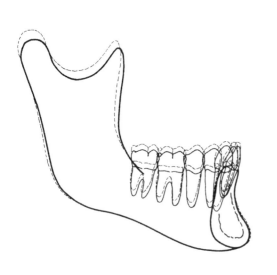

図15-16
成人男性の下顎骨の大きさと形の変化を示した模式図。男性でみられる変化は、女性と同等かそれ以上である（Behrents[1985]から引用）。

下顎骨でみられる多くの変化は、頭蓋顔面骨のいろいろな部位で生じた成長の影響によって起きることが示唆されているが、下顎骨自体が成長することも明らかである（図15-15、16）。下顎骨の成長に関してその成長の場を考えること、全体の下顎骨の長さ、下顎体、下顎枝と歯槽部、すべての場で増加を示している。さらに男性では、加齢にともなって下顎体と下顎枝の角度が、わずかではあるがより急峻になってくる。下顎枝の前縁は、経年的に後方へと変位を続ける。このことは、成人期では青年期と同様に下顎枝の前縁で引き続いての骨吸収が起きることを示している。成人期にみられるこのような変化は、その後の第三大臼歯の萌出の可能性に、ある程度の影響を及ぼすことがあると考えられる。下顎枝の後縁は女性ではあまり変化しないが、男性では前方に移動するようである。これらの2つの作用によって、下顎枝の幅は経年的に減少する。

　予想どおり、歯列は成人期の骨変化に対応する（図15-17、18）。成人の上顎前歯は、男女とも成人期にあって垂直的に直立した状態となる。しかし、下顎前歯の変化が少ないようであるが、女性では前方に傾斜する傾向がみられる。後方歯は、下顎骨の位置的変化に対応して顕著に変化する。大臼歯の歯軸は、男性では顕著に直立した状態になり、女性ではより遠心に傾斜することが多い。下顎大臼歯の動きは、上顎大臼歯の移動に対する補償

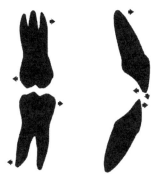

図15-17
成人の女性にみられる歯の移動を示した模式図。上顎前歯は直立しつづけ、下顎前歯先端部は前方に傾斜することが多い（Behrents［1985］以降）。

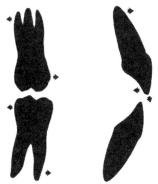

図15-18
成人の男性にみられる歯の移動を示した模式図。上顎前歯の直立しつづける様相がみられる。（Behrents［1985］以降）。

を示す。男性では大臼歯がより直立的となり、女性では近心に傾斜する傾向がみられる。これらの変化によって、より高齢の成人では、歯列の前突観が軽減することが考えられる。歯と骨格系側貌との関係では、この傾向はみられない。しかし、歯と軟組織側貌との関係についてみると、歯の突出度は減少している。不思議なことに、オーバーバイトは加齢にともない増加することはなかった。しかし、咬耗が一般的な現象であることを考慮すると、オーバーバイトは進行するが、切歯の摩耗によって軽減されると推測するほうが理にかなっている。

　骨を覆う軟組織は、加齢にともない顕著に変化する。その変化は骨内と骨間で起きる変化よりはるかに著しい。しかし、それでも軟組織の変化は下にある骨変化と関連している。眉間、鼻部、中顔面、オトガイ部の軟組織では、前方への移動が見られる。鼻部、中顔面、オトガイ部と同様に、軟組織は骨の垂直的変化に対応するが、多少の差がみられる。鼻は著しく拡大し、その先端はより下方に彎曲する。上唇の高さは、この鼻の変化に同調して鼻と同程度に成長し長くなる。また、鼻の成長とオトガイの前方移動にともなって歯も変化するため、歯はさほど前突せず、口唇領域は平担化し、口唇はさらに下方へと位置づけられ、ほぼ完全に上顎前歯を覆うようになる。したがって側貌は加齢によって直線的になり、顔が長くなる。このような所見は、他の研究結果でも同様に認められる。

　健康な歯を有する矯正治療経験がない被験者の他に、種々の治療（矯正、複数の抜歯、鼻形成術）を受けた被験者からなる少ない資料を対象とした研究も行われている。これらの被験者でも、成人期に引き続いた成長を認めたが、その変化の傾向と量は、未治療の対象被験者のそれらとは異なっていた。概して、若齢成人期の矯正治療経験がある群とない群では、頭蓋顔面形態にたしかに差がみられた。過去の成長の程度が低かった被験者では、成人期の成長の程度も低かった。たとえば、下顎後退症を有する者は、成人期もこの特性を維持しており、なかには病態が悪化する場合もある。また、多くの歯を喪失した者も、成人期に成長するものの、その成長の程度は治療経験のある者や治療経験のない者とは異なる。これらの症例では、成人期の成長の程度が低いことが多く、特に顔面前方部で顕著である。また、このような場合、垂直高径は経年的に減少するが、治療経験がない被験者（歯列が完全な者）のほとんどでみられる影響は逆である。歯の喪失によって、成人の頭蓋顔面骨格の形態は、著しく変化する。

機序の説明

　頭蓋顔面の継続的成長が実際に起こっていることが示されたところで、青年期にみる成長活性の高いどの機序が成人期にもみられるのか、その機序を理解することは有効であろう。残念なことだが、この変化に影響する機序について、われわれは、青年後期以降も特定の機序が持続すると結論づけうるよう文献はほとんどないということに驚かされるのである。たとえば、MossとScottが提唱した（鼻中隔、脳の成長、眼窩などにおける）移動機序が、成人期も活性があると想像するのは困難であり、この問題を検討した文献はほとんどない。成人期においては脳はあきらかに縮小し、鼻中隔軟骨は30歳代までは成長発育を続けるが、主に前方の自由端のところだけである。また20歳代初めまで、下顎頭の下顎

骨の成長発育への寄与がみられるが、下顎頭軟骨がその後の成人期にも実際に起こりうる変化に対する潜在能力を持っていることを示したエビデンスは乏しい（末端巨大症）。青年期に活発であるとされる主な転位の機序が、成人の成長発育にはみられないとするのはもっともらしいけれども、青年期にみられる別の機序が成人期にも持続している可能性はある。たとえば、成人期における縫合の開存性に関する文献はかなり多く存在する。

　縫合の閉鎖に関する予測は対象とされた縫合、研究方法と調査した標本によって大きく異なる。ある研究では頭蓋の縫合は青年後期に、顔面の縫合はその後すぐに閉鎖することが示されている。しかし、これらの問題には明確なコンセンサスは得られていないと述べられている。また、ある研究者は、頭蓋顔面の縫合は18歳以降も依然として開存していて、20歳代にまでも開存し、おそらく30歳代にまで開存していることがあると述べている。また、部位によって差はかなり大きい。たとえば、口蓋縫合や上顎間縫合は30歳代でも骨化せずに残存し、前頭頬骨縫合は80歳代でも開存している。これにも個体差がみられる。したがって、入手可能な文献によれば、縫合はある状況下やある領域では成人でみられる成長発育活性に関与している可能性はある。しかし、これらの青年期以降でも成長発育に寄与しているという理論は、成人初期にあっても適用されうるのである。

　しかし、成人期にみられる成長発育変化に影響を及ぼす顔面骨の骨改造は、成人の変化を説明する上での理論的なアプローチであると考えられる。青年と成人では変化の程度や割合は異なるが、骨改造は一生涯通じて起こり、これは骨表面での活性と関連してもっとも説得力のある機序である。しかし、なぜそのような作用によって形態が変化すると考えられるのか、という1つの疑問が生じる。この点について Enlow[1986]は、成人の基本的形状が確立されると、内部環境の変化（機能の変化、生力学的状況の変化、歯の喪失）がない状態では、肉眼的（組織学的ではなく）骨改造は基本的に起きず安定していると考えている。しかし、環境変化は必ず起きるであろう。したがって形態学的変化は当然のことであり、骨改造は可能性の高い説明であるように考えられる。

要約

　これらの知見から明白になったことは、成長発育の活性がみられる年齢幅はこれまで考えられてきたものより明らかに広く、成長発育は完全に止まることはない、ということである。最近の報告（Lewis と Roche[1988]）では、頭蓋顔面複合体の活発な成長発育は成人期も続くことを支持しているが、30歳代までであると考えている。使用可能な記録方法の精度をふまえると、中年期に成長発育が停止するのか、あるいは中年期も続くのかどうかについては、答えることができない疑問である。とにかく、成人の成長発育については確認されたか否かにかかわらず、頭蓋顔面複合体の成長発育が青年期に停止することはない。成人期の成長発育量は少ない。特に1年あたりの量でみたときには少ない。それにもかかわらず、成長発育の経年的増加は、頭蓋顔面形態の部位による異なったある程度の変化を起こすといえる。その増大量は、おおよそ2〜10％である。高齢になるにつれて、顔面形状が垂直的に伸長することが多い点を除けば、成人の成長発育の特徴は青年期にみられる変化の延長である。

結論とその適用

　成人期以降になると、全身の組織、特に骨組織が不活発になるわけではないことは明白である。時には補償機構が、ある時には逆の（小児期と青年期における成長発育とは異なる）特異な過程が関与していることもある。また、そのような過程は、その突出度を増加させたり、減少させたりするような、骨構造の変化を起こさせるような影響を生んでくる。したがって、生体計測、頭蓋計測あるいは頭部X線規格写真による研究によって、そのような変化を追究することができる。

　ここで述べた結果に基づくと、頭蓋顔面骨の成長発育は継続される。その長期的過程には活発な時期と不活発な時期があるが、その変化を誘発させ制御する生物学的機序は維持され、停止することはない。生理学的な必要性や加齢を問わず、骨は継続的に骨改造され、生涯、骨は年令に関係なく損傷や改造に反応し、青年期－成人期以降も長期にわたって形態が変化し、かつて考えられたように成長発育過程が停止することはないことがはっきりしている。

　成人にみられる変化が記述され受け入れられた結果、そのような変化をどのように考えたらよいかについてかなりの議論がされるようになってきている。このような考え方のなかで否定的なみかたでは、「成長発育」ではなく「順応」、「成熟」が起きているという考えがある。この問題は、議論上のことではあるが、その正答を得ることは難しい。難しいという意味は、成長発育の定義にある。すなわち成長発育の機序や使用されるときどきの微妙なニュアンスの違いに対する十分な理解が不足しているための、定義の不完全さによるものである。現在のところ、ここで述べる成人期の変化は、まさに「成長発育」である。なぜなら成人に特異的なものではなく（ある意味、特有の性質はあるが）、単に早期にみられた変化の延長線上の現象である。違いの本質は、現象の種類ではなくその程度であると説明するのがもっとも好ましい。

　青年期において顔面形態改善のために開発された多くの技術的方法は、われわれが解釈した成長発育などを含めヒトの特性に基づいているのである。したがって、成人期の成長発育に関して現在得られている情報は、顔面形態改造を目的とするカテゴリーに含まれる患者に対する臨床医の診断や治療計画に影響を与えるであろうことが予想される。

　したがって、現在得られている知識は、ある程度の治療の基盤を選択し、その応用、否、その誤った応用に対してすら大いなる影響をもたらすものであろう。さらに重要と考えられるのは、現在の知識を通じて、臨床医は、しっかりと治療が行われた後でも、長期にわたって骨変化が続くことをよく理解すべきである。頭蓋顔面骨の確実な安全性が得られるという考え方は、支持することはできない。

　しかし、成人も変化する能力を保持しているし、おそらく変化は起きるであろうという考え方は、広く一般に受け入れられうるもっとも重要な考え方である。この概念をふまえることにより、成長発育過程を最終的に予測しコントロールすることも可能となるであろう。

第16章

顎関節概論

J. M. H. Dibbets, D.D.S., Ph.D.

　顎関節（TMJまたはTM関節）は、両側にある滑膜性可動関節である。この章での顎関節とは、粘性滑膜液を産生する内膜に包まれた、下顎骨の左右両側にある関節であることを意味する。この関節によって、口の開閉、顎の前突、後退、そして側方へのシフトができる。これらの動きの間、関節嚢は外側靱帯と蝶下顎靱帯とともに動くことにより、構造上の安定性が得られる。この点では、茎突下顎靱帯はさほど重要でないため、補助的に機能していると考えられる。

　通常、すべての関節の動的能力がその部位に求められる機能をカバーしているため、一部の専門家がいっているように、顎関節に付加された構造的機能的複雑性がこの動的能力の原因であるとするのは論理的でない。全身のあらゆる関節は、複雑に関連している機能的構造としてのみでなく、環境的な必要性や制約に対する適応であると考えられる。

　近年発表された文献では、顎関節に対する関心が高まっている。この関節のどの点に関心が寄せられているのか？　大規模な研究によって、この関節はシステムの機能障害を示す徴候や症状をしばしば発現することが多くの論文で報告されている。クリック音、捻髪音、轢音、ロッキング、疼痛および動きの不安定化が頻繁に報告されている。機能障害と関連する病的因子も多数存在する。検討結果、採用された治療方法が、その原因または症状に対して適切であるか否かについては、現在も議論されている問題点である。しかし、入念に計画され実施された研究から現時点で入手できる情報では、咬合異常などの機能障害を単純に力学的に説明しうるものはない。

　本章では、顎関節の成長発育学的特徴を簡潔に要約し、顎関節特異性に焦点をあててみたい。なかでも関節の「二次的」特徴と、この構造の成長発育過程やその機序に焦点をあててみた。

成長発育学的視点

　胎生6週目に、間葉系組織の凝集が、メッケル軟骨の外側に起きる。この組織の凝集塊の下顎へのとりこまれは、急速に進行する。1週間以内に、脆弱ではあるものの完全な膜性骨板が形成され、局所が両側のメッケル軟骨様桿状体にそって部分的に包みこむようになる。10週目になると下顎骨の形状を確認できるようになり、メッケル軟骨は吸収され始める。この鰓弓由来の軟骨は、新しく形成される下顎骨の形成に寄与することはない。これと同じ時期に、下顎頭に相当する領域が下顎の頭蓋側端に発生する。2週間以内に、関節頭の突起を明確に認めるようになり、（二次）軟骨の形成が始まる。さらにその2週間後（14週）までに、新しい軟骨の軟骨内骨化が、下顎枝での中央部で始まり、上方に向かって進行する。軟骨形成とその後に起きる骨転化が平衡状態となる20週目以降は、下顎頭の典型的な成長発育が進行する。

　10週目には、外側翼突筋がすでに形成され、その2つの筋頭が区別されてくる。1つの筋頭は下顎頭へ、他頭は関節円板に付着する。その関節円板は、成長発育中の下顎頭、側頭鱗、メッケル軟骨の間の間葉系組織から発現する。専門家の中には、これを外側翼突筋からツチ骨まで延びている一連のシステムと考え、連続するものであると考えている人もいる。

　軟骨細胞と基質からなる下顎頭ならびに結節の軟骨は、コラーゲン線維、親水性プロテオグリカンと結合水のネットワークによって形成される。コラーゲン線維は、プロテオグリカンが浸透圧により水分を吸収することによって生じる腫張を機械的に予防し、ネットワーク内に圧力が発生することを許容する。この圧力によって、関節に加わる機能的負荷に拮抗するようにしている。この負荷が圧力を上回ると、液体が間質に放出される。この液体によって潤滑（滲出による潤滑）した状態となり、代謝は支持される。負荷が消失すると、液体は軟骨基質に戻る。

　図16-1に示すように、出生までは関節部位は、特徴的なS状を示してはいない。8ヵ月のヒト胎児では頬骨弓は、まだ直線的である。下顎骨は前後方向と水平的に垂直的に転位することなくスライドしうる。歯の萌出が始まると、この状態は、すみやかに変化する。

　4歳時の顎関節では、成人の特徴の多くがみられるようになる。関節結節が形成され、関節頭と下顎骨の形態は、新生児の時よりはるかに発達してくる。外耳孔は、依然として下顎頭の下方に位置しているが、成長発育し成熟してくると垂直的な位置が変化してくる（図16-2）。

　図16-3に示すように、成人になると側頭骨の結節の傾きは、より垂直的に高さを増してくる。外耳孔は、垂直的に下顎頭と同じ高さを占めるようになる。この変化は、中耳やそれらを覆う骨を構成する部位の骨改造によるものではなく、関節の側頭骨部が下方に骨改造されることによって起きる。

　結節と下顎頭の間に位置する結合組織性円板が、関節腔を上腔と下腔に分割する。これらの腔は、滑液で満たされている。円板中央部は、矢状方向に配列する密な線維があり無血管組織となっている。下顎頭の上方と前面は、いわゆる円板の後方部と前方部に該当する。これらの部位は連続する系の一部であり、リングを引き伸ばした状態に例えられる。

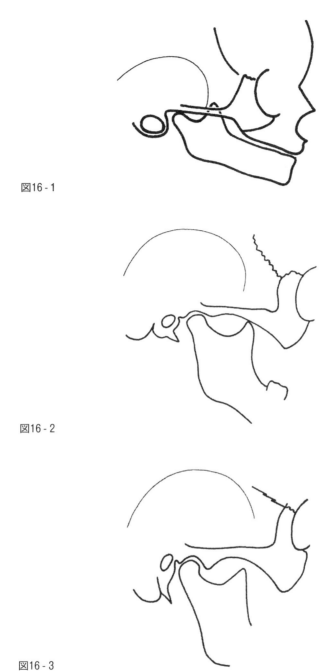

図16-1

図16-2

図16-3

　上から見て楕円にみえるこの部分は、卵形をした下顎頭の長軸方向に主にのびている。円板の前方部と後方部の両方を含むこの楕円部分は、完全に円板と一体化している。背側の後方部は、二層部と連続している。上方部は弾力性の高い組織からなり、口腔開閉時に関節円板の転位が可能である。下方部の弾力性ははるかに低く、円板と下顎頭の位置関係を安定化させる。

2つの部位間、特に関節嚢後方近くでは、血管に富んだ疎性結合組織がある。下顎頭が前方にシフトされる間、これらの血管の横断面は著しく増大する。関節嚢膜と靭帯は、側頭骨の下顎窩および結節から下顎頭頸部まで続いている。関節嚢膜と関節円板は、その背面、内側面そして外側面でつながっている。その結果、関節円板は三次元的な構造をしており、ちょうど下顎頭が帽子を被ったような格好を呈している。円板前方部は、外側翼突筋の上頭部に付着しており、筋の下頭部は下顎頭自体に付着している。

二次関節

　脊椎動物の顎関節は、二次関節であることが知られている。形容詞「二次」とは、最初に形成されたものではない、いくつかの特異的性質を有する関節である。つまり、その特性が「一次的」なものから「二次的」なものに置き換えられた関節である。そこで、最初とその後に形成される関節について述べてみよう。

　第4章と第13章において、新たな関節が系統発生時に成長発育し、最初の関節、すなわち一次関節に置きかえられると説明している。最初の関節は、一次口蓋と原始魚類の第一鰓弓の結合部に位置する鰓弓系の中に発育したものである。人の系統発生において、これは一次下顎関節である。多くの進化段階と時間経過を通して、ある種の両生類では、この関節は、一時的ではあるが、顎関節と聴覚器官の機能を兼ね備えたものであった。この最初の関節の前面に、頭蓋と歯を支持する部分である歯骨との間に、新たな二次関節が形成された。したがって、「二次」という言葉が人の系統発生にあっては、後から発生した、または二次的に発生した関節という意味で用いられている。

　個体発生的にも、人の系統発生的にみられた特性を今でも一部確認することができる。これは、たとえば個体発生時に新たな関節と置き換えられるメッケル軟骨（一次下顎骨）と頭蓋の間に位置する一次関節がその例である。新たな関節は、別の関節がすでに形成された後に発生する。この新たな関節が、二次関節である。したがって、「二次」という言葉が個体発生時の成長発育後期に発生する顎関節には適用される。

　顎関節を「二次」とする3番目の重要な理由がある。関節の軟骨構成部位が、「二次的」に発生するからである。結局、真の意味での一次軟骨が形成されると、将来下顎骨が発生してくる間葉系組織の芽体内に下顎頭突起、筋突起、下顎正中結合部、下顎角部の4部位に相当して、新たな軟骨形成が二次的に始まる。筋突起、下顎正中結合部、そして下顎角部の軟骨は出生時ごろに消失する。しかし、二次下顎頭軟骨はその後も生涯残存し、側頭骨の鱗部と下顎骨の下顎頭の膜性構造物内に残る。したがって、「二次」という言葉が、一次軟骨の分化後に発生する新たな軟骨組織に対して用いられるのである。

　顎関節を「二次」とする4番目の理由は、軟骨組織の由来にみられることかもしれない。先のパラグラフで述べたように、この新たな軟骨は、個体発生後期に間葉系組織の芽体内で発生する。二次的に軟骨へと誘導された間葉系組織の分化は、その後のライフサイクルにあっては、結合組織により被覆されていることによって、その残遺であることが証明される。一次軟骨は、薄い軟骨膜により覆われている。それとは対照的に、二次軟骨は完全

に成長発育してはいるが、薄い間葉系組織により覆われている。下顎頭軟骨発生源は、この覆っている間葉系組織内に存在することが明らかになっている。初めに間葉系細胞があり、その後、二次的現象としてこれらの細胞が軟骨へと分化する。したがって、「二次」という言葉が、後期に分化した軟骨が発生する間葉系組織の遅い分化に適用される。

顎関節を「二次」と形容する最後の5番目の理由は、下顎頭を覆う間葉系組織が、二次下顎頭軟骨の基本的特性に寄与しているからである。一次骨端軟骨は、成長発育時にホルモンのような系統的な全身の成長発育刺激に反応する。これとは対照的に、下顎頭軟骨は、局所的因子による付加的変化後の刺激に対して、二次的に反応する。このことは、多くの実験によって立証されている。生体外での下顎頭軟骨の培養は、一次軟骨ほど容易ではない。したがって「二次」という言葉が、成長発育時の下顎頭の特徴的な二次的反応に対して用いられている。

組織の増殖

下顎頭軟骨を覆う間葉様系組織に注目することは、下顎頭の成長発育機序を理解するうえでの基礎である。下顎頭成長発育の過程は、骨端軟骨の成長発育とは異なり、二次軟骨特有の特徴を有している。

一次軟骨成長発育は、図16-4に模式化して示している。左側の大きな円は、成長する骨端板の中間層内に存在する軟骨細胞である。矢印は成長発育の状況の経過推移を示し、斜線で示したのは正常な有糸分裂を示している。有糸分裂の結果、2つの娘細胞が発生し、両細胞とも母細胞由来の有機物質をすべて含んでいる。各細胞は複製された染色体を半分受け継いでおり、最初は本来の細胞より小さい。骨端板成長発育のつぎの段階では2つの娘細胞が、それぞれ完全な大きさまで拡大する。この段階で成熟した娘細胞は、細胞外基質を生成、分泌し、これらの細胞はドリフトによって離れていく。1つは胚芽層に残り、おそらく新たな母細胞になると考えられる。もう1つの細胞はドリフトによって離れ、その後、変性して骨に置換される。このきわめて簡略化された一連の図は、一次軟骨成長発育の基本的な要素の1つに注目している。すなわち、前に分化し成熟した軟骨細胞の分裂の様相を示している。図16-5にオートラジオグラムを用いて、模式図に示した過程の実像を示した。縦棒の長さは、$50\mu m$である。オートラジオグラフィは、組織内に取り込まれる放射性線源に写真乳剤を感光させる方法である。この図の場合、放射能標識したチミジンヌクレオチドを、生後49日目のラットに屠殺2時間前に注射した。チミジンは、細胞分裂段階にある細胞内へと急速に取り込まれた。放射能によって、写真乳剤が感光した部位は黒点となっている。丸は、それらの部位を示す。ラット脛骨の骨端板中間部では、明らかに細胞分裂が起きている。この間質性成長発育様式は、軟骨成長発育の二次的様相とは明らかに対照的なものである。

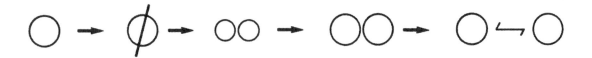

図16-4

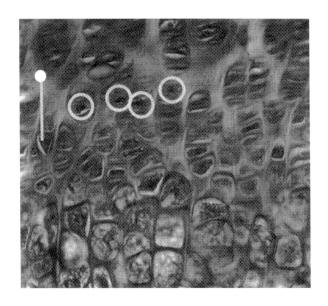

図16-5

　つぎの図16-6は、二次下顎頭軟骨成長発育様相の模式図である。左側の二重線は、下顎頭を覆う間葉様系組織を示す。覆っている膜に近接する大きな丸は、分化した下顎頭軟骨を示す。矢印は、その後の発育様相の経過を示し、新生した軟骨細胞に推移を示す。細胞の出現する場所は未分化の軟組織層である。ここでは、1つの小さい細胞がさらに小さい新たな2つの細胞に分裂する。このことは、生後49日目のラットの下顎頭を示した図16-7でみることができる。ここでもオートラジオグラフィが使用され、左上の縦棒の長さは、50μmである。この部位は軟組織によって覆われ、未分化の間葉によって囲まれている。まさに有糸分裂が起きようとしている。細胞分裂段階にある細胞は、核の上方にある黒い点で判別できる。図中上部の黒丸は、そのすばらしい瞬間が起きている部位を示す。ここで図16-6の左から2つめ(※)に戻る。有糸分裂によって2つの間葉系細胞が発生した後、これらの細胞は完全な大きさまで成長発育し、そのうちの1つは下顎頭内側を覆っている膜の方向に移動する。細胞(黒点)は覆っている軟組織の真下にある黒点で示しているが、まだ下顎頭膜内に残存している。この時点で分化が起こり、間葉様系細胞は未成熟な軟骨細胞となる。第三段階で、この未成熟な軟骨は、膜と大きく成熟した軟骨細胞の間にある、小さな丸の部分である。新たな軟骨群が、既存の軟骨母細胞の有糸分裂を行

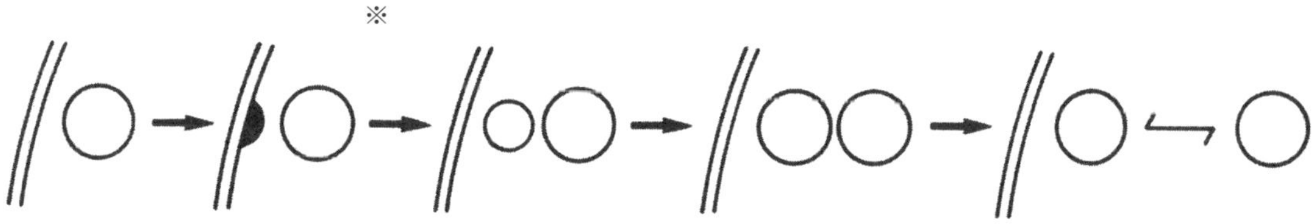

※

図16-6

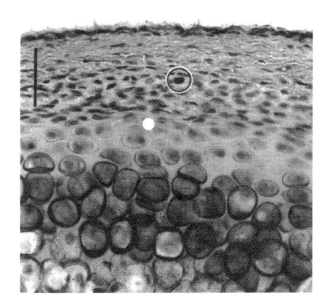

図16-7

うことなく加わり、未分化の間葉系細胞では有糸分裂が起きる。この現象によって、その後に起きることについては後に考察する。これら一連の過程を完了させるために、新たな軟骨細胞は成熟した大きさにまで成長し、細胞外基質の生成を開始するということを知っておく必要がある。しかし基質の量は、一次成長軟骨と比較すると少ない。これらの細胞はドリフトによって離れ、軟骨内骨添加過程は、その一連の過程を終える。外部から追加される新たな細胞の成長発育様式を添加性成長発育と呼ぶ。

図16-4と図16-6に示したように、二次軟骨の成長発育の特性の1つは、一次軟骨と比べて量的に結果的同じであることである。模式図でわかるように、新たな軟骨組織を形成する能力は同じである。いずれの軟骨も、同期間に一連の現象が起き、成長時の有糸分裂速度も同じである。

また、図示したもう1つのもっとも重要な特性は、新たな細胞の発生源と関連している。分化に軟骨細胞の有糸分裂が阻害される、いわゆる軟骨異形成症と呼ばれる遺伝的異形成がある。この形成異常によって、骨端成長板内にある軟骨細胞の間質増殖が抑制され、小人症が起きる。しかし、下顎頭軟骨は被覆している軟組織の細胞に由来するため、下顎頭軟骨形成は阻害されない。軟骨異形成症では下顎骨の成長は正常である。このこと

はある種の犬、たとえばブルドッグとキング・チャールズ・スパニエルの交配実験で説明されている（図16-8）。頭蓋の軟骨性成長発育は、軟骨結合（二次ではなく一次軟骨）において阻害されてはいても、下顎骨が影響を受けることがない。結果的に間質性軟骨成長発育様式と添加性成長発育との差を示した、特徴的側貌となる。頭蓋はドーム状となる、それは増大する脳に順応するための頭蓋底における軟骨結合の反応が低下するからである。これとは対照的に、膜性頭蓋は急速に反応し、膨張した風船のような頭蓋を形成するため、頭蓋はドーム状となる。一方、下顎骨の成長発育は正常である。ここで一次軟骨と比べた二次軟骨の特徴を再認識することができる。

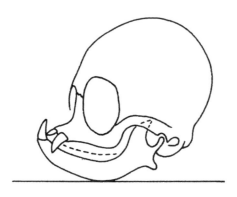

図16-8

結節の成長

　出生時のヒト顎関節の側頭部は基本的に、平担か凹みの浅い状態にある。成長発育初期に、この解剖学的な形状が母乳授乳中に下顎骨の水平運動をしやすくする。その後もある時期までは、この水平運動能はある程度残る。その他の多くの両側可動関節と異なり、顎関節の可動域はかなり大きい。下顎頭は開口時には側頭骨の対応部に対して回転し、かつ前下方にも移動する。

　フランクフルト平面上の外耳孔で、重ね合わせしたトレーシングにみとめられる出生後の結節の変化を図16-9に示す。下顎頭前方に位置する側頭骨の頬骨突起は、後方部に対して徐々に下方へと移動する。出生時の表面は水平であり、傾斜はほとんどみられない。力強く咀嚼することができる乳歯が発現すると、この傾斜は急となり、この時点ですでに成人の傾斜角度の40％以上になる。第一大臼歯と前歯の発現がみられる永久歯への交替初期に傾斜は成人の70％に達する。小臼歯の萌出が始まると、成人の角度の90％に到達する。出生後に変化する角度の合計は、約40°である。

　薄い二次軟骨層が結節を覆っている。この軟骨は被覆している間葉系組織の細胞分裂につづいて、その後に分化した細胞によって形成されたものであり、下顎頭軟骨と類似している。これらの側頭骨の関節領域と関連して引き続き発生した結節は、軟骨内骨形成によって形成された部位である。一方、これと対照的にこの前後領域では、膜性骨添加と骨改造過程が起きている。

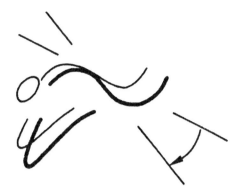

図16-9

下顎頭の成長

　出生後における顎関節のきわめて重要な機能の1つは、周囲の頭蓋顔面各部位において進行する広範な変化との関係を保ちながら、それ自体の成長発育の程度、範囲、方向、タイミングを生み出すことである。本書全体を通じて、骨改造では大きさを変化させながら形状や比率を維持することであると述べてきている。成長発育時の下顎骨は、概して膜性骨添加と骨改造過程における基質の量に依存している。新たに形成された骨組織実質量に、下顎頭の軟骨内骨化の寄与はきわめて少ない。

　顎関節成長発育は、顔面や頭蓋各部の成長発育上の相互関係に加えて、多様な構成部位の関連した成長発育からも影響を受ける面もある。下顎頭は側頭部での関節結節の成長発育にともなって、関節円板と関節窩と協調しながら成長発育する。これらの変化には膜内骨形成と軟骨内骨形成が関与し、そして関連している靭帯と関節嚢の結合組織の継続した再接着が関与している。それと同時に関節窩は、関節結節の前方への骨改造による変位と垂直的な発育によって成長発育する。同時に、下顎頭も添加性成長発育によって大きくなる。新たな接着部位が生じると、関節嚢靭帯や関節円板も新生され骨表面は拡大成長する。これらの過程によって、全身にある他の関節とほぼ同等に成長発育が進む。この過程により、膝関節、指節関節、咀嚼関節など、どの関節であれすべて大きく成長発育し、出生後の成長発育にともなって、引き続いて機能を保っている。

　図16-10に示すように、下顎枝は後方に骨改造と変位すると考えられる。これは、下顎頭の間葉系組織が後方へ分裂することによって起きる。下顎枝全体は、同時に後方での骨添加、前方での骨吸収による骨改造と変位をする。反対に下顎枝が、もし垂直的にのみ成長発育し、図16-11に示すように幅が増大しなかったとしたら、軟骨内骨成長発育によって、新たな幅広い下顎頭が形成されることになろう。垂直的に伸長した下顎枝の大半は、

膜内骨形成によって再度作られる。たとえば図16-12に示すごとく、これらの過度な水平的垂直的成長発育は、無限大に中間部が伸びたまわりとのコンビネーションをもたらすことになる。骨吸収は図16-12で示すように、下顎角の下方で起きることに注目してほしい。これは、前方に回転する下顎骨では正常な現象としてみられる。骨吸収による下顎枝の短縮は、下顎頭成長発育の垂直的影響と、ほぼ同時に起きる下顎枝上方部の垂直的変位とによって起きるのであるが、垂直的に下顎枝が長くなることはない。どのような組み合わせであれ、下顎枝は付加的な細胞分裂、軟骨への分化、そして拡大する軟骨内骨成長発育によって、順次変位していく。後述するが、もっとも重要な点は、下顎頭が転位ではなく、小さな下顎骨は成人の大きさまで成長発育することである。

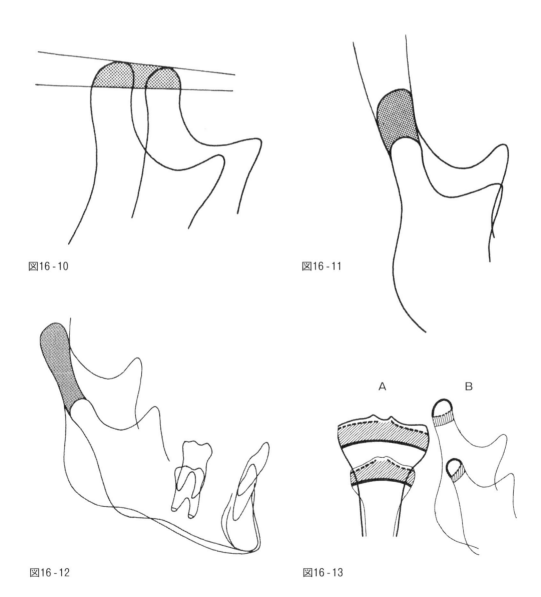

図16-10　　　　　　　　　　　　　　図16-11

図16-12　　　　　　　　　　　　　　図16-13

この下顎頭の成長発育変化は非常に大きいため、下顎頭頸部やその周囲に付着する構造は、下顎頭の成長発育に合わせて変位する必要がある。関節の脱臼防止機能を発揮する、強くしっかりした関節囊靱帯は、再接着をくり返すことによって、順次付着位置をかえていく。下顎頭の成長発育は時として活発化するため、この関節囊靱帯の変位もそれ相応のスピードで起きる。この過程には、皮質骨の骨吸収面でよくみられるしっかりとした付着と瞬時にその接合部を絶えず変化させるためのきわめて洗練されたメカニズムが必要である（第14章参照）。

　2つの現象、すなわち瞬発的かつ多面にわたる下顎頭の多角的な反応と関節囊内の添加性の軟骨内成長発育が起きることにより、顎関節の成長発育は関節の間では特異な位置を占める。関節包内で下顎頭がすばらしい成長発育を示すことや、関節を安定させる要素である組織が順次、再配置するということは、まさに他に類をみないものである。下顎頭の関節囊内での成長発育は、骨端成長板で軟骨が増殖するというような、その他の関節とは明らかに対照的なものである。これらの成長板は、関節囊や靱帯の付着器官の外側にある。したがって、顎関節では関節囊と靱帯がより広範に変位する必要があり、その他の関節と比較して、発育時に損傷を受ける可能性が高いといえる。これらのことは図16-13に示しているが、下顎頭はB（右側）、脛骨をA（左側）に示し、比較した。関節境界面は破線、成長発育領域は太線で示す。関節囊と靱帯付着領域（斜線部）は、破線と太線の間である。脛骨では、破線と太線の間（斜線部）に靱帯付着部にかなりの骨端軟骨領域がかなり広く存在している。この脛骨におけるこの斜線部は、骨端板での成長による影響を受けないため、関節囊や靱帯は著しい再付着のための変位を必要がない。顎関節における状況は大きく異なる。すべての下顎頭の成長発育は関節囊内で起きるため、再付着をするために広範な変位が必要となる。

　中頭蓋窩が水平的にも垂直的にも拡大し、変化する複雑な状況に適応するために、上顎弓に対して下顎弓が適切に配置されるように、下顎骨の形態と位置が順次水平的にも垂直的にも調節される必要がある。その他の部位でみられるこのような複雑な現象として、咽頭と鼻の拡大、口蓋と上顎弓の転位、口蓋と上顎歯槽部の骨改造調節、乳歯と永久歯のドリフト（とくに垂直的ドリフト）、頭蓋底の角度変化、同時に生じる篩骨上顎の二次転位、そして鼻上顎複合体の一次回転などがある。さらに特記すべきは、年を経る間に生じる、頭部の形状や形態的、形態形成的差異に関連する顔面と頭蓋の顕著な変化である。明らかに下顎頭（さらに下顎枝全体）には、これらの多様な現象に対応しうるようにきわめて多面的な能力が存在しなければならない。これらはすべて重要なことであり、下顎弓の位置は、上顎弓と機能的に咬合しうる状態となるよう順次調整され、さらに顎関節における機能も維持されことになる。これらは、すべて発育上障害されることなく同時に行われる。

　これらの必要不可欠な関係は、骨形成性結合組織による下顎枝の骨改造にともなって、その成長発育の程度、方向そしてタイミングに関する生物学的信号に対して、下顎頭が適切に反応することによって維持される。これらの下顎骨の調整を行うのは、下顎体ではなく主に下顎枝である（図16-12）。下顎の歯は、垂直的にドリフトし、これらの調整を行う。第4章に示したように、一次回転と二次回転そして位置調整によって、下顎骨全体の増大と同時に、これらの骨改造調整が行われる。

謝辞

図16-5と図16-7を提供してくれたフローニンゲン大学のDr. H.W.B. Jansenに謝辞を述べたい。

第17章

ヒトの顔の
初期成長発育改造変化

Dr. Timothy G. Bromage
Dr. Alan Boyde

　顔に関してわれわれがいくつかの知見を得たのは、ヒトの初期の頭蓋顔面成長発育の分析を通してである。まずはじめに、ヒトの個体発生における骨成長骨改造の変異と、長い進化のあいだに発生した変異との関連性について述べる。　第二に、顔を構築する骨改造の目的をより明らかに解釈する。第三に、重要性が少ないという訳ではないが、化石骨を用いて骨の成長発育骨改造を分析し、組織細胞レベルで初期人類の生命の歴史について検討する。これらの見解は、硬組織の生物学や頭蓋顔面骨に関するさまざまな科学的分野を検討する際さらに理解を深めることに役立つ。

現在の顎顔面成長発育に関する研究方法が
どのようなものであるかついての概説

　現代人の幼児から成人までにみられる変化を研究するにあたり、成長中の個体を観察、写真、計測、顔型、顔の外形の３Ｄコンピュータ計測、歯科矯正医によって以前から広く使用されている標準的な頭部Ｘ線規格写真撮影、その他の標準的な歯列用Ｘ線によって、追跡調査することが可能である。特に Enlow は、解剖学的、人類学的、法医学的見地から検討されうる資料を多くの遺体から収集し、切片を用いた組織学的研究を行っている。形態学的研究方法に基づいて、テトラサイクリン系抗生物質、カルセイン、アリザリンなどの骨ミネラル化線検索用蛍光色素を用いた「ラベリング」法を用いて、動物実験より結果を確認することが可能である。走査型電子顕微鏡（SEM）を用いると、骨表面の活動状態を調べることができるため、成長発育とドリフト時の骨吸収・添加様相を明示することができる。対照となる種と比較することは有益である。

逆に、化石を用いて調査できる方法はきわめて限られているが、一般的な顕微鏡を用い非破壊的検査法によるアプローチによっても、顔面成長発育を理解しうる。このアプローチとは、（1）走査型電子顕微鏡（SEM）におけるレプリカ法、（2）共焦点走査型光学顕微鏡検査（CSOM）を用い、SEMから得たデータを、大幅に複製・増幅するフォーカスマッピングによって、両面の形状を直接観察する方法、（3）無傷あるいは破損した化石骨の深部にある層板骨の構造を調査しうる表面下反射型CSOMである。特に最後の表面下反射型光学顕微鏡検査では、平行に配列する膠原性層板をともなう骨細胞の骨小腔は大きくはっきりしていて、化石でも保存状態が良好であるため、研究に有用である。X線マイクロトモグラフィーは、表面を調査することが可能ではあるが、組織分析を行うには、大きな無傷の標本を取り扱うことができる研究室用システムの解像度が低いため、現時点では破損のない化石標本については可能性の模索の域を出ない。

ヒトの顔面成長と骨改造に関しては、多くのことが研究されている。LMとSEMを用いた組織分析による全体的な成長発育研究から得たデータをいろいろな面で照合すると、多くの点で「つじつまが合ってくる」。さらにわれわれは現存する原人との比較研究をすることによって、よりわかりやすく意味のある解釈をすることができた。したがって、化石の研究をすることにより、われわれは成長発育の全体的かつ解剖学的な所見を統合し、顕微鏡的にそれほど有用ではない所見を選別できると確信している。このような研究方法をわれわれはとっているので、本章でとりあげることにした。

ヒトの進化についての概説

図17-1に、過去6百万年にわたるヒトの進化の時間的流れを示す。本章では、主に約3.0～1.5百万年前（Ma）の鮮新世と更新世以降のヒト先史時代について少し考えてみる。祖先と考えられているもっとも初期のヒト、すなわち「原人」は、相対的に湿度が高かった3.5百万年前ごろに、アフリカの森林や湖・河川に沿って生存していた。彼らの顔面骨は、その後に出現した「頑強な」アウストラロピテクス（Australopithecines）より繊細であったので「華奢な、か弱い」アウストラロピテクス（Australopithecines）とよばれた。2.8百万年前ごろになると、世界的に気温が低下して乾燥が強まり、アウストラロピテクス（*Australopithecus*）は、2.5百万年前ごろに2大系列（*Homo sapiens*と「頑強な」australopithecines[パラントロプス（*Paranthropus*）]）に分かれ、Australopithecinesは1.0百万年前ごろに絶滅した。これらのAustralopithecinesの頭蓋容量は、約400～550cm³（cc）であった。

パラントロプスは、頑強な咀嚼筋と大きな歯を有していた。一方のホモ・ルドルフエンシス（*Homo rudolfensis*）は、脳がさらに大きく発育し、好奇心がより旺盛であったため、順応性が高く気候の変化にも順応することが可能であった。ヒト属は同時に、身体以外で道具を使って食物を準備することができるようになった。この初期の道具の開発によって、長期間にわたる気候変化の影響に十分対応しきれるようになったため、ホモ・ルドルフエンシスは、それまでのヒト属よりも多くのさまざまな代替となる食物を入手することができた。もっとも初期のヒト属であるホモ・ハビリス（*Homo habilis*）が出現して以

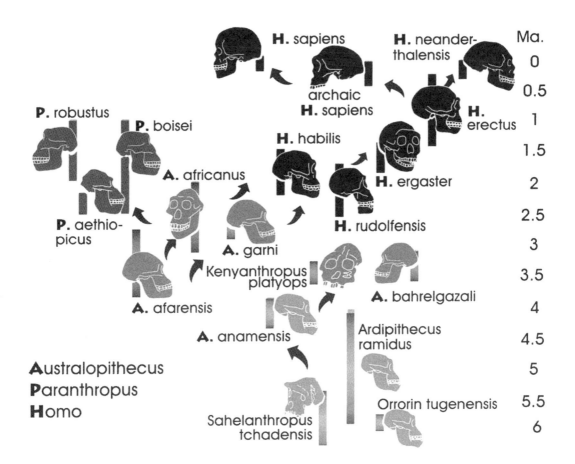

図17-1
ヒトの進化の年代区分。推定されるもっとも初期のヒトは、アウストラロピテクス（*Australopithecus*）である。アウストラロピテクスは、パラントロプス（*Paranthropus*）系と Homo 系に分枝した。

来、道具の発達によって、食物の確保のみでなく、収穫することも可能となったうえに、環境の変化にも適応することができるようになった。これらの初期人類の脳の大きさは、約550〜700 cc であった。

アフリカで出現したホモ・エルガステル（*Homo ergaster*）は、2〜1.8百万年前ごろまでにアフリカからユーラシアへと拡散した初期人類である。その後に出現した初期人類であるホモ・エレクトス（*Homo erectus*）は、アフリカからアジアとヨーロッパに拡散した。2百万年ごろ前の最古の頭蓋骨の脳の大きさは約800〜900 cc であったが、100万年前のヒトでは約900〜1,000 cc に達し、0.5百万年ごろ前までに1,100〜1,200 cc を上回った。

約50万年前に、アフリカに原始的な現生人類が出現した。後のユーラシアに出現したネアンデルタール人は人類のいわば傍系であった。約20万年前に、アフリカで生物学的な視点でいわゆる現生人類であるホモ・サピエンス（*Homo sapiens*）が出現した。その後、世界全体に拡散していった。現生人類の脳の平均的大きさは、約1,350 cc である。

化石人類における骨成長発育改造の研究

　本章では、頭蓋顔面の成長発育の解釈に有用なアウストラロピテクス(Australopithecus)、パラントロプス(Paranthropus)と初期人類の骨成長発育改造パターンについて述べる。骨成長発育改造は、骨表面でみられる協調した骨吸収、形成活動パターン(詳細は、第2章に示す)に関連する骨格形態形成の基本的機序である。まさに、これは種特有の頭蓋顔面成長発育パターンの主要機序であり、現生人類とその他のヒト以外の霊長類における顔面成長発育パターンの差を示すものである。

　成長発育時の骨を切断またはスライスした薄い組織切片($10〜100\mu m$)を用いた骨成長発育骨改造評価が選択される方法は、本書に記載されている知識が導き出されたほぼすべての研究で使用された方法でもある。組織学はこの種の研究のきわめて高い水準の基準となったし、また今後もそうであろう。特に骨の深層にある多くの微細解剖学的特徴は、骨がどのように成長発育したかを示しているからである(詳細は、第14章参照)。現在、この深さまで十分な解像度で評価しうる方法は、組織切片法のみである。しかし、特異的な化石人類骨を切片にして標本作製することができる専門職員はおらず、標本の破損が懸念されるところである。いうまでもなく、有益な情報が得られるのは「構造が保たれた」標本からであるが、稀少で珍しい標本は損傷されるおそれがあること、またわれわれは標本を破損することなく情報を入手できる方法を探索すべきであると感じていることを強調する必要がある。

　骨成長発育改造やその表層が、表層の下にわたる領域と関連した微細解剖学的特徴を示した高いレベルの画像を入手するため、われわれは化石人類骨を破損することがない方法に挑戦している。この目標を達成するため、初期人類の石灰化組織の生物学を研究する新たなアプローチが開発されており、現在では成長発育を解明する実際の機序を検討することが可能となった。これらのアプローチが開発される前は、人類の成長発育に関する研究は表面的な成長発育についてであった。人類の成長発育機序に関する研究はなかったため、初期人類を特徴づける実際の成長発育過程についても研究は行われていなかった。しかし、最近のヒトの進化についての研究者または古人類学者は、標本を破損することなく、化石人類の骨や歯の成長発育学上の動態を示す骨や歯の形成細胞の分泌活性を分析する方法を集中的に研究してきている。したがって、個体発生と系統発生における骨格形態形成の動的特性を示すことができるようになった。

　骨成長発育改造は、骨外膜と骨内膜面(第2章参照)に加え、成長中の空間が関係を維持している場で起きる。これは骨表面で起きる現象であるため、初期人類の成長発育過程を研究する古人類学者は、骨成長発育改造研究を目的としてこの方法を採用している。これらの主要な研究では、走査型電子顕微鏡や共焦点走査型光学顕微鏡を用いて、化石の膜性骨の骨添加(石灰化)、および骨吸収フロント(吸収)の特性を区別することが可能となった。

　成長発育時の皮質骨を対象とした走査型電子顕微鏡(SEM)の研究によって、骨形成時の特徴的な骨表面にみられる微視的特性を示すことができる。また骨形成細胞(骨芽細胞)は、最終的には石灰化するきちんと配列したコラーゲンを含む有機基質層を作り上げる。新鮮な骨では、石灰化フロントは不完全に石灰化されたコラーゲン線維束によって特徴づ

けられ、そこではその長軸に沿って紡錘状のミネラルが縦に並んでいる。骨形成が著しく急速な部位にはどこであれ、一定方向へ並んだコラーゲン線維束が先取りして配列される。細管領域と骨細胞の骨小腔は、線維束を確認する際に有用である（図17-2 a、b）。線維束は関連する血管に平行に配列し、毛細血管床が成長発育時の骨に包み込まれることによって形成される。かなり大きな脈管間隆起骨（intervascular ridging bone：IVR）を形成する場合もある。この皮質骨の表面パターンは、研究に有用であることが多い。というのは、完全には石灰化していない線維束はきわめて繊細であり、非石灰化有機基質が排除されると、それらの無機質は容易に失われるが、IVRレベルの骨組織は摩耗による破損に対して相対的に耐性があり、摩耗した化石人類骨でも、形成された骨表面を同定することができるからである（図17-2 b）。骨吸収もまた、成長発育時の骨の大きさ、形状、位置を変化させることが可能な骨成長発育改造過程では不可欠な現象である。骨基質を吸収する細胞である破骨細胞の協調した作用によって、異方性の骨吸収領域、すなわち、ハウシップ窩が形成される。これらは、SEMによって骨吸収面に確認することができる（図17-2 c、d）。

　通常、化石人類の頭蓋顔面にみられる痕跡は、SEMによって直接調査されることはなく、人類標本そのものに対して、高解像度の複製法が採用されていることに注目してほしい。シリコン歯科用印象材を用いてネガ型が形成され、エポキシレジンを用いて、画像撮影に使用するためのポジ型面のレプリカができる。骨添加面と骨吸収面を区別するために必要な最低解像度は約5 μmであるが、レプリカ法で詳細を示すことができる大きさは1 μm未満である。

　化石人類標本そのものについて、骨成長発育改造特性を調べる際、ポータブル共焦点走査型光学顕微鏡（PCSOM）検査を行うことによって、細部にわたって低倍率SEM画像と同レベルの非常に優れた表面反射画像を撮影することができる。しかし、無傷である表面下を50～100 μmの傷をつけずに顕微鏡画像で観察することも有用なことである。この部位はきわめて深部にあるわけではないが、このような画像から、コラーゲン線維の配列や骨細胞の分布などの当該深部にある特定の微小解剖学的要素を再構築することが可能であり、これらから骨形成特性を知ることができる。たとえば図17-3 aに示すように、華奢なアウストラロピテクス（*Australopithecus afarensis* 資料 AL288la-p; "Lucy"）の大腿骨骨幹の骨膜表面より深部にある紡錘状骨細胞の骨小腔から、表面周辺に線維が平行かつ周囲を取り巻くように配置された［交叉した格子状の骨とは異なる］層板骨の形成を確認することができる。図17-3 bに、SEMによって当該部位が骨吸収面であることが確認された頑強なアウストラロピテクス（パラントロプス・ロブストス *Paranthropus robustus*［SK 64］）の下顎骨膜表面下にある規則的配置がみられない骨細胞の骨小腔を示す。無秩序に配置されている骨小腔の分布は、骨内膜面の骨形成を特徴づけているが、骨外膜面ではこの骨小腔パターンがみられる。これは、この骨が皮質骨のドリフトによって移動し、対側には骨吸収面があることを意味する（第2章と第14章参照）。しかし、あらゆる表面における整然としていない骨小腔の分布も、急速な骨添加が起きることを示している可能性があるため、ハウシップ窩の証拠を示す表面構造とともに、骨形成速度など他の骨細胞の形や分布についての情報を表面観察するのにつねに有用である。

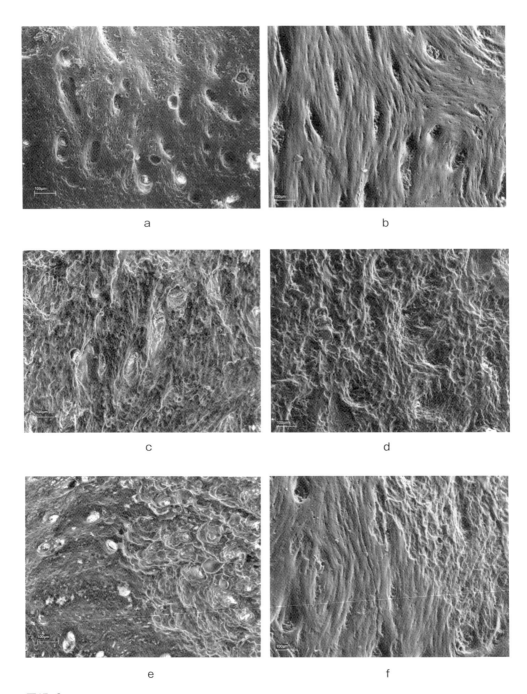

図17-2
若い短尾猿(*M. mulatta*[左側])と化石人類(*P. robustus*[右側])の顔面の骨成長発育改造面のレプリカ。a、b：骨添加面、c、d：骨吸収面、e、f：骨改造部位が反転する領域(ハウシップ窩と形成中の骨の間)。短尾猿の顔面部位の薄切切片での骨改造面のSEMによる従来の組織学的解釈と組織学的比較をすることが可能である。

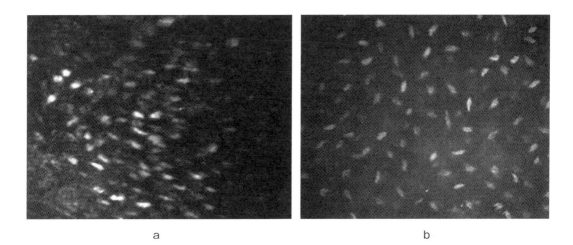

図17-3
a：線維が平行に並んでいる骨外膜の急速な骨形成を特徴とする骨細胞の骨小腔。左下方の骨表面の反射が弱いことに注目してほしい。表面下の骨小腔を撮影する前に入手した最初の写真である。b：骨膜性骨吸収部位の下方で、きちんとした配列をしていない骨内膜性に転位した骨細胞の骨小腔。層板骨の骨小腔は、コラーゲン束の配列と平行。このパターンは、深部の一連の重なり合った層板骨にみられ、「交叉した」層板構造を示す。画像 a と b は、同じ条件下で記録した。画像 a における骨細胞の骨小腔は大きく、密度（すなわち、体積分率）もはるかに高い。いずれの様相も、未熟で急速な骨添加が起きていることを示している。

　　　SEM と PCSOM によって収集した化石人類骨の骨成長改造における活動分布に関する情報を用いて、顔面の成長発育を解釈するにあたっての有用な記述的「マップ」を作成することができる。ただし、注意すべきことが 2 点ある。1 点目は化石化は整然と起きることがないため、これらのマップはつねにまばらであることである。形態形成上の解釈をするにあたっては、ある領域では作用の空間的、時間的不均一性があることを認識しながらも、表面骨成長改造に関しては、一般的に認められている領域特性によらなければならない。ある特異的な領域では骨改造のデータが存在しない場合もあり、それでも形態形成上の解釈を追求しようとすることがある。このようなときはその骨改造特性について推測するときに、「可能性」という用語が用いられる。2 点目は骨は摩耗するため、死亡時に骨成長改造面が活性していたのか、またはその表面が骨添加あるいは吸収を「休止」していたのかを確認することはできない。つまり、表面の特徴領域は骨成長発育骨改造によって生じた結果を示すことはできるが、細胞活動が休止していたかどうかを確認することは不可能なのである。したがって、われわれが述べることができるのは最後の骨成長活動が骨添加であったのか、または骨吸収であったのか、ということだけである。

化石人類の顔面成長の研究

　本章の形態形成学的解釈は、本書の別の章に示した頭蓋顔面成長発育と骨改造の理念と原則を考慮に入れている。皮質骨のドリフトとV理論に関する理念は、特に骨成長発育改造を理解する際に重要である（詳細は、第2章を参照）。皮質骨のドリフトには、成長方向に向かって骨添加が起き、成長方向とは反対側での皮質骨面で骨吸収が起きることによって、形態学的空間にあって骨がドリフトする。この皮質骨は骨全体の厚みのある部分を形成するが、非常に薄い骨（眼窩、鼻腔など）もあり、あるいはまた、これもやはり骨改造過程に関与している。板間腔に面している骨内膜面の骨も含んでいる。成長発育方向に面する骨内膜面では骨添加が起こり、成長発育方向と反対側にある骨内膜面では骨吸収が起きる。組織腔を単に転位するこれらの骨に関しては、皮質骨の骨内膜や骨外膜表面で起きる骨改造活動は、対応する対側の皮質骨であって典型的な逆の骨改造の形状を有する。化石人類において、SEMとPCSOMが描出できる部位の限界は、大半が骨膜面である。

　Enlow[1963]は、頭蓋顔面部位の多くの骨はV字状であり、皮質骨がドリフトする特異的性質を有すると述べた。EnlowはこれをV理論と名づけた。V理論は外側面が骨吸収面、内側面が骨添加面であっても、骨は増大することを説明したものである。これは矛盾しているように思えるが、内側面が成長発育方向に面していることが確認されたことによって説明される。したがって、成長発育方向に向かって一連の調整が継続的に行われる間に、その末端部での骨幅が増大する。内側面では骨添加が起きるが、外側面は徐々に骨が吸収される。なぜなら、成長発育方向とは反対側に面しているためである。それと同時に、骨全体もV字の狭い末端部から離れる方向に移動し、新たなレベルへとV字形のさまざまな箇所が順次調整・変位していく。V字の幅が広い領域は、狭い部位へと変位するが、それと同時に「V」は前方に移動する。たとえばヒトや短尾ザル属にあっては、眼窩に面する大半の部分は、「骨添加面」であることがわかっている。したがって眼窩の骨格は、その内側面の「円錐状」部が（三次元的にV字状に見える）成長方向に面しているため、前方にドリフトする。また反対側はほとんど「骨吸収面」であり、眼窩の骨を後方に「押し出し」、眼窩縁の自由端（V字が広がる方向に向いている）の骨添加に依存して増大する点を強調することも重要である。

　縫合性骨改造（第14章参照）によっても、初期人類の顔面成長発育を解釈することができる。化石人類において、縫合性骨改造が関連した顕微鏡的特徴はまだ確認されていないが、骨膜性骨改造のパターン、ベクトルおよびその原則にみられる特徴から推測することが可能である。

初期人類の顔面成長発育および骨改造

アウストラロピテクス（*Australopithecus*）

　要約すると、アウストラロピテクス（*Australopithecus*）の顔面骨10片の標本から、顔面骨改造の定型的パターンを確認することができる（図17-4、表17-1）。

　眼窩領域（第5章参照）。内側面は、骨添加面である。その面は前方に向いているため、内面に骨添加し対側の骨吸収と協調して、眼窩はV理論に従って前方にドリフトする。それと同時に、眼窩は前頭上顎縫合と前頭頬骨縫合の成長発育に対応して垂直的に増大する。一方縫合によって眼窩幅は、基本的に頬骨上顎縫合の外側面と内側面（眼窩底）から増大する。前頭骨、頬骨、上顎骨、涙骨、篩骨、蝶形骨などとの縫合から形成された眼窩の底面と側面では縫合が関与することによって、成長発育時に後方に位置する頭蓋底に対し眼窩の解剖学的関係が維持され、篩骨洞と鼻腔の拡大にもこれらの縫合は役立っている。眼窩上壁には縫合が存在していないため、前頭蓋窩の底面での骨吸収、あるいは、継続的に骨吸収をともなう反対側の骨添加によって、眼窩は前下方に変位する。

　一方、眼窩上壁の骨添加面は、前頭葉が後上方に拡大するためその成長発育速度と調和しながら、増大し、成長発育している鼻嚢と口蓋による下方への成長発育の影響に対して補償するように眼窩底を上方へと変位させ、下面では骨添加している。その結果、成長発育期に眼窩は相対的位置が維持される。眼窩の上壁、下壁、上外側壁、下外側壁、内縁の骨添加面によって、これらの眼窩の自由端が外側と前方にドリフトし、眼窩容積が増大することが可能となる。

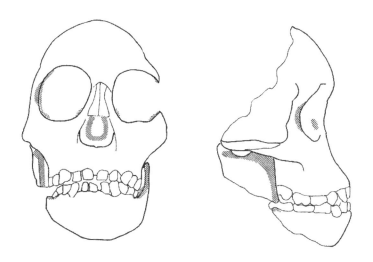

図17-4
アウストラロピテクス（*Australopithecus*）の顔面骨改造の正面観と側面観：3.3歳くらい（類人猿様の生活史に基づく）のTaung child（*A. africanus*）と重ね合わせた図。陰影部：骨吸収面、非陰影部：骨添加面。

表17-1
3種の初期人類群について骨成長発育改造が研究された。標本ごとの歴齢(推定可能な場合)と部位(M：下顎骨片、FS：顔面骨片)を示す。

標本

個別番号	直近に萌出した歯
Pan	
1	$M^1 + M_1$
2	$M^1 + M_1$
3	$M^1 + M_1$
4	$M^1 + M_1$
5	$M^1 + M_1$
6	$M^1 + M_1$
人類	
1	$M^1 + M_1$
2	$M^1 1_1$
3	$M^1 + M_1$
4	$M_1 1^1$
5	$M^1 + M_1$
6	$M_1 1^1$

結果

解剖学的領域	*Pan*						現生人類					
	1	2	3	4	5	6	1	2	3	4	5	6
前側頭窩	−	+	+	+	+	+	+	+	+	+	+	+
眼窩外側縁	+	+	+	+	+	+	+	+	+	+	+	−
眼窩下近心面から眼窩下孔	+	+	+	+	+	+	+	−	+	+	+	+
鼻歯槽斜台	+	+	+	+	+	+	−	−	+	−	−	+
切歯唇側歯槽面（下顎）	+	+	+	+	+	+	−	−	+	−	−	−
切歯部舌側歯槽面（下顎）	+	+	+	+	+	−	+	+	+	+	+	−

涙骨上内側近辺の骨吸収領域によって、眼窩縁は鼻嚢の下降にともなって下内側へと変位しうるようになる（下記参照）。涙骨下方部近辺は骨添加面であり、急速に下方へと拡大する篩骨洞に適応するため上側方へと転位する。眼窩底外側の前下縁にある骨吸収面によって、この領域は下外側、外側および前方に転位する。この骨吸収領域は、おそらく眼窩外縁の前面中央部と連続している。この領域をマップすることはできないが、側面からみると、この領域には刻み目のある縁部を確認できる。側頭窩前壁にある眼窩外縁の後方に面する皮質骨（対側の皮質骨）は、骨添加面である。これが眼窩外縁の後方への成長発育様式を示す根拠である。

　鼻部と前頭部（第5章参照）。この領域の前方に向いている骨膜面は骨添加面である。この特徴によって眼窩が前方にドリフトするとともに、顔面深部と側貌の均衡が維持される。鼻嚢の内側突起内にある骨吸収面によって、下側方に向かって外側へ成長する。一方、眼窩底は骨添加面となり、眼窩を上顎の上方部に維持することができる。鼻孔底は骨吸収面となり、その底部を下方へと転位させ、成長発育時に鼻嚢が眼窩から垂直的に離されるよう作用する。拡大する眼窩と鼻の機能母体（functional matrix）には、眼窩が成長発育時に内側へと鼻根部に近接するため、離されることが必要となる。鼻嚢天井部は多分ある程度骨吸収を行い、対側の髄膜面（前頭葉の前下方部）は骨吸収面であると考えられる。したがって、この領域は下方への成長に関与している可能性がある。また前頭上顎縫合での骨添加は、鼻嚢の高さの増大に寄与すべく働いていると考えられる。

　鼻嚢の後側壁は、骨添加によって特徴づけられる。鼻嚢はやや後方に後退し、その後縁は壁に沿ったその位置や歯の成長発育状態に応じて、前方、後方、下方あるいは上方に傾斜する。側壁の前面は骨添加面であり、鼻嚢を前方に転位させる。前側壁は、特に梨状口が外側骨板に向かって傾斜している場合、局所的に骨添加部位となる。しかし骨吸収が、その梨状口の真後ろで起きる。

　切歯骨、上顎および頬骨領域（第5章参照）。外側にある骨膜面は、すべて骨添加面である。正中口蓋縫合の成長にともなって側面で起きる骨添加と縫合成長に付随して前面で行われる骨添加は、前額面において、この領域の側方と前方への成長に寄与する。若齢のアウストラロピテクスの切歯縫合の残存は、この部位の成長発育に役立っている。すなわち、この領域にかなり大きな切歯のためのスペースを確保し、乳切歯間の生理学的な間隙を生み出している。その底部における骨吸収は、口蓋表面（対側の皮質骨）で骨添加が起き、鼻上顎複合体が下方に成長することを意味する。したがって、この領域の下方に向いている面では骨添加が起きている。つまり顔面高の増大に、頬骨歯槽稜、頬骨および歯槽弓も水平面での縫合とともに寄与している。

　側頭窩前壁に位置する頬骨後下方部は骨添加面であり、眼窩側壁の反対側に対して平行に位置し、そこでは頬骨が鋭角的に内後方に折れ曲がっている。これは、眼窩内部の下外側方と上外側方での骨吸収作用が、現生人類より相対的に著しく、アカゲザルにより近いことを示している。頬骨歯槽陵の真後ろに位置する頬骨後下方部では骨吸収が起きる。頬骨前部での骨添加と協調してこの骨改造パターンは、頬骨歯槽陵底部の前方への転位に寄与していると考えられる。

下顎骨（第4章参照）。臼歯部後方のスペースと下顎枝前縁基部は骨吸収面であり、骨改造により下顎枝は下顎体に改造変化することが特徴である。これにより下顎体は伸長し、成長発育中の永久歯を包含できるようになる。未熟なアウストラロピテクスの筋突起の配置も、初期人類とパラントロプス（Paranthropus）でも同様であるが、その内側面はやや後上方に傾斜している。内側面は添加面であり、それは突起を垂直的に伸長させ、皮質骨のドリフトによる成長時に、筋突起を後内側方向に変位させる。したがって、この骨改造の特徴は筋突起（対側の皮質骨）の上外側方面で起きる骨吸収に呼応し生じたものである。それは、その表面が成長方向から離れていく方向を向いているためである。

　骨吸収面は下顎頭頸部の前内側面に沿ってのびている。この骨改造特性によって、下顎頭の成長発育する幅広い末端部は逐次、狭い頸部へと転位し、その一方下顎は下前方に転位を続けるが、この転位は下顎の後上方への成長と頭蓋底との間にみる関節と呼応するようになっている。舌側結節がだんだん細くなり、下顎枝がより外側に位置するようになっている部分で骨吸収が起きている。その結果、下顎枝後方部の幅が広くなる。下顎枝後方部での骨添加によって、下顎骨の後方へのドリフト（と前方転位）する程度がはっきりする。このことは前述した成長発育と骨改造に並行して起きる。

　下顎体の唇側面と頬側面は基本的に骨添加面であり、前方と側方への成長発育に寄与する。このパターンから外れる唯一の例外は、研究対象とされたなかの1標本に両側下顎永久側切歯の下方の骨吸収面の骨小腔域が両側性に見られたことである。類人猿では、この歯は（この症例の萌出過程では）第二大臼歯が萌出する直前に萌出し始め、これらの歯の周辺部にある骨吸収面によって、歯の位置がやや補正されると考えられる。

　下顎体の舌側面は骨添加面である。この骨添加面は斜め後下方に傾斜しているので、下顎体の後方への成長発育と垂直高径の増大、特に頭蓋底と関連する顎関節の幅の増大に寄与し、これはV理論に従って生じるものである。類人猿属の歯槽平面は骨吸収面であり、唇側の添加面と協調してこの前突としたサルの口吻部の前方への転位を生み出している。

初期人類

　初期人類の数少ない標本、中顔面部2点、下顎3点を対象に、骨成長発育改造の特徴について研究がされているが（図17-1）、骨改造マップを作成することによって、ある形態形成学的解釈を、特に下顎について得ることができる。

　上顎骨領域。保存された上顎骨をみると、上顎結節後面、前方に位置する犬歯遠心頬側面、口蓋の口腔側、側頭窩内壁前方に面する側面は、それぞれ骨添加面である。アウストラロピテクスの標本には、下中顔面に関するこれらの特徴的骨改造についての所見は、何も観察されない。一部のホモ・ハビリス（H.habilis）標本がアウストラロピテクスと類似することをふまえると、ある初期人類の顔にみられる骨改造パターンが、アウストラロピテクスのかなり前突した顎の成長発育と類似していることが明らかになったのは驚くことではない。しかし顔が頬骨上顎部の前面における骨添加によって、前方に成長発育することを強く示すことはできない。というのは、これらの部位は研究標本に含まれていないからである。

　しかし保存されている若齢の翼突窩の標本で、皮質骨の前下方へのドリフトによって、

翼突窩が変位されることが確認されため、成長発育時に骨吸収が起きたことを示す根拠を偶然得ることができた（図17-5）。この骨改造特徴は類人猿属で確認されており、直顎であるヒトの顔に特徴的な成長発育時の翼突窩にみられる骨添加とは対照的である。初期人類では上顎結節における骨添加（上顎骨の前方転位）にともなって、翼突窩の対側で起きる骨添加によって、顔の前方部が顕著に成長発育したと考えられる。したがって少なくとも一部の初期人類標本において、鼻歯槽の斜面はアウストラロピテクスと同様に骨添加面であると推測することができる。

　アウストラロピテクス標本の研究では、確認することができなかったもう１つの骨改造の特徴は、上方で最後臼歯が後方に萌出するために、口蓋内側の後外側面に骨吸収領域がみられることである。現生人類はこの部位の骨添加面によって特徴づけられ、上顎結節は内側に彎曲している。Panでは、この付近の外側面が傾斜しているが、これを説明づけることが可能な骨改造に関するデータはない。この部位における骨吸収性骨改造は、口蓋の幅増大に関与していると考えられる。

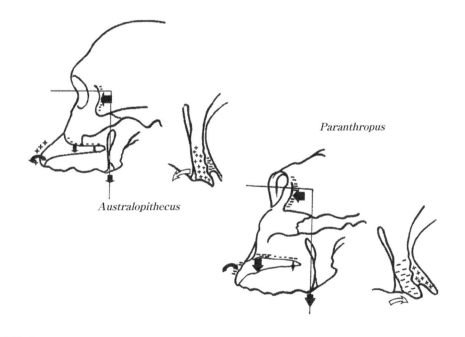

図17-5
アウストラロピテクスとパラントロプスの骨成長発育改造を示した顔の側面図とそれぞれの翼突領域を拡大したトレース図。骨添加（＋＋）と骨吸収（－－）は、皮質骨の転位を示す黒い矢印とともに示す。白い矢印は皮質骨の転位と翼状突起と上顎結節の成長発育方向を示す。

下顎骨。初期人類の下顎骨についての骨改造特徴は、アウストラロピテクスのそれと異なる点はない（図17-4）。臼後スペースと下顎枝前縁基部は骨吸収面であり、骨改造により下顎枝から下顎体に移行していくことが特徴的である。かくして下顎体が伸長することによって、発育中の後方永久歯が萌出できるようになるのである。また下顎枝前方部の内外側面は骨添加面である。筋突起内側の上外側部の骨添加、対側の骨吸収は調整したすべての霊長類（現生人類、短尾［*Macaca*］とアウストラロピテクス）でみられる筋突起の後内側への転位が特徴的であることを筋突起の位置どりで示している。

　アウストラロピテクスについて述べたように、下顎体の唇側、頬側、舌側面の大部分は骨添加面であり、幅、高さと長さの増大に関与している。しかし一部の標本では、歯槽平面が骨吸収面となり、下顎骨の前方への成長と歯槽平面の後部に対する前方回転に寄与することが確認できる。

　わずかな骨吸収作用を示す徴候は、下顎骨が前方に転位されるときに下顎孔後縁周辺でみられ、下顎孔は下顎骨全体が前方に成長発育移動する際に、後方にドリフトして下顎枝との相対的位置を維持しなければならない。別の標本で観察されたオトガイ孔の後下縁にある骨吸収面は、この構造部位が下顎体の高さが増大する際に、下方へと変位されることによって、下顎体の相対的かつ垂直的な位置を維持することを示している。

第17章　ヒトの顔の初期成長発育改造変化　333

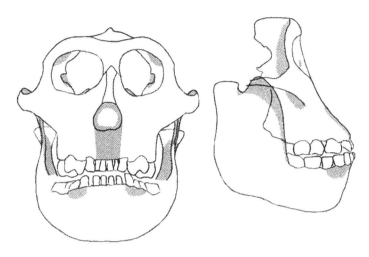

図17-6
パラントロプスの骨改造を示した正面観と側面観。2顆のパラントロプス標本を使い重ね合わせたもので、顔面中央部骨改造は11.3歳(類人猿の歴齢)標本に基づいて作成した。この図と別の図(図17-4)の絶対的比率を比較することができるような若齢の個体標本を入手することはできなかった。(陰影部分：骨吸収面、非陰影部分：骨添加面)

パラントロプス(*Paranthropus*)

　パラントロプス(*Paranthropus*)は、上顎骨と下顎骨の前方部と前側面での骨吸収が特徴的な顔面骨改造パターンを有する(図17-6、表17-1)。これらの骨吸収面はパラントロプスと現生人類との骨は相対的に直顎であるということを思い起こさせるものである。
　眼窩領域。眼窩内面(残存している)は、下壁、外側壁そして上壁に認める骨添加によって特徴づけられる。したがって、アウストラロピテクス(*Australopithecus*)に類似しており、ヒトや短尾猿について説明したように、これら眼窩内側面は前方に向いていて、V理論に従って前方にドリフトする。しかし、このドリフトの様相は、パラントロプスとは、その比率によって異なる。
　骨吸収は内側の上外側部にある窪んだ部分で起き、この部分は前面からは突出した眼窩上縁によってほとんど隠れている。眼窩上縁前面での骨添加とこの内側の上外側面での吸収によって、眼窩と眼窩上縁が前外側に変位する。
　骨吸収は、内側の眼窩後外側壁でも起き、「最小前頭幅」を示す部位が後方の幅広い頭蓋(頭蓋腔が眼窩に入り込んでいる部分)へと転移する場にある骨改造を表わしている。ここでは外側にドリフトして前方への変位と、眼窩が頭蓋腔から離れることを補償している。このことは側頭窩の前内側壁で起きる骨添加によって立証されている。内側の眼窩外側壁(上記の後外側部にある骨吸収領域のやや前方に位置する)の図に示したり対側面を説明することはできなかったが、眼窩内側面ではV理論に従って骨添加が起きているであろうと考えられるし、側頭窩前壁で認められた骨吸収によってある程度検証することが可能である。

また眼窩の拡大は、前頭頬骨縫合、前頭上顎縫合および頬骨上顎縫合における成長によって補償される。これに加えてパラントロプスの頬骨上顎縫合はきわめて特異的で、眼窩下孔がこの縫合に対してかなり下方に位置することでわかる。現存する類人猿とヒトでは、出生後早い時期の眼窩下孔の位置は（パラントロプスと同様に）縫合との間は数mm以内であり、それらが離れて拡大する距離は、縫合の上顎側での成長した量を示す。実際にこの差は縫合に沿った増大の差がはっきりみられるにもかかわらず、眼窩下孔はこの成長によって下方へと逐次転位し（多少差はあるが）、その位置を鼻嚢の垂直中心部の外側で、眼窩中心部や頬骨上顎縫合先端部、すなわち眼窩下縁と一致する部位の下方に位置することが多い。この構造的関係は、頭蓋顔面成長時も一定である。つまり鼻嚢と口蓋が垂直的に下降し、中顔面が著しく幅広くなり水平的成長が起きている間もこの関係は維持されるのである。パラントロプスでは、出生後のごく早期には、上骨改造、すなわち眼窩下管上壁部での骨吸収、眼窩下管底部では骨添加が起き、眼窩の拡大のほうが口蓋が下方に拡大するより大きいのであろう。しかし、このことはその後の個体発生段階では不顕在化されてしまうのであろう。

　頬骨上顎縫合における成長によっても、眼窩下方部の水平的距離は増大する。この現象は頬骨上顎領域周辺の側方への拡大にも役立っている。前頭頬骨縫合は眼窩上外側縁に対して斜めに位置し、前頭骨の頬骨突起と頬骨の前頭突起との関係を保っている（頬骨上顎縫合での成長によって側方に転位する）。この縫合部の形態は、多くの類人猿（ヒト科を含む）の標本で観察することができる。眼窩上外側部の内側で起きる骨吸収性骨改造とともに、この成長パターンによって眼窩の垂直的高さと幅が増大する。

　鼻前頭部。眼窩内縁の高さの増大は、前頭上顎縫合で起きる骨添加によって促進される。縫合部での増大は水平面に対して斜めの関係にあり、上顎骨が下外側へと成長発育し転位していくのに、必要となる垂直的水平的な補償的調整と密接に関連している。通常では眼窩内縁の中央3分の1に対して遠心位をとるために、前頭鼻骨接触部から離れているため、前頭上顎縫合は下外側に傾斜している。すべての類人猿とヒト類に、この空間的関係がみられる。パラントロプスでは、上顎骨の前方に向いている前頭突起とともに前頭上顎縫合が傾斜していることにより、眼窩間の幅がかなり増大する。

　鼻部の前方を向いている骨膜面は、骨添加面である。この部位は前方にドリフトする眼窩と呼応して前方に成長する。鼻歯槽部にある「溝」の上方部に骨吸収面がある標本もあって、それは外下方への成長発育方向を表している。アウストラロピテクスについて述べたように、前頭上顎縫合における骨添加は、鼻上顎複合体の下方への成長発育と協調しながら起きる。同様に鼻上顎複合体の下降は、眼窩底における骨添加によって補償され、口蓋は眼窩から垂直的に離れるようになる。

　前上顎、上顎、頬骨領域。この領域の骨改造に関してはアウストラロピテクスとの差はかなり顕著であり、この差はパラントロプスの顔面後方部が、著しく垂直的に肥大している（すなわち、顔面後方部の高さが垂直的に長く発育する）ことで説明することができる。ヒト小児では、顔面後方部の垂直高径が、顔面前方部より増大するため、鼻上顎複合体は上方（側貌を左側からみて時計回り）に回転する。この相対的に肥大した上顎後方部と前方部は、さらに下方へとドリフトしながら、それでもなお上方へと転位していく領域と適合

していき、鼻腔底全体では骨吸収が起きることによって補正されているのである。現存するすべてのヒトでは、垂直的に肥大した顔面後方部が特徴的であり、この特徴がなければ、引き次いできた構造上の諸関係とずれが生じてくる。パラントロプスでは、顔面後方部の垂直的な肥厚が相対的に顕著である。

　パラントロプスの顔面後方部の肥大は、特に口蓋後方部の深さ（上下的に）にみられる。これは、顔面前方部がかなりの程度上方に成長することによって回転するためであり、鼻腔底前方部における特異的な、強い骨吸収作用によって補償されていると考えられる。口蓋前方部の下方へのドリフトが「再び起きる」ことによって、顔面が下前方に成長発育する際に、咬合平面を相対的に口蓋前方部が浅くなる。この口蓋の構造は、パラントロプスに見られる特異的な特徴の1つである。逆にアフリカ東部のパラントロプス ボイセイ（Paranthropus boisei）の口蓋前方部は、パラントロプス・ロブストス（Paranthropus robustus）と比較して深く、この事実はその顔面前方部の高さの大きい要因は歯槽部であるものの、やはり口蓋歯槽部の後方に向かって深さを増していることを示している。

　顔面前方部において上方への回転が無制限に起きると、調和のとれた成長発育につれて好ましくない顔面上方部との回転と眼窩軸の不均衡が生じることになる。両側眼窩の機能母体の上方への回転によって、上後方に位置する機能的神経マトリックスとの合流が生じ、眼窩は前方に転位ドリフトしなければならなくなる。したがって顔面の後方部が顕著に肥大し、前方部が上方に回転されるため、両側眼窩の機能母体（functional matrix）も同様に位置的な問題が生じ、著しい前方への変位が起きるであろう。前述したように、この前方への変位が起きると、側頭窩前方部の長さと幅が相対的に増大するのにともなって顔幅も顕著に増大するため、パラントロプスに特徴的な眼窩後方部の狭窄が起きる。これは側頭窩の（後方に面する）前壁における広範な骨吸収に付随して起きる。パラントロプスの場合、眼窩内壁の前外側、外壁の前下方面での骨添加、そして上顎骨と頬骨の前面で骨添加が同時に起きることによって、顔面上方部が前外方に変位する。前方への転位には顔面上方部全体が関与しており、眼窩上縁の後上方における骨吸収によって起きる。さらに、眼窩上縁の後にある明瞭な凹面の前面は、成長方向の反対方向に面しているため骨吸収面であり、眼窩上縁の前方部にある骨添加面とともに、周囲の顔面上方部と呼応しながら、眼窩上縁を転位する。

　Rak［1983、1985］によれば、パラントロプスの相対的に直顎といえる顔面構造は、つぎの2つの「相反する」過程によって構築されている。（1）顔面上方部の前方位（2）頭蓋底に対して歯列弓の後方位。パラントロプスの顔面上方部の成長発育と骨改造（上記）によって、最初の形態学的所見を決定づける事象の個体発生的パターンを説明することができる。パラントロプスの歯列弓の後方位については、第三大臼歯と関節結節との距離が、その他のヒト科および類人猿と比較して短い。したがって歯列弓は、特にその他のヒト科より短いのではなく、咀嚼筋の前方位が強調される筋・骨格系の適応によりもたらされる顔面が下方へ後退しているのである。このことにより顔面上方部の著しい前方位をとることを可能にしている。すなわち、現生人類の中顔面は前頭蓋窩下方に位置するが、パラントロプスの中顔面は、前方位をとっている顔面上方部のかなり下方にある。

　顔面上方部に対し上顎骨の後退を示す根拠は、歯列弓の大きさと位置とは別に、翼突板

の外側面が骨吸収面であることである（図17-5）。翼突窩は骨添加面であり、成長発育時に後方へとドリフトする。Enlow[1975]は、アカゲザルの鼻上顎複合体が前突しているのは、骨吸収性を示す翼突窩と対側にある骨添加性を示す翼突板の外側面と関連していることに気づいた。この骨改造パターンは翼状部領域の下前方への成長に貢献し、かつ上顎結節の骨添加とともに、前方への成長発育の増大に役立っている。このパターンは現生人類とおそらくはアウストラロピテクスの特徴であるが、パラントロプスにはこの特徴はみられない。現生人類は骨添加性翼突窩と骨吸収性翼突板外側面を有している。これはヒトの顔面が下方に成長発育することを意味する。また、パラントロプスでは、内側翼突板の前内側と内側面が骨吸収面であるパターンがみられる。したがって中顔面は、翼状領域が前方にドリフトすることによって、前方転位する訳ではない。パラントロプスの翼状部領域では、その代わりに下方にドリフトするうえに、後方への転位もあるのかもしれない。それによって歯列弓の前方への転位に対し、わずかな補償をしていることになっているのであろう。

　また、パラントロプスの個体発生時に逐次起きる上顎弓の後退は、鼻腔歯槽部の斜面の骨吸収によって可能となる。これは現生人類に特徴的な機序である。この骨改造パターンは、特に中顔面が下方へと成長する顔面成長のベクトルをともない、アウストラロピテクスでみられる（骨添加によって特徴づけられる）前方への成長とは対照的である。パラントロプスと現生人類にみる骨吸収性の鼻腔歯槽部の斜面は、斜め上方に位置しているので、その下方に成長発育する方向から著しく異なった方向に向いている。この骨吸収領域は鼻腔歯槽部の斜面を後下方に逐次変位させ、上顎結節に起源する上顎骨の前方への成長発育による転位を軽減している。上方への成長発育による回転は、下方への成長発育によって補償され、梨状口の外側の骨添加面と相まって、窪んだ斜面または「溝」が形成する。Rak[1983]は、パラントロプスと現生人類の直顎性の類似性や、その程度を比較する形態学的基礎はないと考えているが、直顎となる機序（すなわち、鼻腔歯槽部の斜面と翼突板外側面の骨吸収性骨改造）が類似していることは明らかであり、これらを直接比較することは可能である。

　上顎体の頬側面においてみられるV理論に従った骨吸収の出現はさまざまではあるが、上顎弓の下方への成長発育に関連している。したがって口蓋表面での骨添加によって、この構造部位は下方へと変位し、これに加えて、やや斜め外側に向いている歯槽部の「自由端」での添加によって、この弓状部がV字の幅が広がる方向へとシフトする。頬側上顎体のはるか後方で起きる骨吸収によって、弓後方部の幅増大が補償され、上顎結節は内側に変位する。

　下顎骨。パラントロプスの下顎骨は、調査している化石人類標本における最良の標本である。現在までに研究されている全種群（本研究でのアウストラロピテクスと初期人類、ならびにEnlowらが研究した現生人類と短尾猿）では、臼後スペースと上行枝前縁基部は骨吸収面であり、下顎枝から後方で伸長し、下顎体に転移するのに寄与している。非常に広い臼後スペースは、その種群の特徴ではあるが、発達した筋突起内壁に向かって後方へ拡大していた。広くかつ深部にある臼後スペースは前内側面を向いており、成長時に下顎枝前下面が後外側へとドリフトすることを示している。まさに上行枝前方基部の外側皮

質骨のドリフトは、特徴である顎を形成する。その底部で著しく隆起する頬側部のところで、下顎枝を外斜線へと順次変位させる個体発生での必須の過程であろう。第一～第二大臼歯の下方に位置する舌側の骨吸収面もまた、頬側の隆起を起こす側方へのドリフトに関連している。パラントロプスの舌側結節が後方へとドリフトすることは、後方歯列弓に大臼歯が加わるのに必要な現象であり、広範な臼後スペースの必要性と直接関連している（後方にドリフトする領域は、萌出してくる歯に合わせて調整される）。また上顎骨で述べたように、舌側結節における骨添加は、下顎弓の前方への転位を補うものである。

上行枝前下方部における後外側へのドリフトは、同じベクトルで成長発育する下顎角部の成長発育と一致していた。下顎枝後方部での骨添加は下顎骨を前方に転位させ、結果的に両側下顎頭の成長発育をもたらす。下顎角部内側部の凹面で起きる骨吸収によって、下顎角縁は舌側結節後方の外側面へと順次変位していく。しかし下顎角縁下部の内側面は骨添加面であり、骨添加が起きる部位はその縁部で反転している。また、この反転は外側面における限局した骨吸収のあることも示している。下顎孔の後外側壁は骨吸収面であり、下顎枝の成長に合わせて側方へと変位し、成長発育中の歯の後方部を確保するように働いている。

上行枝前縁基部の外側前下方部では、側方への成長発育様相に応じて骨が添加されるが、筋突起の上外側面では骨が吸収される。筋突起内側面の対側の面は骨添加面であり、後方（endocoronoid buttressの背部）で内上方に向いている。したがって筋突起が成長する方向は、下顎骨の前下方、成長発育を反映し幅径が増大する頭蓋底との関節を維持するうえで、必要な下顎枝の幅の増大の内側での補償をしている。下顎頭頸部の骨吸収部位は下方への転位にともない、成長発育中の幅広い下顎頭末端部を細い頸部へと転換するのに寄与している。

パラントロプスの下顎骨の唇頬側で起きる骨改造は、中顔面の後退と関連した個体発生的パターンと一致する。パラントロプスの場合、下顎骨の前外側部でさまざまな骨吸収が起きていて、それは顔面が下方に成長発育するのにともなった、内側への成長発育に対する補償的増大を示すものである。下顎骨の唇頬側面で起きる骨吸収は現生人類にみられる特徴であることが、パラントロプスの下顎体前方部が上下顎骨間の咬合関係を維持するために、前方に転位している歯列弓を後内側方向へ転位させることを示している。いうまでもないが、いろいろな変異がこのことにはみられるのではあるが、それら変異は後方への転位に必要な程度を反映しているのであろう。

パラントロプスは、たとえばアウストラロピテクスと比較した場合には、たしかに直顎といえる。パラントロプスを現生人類を比較すると、ヒトの顔はさほど前突しているようにはみえない。これには前方の唇側歯槽骨周辺から下顎正中線までに起きる骨吸収が関連している。パラントロプスでは、犬歯－小臼歯部周辺で骨吸収活性がみられる。これは上顎のこの部位の内側への成長発育増加量に同調したものである。しかし、上顎骨、頬骨および前方の柱状構造部の上方での骨添加によって、さらに前方へと位置づけられ、側貌が前突する。それにもかかわらず、パラントロプスに特徴的な垂直的に高さのある下顎枝の発育成長は、比較的に側貌が直顎を呈する発育成長と協調している。前述したとおり下顎枝の高さが増すことは、相対的な顔面後方部の高さの増加を生み出す。この場合、下顎枝

の垂直的成分は顔面の前方成長発育と下方成長発育に影響を与える。したがって上顎骨の前突の程度に対して、下顎切歯歯槽部の後方への骨吸収性補償（現生人類のように）は必要ではない。

　他の下顎体の唇側、頰側、舌側面は骨添加面である。下顎結合部での垂直方向全体に骨添加が生じるにつれて、現生人類に見られるようなオトガイの発達は見られなかった（この部分での骨吸収性改造様相が主な原因である。Enlow & Harris[1964]）。頰側での増加はバランスよく下顎骨全体を大きくし、一方、舌側での成長発育は下外側縁での骨添加と調和しながらV理論に従って前方に拡大変位していくことにも役立っている。またパラントロプスにおける下顎骨の転位は、オトガイ孔後縁における骨吸収によって補償される。したがって皮質骨の後方へのドリフトは、成長発育期を通じて小臼歯部位でのオトガイ孔の位置を維持する。最後に、骨の添加は舌側下顎結合面に特徴づけられることに注目してほしい。これはこの部位が後上方に成長発育することを示しており、初期人類やおそらくアウストラロピテクスとは対照的である。

要約

　本章の主な目的は、初期人類での顔面の骨成長発育骨改造過程の特徴を示し、これらの結果を顔面成長発育の形態形成学的解釈に役立てることである。表17-1に示した標本を評価したあとで、調べる価値のある新しく若い個体の標本があることが明らかになった。しかし、これまでのアウストラロピテクスとパラントロプスの顔面を特徴づける骨改造パターンに関するわれわれの得た知識は、図17-4と図17-5に要約しておいた。

　アウストラロピテクスにおける顔面骨改造パターンをTaung子供の顔貌[図17-4])と重ね合わせて見ると、入手することができたPanの初期データ（図17-2）と成長時の類人猿の顔に関する骨改造研究の結果と一致している。初期人類の頭蓋顔面の研究標本は、顔面骨改造を描画するには不完全である。しかし入手しえたエビデンスを用いて、アウストラロピテクスの骨改造パターンとの差異は見出せない（図17-4）。ただし中顔面の上部での骨改造は、この標本では確認することはできないことに注意すべきである。

　アウストラロピテクスと初期人類では、初期の顔面骨改造パターンが共通しており、現存するチンパンジーも同様である。アウストラロピテクスと初期人類の顔面成長は、いずれも前方への成長を促進する顔面前方部での骨添加によって特徴づけられ、それにより前方への成長が促進される。これは、翼突複合体の前方へのドリフトとともに起き、上顎結節全体での骨添加により、中顔面が前方に転位される。骨転位や骨添加性骨改造の割合の差異はこれらの形態学的な差によって生じるが、その程度は側貌の前突をもとにした分類群によってさまざまである（しかし、初期人類の頰骨上顎領域で起きると考えられている骨吸収性骨改造の考察については下記参照）。図17-4の側面像からみるとわかるように、眼窩外縁前面での骨吸収は、眼窩縁のノッチ形態と関連していると考えられる。しかし、予備研究において、この顔面部位で骨吸収が起きることを説明することができた標本は、6個体中1個体のみであった（表17-2）。このヒト標本は小児中期の標本であった、このことから眼窩上部と下部で、さまざまな割合で骨添加が行われ、小児早期や青年期に

表17-2
野生の若齢チンパンジー6頭とサウスダコタ州・Mobridge で採取した古代アリカラ属の若齢者6名の解剖学的部位6ヵ所を対象に、最終的な活発な骨改造状態を評価した。各6標本の骨吸収（－）または骨添加（＋）記号を各分類内に、前述した発現の順に示した。

アウストラロピテクス （*Australopithecus*）		初期人類 （early homo）		パラントロプス （*Paranthropus*）	
標本	年齢；部位	標本	年齢；部位	標本	年齢；部位
LH2	3.25歳；M	ER 820	5.3歳；M	SK 438	1.0歳；M
Taung	3.3歳；FS＋M	SK 27	5.5～6.0歳；FS	SK 841a	2.0歳；M
Sts 24＋24a	3.3歳；FS	OH 13	10.9歳；FS＋M	SK 64	2.5歳；M
Sts 57	3.4歳；FS	OH 7	6.0～8.0歳；M	SK 3978	2.5歳；M
Sts 2	3.5歳；FS			ER 1820	2.7歳；M
MLD 2	6.6歳；M			SK 62	3.25歳；M
Sts 52	11.3歳；FS＋M			SK 61	3.3歳；M
AL 333-105	FS			SK 63	3.3歳；M
LH 21	FS			SK 66	3.5歳；FS
Stw 59	FS			SK 25	6.6歳；M
				SK 55b	6.6歳；M
				SK 47	7.5歳；FS
				SK 843	7.5歳；M
				SK 13/14	8.0歳；FS
				SK 52	11.3歳；FS
				SK 54	FS

間歇的に骨が吸収され、眼窩側縁が後退すると推測される。

　個体発生時に、パラントロプスの側頭窩前壁（ophyronic groove を含む上方へ伸びている）、鼻腔歯槽部の斜面と下顎体の前外側縁において、つねに観察される骨の吸収領域の発現は、アウストラロピテクスや初期人類とは異なる（図17-6）。後者の2つの特徴は、初期人類の骨改造パターンとあっており（表17-2）、特に顔面の下方への成長はパラントロプスが相対的に直顎であることに関連している。これらの骨改造特徴は、後顔面高の著しい増大、後下方へのドリフトする翼突複合体、相対的に深い口蓋後方部、そして上顎の上方の顔面上部が前方に変位することによって補償される顎骨上方の上顔面部の上方回転などともに発現する。顔面の下方への成長発育は結果であり、上顎の後方への転位とともに、垂直的ではないが、前方に咀嚼システムを位置づけることに関連している個体発生の順序に従っているものである。パラントロプスの眼窩壁の下内側面で骨吸収が起きること

は、パラントロプスの中顔面の下方への成長が眼窩内部内側での補償の結果であることを示唆している。また、パラントロプスの特徴である幅広い眼窩間巾径から、内側への転位は起きないことも示唆された。

　前述した内容は実際の成長機序や過程に関する研究が、初期人類の頭蓋顔面の生物学をより完全に描写する目的に、いかに有用であるかについて示している。系統発生とは個体発生の経時的な変化であると定義される限り、この記述的な個体発生データもまた、ヒトの体系的、系統発生学的な再編成のなかに組み入れられるであろう。正に個体発生的変化はデータであり、このデータが系統発生的解釈を支持し補償している。また個体発生的データを用いて、転移に関する仮説や考えられる共有派生形質（特異的に発生し、2種以上の種に共有する形質が存在し、共通する祖先であること）の存在の信頼性ならびに共有原始形質（2種以上の種が共有し、共通する祖先と原始的条件が同じであること）の特徴を検討することができる。明確な点は提唱される系統発生的関係の科学的正当性が、その検討能力によって保証されることである。

　アウストラロピテクス・アフリカヌスは、パラントロプスと多くの特徴的な由来を持ち、またアウストラロピテクス・アフリカヌスはヒト科と多くの原始的特徴を共有するということを示す形態学的証拠はきわめて多い。これらの形態学的所見は、アフリカヌスがパラントロプスから直接派生した種であるため、すべてアフリカヌス出現以降の人の祖先がこれらを共有しているという見解を支持するために用いられている。

　これらの分類群を対象に個体発生学的評価を行うことが可能な多くの形態学的特徴の1つは、顔面側面観での鼻犬歯部と鼻歯槽部の輪郭である（これはいうまでもなく複合体の特質の1つである）。アウストラロピテクス・アファレンシス（A. afarensis）は、ヒトとこの「原始的」特徴を共有すると考えられている（Kimbelら［1984］など）。今日までに収集された骨改造に関するデータとアウストラロピテクス・アファレンシスの顔面骨改造が、現存するチンパンジーと類似している可能性がきわめて高いことをふまえると、アウストラロピテクス・アファレンシスにみられるこの特徴は、中顔面の前方への成長を促進する顔面の前方に面している部での骨添加が生じた結果であると考えられる。しかしホモ・サピエンスの場合、中顔面前面の広範囲にほとんどの部分で起きる骨吸収によって、顔面の下方への成長が促進されることがわかっている。

　完全に異なる個体発生機序によって、アウストラロピテクス・アファレンシスと現生人類にみられる明白な形態学的類似性を説明することができる。したがって、個体発生にあって現生人類の中顔面には、異源同構造と呼ばれる形態学的特徴上の特異的発現がみられると解釈することができる。つまり共通の祖先によってきたるものではなく、他の何らかの理由によって共有されている特性である。この異源同構造は祖先の状態の再獲得形質か、あるいはまた新たに存在している原則によって生まれた先祖の形質の残遺かいずれかであろう。

　残念ながら初期人類の標本を対象とした上部中顔面での骨成長発育改造の評価は、まだ行われていない。調査されている初期人類標本の鼻歯槽部と頬側歯槽骨は、アウストラロピテクスと同様の骨添加によって特徴づけられる。これによって、特に中顔面下部でみられる前方への成長発育が強調されると考えられる。顔の側面から中央部の輪郭を確認する

ことはできるが、眼窩下部は鼻歯槽部の斜面に対する前方への成長発育はこの時点でも骨添加改造パターン（割合はきわめて少ない）は維持されてはいるが、きわめて限られていることによるか、あるいは成長発育時に眼窩下方部が骨吸収面となるため、この部位は斜面が前方へと順次転位する間も、比較的後方に位置していくのかもしれない。眼窩下方部が成長発育時に骨吸収面となることの第二の考えとしては、現生人類での明確な顔面の骨改造パターンの開始を示していると考えられる。

　成熟した初期人類の中には、このような骨吸収性の頬骨上顎領域を有していたと解釈することができるものもある。一般的に種特有の骨改造パターンと多様性があると考えられる場合、局所的骨改造活動は骨表面形態の局所的な差と相関すると考えられる（Kuriharaら[1980]）。推論の域であるが、ある初期人類標本では眼窩下部の下方にみられる大きなへこみは、成長発育時にこの部位が骨吸収領域であったことによって形成された結果かもしれない。この点は、ホモ・ルドルフェンシス（*H. rudolfensis*）などの他の初期人類では不明確である（ただし、ある種については、この方法と別の方法によって、現生人類の骨改造パターンを確認することは可能である）。

　しかし、もっといろいろな解釈を探ることができる。たとえば、アウストラロピテクス・アファレンシスとヒトの中顔面において、個体発生的な差があるということは、共有原始形質形態の考え方に反するという提言の反論もある。一例を挙げると、ある機能的あるいは、視点から受け継いできたアウストラロピテクス・アファレンシスとヒトの中顔面における構造上のパラメータが同じであるならば、個体発生上のパターンの変化には、この機能または受け継がれてきた構造上の関係（形態学的類似性）が維持されていなければならず、この個体発生上の変化は一連の適切な変移ではないのかと論議のあるところである（発育時の顔面構築上の制約に関する詳細は**第9章**を参照のこと）。歯の発生における厳密な遺伝的制御がみられるエナメル質の微細解剖学的な特性や、下顎の歯根の形態および下顎体が関連する特徴に限っていえば、アウストラロピテクス・アファレンシスとホモ・ルドルフェンシスでは共通した祖先から受け継いだものを保有していると考えられる。したがってヒトの進化経過における骨改造の変異は、顔の機能的、形態学的、発育学的変化に呼応した頭蓋顔面の構造を維持していると要約される。

第18章

頭蓋顔面画像

J. Martin Palomo D.D.S., M.S.D.
B. Holly Broadbent Jr., D.D.S.

歴史的展望と3Dデジタル時代

　20世紀初めに、頭蓋顔面の形態を把握するために始めて使用された材料は石膏であった。ほぼすべての開業歯科医が、石膏を用いて歯や歯槽骨の模型を作製した。これらの咬合模型を用いて、患者に対して慎重な臨床検査とともに、頭蓋顔面の診断と治療計画立案のためのデータベースを構成していた。特に意欲的な臨床医であったCalvin Caseは石膏で顔の型をとり、治療前後の顔の変化を記録するよう推奨した（図18-1）。頭蓋顔面記録法は年月を重ねるにつれて徐々に向上したと思われがちだが、ほとんど受け入れられなかった1つの要因は、これら初期の記録法が三次元（3D）で患者の頭蓋顔面の形態を記録するものであったということである。石膏で顔の模型を作製することが技術的に困難であることや、模型保管時に生じる実務上の問題が、多くの開業歯科医がこのような方法を受け入れられなかった理由である。写真やX線写真の進歩によって、臨床医が顔の形態を記録する方法が変化した。20世紀の終わりまでは、患者の形態を記録するためにもっとも多く使用されるようになった方法は、二次元（2D）のX線写真と写真、そして三次元（3D）の咬合模型を組み合わせた方法であった。

　過去80年の間に、これらの基本的な記録法は質的に確実に向上し、最近では形式がアナログからデジタルに変化している。記録法がアナログからデジタルに移行したことによって、すべての記録法が同時に進歩したわけではない。たとえば2004年1月にEastern Kodak社は、米国、カナダと西ヨーロッパにおける従来のフィルムカメラの販売中止を発表した。これは写真がフィルムからデジタルに移行されることを示した重要な転機となる出来事であった。InfoTrends Research Groupの概算によると、全世界におけるフィルムカメラの出荷数は、2003年の約4,800万台から2004年には3,600万台に減少し、デジタルカメラの出荷数は、4,100万台から5,300万台に増加した。デジタルX線写真においても同様の傾向がみられたが、その傾向はより緩やかであった。デジタルX線機器は巨大市場製品ではなく、ユーザーも少なかったため高価であった。また高価であったことに加えて、低線量コンピュータ断層撮影法も使用可能であったため、2Dデジタルx線撮影法が採用される時期が遅れた。もっとも古い3D記録法である歯科模型もデジタル形式となった。

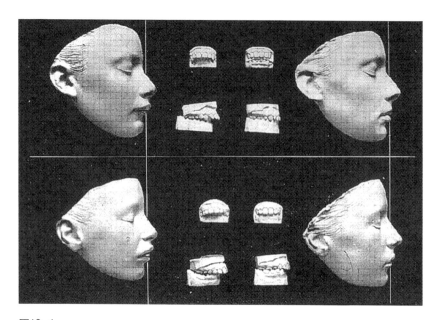

図18-1
Calvin Case の顔模型。

約10年前に市場に取り入れられてからは、3Dデジタル模型もますます容認されるようになった。しかし、現在も特に石膏の「手にもって感じる」ことに慣れている開業医は、デジタルモデルを使用することに抵抗を感じている。また、デジタル研究用模型作製時に作る最近の方法でも、そのほとんどはまだ歯科用印象を必要としている。

あらゆるデジタル記録法の物理記憶容量は小さくなり、アクセススピード、保存、伝達そして複写能力は向上しているものの、追加的な診断情報を得ることができるのは3D画像だけである。「なぜ三次元記録法が必要なのか」と質問する者もいるかもしれない。この疑問に対する簡潔な解答は、患者は3Dであるため、それらの形態は三次元によって正確に示すことができるから、というものである。従来の頭部X線規格写真法は、三次元でみた頭蓋顔面構造を二次元のX線フィルム上に投影したものである。この過程によって、頭蓋計測時に患者の頭部構造や実際には存在しない計測点を創造することができる。たとえば、セラ、下顎結合、アーティキュラーレ、翼突窩、キーリッジなどの構造である。世界中の臨床医は、これらの構造を解剖学的計測点として参照することが多いが、これらは頭部X線規格写真法による人工的産物であり、乾燥頭蓋で確認することはできない。一元化した解剖学的輪郭を構築するために両側性の構造物を平均化すると、別の問題が生じる。一例を挙げると、左右にある下顎骨下縁を平均化して作成した「下顎平面」は、この過程を用いて示したものである。このように両側構造物を平均化すると、ふたつの問題が生じる。第一に、作成した「平面」は患者の解剖学的部位に基づいて抽象化された線である。第二に、構造を平均化することによって、対になっている矢状面の情報が失われ、患者の真の対称性は消失する。この失われた情報が、どれくらい診断や治療計画に重要であるかを決めることは難しい問題である。

デジタル画像では、ファイル拡張子を用いてファイル形式を見分け、ソフトウェアでデータを読み込むことが可能である。三次元画像には、異なるファイル形式を用いることができる。1995年にアメリカ放射線学会と国立電子機器協会（ACR-NEMA）は、CTスキャン、MRIと超音波などの医療画像の使用および普及を促進するため、医療におけるデジタル画像と通信（Digital Imaging and Communications in Medicine：DICOM）に関する基準を創り出した。DICOMのファイル拡張子は「dcm」であり、「tiff」、「jpeg」などの拡張子を用いたデジタル画像形式と同じである。DICOM基準により、さまざまな企業独自の特許権のあるデータ形式を読み込むというよりは、画像データの処理に焦点を当てた画像ソフトを開発することが可能となっている。DICOMによって、画像センター、臨床医と病院の間で連絡を取り合い、画像を伝送することが可能である。DICOMは、標準的三次元画像データである。一部の矯正歯科画像ソフトウェア製造業者は、重ね合わせなどのような操作の時には、独自の圧縮される独自のファイル形式を使用しているが、彼らはまたDICOMファイルを作成するために、これらを変換・書き出しができるソフトも提供している。

　本章では、三次元デジタル歯科矯正画像を、（A）顔面軟組織、（B）頭蓋顔面骨、そして（C）歯列の3つに区分し説明する。重要な点は、これらのすべての画像をDICOM画像として保存、操作と転写することができることである。

三次元でみた顔面軟組織を有する顔

　顔面の3D情報を入手できるもっとも一般的な方法は、（1）パターン投影法と（2）レーザースキャン法である。ステレオ写真撮影法としても知られる投影法は、ヒトが形状を認識する基本的感覚の1つに基づいたものである（図18-2）。この方法では、物体をさまざまな方向からの像としてとらえるため、異なる角度に設置した複数のデジタルカメラが使用される。すべてのカメラを同時に操作し、画像を組み合わせて1つの三次元画像を作成する。使用されるカメラのうち1〜2台のみカラーカメラを使用し、そのカラー画像を用いて三次元画像全体がカラーに作成される。

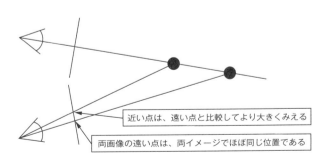

図18-2
実体写真測量法の原理。

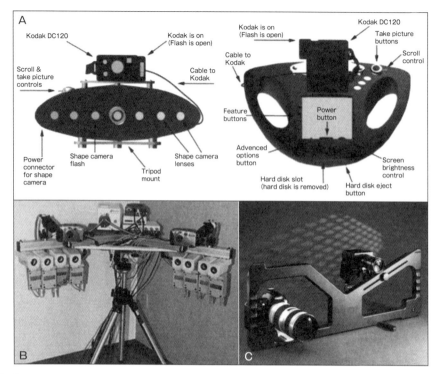

図18-3
A：Virtuoso® Shape 3D Camera System(Visual Interfaces, Inc.[米国ペンシルバニア州・Pittsburgh]のご厚意による)．
B：Face Camera(Visual Interfaces, Inc.[米国ペンシルバニア州・Pittsburgh]のご厚意による)．
C：Shape Ware(Eyetronics[ベルギー]のご厚意による)．

　このスキャナーで使用されるカメラの台数は、製造業者によってさまざまである。たとえば、Virtuoso Shape 3D Camera System(Visual Interfaces, Inc.[米国ペンシルバニア州・Pittsburgh])には白黒カメラ6台とカラーカメラ1台、同社のFace Cameraは白黒カメラ8台とカラーカメラ2台を搭載しているが、ShapeWare(Eyetronics[ベルギー])に搭載されているのは、カメラ1台とフラッシュ装置1台のみである(図18-3)。

　画像が撮影される瞬間、縦縞あるいはグリッドパターンが被写体の表面に投影される(図18-4)。このパターンの歪みは、形状レンズによって記録される。コンピュータソフトウェアが、これらの歪みを3D情報として読み取る。

　その後、多焦点画像が複数のカメラシステム、または単独のカメラシステムを使用した場合には、連続写真が撮影されることによって得られる。多焦点画像は、手動、半自動または自動で撮影されると同時に、3Dの顔面モデルを作成されるために合成されたものである。その位置決めは、重ね合わせた画像上に、相当する計測点を3点以上指定して定める(図18-5)。位置決めが定まると、コンピュータプログラムによって画像が合成され、複写データは破棄され、モデルの境界部分が滑らかに調整され、色が均等化された後、影や反射によって生じた穴が埋められる(図18-6)。

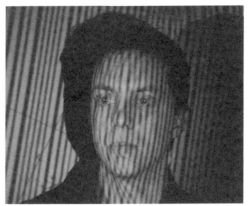

図18-4
顔面カメラを用いて形状を示した縦縞、またはグリッドパターン画像(Visual Interfaces, Inc.[米国ペンシルバニア州・Pittsburgh]のご厚意による)。

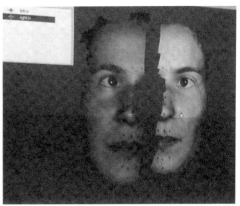

図18-5
異なる角度で撮影した3D顔面画像の位置づけ。これらの合成画像を作成するため、両画像にみられる同一の計測点を用いた(Orametrix, Inc.[米国テキサス州・Dallas]のご厚意による)。

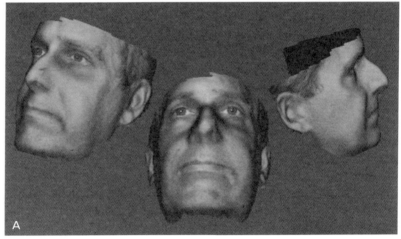

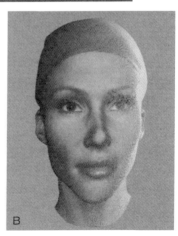

図18-6
光投影法を用いて撮影した3D顔面画像。この画像は、異なる角度から撮影した複数の2D画像を組み合わせたものである。
A：Shape Cameraで撮影した画像。
B：Shape Wareによって撮影した画像(Eyetronics[ベルギー]のご厚意による)。

顔面軟組織を有する顔の3D画像の2つめの区分でも、同じ原理の投影システムが使用されるが、歪曲する投影パターンの歪みを避けるため、レーザーパターンが用いられる。レーザーパターンの歪みは、3D情報として読み込まれる。投影システムと同様に、レーザーシステムには一度に1枚の画像を撮影するものもあるが、回転アームにレーザーを搭載しパノラマのように連続画像を撮影するものもある(図18-7)。全システムにおいて、カラー情報やテクスチャーマップを入手するために、別のカメラが使用されることが多い。レーザービームは直線的であるため、レーザースキャナーによってアンダーカットや画像の並列した部分は画像化することはできない。したがって、その他の構造部位によって影が生じた領域、またはレーザービームが届かない部位は描出されない。光投影法にしてもレーザー法にしても、三次元的に正確な顔面画像を撮影することは困難である。組織の反射、毛髪や眉毛による干渉、撮影ごとに生じる姿勢の変化(2枚以上の2D画像を組み合わせて、最終的に3D画像を作成する場合)、撮影時の体動(レーザー法では、露光時間がより長い)などの問題がある。眼と耳などの特定部位は、反射率がきわめて高い、または目視可能でレーザー光が到達することができないアンダーカット箇所では、十分に描出することはできない。画像処理ソフトウェアによって、これらの問題を軽減し、相対的に正確な画像を作成することができる。

3D構造である顔面は、距離計測、面積、周長、容積、対称性分析によって、治療結果の評価はもちろんのこと、診断や治療計画にも使うことができる。治療後の軟組織の変化の評価には、通常、側貌写真が使用されているが、X線写真や正貌写真での評価には限界がある。顔の3Dモデルでは、治療結果を完全に評価し、治療による変化に関する有用な情報を得ることができる。

顔の治療結果についての評価の可能性を示すため、われわれは下顎前方移動手術前後をシミュレートした顔面3D情報を得る目的で投影法システムを用いた。2枚の画像、1枚は中心咬合位、別の1枚は前方咬合位を撮影した。計測点は、変化が生じない眼窩周辺、鼻周辺と前頭部を選択した。両画像を重ね合わせた後、2種類の分析を行った。

1つめの分析では、前方咬合位画像を透視性ワイヤーフレームに変換し、変化を目視化した(図18-8)。2つめの分析では、両画像の色の強度を変えて比較した。さらに、重ね合わせた画像の画素に差を与えて(つまり、解剖学的変化を際立たせて)、青色を強めた(図18-9)。この分析法は表面距離計測法と呼ばれ、2枚の画像のもっとも大きな違いが前顔面正中で起きることを示している。この方法はシンプルであるが、画像間の違いを示すのに有効である。

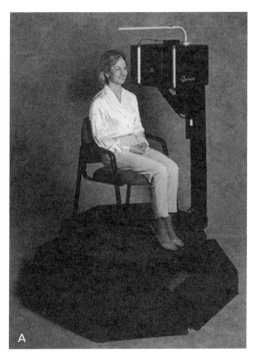
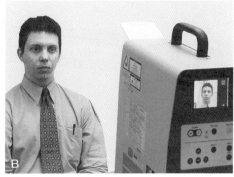

図18-7
A：Minolta Vivid ポータブルレーザースキャナー。
B：パノラマ型レーザースキャナー。
（Cyberware, Inc.［米国カリフォルニア州・Monterey］のご厚意による）

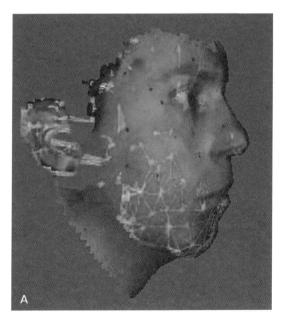
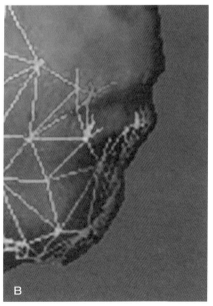

図18-8
下顎前方移動術前と術後の重ね合わせ像。
A：透視方式ワイヤーフレームに変換した前方咬合位画像。
B：下顎位の差を示すオトガイ部のクローズアップ像。

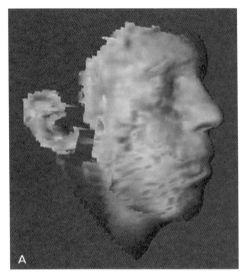
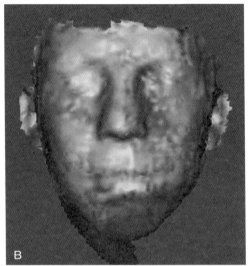
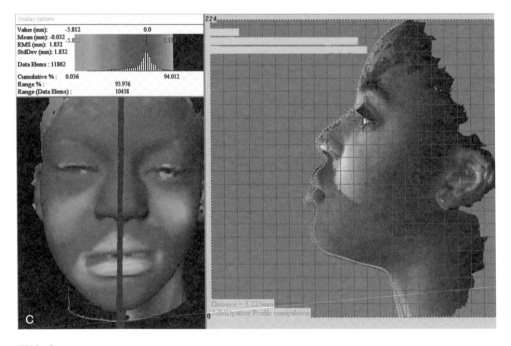

図18-9
術前後の3D顔面画像を比較した表面距離計量分析。
A：下顎前方移動術前と術後の写真を重ね合わせた側面画像。濃い青色の陰影部が濃くなるほど画素はもっと違ってくる。したがって変化をさらにはっきり知ることができる。
B：同様に写真を重ね合わせた正面画像。
C：第一小臼歯4本の抜歯症例の術前後の写真を重ね合わせ像。このプログラムによって、側貌を評価できることに注目してほしい（3dMD［米国ジョージア州・Atlanta］のご厚意による）。

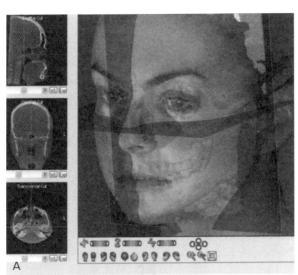 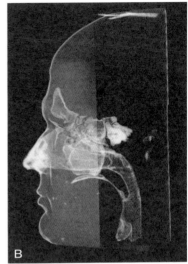

図18-10
A：顔面の3Dスキャン画像をCBCTデータに組み込んだ図（Dolphin Imaging［米国カリフォルニア州・Chatsworth］のご厚意による）。
B：正面顔写真とCBCT画像との組み合わせ。口腔外部の写真を、独自の技術を用い3Dモードに変換した。このコンビネーション画像では、口腔外のカラー画像情報をCBCTに追加して、両画像を単独データとして保存した（Anatomage Inc.［米国カリフォルニア州・San Jose］のご厚意による）。

　顔面の3D画像を描出することが可能なもう1つの方法は、患者の三次元コーンビームCTによって得た軟組織の情報に、色を追加した顔面デジタル写真を用いるものである。この方法で得られる画像はより実際的であり、ハードウェアを追加購入する必要はない（図18-10）。2Dデジタル写真を用いて、3D画像をカラー化することによって、真の顔面3D画像の特徴をすべて可能にすることはできないが、コンピュータ断層撮影法（CT）を用いた顔面画像を、より視覚的に、より魅力のある画像を望む臨床医にとっては、より低コストで可能となる。しかし、CTでは画像の作成に電離放射線が使用されるため、単に軟組織を有する顔の3D画像が必要な臨床医にとって、最良の選択肢というわけではない。

　最新技術では、顔面の3D画像を収集することができる。使用可能な方法とシステムはさまざまであり、種々異なる方法やシステムが利用しうるし、これらすべてによって、かなり正確な顔面データを経時的に記録することができる。3D顔面画像によって、診断、治療計画と治療結果の評価を行うことが可能である。また3D画像を用いることによって、現在の臨床環境で使用されている方法より、かなり多くの情報を追加することができる。現在のところ、ハードウェアとソフトウェアにかかる費用と同様に、臨床的有用性を示す証拠の不足していることが、臨床におけるこの技術の普及をはばむ障害となっている。

頭蓋顔面骨の三次元画像

　1931年以降、側面と正面頭部X線規格写真は、頭蓋顔面骨の経年的変化を検討するために使用されてきた。この技術の欠点は、対になっている矢状面の情報の入手は不可能であり、両側の解剖学的構造部位の重なり、投影拡大率の問題などがある。三次元的頭蓋計測法の必要性は、1960年代にSavaraによって示され、多くの文献でも確認されている。特にAltobelliは、頭蓋顔面異常を有する小児や成人患者に対する三次元画像の基準がないことに注意を喚起した。DeanとHansは、頭蓋顔面の変異性に関する研究が有効な手法であるとともに、診断、治療計画、定位評価の必要な治療、補綴や装置の設計、そして治療結果の評価において、標準的3D頭蓋計測データは重要なツールであると述べた。側方と正面頭部X線規格写真から得たデータから、手動で三次元データを抽出するさまざまな技術が開発されている。フィルムを鉛筆でトレースし、そのトレース図上の計測点をコンピュータのマウスで確認するには時間がかかったため、この作業は最近まで非実用的あった。コンピュータとデジタルX線を使い、二次元情報から三次元情報を作ることは、労力を軽減することはできるが、日常臨床で使うにはまだ不十分で使いにくい。コンピュータを用いた頭部X線規格写真法の重要性は、Rickettsによってかなり以前に提唱されている。Rickettsは、「まだ開発中であるが、コンピュータ化された頭部X線規格写真法は、臨床医にとってもっとも強力な情報ツールとなる」と述べている。

間接的手法

　間接的および直接的手法を用い、頭蓋顔面骨の3D画像を作成することができる。間接的手法では、容積測定の原則を利用し、同じ被写体を異なる角度で撮影した2枚のX線写真を組み合わせて3D画像を作成する。この手法を用いて正確な画像を作成するには、(1)同一の計測点を使用できること、(2)使用する拡大投影法に関する知識があること、(3)両X線写真の撮影時に患者の頭部が動かないこと、(4)X線カセットと頭部の距離を認識できることが条件となる。　ボルトン頭部X線規格写真装置は2つのX線管を使用しており、患者が頭部を動かすことなく、患者の側面像と正面像を撮影することができる。その他の大半の頭部X線規格写真装置は使用しているX線ヘッドが1つのみであり、患者の側面と正面のX線像を撮影するには、患者の頭部を動かす必要がある。したがって、側面画像と正面画像を組み合わせたほとんどの頭部X線規格写真像は、三次元データを作成するために用いることができない。

　1975年にBroadbentらは、Broadbent Orientatorを発表した。このOrientatorは、双直交平面のX線画像から得た情報を用いて3Dデータを作成するものである。3Dデータを入手するには、Orientatorを用いて後方と側方にあるX線発生装置のビームが、頭部中心部で直角に交差することを前提とする必要がある(図18-11)。Broadbent Orientatorを手動で使用して、3Dデータを収集するには手間がかかるうえ、3Dデータを収集することは可能であるが、通常臨床では試みられていない。最近のコンピュータ・グラフィックスの進歩によって、コンピュータ化されたバージョンのオリジナル版Broadbent

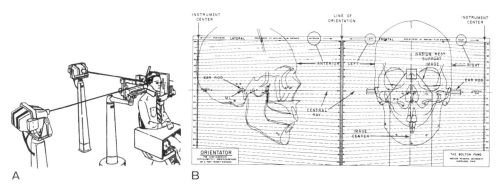

図18-11
A：Broadbent-Bolton 頭部X線規格写真装置。
B：Broadbent Bolton Orientator。
(©Bolton-Brush Growth Study Center[許可取得済])

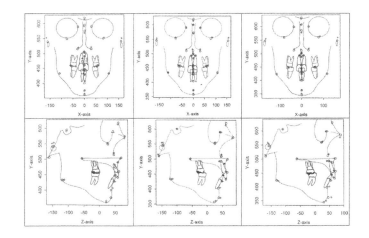

図18-12
6歳、11歳と15歳の被験者の顔を正面と側面からみて、Ⅱ級(o)とⅠ級(+)の咬合関係を比較したプロクラステス適合度(Procrustes Fit)の計測点。

Orientatorを用いて、3Dデータを収集し読み取ることが容易となった。Broadbent頭部X線規格写真装置は、すべての必要条件を満たしており、3D画像を作成する場合に使用されるが、そのほぼすべてが研究を目的としたものである(図18-12)。

直接的手法 – MRI と CT

頭蓋顔面骨の三次元画像は、磁気共鳴映像法(MRI)またはコンピュータ断層撮影法(CT)のいずれかを用いて入手することができる。長期にわたって、MRIは使用されている。しかしコストが高く装置が巨大なため、病院や医療画像センターに設置せざるをえない。多くの歯科画像は歯科医院で撮影されるため、歯科医療におけるMRIの使用は、顎関節や気道に限定される。CTを上回るMRIの大きな利点は、電離放射線を用いずに、3Dの動画像を撮影できることである。電離放射線がヒトの健康に及ぼす影響に関する懸念が

強まってきているため、MRIは今後の頭蓋顔面画像撮影において大きな役割を担うものとなりえる。

コンピュータ断層撮影法(CT)は、ノーベル賞を受賞したSir Godfrey Hounsfieldが発明した。発明以降、CTスキャナーのデータ保存方法やスキャニングに必要な放射線量において、大きな変更が6回以上行われた。コーンビームCT(CBCT)またはコーンビーム容積断層撮影法(CBVT)は、もっとも新しい世代のCT技術である。頭蓋顔面CBCTは、これまでの世代のCTスキャン装置にみられた限界を取り除くため、歯科医療での3D技術を実用化するために開発されたものである。放射線源は従来の低線量X線管からなり、発生するX線ビームはパネル検出器に投影されるため、ヘリカルCT装置と比較して、X線ビームの焦点はより集中し、拡散する放射線量はかなり少ない。総放射線量はヘリカルCTの約20％（5分の1）であり、歯科標準型フィルム全顎14枚法によって受ける被曝線量と同等である。

上記の技術革新によって、CBCT装置は従来のCT装置より安価となり、大きさも小型化した。これまでの世代のCTスキャナーと比較すると、CBCTの感度や精度はより高く、X線源を1回転させるだけで上顎と下顎を撮影でき、必要な線量も少なく、患者に対する費用効率は高い。ヘリカルCTなどのこれまでの世代のCTスキャナーを上回るCBCT技術にみられるもう1つの進歩は、画像が受ける金属アーチファクトが低レベルであることである。金属性修復物、クラウンまたはインプラントが近くにある領域をヘリカルCTで撮影した画像は、金属によって生じたアーチファクトや歪みのため、分析・診断するのが困難である。多くの患者が口腔内に金属を有するため、これはヘリカルCTを使用するうえで大きな障害となっている。CBCT技術によって、金属に近接する部位でも、通常の診断に必要な画質を得ることが可能となった。CBCTでは、表面データもX線画像様式のデータと同じように入手することができる。このX線画像は、歯科医が見慣れている従来のX線写真に類似している。

最近では、頭蓋顔面と歯系構造画像を撮影するために設計されたCBCTスキャナーが複数市販されている。これらのスキャナーは、受像器のタイプ（電荷結合素子または無定形フラットパネル）、画像表示野、スキャン時間とスキャナー全体の大きさ、重さに違いがある（表18-1）。CBCTでは、パノラマX線法、全顎標準型フィルム、側面および正面頭部X線規格写真、咬合法X線写真のコンビネーションと比較しても、より多くの診断情報を得ることができる。上記の画像は、すべて10秒間の1回転スキャニング撮影で作成することが可能である。さらに臨床医が、これまでのX線写真撮影では入手することができなかった画像を得ることが可能である（図18-13）。

上記のすべての理由から、CBCTはさらに普及するようになった。それによって得られる画像は、従来の2DのX線写真より使いやすく、はるかに多くの情報を得ることができる。骨格と軟組織の解剖学的構造を描出し、同時または別々に表示することが可能である（図18-14）。体軸面、矢状面、冠状面の断片像は、また、これらの断片の位置を複雑化せずに基準線に沿って作成されている。たとえば、冠状面画像または全画像の一部のみを観察する場合、矢状面像の線は分析する断面または対象物の全体に体する高さや位置を示してくれる（図18-15）。

CBCT は本来デジタルであり、250〜300枚の連続2D画像から3D画像を構築するコンピュータプログラムが使用される。3D形式には、新たな専門用語が使用されている。たとえば、ボクセル(ボリューム・エレメント)は2D空間ではなく容積に対して使用されるため、ピクセルの代替用語として使用されている。3D画像に関して使用されているその他の用語には、「処理領域(region of interest：ROI)」と「画像表示エリア(field of view：FOV)」などがある。ROIは臨床医が評価したい3D領域を指す。たとえば、下顎切歯の標準型X線写真のROIは、切歯領域である。そのFOVはスキャン時に描出される領域である。画像の解像度は、画像表示エリア(FOV)と関連しているため、画像の大きさが決定される(図18-16)。たとえば、臨床医が下顎切歯領域の囊胞を視覚化しようとしても、FOVに広範な頭部全体が含まれる場合には、観察者はROIをズームする必要がある。その場合の画質は、切歯領域のみに焦点を当てたFOVより劣る。これは、デジタル写真でも同様に起きる現象である。中切歯を詳細に観察したい場合、大きな笑顔写真ではなく、標的領域の口腔内写真から撮影することが好ましい。その後の操作のなかで、ズームインすることによって解像度は低下し、中切歯の画像は不明瞭となる。CBCT画像の技術上の解像度は0.1〜0.5mmであるが、臨床使用においては0.6〜1.0mm離れていない限り、画面密度が同等である2つの構造物を識別することは困難である(Ballrickら[2008]、Palomoら[2007])。

表18-1　歯科において使用が承認されている現在使用可能なコーンビームCT装置の仕様

商標名	NewTom	i-CAT	CB MercuRay	Accuitomo	ILUMA	Galileos	ProMax 3D	歯科用 CBCT
製造者	Quantitative Radiology (Verona・イタリア)	Imaging Sciences (ペンシルバニア州 Hartfield・米国)	Hitachi Medical Co. (東京・日本)	J Morita (京都・日本)	IMTEC (オクラホマ州 Ardmore・米国)	Sirona Dental Systems (Bensheim・ドイツ)	Planmeca Oy (Helsinki・フィンランド)	Yoshida Dental Co. (東京・日本)
重量	1,058 lb	425 lb	2,094 lb	882 lb	770 lb	308 lb		
管電圧	110 kVP	120 kVP	60-120 kVP	60-80 kVP	120 kVP	85 kVP	50-84 kVP	90 kVP
管電流	2-6 mA	3-8 mA	10-15 mA	1-10 mA	4 mA	5-7 mA	0.5-16 mA	4 mA
スキャン時間*	36	10-40	9.6	18	10-40	14	18	19-37
検出器のタイプ	CCD	フラットパネル	CCD	CCD	フラットパネル	CCD	フラットパネル	フラットパネル
グレースケール	12ビット	14ビット	12ビット	12ビット	14ビット		12ビット	
画像表示エリア (高さ・幅)	6″ 9″ 12″	6.7″×5″ (標準) 8.6″×5″ (拡大時)	6″ 9″ 12″	1.2″×1.6″	OrthoCAT： 7.5″×7.5″ DentalCAT： 4″×6.7″	6″×6″	3″×3″ 2″×3″ 2″×1.5″	3″×3″
ボクセル大きさ	0.2-0.4 mm	0.2-0.4 mm	0.18-0.38 mm	0.13 mm	0.1-0.4 mm	0.15-0.3 mm	0.16 mm	0.1-0.3 mm

＊スキャン時間とは、装置が画像を撮影する時間(秒)であり、被曝時間ではない。たとえば、NewTomのスキャン時間は36秒であるが、実際の被曝時間は5.4秒である。

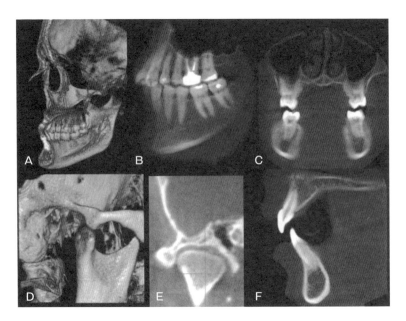

図18-13
CBCT スキャナーによって撮影した画像。
A：被験者の右側の内側面像、B：標準型歯科フィルムより明瞭な根尖周囲像を提供している歯のスライス像、C：Wilson の彎曲を示す咬合時の大臼歯冠像、D：開口時の TMJ の表面像、E：下顎頭を示す TMJ 複合体のスライス像、F：スライスモードにおけるオーバージェットの矢状面像。

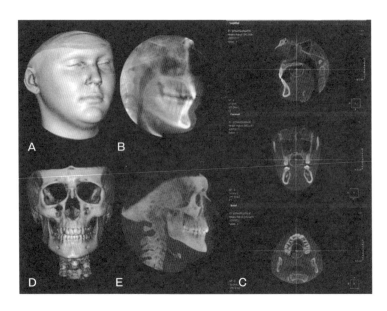

図18-14
さまざまな CBCT 画像の描出方法。
A：表面モードを用いた軟組織画像、B：3D 画像を従来のX線写真のように2D 画像に変換したX線写真モード、C：矢状面、冠状面、体軸面に分けたスライス像、D：表面モードで表示した骨格画像、E：3D のX線画像を描出できる最大値投影法（MIP）モード。

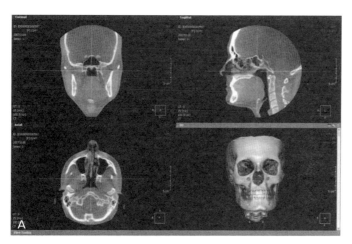

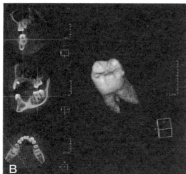

図18-15
A：スライス画像と3D画面モードを示す DICOM ビューアープログラムの標準インターフェース(On Demand-Cybermed Inc.[米国カリフォルニア州・Torrance])。
B：彫刻(sculpting)と区分化(segmentation)すると、別の歯が近接しているため、臨床的に、または従来のX線写真では描出することができなかった単一の歯を目視化することができる。分析対象領域を示す基準線に注意する。

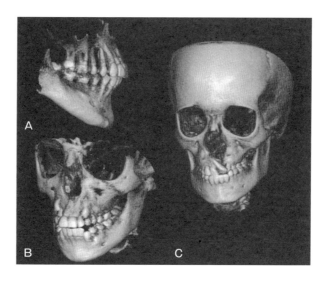

図18-16
Hitachi CB Mercuray スキャナーによって撮影することができる3領域画像(Hitachi Medical Systems[米国オハイオ州・Twinsburg])。
A：小領域画面(6")は、上下顎の歯全体(時には下顎頭)を示す、B：中領域画面(9")は、両側下顎頭と中下顔面の大部分を連続的に示す、C：大領域画面は、頭蓋顔面の大部分を示す。

歯科医療における CBCT の臨床応用

　頭蓋顔面画像撮影の最終目標は、臨床的な疑問に答えることである。CBCT 画像データをソフトによって処理し、診断用の歯科標準型X線写真、パノラマX線写真、頭部X線規格写真、咬合法X線写真と顎関節写真を作成することができる。さらに CBCT 画像データから、通常のX線画像装置では不可能であった軸位断面や横断面などの画像も作成することができる。以下に、臨床的に使うことができる CBCT 技術を示す。

埋伏歯

　上顎埋伏犬歯の85%は口蓋側、15%は頬側に分布することが報告されている。昔から偏心投影法が、これらの犬歯の位置を確認し、その扱い方に関連する問題の程度を推測するために使用されてきた。この方法は大きな手間がかかる。CBCT は埋伏歯の患者の管理に有用であることが認められている(図18-17)。CBCT によって、異所萌出した歯の病態の程度をより正確に分析することができる。3D 画像を用いた臨床報告によると、埋伏歯に近接する歯の歯根吸収の発生率はこれまで考えられてきた比率より高い。CBCT 画像によって、異所萌出した犬歯の正確な位置の確認が可能であり、そのことによって侵襲性の低い外科的処置につながる治療計画を立てることができる。歯科矯正医と放射線科医のいずれが使用する場合も、CBCT は従来のX線写真より診断精度が高いことが示されている。この精度の上昇は、侵襲性の低い手術、切開を小さくし、より少ないフラップデザイン、良好な予後、そして手術に関連した合併症の低下をもたらす(図18-18)。

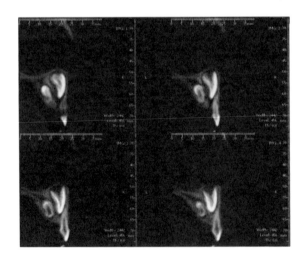

図18-17
上顎中切歯領域に過剰歯を認める患者の CBCT 技術を用いた矢状面像。この画像は過剰歯との接触部や、それによる障害がみられないことを示している。また、手術は口蓋からのアプローチで十分であり、乳歯の抜去は不要であることを示している。

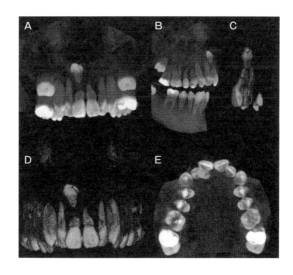

図18-18
埋伏過剰歯を有する患者のCBCT画像。
A：X線写真モードの上顎前方面観、B：X線写真モードの上顎右半側面観、C：右側上顎の前方面観、D：表面モードの上顎前面観、E：X線写真モードの上顎の咬合面観。

気道分析

　CBCT技術によって、気道評価法が著しく改善され、3Dや容積測定が可能となった（図18-19）。気道分析は従来、側面頭部X線規格写真を用いて行われてきた。三次元気道分析は、閉塞型睡眠時無呼吸（OSA）と扁桃腺肥大症などの複雑な病態を理解する際に有用である。CBCTによって、OSA患者と性別でマッチさせた対照患者では、気道容積と口腔咽頭の前後径が大きく異なることが確認されている。

インプラント計画と骨質評価

　以前からインプラント専門医は3D画像の有用性を認めている。特に複数のインプラントの植立が計画される場合は、従来のCTスキャンを用いて、骨長、骨密度と歯槽の高さが評価される（図18-20）。CTスキャンでは、さまざまな計測点や下歯槽管、上顎洞、オトガイ孔などの解剖学的位置をより正確に確認することができる。三次元像を用いることによって、インプラントの臨床的成功率やそれらの関連する補綴物が改善され、より正確かつ審美的な結果を得ることができる。

　CBCT技術によって、コスト面と放射線量の両方を軽減することが可能である。CBCTはインプラント治療で使用されており、唇顎口蓋裂患者に対する歯槽骨手術施行後の骨移植の質を臨床的に評価する際にも利用することができる可能性がある。これらの画像によって、より正確に歯槽を評価することが可能となる。この技術は臨床医が修復治療によって処置をすべきか、あるいは矯正治療によって歯を治療した歯槽へと移動させるべきかを判定する際にも役立つ。

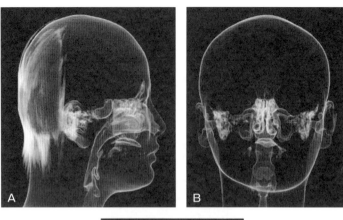
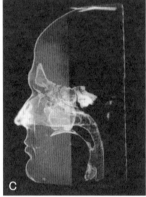

図18-19
側頭像のみを用いて気道を分析した場合、横方向の気道狭窄異常を確認することはできない。A：CBCTを用いて描出した気道側面画像、B：CBCTを用いて描出した気道正面画像。三次元画像では、気道を区画に分けて容量分析をすることができる。C：クローズアップした表面モードの気道画像（Anatomage Inc.［米国カリフォルニア州・San Jose］のご厚意による）。

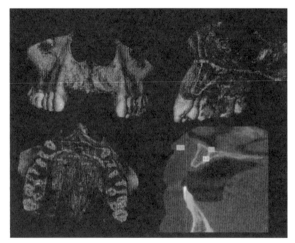

図18-20
歯科インプラントを挿入するために評価した歯槽の高さと幅。CBCT画像は、患者を1対1の実測値で、正確に三次元に表現することができる。

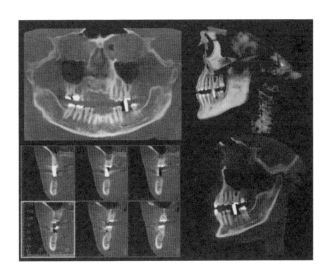

図18-21
画像はインプラント治療計画のために出した単純照射から作り出したものである。ここに選出したものは、Hitachi Medical Systems of America Co.［米国オハイオ州・Twinsburg］のご厚意によって得た下顎神経をマークしたパノラマ像、そしてステントが置かれた部位の表面像とX線写真である。

解剖学的構造の位置

　CBCTによって、下歯槽神経、上顎洞、オトガイ孔そして近接する歯根などの解剖学的構造体を容易に視角化することができる(図18-21)。またCBCT画像によって、距離、範囲と容積を正確に計測することが可能である。これらの像を用いて、臨床医は上顎洞挙上、骨造成、抜歯そしてインプラント植立などの治療を確信をもって計画することが可能となる。

顎関節（TMJ）の形態

　顎関節CBCT像をその他の方法と比較評価してみた。その結果、CBCT像のほうが従来のX線写真やヘリカルCTより優れていることが示されている。下顎頭異常を確認する場合のCBCTの感度と精度は、ヘリカルCTより高い。下顎頭の吸収は、顎矯正手術を受けた患者の5～10％で発生することが報告されている。CBCT像では従来のCT技術と比較して、より低い被曝線量で診断資料を得ることができるため(図18-22)、CBCTは顎関節の骨変化を検討する際の最適な撮影法としてみなすことができる。

放射線被曝線量

　3D立体画像を作成する際に、CBCTで用いられる放射線量は、最大で従来のCTの4分の1である。有効線量は設定（kVpとmA）、コリメーターと照射時間によって異なる。低い電流と、あるいはコリメーターを用いることによって放射線量は縮小するが、放射線量の減少は画質に影響を及ぼす可能性がある。頭部全体に対する一般CBCTスキャ

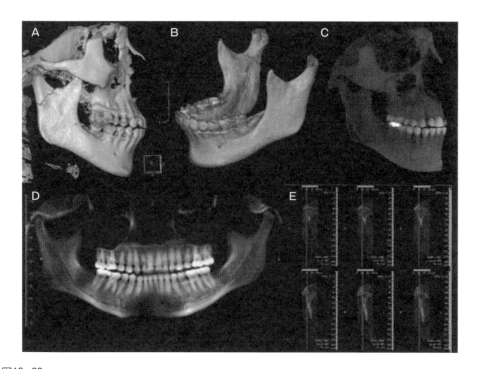

図18-22
CBCTで撮影しうる、いろいろな顎関節複合体像。
A・B：表面モード、C：X線写真モード、D：X線写真モードのクローズアップ図、E：X線写真モードの断面図。

ンの放射線被曝線量は、45〜65μSv（電離放射線のSI単位、マクロシーベルト）から最大650μSvである。比較すると、全口腔を連続的にアナログ撮影したX線写真における放射線被曝線量は150μSv、アナログのパノラマ式X線写真は約54μSvであると報告されている。大切なことは非臨床的な放射線被曝線量が存在することだと思い起こしてほしい。たとえば、パリ〜東京間の飛行機の往復便で、各乗客が被曝する有効線量は139μSvである。2001年の報告によると、CTによる放射線誘発癌を発症した小児において従来のCTを使用したときの有効線量が下方修正され2,600μSvから6,000μSvとなった。どんなに高い場合でも、CBCTでは線量がその値に近づくことはない。

　米国歯科医師会（ADA）科学部門協議委員会は、歯科X線撮影時の放射線に被曝線量を減少させる方法を使用するよう推奨している。これは「合理的に達成可能な限り低くする」（ALARA）原則として知られており、臨床検査により決められるその患者に必要なX線写真撮影、診断に耐えうる高感度フィルムの使用、フィルムの大きさに対するビームの最適なコリメーターの使用、そして含鉛エプロンと甲状腺シールドの使用などが含まれる。ALARAの原則に適合するように、線量と画質の比率を容認可能な範囲に設定し、処理領域（ROI）と画像表示エリア（FOV）を可能な限り良好な状態に一致させる。

　CBCTによって、硬組織と多くの軟組織構造を画像化することは可能であるが、筋肉やそれらに付随するものを正確に表し、腱や血管を示すことはできない。これらの構造部位は、磁気共鳴映像法（MRI）を用いて撮影する必要がある。

歯列、咬合の三次元画像

　デジタル研究模型は、他のデジタル記録資料のように、その出現当初から広く受け入れられていたわけではない。従来、歯列を示す患者記録は3D記録のみであった。最近では歯列をデジタル表示することによって、石膏を用いた咬合模型と同等の情報のみでなく、それ以上の有益な情報を得ることができるようになったが、臨床医の中には咬合状態を自分の手で「感じ」、さまざまな咬合位に微妙に操作できることを捨てがたいと思う人もいる。

　インビザライン（Align Technology, Inc.［米国カリフォルニア州・Santa Clara］）は、デジタル歯科模型に精通する臨床医にとって、重要な役割を担っていると考えられる。インビザラインを用いて治療するには、臨床医はデジタル歯科模型を使用する必要がある。Align Technology, Inc.は、より容易に移行できるようある程度のサポートをしてくれる。

　咬合模型を3Dコンピュータ画像に変換することによって、診断や治療計画に関する立証された付加的情報を入手できるわけではないが、コンピュータ化した3D咬合模型には、いくつかの利点がある。治療前と治療後の側方頭部X線規格写真重ね合わせ法は広く受け入れられて、現在は治療結果の評価法として使用されている。治療前と治療後の模型は、デジタル3D画像によってのみ重ね合わせることができる。インビザライン模型を用いたクリンチェックによって、治療前と治療後の画像を重ね合わせて、治療計画を判定する際に活用することができる（図18-23）。

　1993年のHansのワークショップ報告で、模型を保管するためのスペースがすべての臨床医にとって共通する問題であることが示された。模型のデジタル化によって保管が容易となり、すみやかに情報を取り出すことができ、模型の保護が可能となった。したがって、保管場所の必要性から古い記録を破棄する必要がないため、物理的スペースや時間を節約し、模型を完全な形態で長期間保存することができる。模型のデジタル化によって、咬合模型の計測・分析が可能となり、模型を分割しなければ見ることができないような像を入手することができる（図18-24）。

　歯科デジタル画像を「プリント」して、「物理的な」咬合模型を作製することもできる。これらの選択肢は、臨床医にとってデジタルとアナログの両方の分野での利点となる。デジタル3D咬合模型は、間接的または直接的に作製することが可能である。間接的方法ではアルギン酸またはポリビニルシロキサンを用いた正確な印象が必要である。3Dデジタル咬合模型は印象をスキャニングするか、印象に石膏を注いだ模型をスキャニングするかの、いずれかで作製することができる。模型のスキャニングには破壊的・非破壊的方法を用いる。破壊的方法では材料の薄い層を除去し、3D表示された画面を蓄積させて画像を描出する。

　非破壊的方法では、石膏モデルを複数の視点からみる多軸ロボットを用いたレーザーシステムを使用する。非破壊的方法のもう1つのやり方に、歯科模型または印象の描出にマイクロCTを用いる方法などがある。

　歯列の3Dデジタル画像は、歯の形状や情報の両方を読み取るスキャナーを用いて、直接的に作製することができる。Orametrix（Orametrix, Inc.［米国テキサス州・Dallas］）は、歯科3D画像を間接的に作製する口腔内光スキャナーを使用している（図18-25）。歯

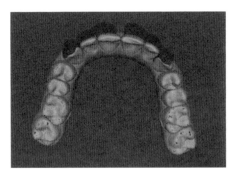

図18-23
Align Technology 社の ClinCheck® を用いたデジタル3D模型の重ね合わせ。

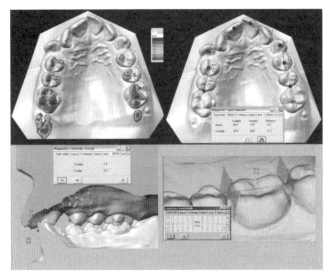

図18-24
接触点の分析、横断面像、デジタル歯科模型の計測などを行ったデジタル模型の分析と計測（OrthoCad／Cadent[米国ニュージャージー州・Carlstadt]のご厚意による）。

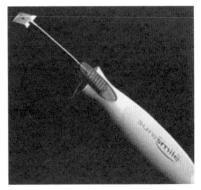

図18-25
Orametrix 口腔内スキャナー（Orametrix Inc.[米国テキサス州・Dallas]のご厚意による）。

を分離し、オペーク材を塗布した後、歯に光を照射しながら、歯の小さな像をビデオカメラで撮影する。画像はコンピュータに転送され登録される。完全な歯列弓は約90秒で画像化される。この方法によって、印象と石膏の流し込みとトリミング作業が不要となることは明らかな利点である。それでも出版されている報告によると、隣接面をはっきりと画像化することはできないため、歯を個々に分割することは困難である。

　より最近の方法では、CBCTスキャンから歯科情報を抽出することによって、歯列を3Dで直接描出することができる。この過程は、ある企業（Anatomage Inc.［米国カリフォルニア州・San Jose］）から提供されているサービスであり、さまざまな密度の組織を区分することによって、歯を個別化することが可能である。歯を個々の3D画像として保存でき、デジタル歯牙模型のように観察し、動かすことが可能である。他の使用可能な方法と異なる重要な点の1つは、この方法では歯根の情報も得られることである（図18-26）。歯根の形態や位置を確認できることによって、歯科記録に重要な診断情報を追加できる。これまでの石膏またはデジタル形式では、この情報を得ることはできなかった。この方法によるもう1つの利点として、X線写真と歯の記録を5分もかからずに同時に入手可能であり、技工作業や印象、または患者の口腔内に何か物を入れる必要がないことが挙げられる。

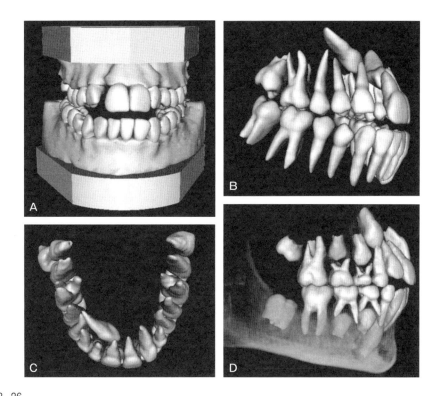

図18-26
CBCTスキャンによって作製し、歯根の情報と位置を得ることが可能な電子歯牙模型。以下の場合も、いろいろな角度からの画像を描出することができる。
A：従来の石膏模型のようにもすることが可能である、B：歯列だけの側面観も可能、C：上方観からみた歯列画像、D：骨格組織を含む歯列像（Anatomage Inc.［米国カリフォルニア州・San Jose］のご厚意による）。

プリントした模型とホログラム

　前述のとおり、3Dの被写体は3Dで描出することによって、明瞭かつもっとも正確に示すことができる。コンピュータスクリーンによって術者は画像を回転し、さまざまな角度で観察することができるが、これは3D画像を2Dとして画像化したものといえる。被写体の深さ情報は計測によって入手することができるが、視覚化することはできない。3D空間に存在する3D構造物を視覚化する方法は、実像の3Dでのプリント、もしくはホログラム表示である。

　直接的デジタル画像はステレオリソグラフィーを用いて3Dプリントすることができる。ステレオリソグラフィーは凝固する液体感光性樹脂を用い、1層ごとに必要な構造部位の画像を構築するコンピュータ制御レーザーによって、三次元の構造物を作製する方法である。この技術によって、CT画像から3Dモデルを作製することができる(図18-27)。これらのモデルは治療計画や外科的シミュレーションを行う際に有用であり、3Dで保存し、3D表示できる。また同じ技術を用いて、印象採得や患者の来院の必要もなく、CBCTによって得た情報を基に保定装置、機能的装置、アライナーなどの装置を作製が可能である。

　3D空間における3D画像を観察する別の方法は、ホログラフィック技術である(図18-28)。この正確なホログラフィック透視図によって、外科医は確信を持ってより効率的・正確に手術前の計画、手術室での処置、術後評価と経過観察を行うことができる。

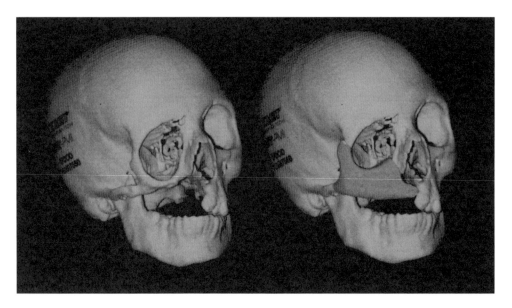

図18-27
CBCTスキャンを元に、作製した患者の頭蓋骨のステレオリソグラフィックモデル。審美的なものだけでなく、今後に実施する歯科インプラントの基礎情報を得るため、正確な解剖学的輪郭を形成した頭蓋骨に加えてCBCT像上で顔面補綴物のデザインも行った。この図は同じ頭蓋骨の補綴物無しと補綴物ありの状態を示している。

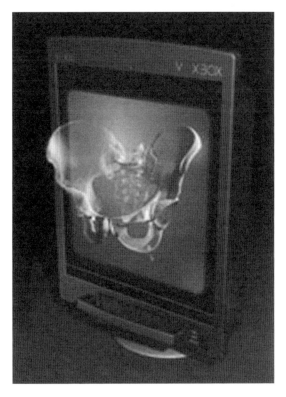

図18-28
3D空間にある寛骨のCT画像を示すホログラム。視覚化するには、Voxbox® が必要である（Voxel, Inc.［米国ユタ州・Provo］のご厚意による）。

完全な3D患者記録

　理想的な患者情報記録とは、顔面軟組織、骨格そして歯列からも個人識別できるような完全な3Dの頭蓋顔面の記録であろう。そのような記録ができる唯一の方法がデジタル形式である。完全な3D頭蓋顔面情報を記録するため、いくつかの試みが行われている。その大半では、顔面、頭蓋顔面骨と歯列の像が個々に収集され、それらを統合して単一像が作成される（図18-29）。この過程では、異なる姿勢と異なる時間で患者が撮影されるため、精度はさほど高くないと考えられる。また、この方法は臨床環境では使いにくく、実用性に乏しい。

　現在、CBCTスキャンによって歯列を描出することができ、これはX線写真と歯列全体を同時に入手することができるため、資料採得の手間が省かれるだけでなく、患者の姿勢の問題が解消することができる。したがって、CBCT技術によって、軟組織の色情報以外の患者記録をほぼ完全に得ることができる。それでも、この色情報についてはスキャンに患者記録を追加し、完全なものとすることは可能である（図18-30）。

　また、3Dによる術後評価には、さらに詳しく評価するためには現時点での付加的情報が必要であり、これによって、さまざまな治療法と選択肢が及ぼす作用について、より深

く理解することができると考えられる。この付加的情報を適確に分析することによって、われわれは治療選択肢に対して、エビデンスに基づいたアプローチを行うことができる。3D画像の重ね合わせ表示は昔から可能であったが、最近ではより使いやすくなり、臨床に容易に組み入れることができるようになった(図18-31)。

コーンビームコンピュータ断層スキャナーは、完全な患者記録の情報源となる可能性がきわめて高い。この調子で行くと、1症例の記録に要する時間は10分未満にすることが可能だろう。新たな記録形式の場合、付加的情報を完全に分析するためには新たな分析方法を作成する必要となるであろう。この新しい分析法の開発に取り組んでいる機関の1つに、ケース・ウェスタン・リザーブ大学歯学部の Craniofacial Imaging Center と Bolton-Brush Growth Study Center がある。

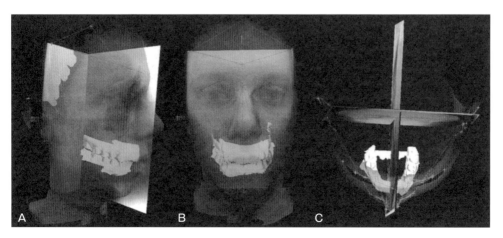

図18-29
正面と側面の頭部X線規格写真、デジタル3D歯列模型と顔面の3Dステレオ写真計測像を用いて構築した完全な3D患者記録。A：側面観、B：正面観、C：上方面観。

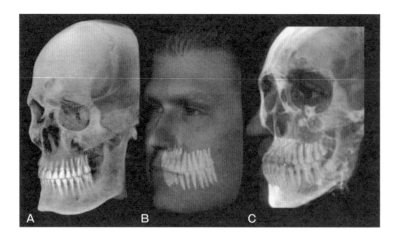

図18-30
InVivo プログラムを用いて、軟組織、骨格と歯列の画像を組み合わせ作成した3D画像（Anatomage Inc.［米国カリフォルニア州・San Jose］のご厚意による）。

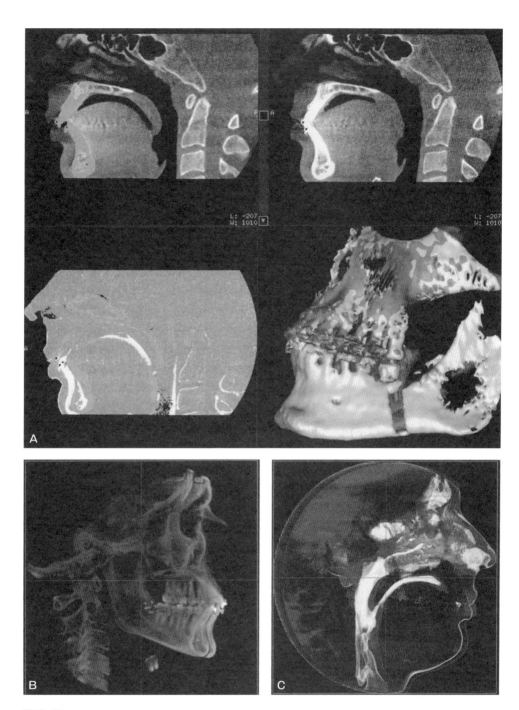

図18-31
A：下顎前方移動術前後のCBCT画像を重ね合わせたカスタムプログラム。
B：臨床に容易に組み入れることが可能な使いやすい市販プログラムを用い、作成した同一患者の重ね合わせ画像（InVivo-Anatomage Inc.［米国カリフォルニア州・San Jose］）。
C：同じプログラムで気道と軟組織の変化を評価することができる。

ボルトン基準

　成長発育期の小児に対する矯正診断と治療結果の評価では、患者のX線写真と臨床医が考える正常像とが比較されることがよくある。臨床医の主観的定義の違いによって、セカンドオピニオンが求められることがしばしばある。頭蓋顔面の成長発育パターンの変異が大きいことは知られているが、具体的、実質的かつ統計的な方法で正常な状態を視覚化する必要性は依然としてある。

　近代統計学は、頭蓋顔面の解剖学的形態を計測し記載するうえで大いに役立っている。成長発育研究における頭蓋計測学の歴史は、もっとも初期から最近のものまで4段階に分けられる。1つめは横断的（各対象群はすべて異なる個人資料）で、三次元で示すことが可能なノギス計測による（乾燥頭蓋骨のみ）頭蓋計測、2つめは縦断的資料で、三次元的資料で示すことが可能な軟組織頭部形態計測（ヒトの生体頭部計測）、3つめは縦断的で、実際は二次元のX線撮影による頭部X線規格写真法（X線投影頭部フィルム）、4つめは縦断的で、三次元で示すことが可能な最近のデジタル断層頭蓋計測法（単純フィルムX線、CT、CBCT、MRI）である。

　頭部X線規格写真法に対して、もっとも早期に放射線学的関心を示したのは、B.H. Broadbent, Sr. であった。彼は T. Wingate Todd の学生であったころに、頭蓋顔面の成長発育に興味を抱くようになった。Todd とともに研究を行っていた1924年に、Broadbent は Todd の頭部固定装置（乾燥頭蓋を一定の位置に固定する器具）に目盛を加えて頭蓋計測器を作製した。これにより頭蓋顔面構造体を直接計測することを可能にした。1925年に Broadbent は頭蓋計測器にX線フィルムホルダーを追加し、X線撮影用頭蓋計測器を作製することによって、乾燥頭蓋のX線写真収集の標準化に成功した。

　1926年に Broadbent はX線撮影用頭蓋測定装置を考案した（図18-32）。この装置は、生体の頭部を一定の位置に固定し、正確かつ再現可能な側面と後前（正面）のX線写真を撮影するものである。Broadbent-Bolton 頭蓋計測装置は、さまざまなの頭蓋顔面成長発育研究における、主要なデータ収集機器となった（表18-2）。その後の研究において、Broadbent は十分にこれを発展させ、臨床で撮影可能な頭部の正面側面X線写真による標準的プロトコールを提案した。

　Broadbent は、1927年の「成長発育期の子供の顔面成長発育に関するボルトン研究」と題する、縦断的データ収集を開始した。1959年にデータ収集を完了した後、Broadbent はこれを Bolton Faces と呼んだ。Bolton Face の選択過程の基準として確立された「正常」の基準は以下のとおりである。（1）研究模型からも、頭部X線規格写真からも確認できる優れた安定した咬合状態であること、（2）既往歴が良好であること。重大な衰弱性疾患を有する患者はこのグループから除外される、（3）統計的に算出した頭蓋顔面の平均値が好ましい顔面であること、（4）審美的に好ましい顔面であることボルトン研究管理委員会によって無作為に選択される。そして（5）長期的の記録データを入手可能であること、すなわち個別症例データが1〜18歳まで年ごとに記録されていること。

　ボルトン基準に該当した対象者は、32名（男性：16名、女性：16名）であった。一人の術者 William H. Golden によって、すべての側面と後前のX線写真のトレースが作成され

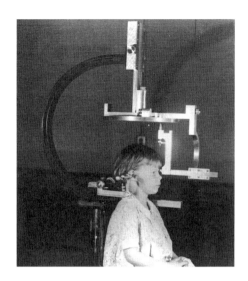

図18-32
X線頭蓋計測装置と同様の方法で生体頭部を固定するよう設計された最初のBroadbent頭蓋計測装置（Broadbent, B.H., Sr., B.H. Broadbent, Jr., W. Golden：『歯顔面発育成長のボルトン基準[Bolton Standards of Dentofacial Developmental Growth]』から引用。St. Louis, C. V. Mosby[1975]許可取得済）。

表18-2
Broadbent-Bolton頭蓋X線規格写真装置を用いた縦断的成長研究

研究名	参照
Bolton Study	（Broadbent ら[1975]）
Burlington Growth Study	（Popovich、Thompson[1977]、Saunders ら[1980]）
Michigan Growth Study	（Primack[1978]、Ackerman[1979]）
Belfast Growth Study	（Kerr[1979]）
Philadelphia Growth Study	（Krogman、Sassouni[1957]）
Denver Growth Study	（Sherman ら[1988]）
Fels Research Institute Study	（Lewis ら[1985]）
Forsyth Twin Study	（Medicus ら[1971]）
Iowa Child Welfare Study	（Bishara ら[1985]）
Matthews Implant Collection	（Baumrind ら[1987]）
Meharry Growth Study	（Richardson[1991]）
Montreal Growth Study	（Buschang、Tanguay[1989]）
Oregon Growth Study	（Buch、Brown[1987]）

た。Goldenはすべての両側性構造物の側面像を左右対称であると仮定して、一本の線へ統合した。その後、すべてのトレースを男女混在の年齢によるグループに分けた。次に各年齢群における2枚のトレース1組を平均化し、3枚目のトレースを手作業で作成した。次にこの3つめのトレースを別の組から得た3枚目トレースを使い、平均化した新たなトレースを作成した。このようにして、すべての年齢別群のトレースを「平均化」した（図18-33）。最後にGoldenは、男女混在したものであるが、すべての年齢群に対し正面と側面の「平均化」トレースをそれぞれ1枚ずつ作成した。公表されたボルトン基準は、2つのトレース（正面と側面）を年齢群ごとに示したものである（図18-34）。

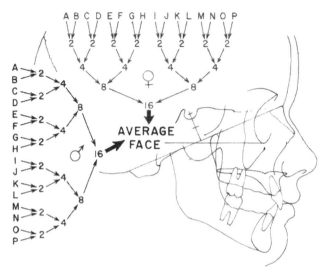

図18-33
各年齢群において、男女のトレースを平均化し、最終的にこれらを統合して1枚の平均トレースを作成する過程を示した図。

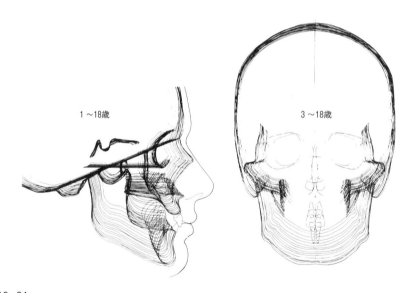

図18-34
歯顔面の成長発育の側面と正面のボルトン基準。側面基準は1〜18歳、正面基準は3歳になるまで撮影されなかったため、3〜18歳までのものである。

X線写真を撮影する際に、乳幼児の姿勢を維持するのは困難であり、照射時間が長くなるため、出生後初めの2年間は正面X線写真が定期的には撮影されていないことに注意してほしい。したがって、ボルトン研究の正面X線写真は、3〜18歳まで、側方X線写真は出生から18歳までの年ごとのX線写真をトレースしたものである。

ボルトン基準の使い方

　臨床医、研究者または教官によるボルトン基準の使用は、個人のイマジネーションに規制されてしまう。これを使う場合、比較の観点で使う場合は単純であるが、形態学的パターン、歯の萌出経路を描くための基準線として用いたり、または無数に存在する線・角度計測との相関を説明するために用いる場合は複雑である。

　ボルトン基準は人為的な尺度ではなく、むしろ頭蓋顔面の形態が「正常な状態」であり、歯列弓についても、実際の症例から得た「正常」と言われる一般的概念と関連しているものである。しかし、この基準は集団から無作為化した後に算出された統計的平均値ではなく、「もっとも好ましい要件」または Merriam-Webster 医学辞典に記載されている「特定条件下での最適条件」であることに注目してほしい。

　ボルトン基準は、他の計測器と同じように、頭蓋の大きさ、形態パターン、歯の萌出ステージを比較するように、使うこともできる。ボルトン基準には、他にはない別の使い方があり、ここでは、そのボルトン基準分析法について説明する。

側面像の使い方

1. 暦齢に合う適切なボルトン基準を使い、それを症例のトレース(またはX線写真)と頭蓋底線上で重ね合わせ、比較する。頭蓋底を比較する場合は、ボルトン-ナジオン平面を使うとよい。ボルトン点は、側面セファロ写真上の大後頭孔中心部で後頭骨の顆頭後切痕の側面像においてもっとも高い点と定義されている。ボルトン点は、10代ごろになると乳様突起が重なり、見えにくくなる。頭蓋底の全長を示すことが望ましいため、バジオンではなくボルトン点が選択される。しかし、バジオン-ナジオンラインのほうが好ましいと考える人に対しても、バジオン-ナジオンラインを用いて解釈すべきではないといっているわけではない。ボルトン基準では、さまざまな計測点を含んでいるなかで、ボルトン点とバジオンの両計測点はっきりと示されている。

2. 評価対象の骨格とほぼ等しいボルトン基準を用いて骨格の構成をそれぞれ評価するため、ボルトン年齢を頭蓋底、上顎骨、下顎骨と軟組織側貌に重ねあわせ評価してみよう(図18-35)。頭蓋底の評価には、ボルトン-ナジオン平面がよい。上顎骨とボルトン基準との相関は、上顎平面で重ね合わせて、後鼻棘(PNS)とA点と前鼻棘(ANS)の間の直線距離を比較して確認する。下顎骨とボルトン基準との相関は、「実効長」を示すアーティキュラーレからグナチオンまでの線上に重ね合わせて確認する。ボルトン基準の相関分析が終わるころには、頭蓋底、上顎骨、下顎骨と軟組織側貌に対する年齢を割り出すことができる(図18-36)。

3. 前頭部と鼻から軟組織側貌を「もっともフィットする」ところで重ね合わせ、分析する。この方法によって、上顎骨の位置、下顎骨の位置、歯の位置、そして垂直高径を分析することが可能である。この簡単で早い方法は診断や治療計画のみでなく、患者とコミュニケーションをとる際も非常に役立つものである。

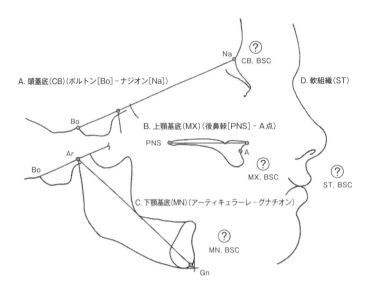

図18-35
ボルトン基準の相関分析：頭蓋底、上顎骨、下顎骨と軟組織側貌に対する年齢を割り出す際の計測部位と計測点。頭蓋底の評価には、ボルトン−ナジオン平面で頭蓋の長さ、上顎骨の評価は上顎平面で後鼻棘(PNS)とA点と前鼻棘(ANS)の間の直線距離を比較して確認する。下顎骨は、「実効長」を示すアーティキュラーレからグナチオンまでの線上に重ね合わせて確認する (Broadbent, B.H., Sr., B.H. Broadbent, Jr., W. Golden：『歯顔面成長発育のボルトン基準 [Bolton Standards of Dentofacial Developmental Growth]』から引用。St. Louis, C. V. Mosby [1975]から許可取得済)。

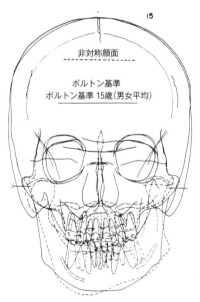

図18-36
典型的な非対称顔面を示す症例と15歳時のボルトン基準像との重ね合わせ(正中矢状平面上の眼窩で重ね合わせた)。(Bolton Study[米国オハイオ州・Cleveland]の許可取得済)。

正面像の使い方

1. 頭蓋、中顔面、下顎の輪郭線を、正中矢状面と眼窩の輪郭線との関連において可能な限り近い状態で、その症例の年齢にあったボルトン基準と症例トレースとを重ね合わせる。
2. その形態、大きさ、対称性、個体差を、骨格的にかつ歯列的についても評価する（図18-36）。
3. 個々の歯の萌出、未萌出、位置異常についても観察する。

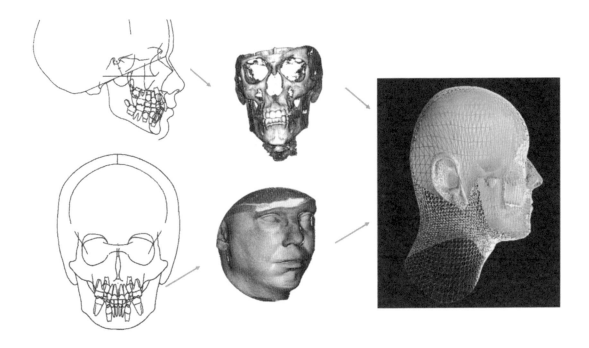

図18-37
3D基準は容積データを追加し、従来のボルトン基準に基づいた固有の3D骨格軟組織情報を提供することができる。

３Ｄボルトン基準 – 頭蓋顔面に対する治療計画の今後

　デジタルＸ線写真の次に発展した段階で使用されるのは、真の直接的な患者の３Ｄ画像である。真の３Ｄ情報では、計測点と線が面に、距離計測や角度計測が容積と面積にシフトされるであろう。

　ボルトン基準によるシンプルでかつ効果的な視覚化は、現在３Ｄへの変換を目指し開発が進んでいる。この変換は、基準点を設定するために使用するオリジナルのＸ線写真を撮影する際に注意を払い、側面頭部Ｘ線規格写真と正面頭部Ｘ線規格写真撮影時に患者の動かない場合にのみ行うことが可能である。新たな３Ｄ基準は従来のボルトン基準に加えて、マッチさせた被験者から得た容積データを含む骨格系と軟組織の固有３Ｄ情報を用いて作られる（図18-38、39）。基準像を透過させるか、あるいは表面距離計測法を用いて両画像を統合することによって、１つの基準と患者の３Ｄ画像を重ね合わせることができる。

　この３Ｄ基準は現在も発展途中で、将来は３Ｄ立体画像をより効果的に視覚化でき、これにより分析したり患者に説明することが容易となる。

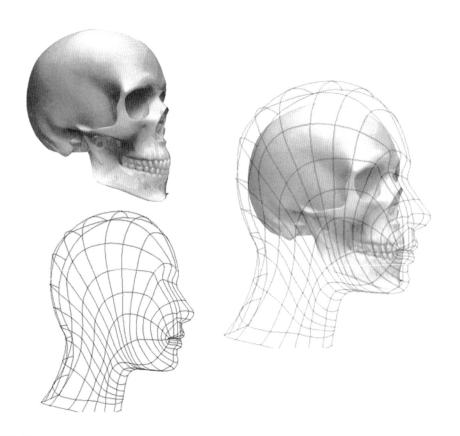

図18-38
３Ｄ基準では、軟組織、骨格組織、また軟組織と骨格組織を組み合わせた透視画像を観察することができる。

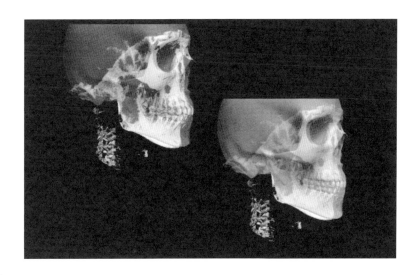

図18-39
3D基準によって、骨格を軟組織と別々に比較することができる。3D基準が持つ透過性により、軟組織と硬組織の重ね合わせ表示が可能である。

対応部分の分析（Enlowによる）

　これは、さまざまな顔面と頭蓋部位をその他の部位と比較し、これらの部位がどのくらい適合しあっているのかを確認するための方法である。集団の標準値や正常値と比較するのではなく、同一個体内で各部位を比較しあうものである。一般的に広く使用されている分析法や頭部X線規格写真を用いた成長発育研究の方法は、基本的に症例の成長発育の特徴や形態的特徴を検討することを意図したものである。この方法は、その個体の成長発育パターンがどのように成立したかを示すために発展してきたものである。たとえば、ANB角からは上顎と下顎の前方部の位置的関係を確認し、不正咬合の程度を評価する指標を得ることができる。対応部分の分析は、ある症例のANB角（およびその他の測定値）を生み出している解剖学的、そして形態学的な複合因子を明らかにすることを目的としたものである。

　従来の頭部X線規格写真の計測平面や角度の多くは、成長発育と骨改造が実際に起きる部位や領域とを比べたり、またそれらを示すためのものではないため、本質的に解剖学的な目的に合っていない。多くの基準平面や計測角度は、成長発育領域のパターンや分布を示すものではないため、集団の標準値でそれぞれの症例を比較することが必要である。通常、平面は単に平面であり、ほかに解釈の基礎となるものは何も存在しない。しかし、平面が成長発育や骨改造領域の活性を、実際に直接的に示すように構成されているのであれば、本来組み込まれている形態学的な生来の「基準」との差異を識別可能であり、それによって集団と比較を行わずに、頭蓋顔面全体の形やパターンを有意に評価することができる。

　この分析は対応部分の理論に基づいたものである。これは内因性成長発育過程の設計図が根底にあり、すでに構築された顔に基づいて、実際に設計されているものである。前の

章でこの対応部分に関する考え方は説明されており、また顔がどのように成長発育するかを説明する基礎として使われている。実際、対応部分の分析は同様である。それは不均衡がどこにみられ、その不均衡がどの程度関与しているのか、それによって受ける影響は何かが示される。

図18-40と図18-41の線は複数の主要な成長領域と部位を示すために描いたトレースである。これらには、上顎結節、下顎頭(コンディリオンよりむしろわかりやすいアーティキュラーレが使用される)、下顎枝と下顎体の接合部、下顎枝後縁、上顎弓と下顎弓の前面、咬合平面、中頭蓋窩と前頭蓋窩の接合部(頭蓋底と交差する蝶形骨大翼の前方にもっとも突出した箇所)が含まれる。必要な場合は、別の平面も、その他の重要な成長発育領域を示すために使われることもある。たとえば、頬骨弓、口蓋、嗅覚面、中顔面の前方-垂直平面などである。

PM垂直線が描き出されることに注目してほしい。これは、前頭蓋窩と鼻上顎複合体を中頭蓋窩と咽頭から分離する重要な境界である。下顎枝は中頭蓋窩と、下顎体は前頭蓋窩と関連している。

複数の異なる骨からなる複合体において、いろいろな骨または骨の部位の役割を評価するには、2つの基本的因子が重要となる。第一は骨の大きさ(水平的垂直的)、第二はその配置(回転位置)である。この対応分析を行う際は、両者を配慮する必要がある。なぜならば、あらゆる骨の配置にみられる特徴は、さまざまな方向に影響を及ぼすからである。骨の大きさを計測するだけでは不十分であり(誤りを招く可能性がある)、どのようにこの因子が実際の大きさに影響を及ぼすかを知ることができる因子としても、認識しておくべきである。対応部分の分析では、すべてのさまざまな骨部位とその対応部分の両因子について検討される。

つまり、簡単にいえばその根本原理は比率であり、特定部位の垂直的水平的大きさを、その対応部分と比較するのである。それらが完全に一致する、あるいは、ほぼ一致する場合、これらの部位間は調和がとれているといえる。しかし、一方が長い、または短い場合、結果的に生じた不調和によって、顔面の一部が前突あるいは後退し、側貌に直接的間接的に影響を及ぼす可能性がある。さまざまな部位と対応部分の配置をそれぞれ確認し、大きさに違いがない場合でも、前突・後退がみられるかどうか観察する。その後、局所部位と対応部分とのすべての関連性を考慮し、個々の顔の根底にある因子を確認する。これは、どの年齢の1枚のトレースでも、あるいは連続トレースを用いても、加齢や治療による影響を評価することができる方法である。

図18-40はⅡ級の症例であり、さまざまな部位の水平的垂直的な不調和と配置的な問題が見られる(つぎの段落で説明するⅢ級の症例と比較すること)。(1)下顎体はその対応部分(上顎弓の骨)より短い(この症例では骨格系にも歯系的にも短い)、(2)下顎体は上方に配置(回転)されている(すなわち「下顎角」はより鋭角である)、(3)中頭蓋窩は斜め前方に配置されている(破線は「中立的」配置を示す)、(4)下顎枝はより後方に配置されている、(5)鼻上顎複合体は垂直的に長い(結果的に下顎枝が下後方に回転される)ことに注目してほしい。これら特徴は、すべて下顎骨を後退、あるいは上顎骨を前突させるものであり、これらが複合すると、多元的にⅡ級の不正咬合と側貌の後退が生じることになる。ただ

し、下顎枝の水平幅は、その対応部分である中頭蓋窩の水平(斜めではない)的長さを上回ることに注目してほしい。これは補償的特徴であり、その他の特徴による複合作用を部分的に相殺しており、不正咬合の程度が軽減されている。必要であれば、個々あるいはすべての、実際に影響を受けている程度を計測することは可能である。

図18-41に大きさと配列が複合的に作用して、Ⅲ級の不正咬合が引き起こされた複合的、多元的な要因を持つに個体を示す。この個体では、(1)下顎体の歯系と骨格系の大きさは、上顎弓の長さを上回る、(2)下顎体は著しく下方へと配置(回転)されている、(3)中頭蓋窩は後方に配置されている、(4)下顎枝は前方に配置されていることに 注目してほしい。これらは下顎骨の前突または上顎骨の後退を示すことになり、これらが複合して下顎の前突した顔とⅢ級の不正咬合が生じる。しかし、下顎枝の水平幅は、その対応部分である中頭蓋窩より短い。これは、この症例にみられる補償的特徴であり、その他の関係によって生じる複合的作用を相殺していて、不正咬合の程度が軽減される。

いろいろな症例に対して、用いられる基準線の描き方、実際の大きさの計測方法、「中立的」配置平面の設定方法に関するより詳細な説明は、Enlow らの論文[1971]を参照されたい。

「対応部分の分析」は、日常臨床で診断と治療計画を行う際に使用する臨床ツールとして意図されたものではない。少なくとも現在は、治療を行う根拠が不正咬合やその他の顔面頭蓋異形成の根底にある原因の改善に基づいたものでないことが多いため、この対応部分の分析を使うことはない。しかし、対応部分の分析は、もたらされてきた特別な構造上の変化や成長発育上の変化について、どのような治療がなされてきたかを特定する場合に

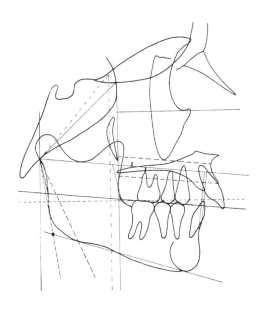

図18-40
Ⅱ級症例のトレース。対応部分分析のために構築線を追加した(Enlow, D.H., T. Kuroda, A.B. Lewis:『形態と形態形成に基づいた頭蓋顔面の形態とパターン[The morphological and morphogenetic basis for craniofacial form and pattern]』41:161から引用。Angle Orthod., [1971] 許可取得済)。

は、他の分析法よりも有用である。これは他の分析法が形態学や形態学的関連よりも、幾何学的な相関を対象とすることが多いためである。実際に対応部分の分析によって一目瞭然に得られる結果は多い。その結果、不正咬合の多岐にわたる要因や解剖学的成長発育学上の因子とは何かが、さらに明確になってきている。また、これによって関与する補償的特徴が、どのくらい存在するのかもわかるようになった。また、ある人種の集団で、どのように、そしてなぜⅡ級とかⅢ級の咬合関係が生じやすくなるのかも説明されている。しかし、このような調査研究ではない日常臨床には、対応部分分析は不向きである。顔面成長発育の内因性成長発育過程がさらに理解されるようになり、制御過程自体を制御できるようになり、そして構造的不均衡の根底にある真の要因に対して、治療を行うことができるようになった場合には、本当の解剖学的成長発育学的関係を検討する頭部X線規格写真分析法が重要となるであろう。いうまでもないが、対応部分分析はまだ不完全であり、まだ新しい概念である。これは正常な顔面構造の基本的構想と不正咬合の成り立ちを理解し、比較的理解しやすいように、この複雑な課題を初心者に説明し教育する際にきわめて有用である。

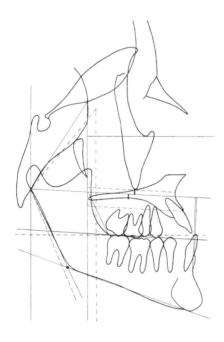

図18-41
Ⅲ級患者のトレース。図18-40と比較する(Enlow, D.H., T. Kuroda, A.B. Lewis：『形態と形態形成に基づいた頭蓋顔面の形態とパターン[The morphological and morphogenetic basis for craniofacial form and pattern]』41：161から引用。Angle Orthod.,[1971] 許可取得済)。

用語集

　定義される用語は、主に頭部X線規格写真計測法で使用される計測点に関するものである。用いた定義は、頭蓋計測や歯科矯正学の文献で多くみられる。

A：Point A (Subspinale)
A点［サブスピナーレ］：正中矢状平面上で、前鼻棘の下方の前縁が上顎歯槽突起前壁へ移行する最深点（DownのA点）。

Antegonion
アンテゴニオン：下顎体が下顎枝と接合する下顎枝下縁に存在するノッチまたは凹面のもっとも高い部位。

ANS, Anterior nasal spine
前鼻棘：梨状口下縁に位置する2つの上顎骨が前方に伸び出ることによって形成される鋭角な正中突起。

Anteroposterior (AP) or frontal growth axis of the head and face
頭部と顔面での前後的［AP］または前方の成長軸：上方にある冠状縫合から硬口蓋の末端に近い翼突上顎裂を通り、下顎枝前縁に沿い下顎の水平的垂直的接合部を通過する線により分けられる。ボルトン基準の側面トレースにおいて、頭蓋顔面の成長発育の構成部位を前方と後方に区分する線である。

Ar, Articulare
アーティキュラーレ：
［Björkの定義］　X線の下顎枝後縁と後頭骨底部の交点（一般的なアーティキュラーレ）。
［ボルトンの定義］　側面X線における下顎頭後縁とボルトン平面の交点（ボルトンアーティキュラーレ）。

B：Supramentale (Point B)
スプラメンターレ、［B点］：下顎中切歯間歯槽突起最前点（インフラデンターレ）とポゴニオンの間で下顎骨前縁のもっとも深い正中にある点（DownのB点）。

Ba, Basion
バジオン：頭蓋正中矢状面が大後頭孔前縁上の最下点で交叉する点。

Bolton plane
ボルトン平面：側面頭部X線規格写真のボルトン点とナジオンを結ぶ線。

Bo, Bolton point
ボルトン点：側面頭部X線規格写真の点で、後頭骨顆頭の後部にノッチ像を示し後頭骨顆頭最高点に位置する大後頭孔の中心点。

BSC, (Bolton standard correlation［ボルトン基準相関］)
 CB, Bolton cranial base
 ボルトン頭蓋底：ボルトンアーティキュラーレからナジオンまでの線

 MX, Bolton maxillary base
 ボルトン上顎基底：PNS から ANS までの線。

 MN, Bolton mandibular base
 ボルトン下顎基底：ボルトンアーティキュラーレからグナチオンまでの線。

Bregma
ブレグマ：冠状縫合と矢状縫合の接合部に相当する頭蓋骨上の点。

Cephalogram or Radoigraph
頭部X線規格写真、セファログラム：頭部の規格化されたX線写真を意味し、広く認められた用語。

Cephalometer, roentgenographic cephalometer
セファロメーター（頭部X線規格撮影装置）：頭蓋計測法において頭部を計測する器具。歯、顔と頭部の発育成長を計測するために、規格化された側面X線写真と正面X線写真の撮影を目的として考案されたX線写真撮影機に頭蓋計測器（頭部固定装置）が取り付けられた装置。

Cd, Condylion
コンディリオン：下顎頭の最上点。

Convexity, angle of Convexity
突出角：ナジオンからA点までの線と、ポゴニオンからA点までの線によって形成される角度。

Coronal suture
冠状縫合：前頭骨と頭頂骨が横方向に結合する部位。

Craniostat
頭部固定装置：頭蓋骨計測検査の際、頭部を固定するための機器。

Dacryon
涙点：前頭骨、涙骨と上顎骨接合部に位置する眼窩内壁にある点。

Facial angle
顔面角：ナジオンとポゴニオンを結ぶ線（FP［顔面平面］）とフランクフルト平面（FH）とによって形成される角度。

Facial height
顔面高：

Total
全体：ナジオンからグナチオンまでの前頭面に投影した距離。

Lower face
下顔面高：ANSからグナチオンまでの前頭面に投影した距離。

Upper face
上顔面高：ANSからナジオンまでの前頭に投影した距離。

FP, Facial plane
顔面平面：側面頭部X線規格写真におけるナジオンとポゴニオンをつなぐ線。

FH, Frankfort horizontal plane
フランクフルト平面：左右のポリオンと左側眼窩点によって決定される水平面。生涯を通して頭部を支持するポジションにほぼ近く、側面頭部X線規格写真では、眼窩点とポリオン（耳桿の最上縁）を結ぶ線によって確立される。

FMA angle
FMA角：下顎平面とフランクフルト平面によって形成される角度。

Foramen rotundum
正円孔：第V脳神経上顎神経が通る蝶形骨大翼にある孔。

FOP, Functional occlusal plane
機能的咬合平面：完全に萌出した上下顎大臼歯の最後方の咬合接触位から、完全に萌出した小臼歯の最前方咬合接触部位までの線を前方に延ばした水平線。

Frontotemporale
前頭側頭点：側頭線（側頭下窩前縁の彎曲）に沿った最前方点にある前頭骨の頬骨突起基底部近くに位置する点。

Gl, Glabella
グラベラ：前頭骨の最前方点。

Gn, Gnathion
グナチオン：下顎結合における最下前方正中点。

Go, Gonion
ゴニオン：側方頭部X線規格写真の下顎枝後縁と下顎下縁平面によって形成された下顎の内角を二分する線が下顎角で交わる点。

Ii, Incisor inferius
下顎切歯：下顎中切歯の最前方に位置する切歯の歯冠最先端。

Is, Incisor superius
上顎切歯：上顎中切歯の最前方に位置する切歯の歯冠最先端。

Id, Infradentale
インフラデンターレ：下顎切歯間の歯槽突起最上部の最前方点。

I, Inion
イニオン：外後頭隆起の先端部。

Interincisal angle
上下切歯軸角：下顎切歯の長軸と上顎切歯の長軸によって形成される角度。

Internal angle of the mandible
下顎内角：側面頭部X線規格写真において、下顎枝前縁と下顎骨上縁(歯槽頂)の接線によって形成される角度を二分した頭部X線規格写真上の点。
注：内角とゴニオン前方部(アンテゴニオン)をつなぐ線は、下顎枝と下顎体の接合部を示す。

Key ridge
キーリッジ：頰骨突起によって形成され、側頭下窩から犬歯窩を分離する上顎骨上の著しい隆起。

Lateral growth axis
側方成長発育軸：成長発育の左右側成分の平均線(median sagittal plane［正中矢状面］参照)。

MP, Mandibular planes
下顎平面：以下のように、さまざまな定義がある。
- 下顎下縁の接線。
- ゴニオンとグナチオンをつなぐ線。
- ゴニオンとメントンをつなぐ線。
- メントンと下顎後下縁との接線。

Maxillary plane
上顎平面：Palatal plane（口蓋平面）を参照のこと。

Median sagittal plane
正中矢状面：Lateral growth axis（側方成長発育軸）を参照のこと。頭蓋と顔面の前後正中平面。

Me, Menton
メントン：正中面における下顎結合の最下方点。側面頭部X線規格写真では、下顎結合外形線の最下方点である。

N, Na, Nasion
ナジオン：頭蓋計測法の点で正中矢状平面と前頭鼻骨縫合の最前方で交叉する点（ボルトン平面の前方終末点）。

Normal face
正常な顔面：正常な顔面は、ある程度の大きさや形状（特徴）の顔を意味するものではないが、骨格的に、歯列、咬合的に、良好な成長発育と調和のとれた成長発育が数年間にわたりみられた顔面を指す（ボルトン基準）。

O point
O点：サッスーニ（Sassouni）分析に用いる水平面の収束する領域の中心点。

Occ, Occlusal plane
咬合平面：上下第一大臼歯の咬頭高の中点と切歯オーバーバイトの中点を結ぶ線。

Op, Opisthion
オピスチオン：大後頭孔の最後方点。

Orbital plane
眼窩平面：左側眼窩点を通る頭部の前頭（水平）平面。

Or, Orbitale
オルビターレ：頭蓋計測法における、眼窩下縁の最下点。左側オルビターレがフランクフルト平面に設定する際に左右ポリオンと関連させて使われる。

Pal, Palatal plane, Maxillary plane
口蓋平面、上顎平面：側面頭部X線規格写真上に記録される前鼻棘先端と後鼻棘先端をつなぐ線。

PM, Posterior maxillary plane
後上顎平面：左右それぞれの蝶形骨大翼と前頭蓋底の交点の中点から下方に延長し左右PTM最下方の中点とを結ぶ垂直線。

Po, Pog, Pogonion
ポゴニオン：正中平面における下顎結合の最前方点。

Points
点：A（A点）：Subspinale（サブスピナーレ）を参照のこと。

B（B点）：Supramentale（スプラメンターレ）を参照のこと。

D（D点）：下顎結合部断面の中心点。目視によって決定される。

R（R点）：ボルトン登録点。ボルトン頭蓋底の中心、ボルトン平面からトルコ鞍中心部セラ［S］までの垂直線上の中点）。

P, Porion
ポリオン：解剖学上のポリオンは、外耳道の外側上縁である。器械的ポリオンは、頭蓋計測器のイヤ-ロッドの輪郭線上の最上方点である。

Porionic axis
ポリオン軸：左右2つのポリオンをつなぐ線。

PNS, posterior nasal spine
後鼻棘：2つの口蓋骨後縁が正中で結合し形成される突起。

Pr, Prosthion
プロスチオン：上顎中切歯間に位置する前上顎歯槽部の最前方点。

PTM, Pterygomaxillary fissure
翼上顎裂：側面頭部X線規格写真において、上顎骨後縁と蝶形骨の翼状突起とによって形成される上下逆に延びた涙滴様の領域。後鼻棘とスタフィリオンは、普通、この領域の末端部の下方に位置する。

Pt-vertical：Ptバーティカル
FHに対して垂直的であり、PTMの後方外形線に接する垂直線。

S, Sella turcica (Turkish saddle)
セラ：脳下垂体、または脳下垂体を納める蝶形骨の脳下垂体窩。側面頭部X線規格写真では、計測点Sはトルコ鞍中心部であり、視診によって決められる点である。

SE, Sphenoethmoidal suture
蝶篩骨縫合：蝶篩骨縫合の最上方点。

Si
トルコ鞍の外形線上にある最下方点。

SN, Sella-nasion plane
セラ–ナジオンライン：セラとナジオンをつなぐことによって形成される平面。

Skeletal age
骨年齢：手根骨のX線写真（生物学的年齢）を用いて確認する骨年齢分析によって判定される個体の成熟年齢。

SO, Spheno-occipital synchondrosis
蝶後頭軟骨結合：蝶形骨と後頭骨の接合部の最上方点。

Sp
トルコ鞍後方部の外形線上にある最後方点。

Supraorbital plane
上眼窩平面：側面頭部X線規格写真における前床突起と眼窩最上壁に対する接線。

Sta, Staphylion
スタフィリオン：口蓋後縁の曲線に対する接線と硬口蓋後方部の正中線（正中口蓋縫合）との交点（側面頭部X線規格写真では、後鼻棘より硬口蓋の後方に彎曲する後縁のほうが、明瞭に確認できることが多い）。

SOr, Supraorbitale
スプラオルビターレ：側面頭部X線規格写真における眼窩縁の最上方点であり、眼窩側縁上部から眼窩上壁への移行点。

Subspinale（Point A、Björk）
サブスピナーレ［A点］：正中矢状平面上で、前鼻棘の下方の前縁が上顎歯槽突起前壁へ移行する点（DownのA点と同じ）。

Supramentale（Point B）
スプラメンターレ［B点］：下顎中切歯間歯槽突起最前点（インフラデンターレ）とポゴニオンの間で下顎骨前縁のもっとも深い正中にある点（DownのB点）。

Te, Temporale
側頭点：篩骨の陰影部が側頭下窩前壁と交差する点。

Vertex
頭頂：頭蓋冠の最上方点。

Y-axis
Y軸：トルコ鞍（S）中心部セラとグナチオンを結ぶ線。

Zygion
チギオン：左右頬骨弓の外側に位置する頬骨上の点。

謝辞：
Dr. Leena Bahl Palomo
Mrs. Cynthia McConnaughy
Dr. Krishna Subramanyan
Dr. Chung H. Kau
Dr. Banu Cakirer
Mr. Jon Web
Dr. A. Gasparetto
Dr. David Dean

第19章

骨生理学に関連した
矯正学的歯の移動の生力学的な考え方

Meropi N. Spyropoulos, D.D.S., M.S., Ph.D.
Apostolos I. Tsolakis, D.D.S., M.S.D., Ph.D.

骨生理学に関連した矯正学的歯の移動の生力学的な考え方

　歯が移動する現象を説明した圧迫－牽引説や、骨歪曲機序などを含む種々の学説が提唱されている。矯正学的歯の移動による骨改造過程により、組織反応が起こり歯槽骨の代謝回転が起きる。歯の移動時に、歯槽骨には骨吸収と骨形成が起きるが、それは加わった力の性質、関連組織の生物学的状態に加え、治療を受けている個体の全身健康状態に依存する。

　歯槽骨改造の力学的代謝的制御は、さまざまな生化学的反応により、歯の移動の程度、速度、質に影響を及ぼす可能性がある。歯の矯正学的移動時の破骨細胞の動員と活性化に関与する制御分子として、さまざまなサイトカインが局所で産生されることが確認されているが、関与する種々の細胞や組織を調整する機序に関する情報は依然として不足している。

　成人では、若年者と比較して歯槽骨の質が異なるだけでなく、骨代謝回転も阻害され、局所に産生された制御分子の矯正力に対する反応は弱いため、加齢は矯正時の歯の移動に関してきわめて重要な因子である。

　骨生理学的にみると、移動する歯の近傍のみでなく、周囲隣接領域や遠隔領域でもさまざまな骨改造パターンがみられる。このようなことから、以下の3種の現象に区分して考えることができよう。(1)遠心位遠隔域での歯槽骨反応(RAR)、(2)局所反応促進現象(RAP)、(3)骨延長様現象(DLP)。

圧迫－牽引説

　歯の移動に関する生物学では、歯根膜(PDL)領域と強く関連する圧迫－牽引説が、矯正学的に移動する歯の周辺で起きる変化を説明するために採用されていた(Reitan［1985］、MasellaとMeister［2006］、Meikle［2006］)。歯に負荷がかかると、歯槽骨は歯根膜が牽引される側で形成、圧力を受ける側で吸収されることが観察された(Kingら［1991］、Spyropoulos［2006］)。

　歯周組織にストレス／歪みが生じると、歯根膜の前駆細胞は圧力によって破骨細胞、牽引力によって骨芽細胞に分化する。その結果、圧迫側では骨吸収、牽引側では骨添加が起きる。

　歯槽骨表面における骨吸収は、細胞や血管の機能は保たれている弱い力によって起こり、一方、穿下性骨吸収は、歯根膜組織の硝子様変性を引き起こす大きな力が関連している。穿下性骨吸収は、骨順応の生力学手段の耐疲労メカニズムによるものである。歯槽骨表面の骨吸収は、適正な力以下の負荷に対する萎縮反応か、もしくは過度な張力による耐疲労メカニズムの喪失の結果と考えられる。歯根膜は骨膜の延長であるが、歯の支持構造としての機序(PictonとWills［1978］)、とその中心部に骨原性血管網が存在するため(Robertsら［1987］)、その生理機能は特異的である。歯根膜と骨膜にみられるもう1つの大きな違いは、骨表面ではみられないが歯根膜内で張力によるストレスが増強することである。

　圧迫－牽引力説は、われわれの歯の移動に関する機序の概念を方向づけてくれるものであるが、Meikle［2006］は、歯根膜には歯周組織内で牽引力を発生させ、さらに差働圧として伝達しうる能力があるのか、と疑った。つまり、歯の移動時に起きる歯槽骨の骨改造反応は、歯根膜反応とは独立した機序が含まれる可能性があるように思われるのである。

骨負荷と歪曲機序

　矯正治療中に歯が受ける負荷は、歯を移動させる周辺組織の反応と関連している。骨反応に、かかる力の大きさは重要であり、骨改造パターンに影響を及ぼす。1987年にFrostは、骨反応に対する力学的負荷に関して「mechanostat理論」を発展させ、種々の歪度と骨形成や骨改造作用との関係を示した。歪みは、「単位長さあたりの力学的変形」と定義され、関連した組織のもとの長さで除した長さの変化で表す。たとえば、長さ100mmの骨が2mm短縮した場合、その歪みは、歪み2％、歪み0.02、または20,000マイクロストレイン($\mu\varepsilon$)というように表す。骨強度は最大で約25,000$\mu\varepsilon$、骨負荷を受ける生理学的範囲は200〜2,500$\mu\varepsilon$である。正常範囲200〜2,500$\mu\varepsilon$では、累積疲労損傷は骨改造によって修復されるため、結果として骨量とその構造は完全に維持される。2,500$\mu\varepsilon$を超えると表面の歪みを低減するために、骨膜下の肥大が起きることにより骨形成が起きる。50〜200$\mu\varepsilon$の歪みでは、廃用性萎縮が起きるため、骨表面が吸収される原因となる。歪みが4,000$\mu\varepsilon$を超えると、修復過程において疲労損傷を補償することができないため、疲労骨折や骨の空洞化が起きる。

出生後のすべての哺乳類の負荷のかかる骨に、強度－安全因子(SSF)が存在するかどうかはともかく、歯槽骨にもそれと同様の強度－安全因子があると考えられる。SSFは、耐負荷性骨格系器官の基本的強度と定義され、筋力として表現される被験者の随意的身体活動から生じる最大応力(単位面積あたりの力)で除したものである。Frost[2003b]によれば、的確な順応がみられる若齢の成熟した哺乳類の耐負荷性皮質骨の強度－安全因子(SSF)は、6に匹敵する。このように、骨は随意的(筋肉による)負荷によって骨折が起こることがないよう維持するために必要な最低強度の約6倍の強度が必要である。

したがって、歯槽骨にもそれと同様のSSFが存在し、矯正歯科的な力を負荷するにあたってはこのSSFが考慮されていると考えられる。

機械工学的理論から考えると、歯の移動は骨改造活性の協調した現象として理解することができる。歯が持続して移動するときに起こる骨表面の吸収は、最適以下の負荷に対する萎縮反応か、あるいは過度の引張り歪みに対する疲労損傷反応であるかもしれない。歯の移動に対する初期歯根膜破骨細胞の反応は、肥大や疲労損傷機構と関連していると考えられる。

歯の矯正学的移動時にかかる負荷によって歪みが生じ、歯槽骨は力学的に歪曲する。Angle[1907]によって初めて認識された骨の変形は、Baumrind[1969]によって歯科矯正学に関連の文献で再び注目されることとなった。

骨に対して外部から負荷がかかることによって生じる力学的変形は、健全な骨にかかったストレスに感受性を示す、機械的感受性細胞としての機能を有する骨細胞によって感知される。機械的負荷によって発生した信号は、ギャップ結合によって骨細胞間を伝わり、ヘミチャンネルによって細胞と細胞外基質の間で伝達される。ギャップ結合とヘミチャンネルは、いずれも骨細胞、骨芽細胞と破骨細胞の間の重要な信号経路となり、骨改造過程のさまざまな相において、重要な制御機能を担っている(Jiangら[2007])。また、ギャップ結合とヘミチャンネルは、矯正学的歯の移動時の骨の機械的信号伝達機構の制御に重要な役割を果している(Gluhak-Heinrichら[2006])。

歯の移動に関連する制御分子

矯正学的な歯の移動にともなう細胞からのシグナルや組織の反応の伝達過程や、それにかかわるタンパクに関する広範な分子生物学的研究が、最近の30年間にわたって行われてきている。いろいろなタンパク分子が関与していて、多くのサイトカインや遺伝子が骨改造過程を主として制御している。

プロスタグランジン(PG)とロイコトリエン(LT)

プロスタグランジン(PG)は、機械的ストレスの重要な伝達物質であり、歯の移動の異なる相にあって、機械的情報を生物学的反応に変換することに関与している(Harellら[1977])。プロスタグランジンE_1(PGE_1)とプロスタグランジンE_2(PGE_2)は破骨細胞に直接作用して骨吸収性細胞の数を増やし、その骨吸収能を増強することによって、骨吸収過程を促進する。また、ロイコトリエン(LT)も、骨吸収促進因子として歯の移動に関

与する。プロスタグランジンの局所投与によって、歯の移動速度が上昇するようであり(Yamasakiら［1980］)、LT経路障害も歯の移動を阻害する(Mohammedら［1989］)ことも報告されている。

サイトカイン

　サイトカインは免疫反応を引き起こす低分子量の細胞外タンパク質であり、オートクライン(自己分泌)的またはパラクライン(傍分泌)的シグナル伝達により骨代謝に影響を及ぼす。歯の移動に関与するサイトカインには、インターロイキン(IL)、成長因子(GF)、腫瘍壊死因子(TNF)、インターフェロン(IFN)とコロニー刺激因子(CSF)などがある。

　白血球、破骨細胞と骨芽細胞の誘導を媒介するIL-1は、骨吸収を促進する(Heath［1985］、Jagerら［2005］)。TNFαは、マクロファージコロニー刺激因子(M-CSF)存在下で、破骨細胞の前駆細胞から破骨細胞への分化を直接刺激し、骨吸収を進行させる(Davidovitchら［1988］)。トランスフォーミング成長因子(TGFβ)は、機械的刺激が加わった後にコラーゲンや非コラーゲンタンパク質の合成を促進する(Davidovitch［1995］)。IFNγは、エフェクターT細胞のアポトーシスにより骨吸収を引き起こす(Alhashimiら［2000］)。

　最近発見されたRANKL／RANK／オステオプロテオグリカン(OPG)系(Simonetら［1997］、Laceyら［1998］)と、骨改造時の破骨細胞の分化と活性に対するこの系の役割は、骨生理学への新たな知見を増加するものと思われる。RANKL、RANKとOPGの発見は、破骨細胞の分化と活性を制御する分子生理学的機序を理解するための共通した最終的道程を提供しており、歯の矯正学的移動に直接的な影響を及ぼすと考えられる。

　RANKとRANKLは、TNF受容体リガンド(結合基)ファミリーの新たなメンバーである。RANKは核因子κBの受容体活性因子であり、破骨細胞分化誘導因子(ODF)、TNF関連誘発性サイトカイン(TRANCE)またはオステオプロテオグリカンリガンド(OPGL)とも呼ばれる。RANKLは膜結合型TNF関連因子であるRANKの結合基であり、骨芽細胞－ストローマ細胞によって調節される。破骨細胞の前駆細胞が、成熟破骨細胞へと分化して破骨活動を行うには、RANKLが必要である。分泌型TNF受容体の1つであるオステオプロテオグリカン(OPG)とRANKLは、骨芽細胞－ストローマ細胞によって調節される。これらタンパク質の割合が、これら細胞の破骨細胞分化誘導能を促進し、骨吸収率を上昇させる。

　OPGは、RANKLに対する可溶性囮受容体として機能し、RANKと競合する。OPGはRANKLとその受容体であるRANKとの相互作用を阻害するため、OPGの生物学的作用は、RANKLの誘導する過程とは相反する。したがって、過剰なOPGは大理石病を引き起こすが(Simonetら［1997］)、遺伝的要因によってOPGが欠乏すると骨粗鬆症が発現する(Bucayら［1998］)。

　骨吸収と骨形成のカップリングには遺伝的機序が関与し、これはRANK／RANKL／OPG系によって調節されると考えられる。Robertsら［2006］は一連の生物学的事象を以下のように説明している。

1. 骨や象牙質の微小損傷によって、炎症性サイトカインが分泌され、細胞外液に石灰化コラーゲンが出てくる。

2．T細胞は、破骨細胞による組織形成を促進するリガンド(結合基)RANKLを産生する。
3．前破骨細胞は、破骨細胞を形成するRANKLによって活性化されるRANK受容体をもっている。
4．骨吸収時に成長因子が分泌され、この成長因子は前破骨細胞を刺激してOPG(RANKLと結合する囮受容体)を産生する。
5．単核球が吸収された骨表面に侵入し、その表面をセメント質の基質で覆う。
6．血管周囲の骨形成性細胞は、前骨芽細胞へと分化する。
7．最終段階において骨芽細胞は新たな骨を形成し、吸収窩を骨で満たす。

歯の矯正学的移動時の破骨細胞の活性化に、RANKLとOPGの役割を示したいくつかのエビデンスがある。Shiotaniら[2001]によって、矯正力を加えた際の骨芽細胞、骨細胞、線維芽細胞と破骨細胞にRANKLタンパク質の発現が報告された。Oshiroら[2002]によれば、OPG欠損マウスと正常マウスでは、矯正力を加えた後のRANKLの発現に差は認められないが、OPG欠損動物では歯槽骨の過度の吸収が認められる。この結果、RANKLとOPGの相対的発現の割合は、破骨細胞の活性に寄与するとの見解を支持するものである。

Kanzakiら[2004]はOPGが局所的に歯周組織へ移送されると、RANKLが介在した破骨細胞の発現を阻害し、実験的歯の移動が抑制されることを報告した。また、Kanzakiら[2006]は、RANKL遺伝子の局所的な移入は矯正治療を短縮するのみでなく、強直した歯を移動する際にも有用な手法となると述べた。

Lowら[2005]によって、RANKLとOPG濃度は強い力がかかった後に歯根が吸収される環境下では上昇しているようであると結論づけている。ところが、RANKLが検出されるのは矯正学的力が加えられた時のみであった。これらの研究者[2005]の結果をふまえると、強い矯正力をかけた後、ラットの顎におけるOPGとRANKの正確な発現を確定するには、さらなる検討が必要である。

しかし、RANK/RANKL/OPG系によって、歯の移動に関する生物学への新たな見解がもたらさるであろうし、またそれらは今後の矯正治療において、重要な役割を担うと考えられる。いずれにせよ、RANKL/RANK/OPGの局所投与が、歯の矯正学的移動の速度や質に及ぼす影響については、さらに徹底的に検討する必要がある。

歯の移動：炎症過程か、過剰な生理学的反応か？

歯の矯正学的移動の分子生物学的研究から、歯の移動は炎症性反応過程であるのか、あるいは過剰な生理学的組織反応のどちらであろうかという、疑問が提起されている。

Meikle[2006]によると、歯の移動は無菌的過程であり、組織が受ける損傷の程度は、加えられた力の程度によって異なる。さらに「疼痛を除いて、歯の移動は、炎症の4つの古典的基準(発赤、腫脹、発熱、疼痛)に該当しない」。一方、Robertsら[2006]は歯の矯正学的移動を機械的に誘導された炎症過程であると述べている。

いずれの見解が正しいのかはともかく、歯科矯正学的歯の移動は治療時に用いられる歪みや負荷の結果として起きる。Frost[2003a]によれば、歯科矯正医は不調和な状態を治療するが、これは正常な範囲内での適切な展開であり、器官の健康状態を損ねたり、既存の

疾患を悪化させるような状況を生み出すものではないという点は明らかである。また、炎症過程に関与するほぼすべての分子遺伝子が、さまざまな段階の歯の矯正学的移動時に存在することも明白である。また炎症は、細菌性原因と非細菌性原因とに分類され、種々の関節炎は非細菌性炎症過程の典型であることも知られている。健康状態または機能を障害しない治療のための負荷は、歯槽骨の大きさ、位置そして構造を負荷に対して順応させる過程を引き起こし、骨改造過程が治療の介入に対する骨の適応現象として生じてくる。したがって歯の矯正学的移動は、正常な普通の状態から一寸はずれた負荷への対応現象であり、炎症経路を刺激する腎性平衡機構（腎臓における水分やイオン交換等のバランスを制御している機構）nephron equivalent mechanism（Frost[2003a]）が介在すると考えられる。

加齢と歯の移動

　矯正学的歯の移動は加えられた力の大きさ、方向そして期間に依存する。また患者の全身状態、局所の健康状態、さらには薬物摂取状態にも依存する（Tyrovolaと Spyropoulos [2001]）。加齢は歯周組織の細胞増生と血管新生との分化因子の1つである（Stahlら [1969]）。若齢動物の骨密度は成熟した動物と比較して低く（Burnellら [1980]）、同じ状況下での歯の移動量と移動速度は、ともに若齢ラットのほうが大きく、そして早いと考えられる（Bridgesら [1988]）。さらにまた Tanneら [1998]）は、ヒト成人では歯根膜の生物学的反応が低下することによって、歯の移動速度が低下することを示唆している。Kabasawaら [1996] は、ラットの正常な上顎大臼歯周辺の歯槽骨では、骨芽細胞による骨添加機能と破骨細胞の骨吸収機能は加齢によって低下すると報告した。しかし年齢の異なるラットにおいて、歯槽骨に機械的ストレスを与えた後の破骨細胞と骨芽細胞の数、大きさ、それらの活性に差はみられなかった。また Renら [2003] は、成熟した動物において、歯の移動が起きる時点は遅延するが、いったん開始された歯の移動様相は同じであると述べている。このことは、成人の歯の矯正学的歯の移動の初期にあっては、歯肉溝滲出液中の RANKL／OPG の割合が減少するためと思われる（Kawasakiら [2006]）。

　しかし、成人初期では骨組織中の無機質濃度や細胞濃度はより高く、その後は加齢による骨量の減少（Wronskiら [1989]）により、老年期での骨密度の減少は顕著となる。また50歳以降の女性ではエストロゲンが減少するため、閉経後の骨粗鬆症が発現することが確認されている。したがって歯科矯正医は、高齢患者の骨細胞は少なく、骨密度も低いことを考慮する必要がある。また2歳時の動物の骨形成細胞系列の幹細胞群を一部構築する細胞である基幹細胞の総数は1ヵ月齢の動物の4分の1、6ヵ月齢の3分の1であることが明らかになっている。したがって加齢による骨減少を引き起こす主要因子は、骨芽細胞に移行する前骨芽細胞の成熟度が低下することであると結論づけられている（Rohollら [1994]）。

　ラットを用いたわれわれの実験の1つでは、卵巣摘出後の矯正学的歯の移動時に、骨粗鬆症が歯の移動の速度と質に影響を及ぼすことを確認した。卵巣が摘出されたラット（すなわち骨粗鬆症状態）では、対照群と比較して負荷を受けた歯の移動は大きく、実験的骨粗鬆症群における歯槽骨の層板構造は障害されることが明らかとなった（Tsolakis[2002]、Tsolakisら [2003]）。

負荷を受けた歯に近接する領域と離れた領域でみられた組織形態学的所見

　最近の研究では、骨が負荷を受けると細管と骨細胞の骨窩にある間質液によって、骨細胞がこの負荷を感知し、骨表面に近い場にいる細胞や離れた場にいる細胞に影響を及ぼす信号を発生することが示唆されている。前述した信号は骨の機械的信号伝達の制御に関して、重要な役割を担っている骨細胞、骨系細胞と間質細胞との機能的な合胞体、ならびにこれらの細胞間のギャップ結合とヘミチャンネルを経て伝達される(Marotti[2000]、Frost[2004]、Gluhak-Heinrichら[2006])。情報を感知し伝達する細胞の合胞体は、骨改造の制御に役立っていると考えられている(Marotti[2000])。したがって、ある特定の骨領域に対する歪みは同一骨の隣接構造に影響を及ぼす可能性がある。

　この可能性を検討するため、ラットを用いて種々の実験を行ったところ、つぎのことが明らかになった。(1)遠心位にある遠隔での歯槽骨の反応(RAR)、(2)局所の促進現象(RAP)、(3)骨延長様現象(DLP)が、隣接部位と遠隔領域でみられることが明らかとなった。

　これらの実験では、つぎの実験方法が使用された。上顎右側第一大臼歯から上顎右側中切歯にコイルスプリングを装着し、ラットの大臼歯を矯正学的に移動させた。対照歯として用いた上顎左側第一大臼歯には、矯正学的な力を加えなかった。コイルのスプリング長さは1cmで、矯正学的には強い力と考えられる2.5mmの活性化で60grの力を加えた。矯正学的な力は14日間加えた。上顎両側第一、二、三大臼歯の根間領域を、組織学的に検索した。また全被験ラットを対象に、上顎両側第一大臼歯の近心の皮質骨と上顎両側第三大臼歯の遠心の皮質骨を組織学的に検索した。

遠心部と遠隔での歯槽骨の反応(RAR)

　歯に負荷を与えた後に、歯根の牽引側では歯槽骨の形成、圧迫側では吸収が起きることはよく知られている現象であるが、微小な牽引力と微小な歪みとの加わっている領域でも差がみられた(Spyropoulos[2006])。この骨改造過程は日常の矯正臨床の基本的なことであるが、負荷を受けた歯の隣接部位や遠心部への加わった力の影響についての検討は、まだ十分されていない。われわれの研究の1つに正常な成熟雌ラットを用いて、負荷を受けた歯の隣接部位と遠心部への矯正力の影響を検討したものがある(Tsolakisら[2008a])。

　負荷を受けていない歯の歯周組織にみられた組織学的所見は、以下のとおりであった。ラットの上顎に60grの矯正的な力を加えたところ、第二〜三大臼歯間の歯槽骨で骨改造が移動方向に向かって、広範な骨吸収を認めたが(図19-1)、その歯間の後面での骨形成はさほど顕著ではなかった。右側第二大臼歯の根間中隔部では骨組織内部での骨吸収が起きたが、歯槽骨の構造は維持されていた。矯正的な力を与えなかったラットの左側上顎骨では第二〜三大臼歯間の歯槽骨は緻密のままで、何ら特別な活性はみられなかった。しかし、左側第二大臼歯における根間中隔の骨組織内部でも骨吸収が認められた。

　入手可能な文献に基づいてわれわれが調べた限りでは、負荷を受けた歯の隣接部や遠心

部での歯や支持骨で起きる変化は、まだ検討されていない。上記の研究がこの領域における変化について唯一研究したものであった。

　60grという力は矯正学的には大きい力であるとは考えられるが、骨改造作用に影響を与えるよう意図的にとりあげられた力である。Frost[1995、1997]によれば、骨強度の指標と有効的な最小の歪みは同一器官でも種ごとに異なり、骨組織における歪みの程度は加えられた負荷の強度と大きさの関係に依存する。前述したユタ(Utah)の場合の特徴を考慮に入れると、ヒトとラットの2つの種ではいろいろな解剖学的、機能的特徴が異なり、また咀嚼筋から発現する力も臼歯に加えた矯正学的力もヒトとラットでは異なっていて、ラット臼歯に加えた60grはおそらく、ヒトでは480grに相当するであろう。これらの力は顎外装置によって大臼歯にかかる顎整形力に相当するであろう。

　歯の移動に関する生物学では、歯根膜領域に強く関連する圧迫－牽引の仮説が矯正学的に移動した歯の周辺で起きる変化を説明するのに用いられている(Rygh[1972]、Reitan[1985]、MasellaとMeister[2006])。個々の歯にかかる力は近接する歯の歯槽骨や関連する皮質骨に影響を及ぼす可能性があるが、負荷を受けている歯に近接する領域で起こりうる変化についての検討はなされていない。われわれの所見は機械的負荷を受けている部位の遠位と、遠隔に位置する領域にみられる歯槽骨の変化は、負荷を受けた歯の歯槽骨でみられる変化と同じであるとする結論を裏づけるものである。骨の歪曲や歯周組織の改造(EpkerとFrost[1965]、Meikle[2006])が矯正学的歯の移動と関連していることが、これらの結果から確認された。

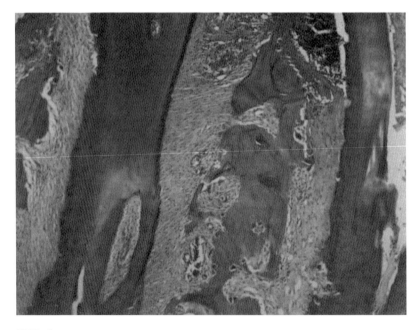

図19-1
槽間中隔の外側面での骨吸収。

局所の促進現象（RAP）

　局所の促進現象（RAP）は外傷やストレスによる骨折、裂傷、感染性および非感染性炎症と矯正学的な力によって発現する可能性がある（Frost[1983、2004]）。局所の促進現象が起きている間は局所的に進行中のいかなる過程も促進され、あたかも重篤なかつ有害な刺激を受けている間に生じる、生物学的な「SOS」の機序の発生とも考えられる（Jee と Yao[2001]）。また RAP は通常、いろいろな硬組織と軟組織の損傷治癒はもちろん、感染に対する身体の抵抗力をも向上させる（Frost[2004]）。

　骨生物学と骨の生力学との関係の最近の考え方では、骨組織の微小損傷は骨改造を開始させる事象として考えられている（Martin[2003]、Parfitt[2002]）。また矯正学的負荷に対する初期の歯根膜の反応は、肥大と疲労の機序と関係すると考えられる（Katona ら[1995]、Roberts[2000]）。また Verna ら[2004]によって、矯正学的な力が加わった後の初期の骨改造には、微細亀裂が関与することが示唆された。

　われわれの仮説に基づくと、骨が局所組織による外傷性あるいは非感染性刺激として矯正的な力を受け、その結果微細損傷が発現すると、骨組織周辺で RAP 現象が生じると考えられる。したがって、われわれが研究を行う目的の1つはラットの大臼歯に大きな矯正的な力が加わった後に生じる RAP 現象を解明することである（Tsolakis ら[2008b]）。

　下記の組織学的所見が観察された。正常なラットの右側皮質骨（矯正力が右側第一大臼歯の近心方向に加わっている場）では骨構造が歪曲し、繊維性骨が形成されている（図19-2）。矯正学的な力を受けていない左側と比較したところ、左側第一大臼歯の近心面には、層板構造がしっかりと存在していた。両側皮質骨の厚さに対する影響はみられなかった。

　局所の促進現象（RAP）が初めて認識されたのは、Melsen[2001]の矯正学／顎顔面整形学に関する文献であった。Melsen の研究では、歯槽骨の前方部、すなわち正常ラットにおいて転位が起きる方向に観察された繊維性骨形成は、RAP であると解釈された。正常な成熟した動物の組織切片を用いたわれわれの研究では、強い力が加わることにより変化を促進することが示された。負荷を受けた周辺骨組織で生じる歪みが、骨の骨改造過程に影響を及ぼすと考えられる。

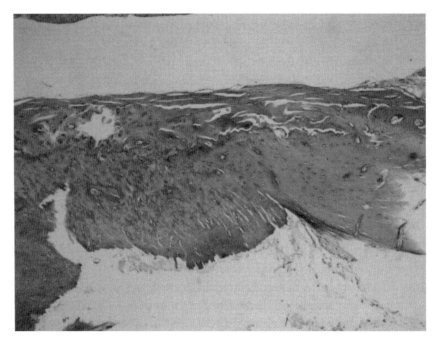

図19-2
繊維性骨の形成。

　結論として、正常な成熟ラットを用いたわれわれの研究では、矯正学的な力が加わるより以前にRAPが発現することが組織学的に証明された（図19-2）。RAPは、歯が転位する方向と同じ場に骨構造の歪曲と繊維性骨形成を発現した。

骨延長様現象（DLP）

　これまで、現代の骨生物学の中では、ヘッドギアによって上顎大臼歯を遠心移動させた患者の上顎骨前方部でみられる臨床的変化についての記述がみられない。また、上顎骨に対するフェイシャルマスクとか、リバースヘッドギアとか称される装着によって生じる効果についても、説明がつくような生物学的な論理の展開が必要である。われわれは仮説として、負荷領域の遠心位で起きる機械的な骨変形が、加えられた力によって骨形成の起きてくる機序と考えている。海綿質は歯を力学的に支持し、加わった負荷を歯から皮質骨に（逆に皮質骨から歯へ）伝達させるため（Frost[2004]）、歯・歯槽複合体にかかる強い力は、隣接している皮質骨や遠心位にある皮質骨に影響を及ぼす可能性がある。このように歯に加わった歪みは、皮質骨の下層に対する機械的刺激として作用し、これらは、骨または骨改造パターンの閾値に対して影響していく。

　われわれの研究の目的の1つは、前述の仮説を検証することであり、成熟した雄ラットを対象に強い矯正学的力を加えた後に生じる上顎皮質骨の形態学的変化を検討することであった（Tsolakisら[2008c]）。

以下の組織学的所見が観察された。右側の後方牽引側の皮質骨では、広範な構造上の歪みがみられたが、はっきりとした境界はなかった。骨の肥厚化や骨膜下仮骨形成が確認された(図19-3)。仮骨は第三大臼歯の皮質骨のレベルまでおよび、上顎のカーブに沿って観察された。血流供給は十分であった。

左側の非後方牽引側と比較したところ、第一〜三大臼歯の根尖レベルの皮質骨での変化はみられなかった。

矯正学的歯の移動は、歯根膜における「仮骨延長法」の様相で開始すると考えられている(LiouとHuang[1998])。また急速な矯正学的歯の移動が起きる場合、牽引側の骨形成過程は仮骨延長法での骨形成反応と同様で、同側での骨縁下欠損が生じるのを回避するための過程である。

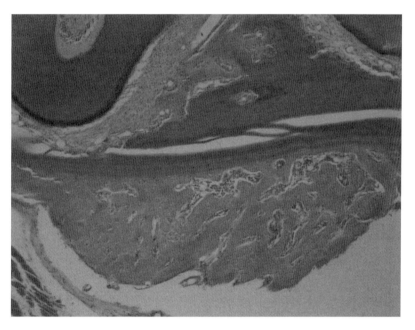

図19-3
骨膜下の仮骨。

われわれの実験では、強い力とみなされる60gr(4,000$\mu\varepsilon$超)の矯正学的力によって隣接している骨や歯根膜を伸展する。しかし同時に、力を加えた歯から遠心位にある皮質骨から、ラットの上顎骨のカーブしている領域の皮質骨にまで影響を及ぼす。われわれのラットを用いた実験でみられたこれらの力に対する骨形成反応は、骨延長現象と類似していて、骨の外側での骨膜下仮骨形成として発現し、この部位が受ける衝撃を緩和する役をしている。形成されている仮骨は線維性骨組織よりなり、軟骨性骨形成というより、むしろ膜性骨形成が続いて起きる。血管の侵入がみられる。

ラットを用いた Reitan と Kvam[1971]の実験では、4、12、30grの力をかけた後、上顎のカーブに沿って生じた穿下性骨吸収側の少し離れた所で、厚い骨が形成されたことが観察・記述されたが、この詳細な説明はなかった。GlickmanとSmulow[1965]は、歯の移動時の圧の上昇後に起きる急速な補償性の骨層の形成を咬合接触の変化による「骨形成強化」現象として記述している。これまでの全所見から、ラットでは大きな矯正な力を加えると、骨延長性の仮骨と骨とが生じると推測することができる。この骨組織は骨延長による骨と類似しており、DLPとしてのこの過程は矯正学的歯の移動時に、ある特定の骨部位にかかる破壊的な機械的ストレスに反応して起きる防御機構として骨形成を発現させるものであることは明らかである。

まとめ

今後数年の間に変化すると思われる概念は、ゲノムとホルモンの制御によるシグナル経路と分子の介入による骨添加と吸収の生物学に関連するより深い知識に基づいたものであり、おそらく新しい考え方の突破口となるであろう。まず、全身の骨組織の健康状態の病理学的状況が解明されるであろう、しかし一方では、頭蓋顔面の成長発育および矯正学的歯の移動には、個体差がみられることも確かなことである。正常な骨の生理学を確立することによって、ホルモンやプロテオームに障害を有する患者に対する矯正学的歯の移動の速度とその質を変えることが可能となり、その結果治療の期間が短縮し、安定した結果を得ることができるようになるであろう。

矯正学的歯の移動は、何百もの遺伝子が介在した局所的負荷現象であり、その遺伝子は、遺伝的および外因的シグナルによって相互に作用しあったり拮抗的作用を示す特徴を有している。矯正学的負荷に対する生力学的反応は、骨や結合組織の細胞集団、遺伝子およびそのシグナル伝達パターンに依存し、患者間によって異なる変化を示す。正常な骨改造の経路を有し、特有な症候のない個体では局所環境、すなわち咬合関係の変化が、ほとんどの場合、正常な病態生理学的過程を誘起する局所の組織に対する負荷的介入である。

しかし、それでも、矯正力の大きさや特性は、平均的かつ正常な患者にあっては、矯正学的歯の移動にとってきわめて重要な因子である。「機械作働」理論は、歪みの程度とそれらが骨改造の恒常性に及ぼす影響の重要性を指摘したものである。分子レベルの機構の介入は加齢や正常からはずれた全身健康状態という状況での、矯正学的歯の移動に影響を及ぼす可能性がある。血液または歯肉溝滲出液に分泌されるシグナル発信分子のパターン変化は、矯正力の特性や治療のために加える力の程度およびその期間に影響すると考えられる。

したがって現代の生力学的観点からは、矯正学的力と顎整形的力との違いがあるように、歯槽骨と皮質骨での負荷による歪みを区別して考える必要がある。矯正学的歯の移動によって発生するあらゆる遺伝子関与の機序は、骨に加えられ負荷に対する二次的反応であるが、加えられる力の大きさの重要性に関する情報は依然として不足している。また正常な個体に対する矯正学的治療にともなって発現する、遠心位および隣接していない場での歯槽骨反応(RAR)、局所促進現象(RAP)、さらに骨延長様現象(DLP)などの最終的な

組織反応に関する知識にもずれがある。結論として将来の研究は、分子レベルに注目するのみでなく、さまざまな歪みの程度の特定や区別および局所組織の生物学的順応性と、その反応を重要視する必要性が求められるに違いない。このことによって矯正治療期間の短縮をはじめ、治療結果の質的向上が得られることであろう。

第20章

頭蓋顔面複合体の遺伝学

Richard J. Sherwood
Dana L. Duren

　過去20年間にわたって、生物科学はゲノム研究の大きな進歩によって著しく変わってきている。もっとも注目すべき頭蓋顔面異常に関する研究は、表現型パターンに基づいた症候群の分類から、これらの症候群に関与する特定の遺伝子変異の同定へと移行している。ヒトの歯や頭蓋顔面異形成に関して、多くの遺伝学的情報を迅速に入手できるようになったことは驚くほかはない（Cohen[2002b]、Shiehら[2006]、Riiseら[2002]、Brennanと Pauli[2001]、Mulliken[2002]）。しかし頭蓋顔面障害の遺伝学の発展がみられても、正常と異常な頭蓋顔面変異の遺伝的構成に関する重要な疑問に対する明白な回答は得られていない。本章ではヒト頭蓋顔面複合体の解剖学的特徴に関して、その遺伝的基礎を解明する上での研究方法と、その最近の進歩のいくつかについて述べることにする。

　遺伝子がヒトの頭蓋顔面の変異に及ぼす影響に関する最新の知識の多くは、異形成症候群の研究によって得られたものである。多くの頭蓋顔面症候群が同定され分類され、これらの症候群に関連する遺伝子欠損の特定は一般的に行われるようになった。頭蓋顔面症候群についての遺伝子の役割を同定する研究報告が増加するにつれて、個々の遺伝子の役割、遺伝子間の相互作用、そして遺伝子と環境の相互作用を理解することが重要となってきている。

　前述したとおり疾患の状態の根底にある遺伝子の調査は、さまざまな多面にわたる研究の刺激となっている。大衆紙では、このような調べ方を無実の罪を着せられたことによって、大きな苦難を背負ったなかなか捕まらない犯人を追うオトリ捜査のようなものであると表現されることが多い。肥満やその他の状況に関連する「遺伝子」が発見されたことが全国的ニュースとなるが、なぜこれらが発見された後に、すみやかに状況に対する治療が行われないのか疑問をもつ人もいるかもしれない。この疑問に対する回答は簡単ではない。われわれはマラリアはマラリア原虫、結核はマイコバクテリア、インフルエンザはインフルエンザウイルスが原因であるといったように、1つの疾患の原因は単独であると信じこまされている傾向があるので、遺伝性疾患も1つの遺伝子のなかの1つの変異が引き起こすと考えがちである。しかし実際は、マラリア原虫は少なくとも4種類、マイコバクテリアは数種存在するし、新型インフルエンザの変異体は毎年出現し、遺伝性疾患にあっては1～数種の遺伝子の変異によって起きる。

頭蓋顔面異常の遺伝学を理解するためには、さまざまな機序で遺伝性疾患が発現し、表現型の多様性を発現させるさまざまな付加的因子の存在を理解することが重要である。これらの点を理解するために、ここでは頭蓋顔面異常のなかで(口唇口蓋裂、全前脳胞症、頭蓋骨癒合症の3例)について検討することにする。これらの疾患それぞれに潜在する遺伝的要因を調べると、それぞれの状態に合併症が認められ、潜在する遺伝子自体の存在と同様にこれらの併存を理解することが重要である。

これら3種の異常を紹介し、遺伝疫学における最近のアプローチを要約し、頭蓋顔面に特徴的にみられる正常変異に関与する遺伝子をどのように調べることが可能であるかについて述べることにする。

口唇口蓋裂

口唇口蓋裂や口唇裂は、ヒトにみられるもっとも頻度の高い先天異常である。口唇口蓋裂の遺伝的要因が重要であることは疑問の余地がないが、環境的(非遺伝的)要因も重要である。口唇口蓋裂は同一家系に発現する傾向があるが、一卵性双生児における不一致率は高く(Arosarena[2007])、遺伝的形質は多因子的であることが一般的に認められている。口腔顔面裂は、口蓋裂のみ(Cleft palate only; CPO[口蓋裂]と呼ぶことが多い)、または口唇裂と口蓋裂(Cleft lip/Palate; CL/P)を認めるものまで、さまざまな表現型がみられる。表現型は罹患部位(口唇と口蓋)を基本に、罹患範囲、片側性か両側性かと不完全か完全裂であるかによってさまざまである。また口唇口蓋裂は、罹患部位が口唇と口蓋に限られる場合では非症候群型(70％以上を占める、Ghassibeら[2006])、裂隙とともに別の先天異常がみられる症候群型に分類される。CL/Pをともなう症候群は多く、短軀(SonodaとKouno[2000]、Mathieuら[1993]、ZelanteとRuscitto[2003])、合指症(Richieri-Costaら[1985])、または尿道下裂(Jossら[2002]、SchilbachとRott[1988])などの頭部より下位における形成異常も含まれうる。これらの症候群の変異性のため、各症例の口唇口蓋裂に特異的な遺伝的要因を同定することは困難である。

口唇口蓋裂は明確な家族歴をともなう比較的多い疾患であるため、遺伝的背景を検討する研究が多く行われている。表20-1に、口唇口蓋裂の原因因子として同定されたいくつかの特定遺伝子を示す。これらの遺伝子は非症候群型口唇口蓋裂の原因として説明されることが多いが、ある個体では口唇口蓋裂は他の異常との関連がみられる。他の部位の異常は軽微であることが多いため、これらのケースはやはり非症候群型としてみなされる。たとえばIRF6変異を有する患者では、口唇口蓋裂に加えて下唇の小窩を認める頻度が高い。この合併症は概してVan der Woude症候群と診断される。しかし、IRF6変異を有す患者では、膝窩部翼皮症候群と診断される皮膚や生殖器の異常などの顕著な症候群的な症状がみられることがある。

IRF6変異などの表現型変異は重要な検討事項であるので、以下に詳しく述べることにする。口唇口蓋裂の遺伝的病因を理解するには、正常な口蓋と口唇形成についての成長発育を理解する必要がある(第13章参照)。適切な口蓋形成は、その構成部位である口蓋突起の十分な成長と、これらの構成部位が癒合する機序にかかっている。口蓋突起の成長が不

十分である場合には、口蓋突起が接近しきれず両側の突起の癒合が自動的に起きないことになる。口蓋が近接するようになれば癒合が起きる。この現象は口蓋突起と下行する鼻中隔を覆う上皮の変性に関与し、それにより内在する間葉組織の融合が起きる（Sperber［1989］）。これらの過程のどれかが障害されると、裂の表現型が発現する。

　口蓋発生が複雑な現象であることをふまえると、多くの遺伝子が適切な口蓋形成に不可欠であることは当然のことである。表20-1からわかるように、特定の遺伝子が口蓋形成の特異的局面を制御する因子として同定されている。たとえば、早期の口蓋の成長は口蓋棚が挙上する前にFGF10の影響を受けるが、GLI2の変異は口蓋棚の挙上に対する抑制と関連している。SPRY2とMSX1は挙上した口蓋の癒合にとって重要であり、SATB2とIRF6は口蓋構成要素の癒合に重要である。また、これらの遺伝子の相互作用も重要であり、記述されている複数の経路には前述の遺伝子のみでなく、ある種の骨形態形成タンパク（BMP）またはホメオボックスソニックヘッジホッグ（SHH）などの付加的遺伝子に関与してくる（MurrayとSchutte［2004］、Zhangら［2002］）。

　遺伝的影響に加えて、いくつかの環境因子がCL/Pの病因に関連している。さまざまな発生学的異常を引き起こす催奇形性物質もCL/Pに関与している。MurrayとSchutte［2004］は母体喫煙、ベンゾジアゼピン、フェニトインあるいはペルティサイドダイオキシン（Romittiら［2007］も参照のこと）などの薬物使用が、CL/Pの重要なリスク因子であることを示した。またMurrayとSchutteは、感染または感染症に対する免疫反応、栄養とコレステロール代謝は、CL/Pのリスクを上昇させる重要な環境的影響であることを示唆しているが、これらの見解を裏づけるは証拠不十分である。最後につけ加えれば、力学的な環境もまた頭蓋顔面の形態形成に関与していると考えられる。圧迫や剪断力が軟骨形成と骨形成に影響を及ぼすことも記述されており（Carterら［1987a］、Carterら［1987b］、Carter［1987］）、出生前の頭蓋顔面の発育にとって重要であることが示唆されている（RadlanskiとRenz［2006］）。これを形態形成モデルに組み入れるのは困難であるが、環境によって生じる影響の程度も考慮に入れることは重要である。

表20-1　口蓋発育に影響を及ぼすことが明らかとなっている遺伝子

遺伝子	染色体	影響される発育学的局面	参考文献
SATB2	2q32-q33	口蓋棚の挙上または癒着	（FitzPatrickら［2003］）
IRF6	1q32-q41	口蓋癒合	（Ghassibeら［2006］、Ghassibeら［2005］）
GLI2	2q14.1-21	口蓋棚挙上の障害	（Moら［1997］）
MSX1	4p16.1	口蓋棚は正常に隆起するが、接触や癒合はしない　BMP4発現制御	（Zhangら［2002］）
SKI	1p36.3	—	（Luら［2005］）
SPRY2	13q31.1	内側方向への成長	（Welshら［2007］）
FGF10/FGFR2B	5p12	挙上前の早期口蓋発生の障害	（Riceら［2004］）
TGFβ3	1p33-p32	癒合不全	（Welshら［2007］）

全前脳胞症

　全前脳胞症は、もっとも顕著な頭蓋顔面形成異常の１つである。全前脳胞症は前脳の分裂が不十分である状態(単脳室)と定義される(Cohen, Jr.[2006])。脳の形成異常をともなう、もっとも重度の全前脳胞症は、CL/P、単眼症と、単眼症にともなって形成される象鼻によって特徴づけられる頭蓋顔面異常である。重症度が低い全前脳症の形成異常は程度の差はあれ、狭い眼窩距離や上顎中切歯が１本しか存在しないといった特徴を示す。Richieri-CostaとRibeiro[2006]は上顎中切歯が１本しか存在せず、平べったい鼻、人中の形成不全など、比較的軽度の顔面形成異常がみられるが、神経系異常はみられない全前脳症様のあることを記述している。

　CL/Pと同様に多くの遺伝子が全前脳症に関与している(表20-2)。多くの遺伝子座(特にHPE1、HPE2など)が全前脳症の病因遺伝子として同定されており、その関連遺伝子も確認されている。全前脳症の多く症例にみられる共通要因は、ソニックヘッジホッグ(SSH)のシグナル伝達経路障害である。SHHは強力な形態形成因子であり、神経管底板や脊索の発現などを含む胎生期のパターン形成の多くの局面での重要な因子である。SHH発現の減少は脳の形成を障害し、その結果、全前脳胞症が生じる。Patched(PTCH1)はSHH受容体であり、GLI2はSHHのメディエーターである(MingとMuenke[2002])。当然のことながら、PTCH1やGLI2の変異によっても全前脳胞症は発現する。

　前述のとおり全前脳胞症では、きわめて多くのその表現型に変異がみられる。MingとMuenke[2002]は２種類以上の遺伝子の相互作用が、この変異の程度に寄与する因子であると推測している。MingとMuenkeは母−子症例も確認しており、いずれもSHH変異が関与しており、その子供ではさらに他の変異も加わっていた。これらの症例において、母親の表現型は正常であったが、小児に全前脳胞症を認めた。このような遺伝子相互作用の重要性は、動物モデルにおいて証明されている。たとえばSeppalaら[2007]は、マウスにおいてGAS1とSHHの相互作用を確認している。その際GAS1欠損マウスに軽度の

表20-2　全前脳症との関連が確認されている遺伝子

遺伝子	染色体	影響される部位／制御作用	参考文献
HPE1	21q22.3	—	OMIM 236100
HPE2（SIX3）	2p21	前神経板の発生	(Wallisら[1999])
HPE3（SHH）	7q36	神経管底板の発現	(Roesslerら[1996])
HPE4（TGIF）	18p11.3	脳の分枝、正中腹側構造部位の確立	(Grippら[2000])
HPE5（ZIC2）	13q32	背側神経管の発現	(Brownら[1998])
HPE6	2q37.1	—	(Lehmanら[2001])
HPE7（PTCH1）	9q22.3	SHH信号の減少	(Mingら[2002])
HPE8	14q13	—	(Kamnasaranら[2005])
HPE9（GLI2）	2q14	SHH信号のメディエーター	(Roesslerら[2003])

全前脳胞症がみられたが、SHH欠損をともなうGAS1欠損マウスでは、より重度の表現型を認めた。

　また、全前脳胞症のリスクを上昇させる多くの環境因子も示されている。妊娠中の母体糖尿病、エタノール摂取、レチノイン酸摂取、およびコレステロール代謝異常は、全前脳胞症様症状が発現する可能性を上昇させることが、ヒトや動物モデルにおいて明らかになっている（MingとMuenke［2002］）。これらの環境因子の多くは上記の特定の遺伝子と同様に、SHHシグナル伝達経路が変化することによって、前脳の発育に影響を及ぼすと考えられる。どの症例をとってみても、多様な因子が作用していることを考慮すると、これらの遺伝子同士または遺伝子－環境要因間にみられる総合的な相互作用によって、全前脳胞症の表現型の変異の程度を説明することができるようである。

頭蓋骨癒合症

　もう1つの多くみられる頭蓋顔面異常は、頭蓋縫合の早期癒合（頭蓋骨癒合症）である。頭蓋骨癒合症は1ヵ所以上の縫合で起き、その部位の頭蓋骨の成長を阻害する。縫合は頭蓋骨が成長する主要な場であり、頭蓋骨の癒合が未確認のまま放置されると、内在する構造（脳など）は成長発育を続けるため、頭蓋骨は変形する（Kimonisら［2007］、Cohen, Jr.［2005］）。たとえば矢状縫合が癒合した場合、近遠心方向への成長が阻害され、頭蓋骨は長く狭小化する（舟状頭蓋症）。冠状縫合やラムダ縫合などの一対の縫合が癒合すると、片側に影響が生じることが多いため頭蓋の形状が非対称となる（斜頭蓋）。

　頭蓋骨癒合症は単独（非症候性）、またはその他の症状をともなって（症候性）発現することがある。Kimonisら［2007］は、頭蓋骨癒合症が関連した180種類以上の症候群があると報告している。表20-3に、これらのうちの数例を示す。頭蓋顔面にみられる縫合閉鎖様式による頭蓋骨形成異常をともなう多くの特徴、鉤鼻または隔離症などは、頭蓋骨癒合症に共通してみられる。全身の結合組織は発育に関して類似しているため、頭蓋後部の変形が頭蓋骨癒合症候群と関連していることが多いことは驚くことではない。これらの頭蓋後部の変形には、Crouzon症候群とPfeiffer症候群における短指症（短趾症）、Beare-Stevenson皮膚旋回症候群における皮膚異常、Apert、Carpenter、Saethre-Chotzen症候群における合指症、あるいはまたApert、Baller-Gerold、Antley-Bixler症候群における泌尿生殖器障害などがある。

表20-3 頭蓋骨癒合症の原因である遺伝子

疾患	遺伝子	影響される縫合	参考文献
Muenke症候群	FGFR3	冠状	Kimonisら[2007]
Saethre-Chotzen症候群	TWIST1	冠状、前頭、矢状	Kimonisら[2007]
Crouzon症候群	FGFR2	冠状	Kimonisら[2007]
Beare-Stevenson皮膚旋回症候群	FGFR2	冠状、ラムダ	Kimonisら[2007]
Pfeiffer症候群	FGFR2、FGFR1	多様	Kimonisら[2007]
Apert症候群	FGFR2	矢状／前頭縫合の無形成をともなう冠状縫合の癒合	Cohen, Jr.[2005]
頭蓋前頭鼻部異形成	EFNB1	冠状	Kimonisら[2007]
Baller-Gerold症候群	RECQL4、TWIST1	冠状	Kimonisら[2007]
Antley-Bixler症候群	POR	多様	Kimonisら[2007]
ボストン型頭蓋癒合症	MSX2	冠状	Kimonisら[2007]

　頭蓋骨癒合症候群の大半は、線維芽細胞成長因子のシグナル伝達経路と関連する遺伝子、特に線維芽細胞成長因子受容体［FGFR］遺伝子の変異と関連がある（Kimonisら[2007]）。各FGFRは3ヵ所の免疫グロブリン様領域、1ヵ所の膜透過領域および2ヵ所のチロシンキナーゼ領域を含んでいる（Kimonisら[2007]、Cohen[2002a]）。癒合症を引き起こすことが明らかとなっているFGFR1とFGFR3変異は限られる。頭蓋骨癒合症の原因となる変異の多くは、IgⅢ領域にクラスター形成されたFGFR2で確認されている（図20-1）。

　留意すべき興味深い点は、特定の変異と結果的に生じた表現型の間にある相関は、必ずしも1対1であるとは限らないことである。たとえばFGFR2（Cys278Phe）の同一の変異でも、CrouzonまたはPfeiffer症候群が発現する可能性がある。一方、Pfeiffer症候群などの特定の症候群は、FGFR1またはFGFR2の変異によって発現することがある。また、Saethre-Chotzen症候群では、40種を超えるTWIST変異が確認されている（Cohen[2002b]）。このような多様性は特徴的な個々の症候群が多数あるわけではなく、その連続性の中で多様な変異が数多くの症候群にそれぞれ存在しているだけである、ということを示唆している。症候群は同一家族にあって、はっきりした一連の症状を示す傾向があるため、この見解は却下された。CohenとMacLean[1999]は、われわれがこれらの関係を明らかにしようとする上で、標準的方法となりえる表現型と遺伝子型に関する用語を統合するいくつかの方法を提唱している。これらのシステムはやや面倒であり、たとえば単純なCrouzon症候群は、「Crouzon症候群、FGFR2、Cys278Phe」に置き換えうるであろうというように、このようなシステムは将来分類に必須となると考えられる。

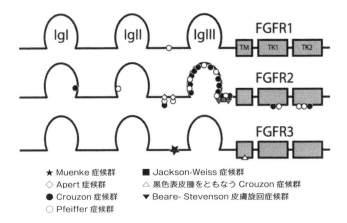

図20-1
頭蓋骨癒合症の原因であることが明らかとなっている線維芽細胞成長因子受容体における変異箇所。その多くは、FGFR2のIgⅢ領域で起きることに注目してほしい(Kimonisら[2007])。

頭蓋顔面異常の遺伝学

　これまで述べてきた3つの異常、口唇口蓋裂、全前脳胞症、頭蓋骨癒合障害は、頭蓋顔面障害の遺伝学的病因に関する最新情報を示すきわめて優れた例である。この3つの病態では共通する一連の表現型の遺伝的原因は、さまざまであることに注目することが重要である。一部の症例では、その理由が明らかとなっている。たとえば、口蓋形成の成長発育過程の何らかの障害によって口蓋裂が発現する。口蓋突起の成長発育、挙上と癒合などの特異的な局面での遺伝子の役割が明確となったため、多くの遺伝子とある1つの表現型との関連性が明らかになっている。

　CL/Pでは、特定の遺伝子が特定の成長発育過程と関連していることがわかっているが、全前脳胞症では遺伝子型と表現型の関係は明らかになっていない。全前脳胞症では単独遺伝子SHHが、早期の脳や関連構造の適正な形成に、主要な役割を担っていると考えられる。脳の発育の特異的局面に影響するのは、個々の遺伝子があるというよりむしろ、主としてSHHの発現に影響し、全前脳胞症に関連する遺伝子が、形態異常を生み出していると考えられる。全前脳胞症と同様に、頭蓋骨癒合障害は、主要遺伝子であるFGFR2の影響と強く関連していると考えられる。FGFR2は多くの変異が確認されており、これらは症候群の多様性に関連している。

　また、遺伝子同士と遺伝子と環境との間の相互作用が、表現型の発現の決定に重要であることは明らかである。緒言で述べたように、現在でもある1つの変異によって1つの異常が生じるとの期待(または望んでいる)が存在している。たとえ(非遺伝的)環境が一定に保たれていたとしても、この期待は保証されないであろう。遺伝子および遺伝子−遺伝子相互作用の多面的累積作用によって、関連遺伝子数に比例して広範な表現型の多様性が発現すると考えられる。つまり、正常遺伝子の変異性によって、いろいろな表現型が発現

し、変異遺伝子と協調しながら作用していると考えられる。環境が変わってくると表現型の発現範囲も拡大される。

遺伝的疫学

　これまでの章から、異形成症候群の遺伝学的研究によって、ヒトの遺伝子が頭蓋顔面複合体に及ぼす影響に関する実質的な情報が得られていることは明らかである。頭蓋顔面異常の病因に関する遺伝学的病因の研究には著しい発展がみられたものの、頭蓋顔面の正常な発育と形態の遺伝的背景にみられる特性を、適切に評価することができる方法は見いだされていない。動物モデルより成長発育時の胚子の研究と実験を注意深く行うことによって、正常な成長発育に関する研究を完遂することはできる。しかし、ヒトの成長発育について、このアプローチを用いて検討することはできないため、その他の方法を用いる必要がある。今日の量的遺伝学によって、そのようなアプローチも可能となる。

頭蓋顔面形状の量的遺伝学

　量的遺伝学の分野は、この10年の間に発展してきている。その理由は、急速な DNA 塩基配列決定法（Ziebolz と Droege［2007］）を含む、ヒトゲノムプロジェクト（Collins ら［2003］、Collins と Mansoura［2001］、Collins［1997］）や HapMap プロジェクト（International HapMap Consortium［2003］、Schmidt［2003］）などのヒトゲノム解析の進歩によるものである。また、計算能力の向上と膨大な系図から得た大量のデータセットを処理することができる強力な統計ソフトが使用できるようになったことによって、この分野は大幅に進展してきた（たとえば、Almasy と Warren［2005］を参照のこと）。

　量的遺伝学という用語は、表現型の変異をその構成要素である遺伝的と非遺伝的（環境）要因に細分化するための解析手法である。つまり頭蓋底の屈曲（Ba-S-Na の角度）などの量的形質には、個体差があると思われる。その変異が生じる理由の一部は、遺伝子の影響であると考えられるが、その変異のいくらかは、非遺伝的影響によって生じると推測される。これらの環境的影響はさまざまであるが、評価が困難であることが多い。量的遺伝学は、家族間における形質の分布を調べることによって、いわゆる形質が遺伝子によって制御される程度を判定することができる、という基本的仮定のもとに用いられる。ここに用いられる基本概念と専門用語の一部を記す。

　遺伝率は、遺伝的因子に寄与しえる形質の分散率である。遺伝率には2つのレベルがある。広義の遺伝率は、形質の分散に対する遺伝的寄与に関するすべての可能性を考慮に入れたものである。広義の遺伝率を H^2 と示し、総遺伝分散を σ_G^2、表現型分散を σ_P^2 で表す。ほとんどの場合、これらの遺伝的寄与率（たとえば優性遺伝子の影響）を容易に推定・測定することはできないため、頭蓋顔面の定量遺伝学の研究者にとって、広義の遺伝率はさほど有用ではない。一方、狭義の遺伝率は形質の相加的遺伝分散（σ_A^2）のみを考慮している。狭義の遺伝率は $h^2 = \sigma_A^2/\sigma_P^2$ と示す。集団に基づく量的遺伝学的方法は、形質の狭義の遺伝率を推定するためのものである。

形質が遺伝子制御下にあることが明らかになったが、つぎの疑問として提起されるのは、2つの形質が1つ遺伝子あるいは一連の遺伝子の影響を分割して表現するであろうか。定量的遺伝学では、他の相関評価と同様に、遺伝的相関(P_G)として評価される共有遺伝子の作用（または多面的作用）は－1.0〜1.0の間の値として表現される。この評価方法にあっては、相関値は形質間の共有遺伝子の寄与度を示す。数値が0の場合は遺伝的に独立した状態、1または－1の場合は完全に多面的作用がみられることを意味する。これによって、表現型の相関関係の強さが示される。つまり、正の遺伝的相関については、いずれの形質も呼応して増減すると考えられる。負の遺伝的相関の場合、ある形質の数値の上昇にともない、他の形質値は減少することが予測される。

　通常、ピアソンの積率相関係数で評価される表現型相関つまりP_Pは、遺伝と環境との相関 $\rho_P = \rho_G \left(\sqrt{h_1^2}\sqrt{h_2^2}\right) + \rho_E \left(\sqrt{1-h_1^2}\sqrt{1-h_2^2}\right)$, と関連しているといえる。つまり、相関の遺伝的要因と環境的要因を組み合わせたものが表現型の相関である。また、遺伝率はこの表現型の相関の決定を担っており、双方の形質の遺伝率が低い場合、表現型の相関は環境的相関によって大部分決定されることが多い。両方の形質の遺伝率が高い場合は、遺伝的相関が主な決定因子となる。

連鎖解析

　いうまでもないが、もっとも重要な疑問の1つは、どの遺伝子が形質の変異の原因なのかという疑問が当然起きてくる。全ゲノム連鎖解析は、よく知られているアプローチの1つである。現在、われわれ（Sherwoodら）は、このアプローチを用いてFels縦断的研究の資料を対象に、頭蓋顔面の変異の遺伝的根拠について検討している。この研究の一部は側面頭部X線写真の莫大な記録からなっているが、この記録は定量的形質の表現型ごとに75種類に分類されている。これらの形質を用いた連鎖解析を実施するため、本研究の対象者を遺伝子上に均等に発現している、400以下の高度多型を示す染色体遺伝子マーカーごとに遺伝子型を分類する。これらの方法の鍵となる点は、家系同一性の遺伝子（identity by descent：IBD）によって、個体間の遺伝的類似性を評価することである。マーカー遺伝子座の対立遺伝子は、同祖から受け継いだ家系同一性の遺伝子である。たとえば、兄弟姉妹が母親から受け継ぎ共有する対立遺伝子は、いずれもその遺伝子座における家系同一性の遺伝子である。

　変異を遺伝的表現型分散に分類する遺伝率分析と同様に、遺伝子マーカーの表現型分散を分類することは可能である。このようにして、定量的形質遺伝子座（QTL；形質の変異に影響を及ぼす染色体領域）を同定することができる。図20-2と図20-3に任意の形質に対する連鎖解析の結果を示す。直線プロット（図20-2）は、各染色体（XとY染色体を除く）を直線として図示している。検査する形質と染色体領域との間の連鎖の強さを各染色体の直線に近接する曲線を用いて示す。この曲線は特定染色体領域におけるLOD（Log-Odds）スコアを示す。LODスコアが3.0を超える場合、その連鎖は統計学的に有意であると判定する（LangeとBoehnke[1983]）。図20-2の場合、頭蓋の高さに対して2つの有意な連鎖がみられ、1つは第3染色体、別の1つは第12染色体であった。

LODプロット（図20-3）によって、単独の染色体の連鎖を詳細に示すことが可能であり、この図の場合、頭蓋の高さに対する第3染色体の連鎖を詳しく確認することができる。X軸は連鎖する位置（cM、センチモルガン）にて表示、Y軸は連鎖の強さを示す。図の上部に、使用された遺伝子マーカーの名称を示す。この種の解析法は遺伝子ではなく、単に染色体領域を特定するものであることを認識することが重要である。LODピーク領域には多くの遺伝子が含まれることが多い。形質の変異に関連する遺伝子を連鎖解析することによって特定された領域を検討するために使用しうる方法は、数多く存在する。これらの領域は、対象の表現型と相関する遺伝子の優先順位を決定づけるためにUCSC

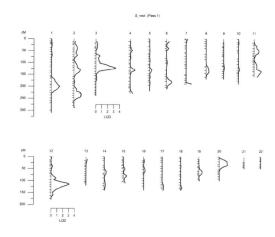

図20-2
頭蓋の高さ（セラ-頭頂）を示す直線プロット。数値の付いた直線は染色体、曲線は連鎖シグナルの強さを示す。第3染色体と第12染色体に、統計学的に有意な連鎖（LODスコア：>3.0）を認めた。

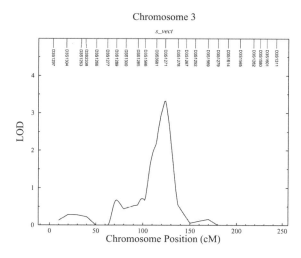

図20-3
頭蓋の高さ（セラ-頭頂）の第3染色体の連鎖を示すLODプロット。

Genome Browser(http://genome.ucsc.edu)、あるいは現在どんどん発展している高度な生物情報学的技術を用いて検討することが可能である。

今後の頭蓋顔面遺伝学

　本章では、ヒトの頭蓋顔面遺伝学に関する最新情報について簡単に述べた。現在、頭蓋顔面の成長発育の遺伝的制御に関する多くの情報を入手することが可能であることは明白である。また、学ぶべきことがまだ多くあることも明らかである。1980年代前半に、Slavkin[1983]は先天性異常に関する研究の基礎となる「遺伝的規範(genetic paradigm)」を記述している。Slavkinは、表現型を発現させる遺伝子と環境の相互作用を確認することと、このパラダイムを定義した。遺伝子データの急速な増大によって、環境がもつ役割への認識が低下し始めたことは意外なことではない。1990年代後半までに、Moss[1997]は「ゲノム論(genomic thesis)」を強い影響力を有すパラダイムと称して、環境の役割(Mossの用語では外因性因子)が見過ごされているといっている。本章で繰り返し述べているように、頭蓋顔面複合体の構造は多くの遺伝子と刻々と変化する非遺伝的環境の相互作用によって形成される。

　今後の頭蓋顔面遺伝学にとってもっとも刺激的な分野は、発展を遂げている遺伝子療法と組織工学分野であると思われる。頭蓋顔面複合体、特に上下顎骨と歯は、これらの領域の研究でもっとも注目されている場である。その具体的理由は以下のとおりである。(1)歯などのしっかりした要素は、より容易に操作することができる。(2)組織工学的に造られた構造体の「正常レベル」を評価しやすい。また、ここが注目される理由には臨床的な理由が多くある。たとえ軽度の頭蓋顔面障害(先天性であれ後天性であれ)でも、心身の健康のいろいろな局面に影響を及ぼす可能性がある。最近の再生歯科医療に対するアプローチでは、歯髄組織(Murrayら[2007]、Nakashimaら[2002]、Nakashimaら[2003]、Nakashimaら[2004]、Nakashima[2005])、歯根膜(PrabhuとMehta[2003]、Jinら[2004]、Nakahara[2006])、歯自体(Huら[2006]、Youngら[2002]、Youngら[2005b]、Duailibiら[2006])あるいはまた支持骨(Dunnら[2005]、Youngら[2005a])など、特定の組織を温存できる可能性が検討されている。遺伝子療法は、矯正治療を早める方法として研究されている(Kanzakiら[2006])。ヒトの頭蓋顔面複合体の遺伝的構成についての特徴の評価が向上したため、遺伝子療法と組織工学的アプローチの臨床応用が促進されることは明らかである。臨床では個々の患者に焦点が当てられることが多いが、患者を特殊化している形態や機能の変異には、定量的遺伝学と家族ベースの研究方法によって解明できる遺伝的、環境的背景が多くみられる。頭蓋顔面遺伝学分野は発展を続けているので、臨床と基礎研究の両面で、新たな技術やその応用が発見され、頭蓋顔面障害の診断と治療能力が向上することと思われる。

第21章

顔面成長発育の正確な予測に関する内因性の生物学的基礎*

Eeman Dajani, B.D.S., M.S.

緒言

　頭蓋顔面の成長発育は、顔面を正常に構築したり、不正咬合やその他の顔面の異形成など、正常からのなんらかの変異を生み出す基本的な過程である。どのように顔面の成長発育過程が進行するかについて理解することは、適切な治療法を選択する上で必要不可欠であり、適切な診断と治療計画を理解する上でもっとも基礎的な必要事項である。また、小児期の加齢にともなって、成長発育が顔面構築に及ぼす影響を予測する信頼性の高い方法も必要である。数年間にわたって得られた結果を統合し、有効なそして正確な予測システムを開発するための多くの努力がなされてきている。歯科矯正医、小児歯科医、口腔外科医さらに、その他の多くの医療専門医は、患者の成長発育の生物学的特性からみた成長発育の潜在能力を正確に知ることができれば、最良の治療を行うことができよう。すなわち、個々の患者の生物学的顔面成長発育過程に基づいた成長発育予測をするのである。これには、混合集団の資料の平均値に基づいてつくられた正常な顔面成長発育の「基準」と比較するのではなく、個々の小児特有の顔面成長発育の様相を用いることが求められる。

　最適な治療結果を達成するために重要となる因子の1つは、矯正治療を行うタイミングにある。臨床医はもし個々の生物学的潜在能力に基づいて、いつ小児の顔面成長発育が起きてくるかをふまえて、矯正治療を行う時期を決定することができれば望ましいことであろう。最近では、三次元(3D)画像装置に対する関心が著しく高まっている。三次元画像は、より優れた評価、診断、治療計画、患者指導を行うにあたって有用である(Kau CHら[2005])。しかし、参考となる研究は著しく不足しており、膨大な頭部X線規格写真のデータを除き、実際の形態形成の理解に役立つものはほとんどない。それら頭部X線規格写真の資料は、小児期に成長発育を調整するきわめて重要な頭蓋底、ならびに解剖学的に重要な顔面の成長発育の場における成長発育変化を二次元でとらえた定量値として提供されている(Sgourosら[1999])。さらに鼻上顎複合体を構成する部位にみられる生後の

---

*本章の情報を完全に理解するために有用な情報と図は、第9章を参照のこと。

成長発育は、相互に作用しあう2つの制御された形態形成上の変化によって進行する。1つめは各構成要素の成長発育にともなう大きさと形、2つめはまさに三次元的な各部の成長発育にともない順次に変化する位置とその周辺との関連性に関するものである。生物学的な転位が起きる成長発育のシステムによって、すべての顔面構成部位は最終的な機能的位置に達するまで成長誘導される。したがって、特異的でかつ骨改造と転位との機能的協調は、いずれも重要な成長発育していく上でのツールであり、これらがともに作用することで基本的な顔面成長発育上のシステムが得られる(Enlow DH と Hans MG[1996])。McMahon ら[1999]は、上記の関係を検討した研究の中で、篩板と嗅球の位置が鼻上顎複合体の成長発育方向と位置とに上顎成長発育ベクトルを確立することにより直接関連していることを明確に示した。その結果、研究対象とされた多くの哺乳類でみられる顔面の成長発育上の回転の程度が正確に示された。しかし、ヒトの顔面と神経頭蓋における成長発育のベクトル、成長発育のタイミングと発育学上の関係を確認・評価する研究は、まだ実施されていない。

背景

均衡のとれた顔面成長発育とは、上顎周囲、下顎骨、歯と頭蓋底の成長発育が相互に関連しあっている過程である。上顎骨自体の成長発育は、複雑な転位や回転による動きと周辺の骨や軟組織も含めた改造変化によりもたらされた形状や大きさの変化の結果である(Precious D ら[1987])。重要な点は、転位と骨改造による基本的な成長発育のコンビネーションによって、三次元的に上顎が形成される。そして、このことを理解することが、頭蓋顔面の生物学にあってはより重要なことになったことである。骨改造と転位によって、三次元における鼻上顎構成部位と下顎骨の大きさ、形状、そして相対的な転位による位置が順次変化する。成長発育速度は、小児の成長発育時期によってさまざまである。顔面が成長発育し、歯列弓が変化する過程が継続される期間は、これまで考えられてきた期間よりはるかに長く、遅い年齢まで成長発育し続ける。頭蓋顔面成長発育過程に関する知識は著しく深まりつつあるが、歯と全頭蓋顔面の成長発育における成長発育変化の制御に関する理解は、まだ不完全である。

Turchetta ら[2007]の比較研究では、顔面成長発育を予測する3つの方法が評価された。Ricketts の将来の骨変化を予測する方法は、暦齢に基づくものであった。Johnston の方法も、増大する骨の予測に対してグリッドシステムが用いられたが、やはり暦年齢に基づいたものであった。Fishman の成熟度評価システムは、成熟する時期と期間に基づいたものであった。ヒト乾燥頭蓋により、従来の2D頭部X線規格写真法と3Dアプローチとを比較した Adams ら[2007])は、2D画像で3D空間の距離計測を表現するには本質的な問題があると結論づけた。2D画像を用いて3D空間の距離を評価すると、真の測定値より著しく大きくなり、成長発育する頭蓋顔面の像が歪んだ像となってしまう。Cavalcanti ら[2004])は、頭蓋顔面に対する3Dコンピュータ断層撮影法を臨床的に応用して、人類学的計測法の精密性と確からしさを検討した。また骨と軟組織プロトコールを用いて、頭蓋計測における計測点を比較し、3D画像と生体計測との間に差はみられない

と結論づけた。

　頭部X線規格写真計測法は、臨床医が骨、歯と軟組織の関係を評価する際に用いる標準的方法である。しかし、この方法は2D画像に基づいて3Dの被写体を解析するものである。先に指摘したように、2D画像を用いて3D空間における距離を評価すると、真の測定値より著しく大きくなり、頭蓋顔面成長発育の歪んだ像がえられる。Baumrindら[1976]は、特に個々の症例や成長発育予測や治療効果の評価を検討する場合、トレースの重ね合わせ時の際に生じる測定誤差は、比較する頭部X線規格写真の信頼性に影響を及ぼす重大な因子であると結論づけた。

　Farkasら[2003]は、MRI走査による最新式3D可視化法を用いて、小児期の頭蓋底の成長発育について検討した。1〜15歳の正常な小児600例を対象に、34の計測点を用いて、距離と角度が測定された。前頭蓋窩は、成長発育が速いことが示された。生後5年前後に、2つの主要な成長発育期間が確認された。Roussouwら[1991]は、前頭洞の大きさと上下顎の水平的長さとの関係を検討し、下顎骨の成長発育を予測する場合、前頭洞を付加的指標として使用することができることを示した。

方法

　個々人に内在する生物学的成長発育特性に基づいた意味のある小児の顔面の成長発育を推測することは、頭蓋顔面の生物学における未完成の挑戦事項である。この研究目標は、統計的集団の平均値や正常値を求めるのではなく、生物学的情報に基づいて、個々の成長発育の潜在能力を予測することである。これまでの研究は、すべて集団の数値に基づいたものである。

　本書の第9章に示したように、この研究(Dajani E.[2006])では、成長中の頭蓋底との関連における鼻上顎複合体の成長発育方向や成長発育限界を決めるための基本的な生物学的概念を適用している。それにより、これらの複合的な成長発育の潜在能力を予測することができる。個々の小児のもつ、生物学的な潜在能力を利用するということが重要な要素である。これによって、鼻上顎複合体が成長発育する程度や多様な方向性、すなわち明確な鼻上顎複合体の成長発育ベクトルを予測することができる。もっとも重要な点は、完全に個々の内在する顔面成長発育パターンに関する研究であることである。個人の生物学的成長発育決定因子と詳細な顔面成長発育様相に基づいた集団や正常の基準値は、それ自体ほとんど実際に意味をもつ生物学的基盤に基づいたものではない。現在も多くの頭部X線規格写真計測法が使用されているが、2Dと現在では3Dでも、いずれもこの生物学的な考え方とは大きく矛盾する。

　ヒトの顔は、他の哺乳類ときわめて異なるようにみえるが、実際は顔面成長発育過程に影響を与えるあらゆる基本的「ルール」は同じものである。細長く、狭いが機能を果たす鼻口部は、進化によって幅広で後退した顎と平坦な幅広いヒトの顔へと変化した(第9章参照)。ヒトの頭部は直立している脊椎の上で均衡がとれた位置にあり、顔は脳の屈曲や脳の著しい増大に調和するように回転し、ほぼ垂直に位置するようになる。これまでの研究では、霊長類における頭蓋底の彎曲度は脳の相対的大きさ(その他の要因とともに)から

予測されるであろうよりも、解剖学的に彎曲度の小さい頭蓋底を持つ現代人との相対的な脳の大きさにより決定される。また、頭蓋底の屈曲はほぼ楕円形に近い形状の頭部に順応しており、そのため、脳のさまざまな部位間のつながりを最低限に押さえていることが示唆される。最近公表された成人の個体発生的データから得た結果は、頭蓋底の屈曲の大きな変異は頭蓋底の構造と長さに関連する脳の増大の力学的影響の結果であると、いまだに説明されている（Rossら[2004]）。

　顔面は脳が増大した結果として、前頭蓋窩内側底部が拡大移動することにより、下方に回転するようになる。この結果として、ヒトの顔は大脳の前方ではなく、むしろ下方に位置するようになる。それと同時に、下後方に回転される。他の哺乳類とは対照的に、ヒトの頭部は食物の獲得や防衛のための嗅覚に依存したものではない。したがって、ヒトの嗅球は次に述べる他の主要な要因の中では、より補助的なものとなり、これが前頭洞内の嗅粘膜と嗅神経受容体の大きさの縮小をもたらした（第9章）。これまでの研究の対象とされた全哺乳類の吻の長軸は、吻内にある嗅神経の方向と同じ方向に配置されている。顔の成長発育板は、顔の中で鼻上顎領域の位置を決める基となるので、嗅球と下部の篩板がある面の軸に対して垂直（中立線）である。

　ヒトでは、増大する脳にあって決められている嗅球の配置が垂直的から水平方向に成長発育につれて回転されるため、顔面も同様に下方へと回転され、顔面平面は水平から顕著に垂直的状態に変化している。すべての哺乳類と一部の爬虫類では、口蓋は口腔と鼻部を連結する共通部位である。鼻側で起きる縮小は、必ず対側部である口腔の縮小をともなう。頭蓋底が下方に回転されることによって、上顎骨全体、鼻部、下顎骨およびすべての関連部位が、新しく作られた狭いスペースに転位する。このためには、いくつかの顔面成長発育領域の配置には調整が必要となる。換言すれば、嗅覚、視覚そして聴覚領域のかなりの成長発育による調整が必要となる。上下顎の突出度は口吻部と同様後退を示すが、それは、これらの部位が同時に成長発育しながら、新たに相対的に狭くなった領域に転位した結果である。さらに、ヒトの顔面全体の占めうる場は鼻上顎複合体が下方に回転することによって決まってくる。骨改造と転位は、鼻部や上顎の突出度の縮小と同様に必ず下顎の位置の変化を起こってくる必要があり、このことにより新たに成長発育の領域が必要となる。嗅覚領域、上顎、眼窩、聴覚領域、それぞれの成長発育と変化していく頭蓋底、嗅覚領域、その他の領域の位置どりによる顔面全体の回転が組み合わさって、普通にはみられないヒト特有の頭蓋顔面複合体が作り出される。哺乳類における標準的な成長発育学上の法則は、新たに組み入れられた境界を踏み込むようなことなく持ち越されているようである（第9章）。

　鼻上顎複合体の解剖学的境界は第9章の図9-9～22に要約してあるとおりである。

- 上縁は、嗅覚面である。
- 後縁の境界線の上方は中頭蓋窩と前頭蓋窩の結合部であり、下方は上顎結節である。
- 下縁の境界線は、後方での脳の最下点と前方での上プロスチオン（SP）を上顎結節の上あるいはその近辺を通る点を結んだ線によって分けられる。

- 成長の前方の境界線(AGB)は、前頭葉の最前点(または、それに相当する前頭骨上で近接した頭蓋内側点)から下方に向かい篩板を通り、最終的に上プロスチオン(SP)までの線である。

　篩骨複合体は、正中矢状面に沿って位置し、神経頭蓋複合体と顔面骨を部分的に接合している。この篩骨複合体は、さまざまな板、対になっている突起および上方にある唯一の突起で頭蓋内に突出する鶏冠からなる。鶏冠から側方に突出しているのが、左右篩板である。生涯、ここには嗅球と頭蓋内に入る第Ⅰ脳神経の感覚神経が大切に保管されているところである。軸索束は、下方の鼻腔からこれらの板の多数の穴を通って分枝する。篩骨複合体は、顔面と脳の間に介在するきわめて重要な中間体で多くの機能を有する骨と軟組織のシステムであることを認識してほしい。篩骨複合体には、顔と脳を中継する神経が含まれる。

　Enlowは鼻上顎複合体の形態学上の関係に基づいて、顔の主要領域は、顔の特殊な感覚(嗅覚、視覚、聴覚)の発達によって決定づけられる主要経路に沿って成長発育する、との理論を立てた。局所の成長発育は、それぞれの解剖学的成長発育境界の成熟した最終的位置に達するまで、これらの経路に沿って成長発育し続ける。嗅覚についていえば、鼻上顎複合体全体の成長発育は、この嗅覚の発育していく成長経路に沿って成長し、嗅神経軸索が入り分布する領域の中間部に、その主軸が位置するようになる。この主軸は篩板(平面)と嗅球に垂直的な中立成長発育平面である。前頭蓋窩底面部と嗅覚板、特に篩板の底面部は混合型の型紙であり、それは顔面の両側にある嗅粘膜末端部から発する嗅神経の主軸の成長発育の方向性を示す複合した型紙となっている。下記に述べるとおり、嗅神経成長発育面の成長発育の標的は顔面前縁の位置を決めることである。成長発育する前縁が移動し、変位して、成熟した最終的位置へと順次向かっていく。嗅覚成長発育面が前方限界に達し成長発育移動する平面に沿った成長発育が、それ以上継続されなくなると、頭蓋異形成がみられない限り、さらなる鼻上顎前方の成長発育は起きない。この成長発育時の関係は、3つの発達した特殊感覚に関連する鼻上顎複合体の成長発育にとって想定される成長発育ベクトルの1つを決定している。つまり、(1)鼻上顎複合体の成長発育方向、(2)その成長発育の大きさ、が特定されるのである。McMahonら[1999]は、これらの関係を詳細に検討し、統計的に裏づけた広範なデータを示した。

　成長発育異常の介入がない限り、成長発育学上、平衡状態が確立された後では、主要な生物学的境界を越えて顔が成長発育することは普通ない。神経頭蓋の頭蓋内底は、顔面全体を構築するための型紙であり、多くの構造上の特徴や顔面の大きさは脳と顔の複合した関係に基づいたものである。しかし、視覚や聴覚、さらに平衡感覚と構造的な関連をもつ他の顔面成長発育ベクトルは、まだ研究されていない。嗅覚と同様に、これらは他の顔面成長発育境界の決定要因である。

　鼻上顎複合体の嗅覚成長発育ベクトルを確認するため、前頭葉前縁(または前頭骨内側の最前点に位置する髄膜表面)から篩板を通過するように垂線を引く。この平面は、成長発育する鼻上顎複合体の前縁を示すことになる。AGB(成長発育の前方の境界線)とSP(上プロスチオン)がともに成長発育・成熟し、最終的な成長発育位置に連合すると、SP(上プロスチオン)は、前方境界線上またはその1～2mm以内(検者による誤差と思われる)

に配置してきて、このSP（上プロスチオン）の位置は上顎骨の最前方で最下点を示すこととなる。成熟前は、標的位置の前縁に向かって嗅覚成長発育ベクトルの成長発育移動方向に沿って移動していくが、この時点ではまだその位置に達してはいない。生後5～6年目ぐらいまでは、まだ前頭葉が増大し続けているため、この前縁の成長発育移動も継続している。したがって、前縁とその下方にある軟組織は順次前方へと成長発育している。篩板も成長移動し、前頭葉の拡大に順応する。この現象は5～6歳まで継続する。

　Enlowによれば、前頭葉、前頭蓋窩、篩骨上顎複合体、口蓋、上顎弓、そして他の篩骨上顎複合体の硬組織と軟組織、これらのすべての相対的位置、配置、成長発育限界は互いに対応関係にあるという。第9章で説明したように、これは頭部を構成するすべてのいろいろな主要な部位の複合された構造にとって重要な鍵を握っている。

　要約すると、成長発育前縁に向かって鼻上顎複合体が成長移動していく程度の調整性篩板に対して、垂直的な嗅神経経路に沿う路程に基づいて予測することができる。上記の成長発育ベクトルに沿って起きる成長発育全体の生物学的限界は、5～6歳以降、上プロスチオンが前方限界に到達した時点によって判定される。成長発育中に移動する鼻上顎複合体の位置を測定し決定するには、上プロスチオンの移動過程中に複合して起きる重要な成長発育の事象について理解する必要がある。第一に、上顎骨全体は中頭蓋窩と側頭葉の拡大によって二次的に前方へと転位し、上プロスチオンも同様に転位する。それと同時に、上顎結節で起きる上顎骨全体の拡大による二次的転位によって、上プロスチオンSPは前方に移動するようになる。第三に、上顎周囲縫合で起きる同様の二次的転位によって、上プロスチオンは下方に移動する。上プロスチオン自体の骨改造と一次的な転位も起こす。これまで述べてきたとおり、成熟した段階の上プロスチオンの到達する成長発育標的部位は、全鼻上顎複合体の成長発育前方境界である。小児期早期では、上プロスチオンは成熟した時点の境界のかなり後方に位置し、骨改造によって上プロスチオンの大きさと形状は順次変化する。それと同時に、これらの臨床的に重要な独立したさまざま移動様式は、上述しているように局所的に区分される転位によって行われ、その部位にある上顎骨自体の骨改造は嗅覚成長発育経路のベクトルに沿って起きる。前方限界が成長発育し続けると同時に、上プロスチオンもその前方限界に向かって接合するまで順次移動しつづける。最終的に成熟した位置に前方限界が達すると、上プロスチオンは前方限界上、または前方限界にきわめて近い位置に落ち着き、その後の位置は不変であると考えられる。

　顔面の成長発育を予測する生物学的かつ正確な手法を探索しようとする目的は、主に3つある。1つめは、形態学的に顔を成熟させる鼻上顎複合体の成長発育移動経路を追跡するためである。2つめは、これらの成長発育移動の方向を制御する生物学的方法を明らかにするためである。3つめは、上記2点から得た生物学的情報に基づいて、鼻上顎複合体が成長発育する方向、その程度、そして形態学的成熟に到達したときの明確な位置を正確かつ生物学的に予測可能であるか、さらに、顔面全体の成長発育過程のどの時点で形態学的成熟が生じるのかという点について評価することにある。この研究において重要なことは、鼻上顎複合体が重要な顔面前縁に向かって成長発育するベクトルが、明確となっている点である。この成長発育ベクトルは、小児だけでなく成人においても、嗅覚成長発育平面と直接関連していることは明らかである。この研究では新生児～22歳の被験者が対象

とされ、標準的な三次元コンピュータ断層写真が採用されている。測定値の信頼性と再現性は、検者間と検者内でキャリブレーション（誤差の基準化）することによって評価された。組み入れ基準は、コンピュータ断層写真撮影（CT）時点での被験者の年齢（新生児〜22歳）と鼻上顎複合体と前頭葉がCTに含まれているかどうかによって決定した。病態を認めたり、鼻上顎複合体、篩板、前頭蓋窩に骨折がみられる被験者は除外した。

　被験者を、8つの年齢群に分けた（表21-1）。各被験者群は、それぞれの長期にあると考えられる群に応じて被験者を分類した。第1年齢群（新生児〜4歳）は、前頭葉の成長発育のほとんどが完了する時期である10症例。コンピュータ断層撮影（CT）画像は、

表21-1
年齢グループ

Age group	Age range(years)	Number of subjects
1	Birth - 4 years	10
2	＞4 - 8 years	6
3	＞8 -14years	8
4	＞14-16years	7
5	＞16-17years	6
6	＞17-18years	4
7	＞18-19years	6
8	＞19-22years	4

表21-2
収集データ

	N	Minimum	Maximum	Mean	Std. Deviation
Age	50	.01	21.99	12.0192	6.85147
Measurement	50	-.75	1.10	.4816	.36478
Valid N (listwise)	50				

表21-3
計測値：前縁から上プロスチオン SP までの距離

Age group	Mean	Standard deviation
1	0.73	0.21
2	0.82	0.23
3	0.69	0.19
4	0.41	0.10
5	0.34	0.12
6	0.03	0.55
7	0.21	0.39
8	0.11	0.22

表21-4
顔面骨に対する実験条件

Indication: I- Trauma / I+ Tumor or Infection

Projection/Inj. Phase	Axial
Scout	Lateral
Patient Position	Supine
Range	Top of frontal sinus through mandibele (II to HP)
Gantry Tilt	0
Oral Contrast	
Rectal Contrast	

Scan

Effective mAs (Care Dose)	120
KV	120
Total IV Volume	95cc
Injection Rate	1cc/sec
Delay (from inj. start)	95sec
Scan Time (for range)	
Rotation Time	.75s
Slice Width	3mm/1mm*
Collimation	.75mm
Feed/Rot. / Direction	4.7mm/craniocaudal

Recon

Recon Jobs	4
Kernel	H40/H60
Window	280/40, 2500/200
FOV	200
Recon Increment	3mm/.5mm*
Auto Filming every__	1 image

Care Dose On
*use 1mm/.5mm for Coronal MPR 3x3 ST/Bone

表21-5
顔面骨に対する実験条件

Indication: I- Trauma / I+ Tumor or Infection

Projection/Inj. Phase	Axial	Coronal
Scout	Lateral	Lateral
Patient Position	Supine/HF	Supine/HF
Range	Top of Frontal Sinus through mandible	Anteror Frontal through sphenoid
Gantry Tilt	II to hard palate	⊥ to hard palate
Oral Contrast		
Rectal Contrast		

Scan

Effective mAs	100	100
KV	140	140
Total IV Volume	95cc	
Injection Rate	1cc/sec	
Delay (from inj. start)	95sec	
Scan Time (for range)		
Rotation Time	.75s	.75s
Slice Width*	3mm/1.25mm*	3mm
Collimation	1.0mm	1.0mm
Feed/Rot. / Direction	Varies/craniocaudal	Varies/craniocaudal

Recon

Recon Jobs	3	2
Kernel	H40/H70	H40/H70
Window	280/40, 2500/200	280/40, 2500/200
FOV	200	200
Recon Increment	3mm/.6mm*	3mm
Auto Filming every__	1 image (.6mm recon no film)	1 image

*slice width＝collimation on Emotion CT Scanner
*For coronal MPR only if pt is unable to tolrate direct coronal imaging

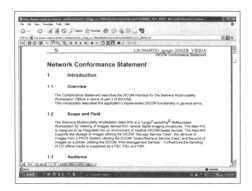

図21-1
LEONARDO ソフトウェア

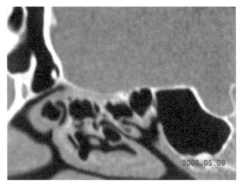

図21-2
篩板

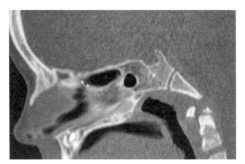

図21-3
年齢グループ2の矢状面

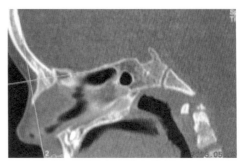

図21-4
年齢グループ2の矢状面と計測法

マルチスライスヘリカルスキャンが可能な2種類のスキャナー（NEMC、Sensation 16［SIEMENS］）を用いて、顔面骨に対する実験計画書に従って撮影した。プロトコールに準じて、画像を120kVと120mAsで撮影した。回転時間は0.75秒、スライス幅は1mmであった。コリメーション幅は0.75mm、回転方向は頭尾方向で4.7mmであった。被験者は、仰臥位で撮影された。初めの調査では側面方向、体軸方向であった。撮影の解剖学的範囲は、前頭洞最上部から下顎骨までとした（表21-4）。

画像撮影に使用された2つめのマルチスライスヘリカルスキャンは、Volume Zoom（SIEMENS）であった。実験計画に準じて、画像を140kVと100mAsで撮影した。回転時間は0.75秒、スライス幅は1.25mmであった。コリメーション幅は1mm、回転方向は頭尾方向で3.5mmであった。被験者は仰臥位におかれた。初期スカウト像は側面方向、投影相は軸方向であった。解剖学的範囲は前頭洞最上部から下顎骨までとした（表21-5）。得られたスライス画像データはPicture archive communication system（PACS）に保存し、LEONARDOワークステーション（SIEMENS）にローディングした。画像は矢状面に再フォーマットし、鼻上顎複合体の成長を評価した。実験計画に準じて、解剖学的計測点の明確化に有用なLEONARDOソフトウェアを適宜用いて、ウィンドウ条件を2500/200に調節した（図21-1）。篩板から歯槽上点（SP）までの矢状断面は、冠状面と横断面の正中線を調整した後に篩板から上プロスチオン（SP）までの矢状断面と設定した。Jonesら［2002］は、病的状態の有無に関係なく、左右に存在するいずれのパラメータについても

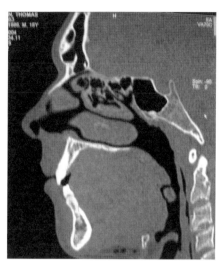

図21-5
年齢グループ7の矢状面

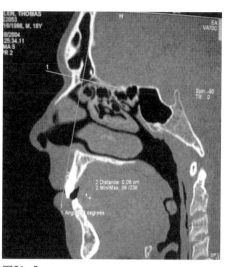

図21-6
年齢グループ7の矢状面と計測法

統計学的に有意な差は認められないと結論づけた。LEONARDO 距離測定ソフトウェアを用いて、調整後の正中線から選択した矢状面の距離計測をした。解剖学的計測点の重ね合わせのために、2Dの頭部X線規格写真上での嗅覚面を位置づけることは不可能であった。形式化した矢状断面の三次元CTを用いることによって、嗅覚面(篩板)をより簡単にかつ鮮明に確認することができた。鼻上顎複合体の解剖学的計測点として、篩板と、篩骨と鼻骨接合部にある篩板の最前点と最後部を結ぶ線を、まず決めた。篩板はウエハース様の薄い骨であり、前端と後端ははっきりしている。鼻上顎複合体の前縁の平面は、前頭葉最前部からはじまり篩板平面に対して垂直に下方に延長した平面である。画像処理を行うための、LEONARDO ソフトウェアを用いて、角度を90°と決めた。上顎骨の最前方点と最下点を標的とし、これを上プロスチオンとして用いた。その位置は前縁上に、正確にあることが予測されていた(プログラムされていた)が、われわれの知見では普通約1mm前後の差がみられた。したがって、鼻上顎複合体は嗅神経の分布する垂直軸に沿った発育により位置づけられる。前縁から上プロスチオンSPまでの距離は、LEONARDO ソフトウェアを用いて測定した(画像サンプルは図21-2〜6を参照)。上プロスチオンSPがAGBより短い場合は正(+)の値、上プロスチオンSPがAGBを上回る場合は負(−)の値として記録した。検者内における測定値の計測誤差は、無作為に選択した被験者35例を対象に実施し、同一の検者が最初の測定値を見ないで再度測定した。この測定は、2週間以上間隔を空けて行った(表21-6)。検者間の計測は、無作為に選択した被験者10例を対象に実施し、別の検者(E.A)が再度測定した(表21-8)。各群の標準偏差を示す(表21-2)。

第2年齢群の平均値は、第1年齢群を上回った。これはSPからABまでの距離が、第2年齢群で増加したことを意味する。年齢が高いすべての年齢群については、平均値は連続的に減少していた。第7〜8年齢群では、平均値が増加した。これは第7年齢群で1.02の外れ値が1つあり、その他の数値は0.07、0.03、0.01、0.04、0.09、第8年齢群で0.44の外れ値が1つ認められ、その他の数値は、すべて0であったためである(表21-6)。

表21-6
各年齢(0.01～14.50)とグループ(1～4)の正中から矢状面までの距離と前縁から
上プロスチオンSPまでの距離：CM

Age: Years	Sagittal section distance from mid line: centimeter	Age group	Distance anterior boundary to SP: centimeter	Age: Years	Sagittal section distance from mid line: centimeter	Age group	Distance anterior boundary to SP: centimeter
0.01	0.16	1	0.82	14.58	0.26	4	0.28
0.06	0.37	1	0.37	15.17	0.30	4	0.47
0.25	0.31	1	0.54	15.25	0.21	4	0.50
0.58	0.24	1	0.71	15.66	0.22	4	0.34
1.17	0.24	1	1.02	16.08	0.28	5	0.57
1.33	0.20	1	0.71	16.08	0.26	5	0.26
1.75	0.23	1	0.47	16.49	0.25	5	0.29
2.00	0.20	1	0.99	16.75	0.27	5	0.24
2.92	0.21	1	0.78	16.83	0.37	5	0.37
3.92	0.19	1	0.88	16.90	0.30	5	0.35
4.08	0.28	2	0.77	17.00	0.25	6	0.14
4.90	0.25	2	0.43	17.08	0.20	6	0.20
5.00	0.20	2	0.71	17.50	0.27	6	-0.75
5.58	0.22	2	1.01	17.67	0.22	6	0.54
7.50	0.25	2	0.87	18.25	0.24	7	0.07
7.91	0.33	2	1.10	18.25	0.31	7	0.03
9.08	0.22	3	0.48	18.42	0.29	7	0.01
11.08	0.26	3	0.46	18.42	0.25	7	0.04
11.17	0.22	3	0.98	18.45	0.28	7	0.09
11.83	0.22	3	0.52	18.83	0.20	7	1.02*
13.00	0.21	3	0.79	21.00	0.26	8	0.00
13.53	0.26	3	0.69	21.33	0.26	8	0.00
13.83	0.26	3	0.86	21.75	0.21	8	0.44*
14.00	0.26	3	0.77	21.99	0.22	8	0.00
14.25	0.29	4	0.54				
14.50	0.34	4	0.31				

*: measurement repeated

年齢間(独立変数)とSPから前縁までの距離(従属変数)について、回帰分析を行った。散布図を作成したところ、10歳未満の被験者のデータでは、明確な解釈は得られなかったが、明らかな変化がみられ、測定値は減少後に水平状態となった(図21-7)。

年齢を連続変数として用いたときのP値は0.0001であり、これによって有意な関連性が確認された。図21-8に、母集団全体の統計学的有意性を示す。

年齢ごとにグループ分けしたところ(表21-1参照)、加齢によってSPから前縁までの距離が減少した。表21-9に示すように、P値は0.0001であり、これによって有意な関連性が確認された。

集団を3つのグループに分けた。

グループ1：新生児～14歳

(A)年齢を連続変数として検討したところ、結果は有意ではなかった(P値：0.767)。
図21-8は、その線形と観測値を示す。

(B)年齢を定数変数として検討したところ、結果は有意ではなかった(P値：0.774)。
図21-9は、その線形と観測値を示す。

表21-7-a
検者内における測定値の計測誤差のデータ

Age	Gender	1st reading	2nd reading
0.01	F	0.35	0.39
0.25	M	0.54	0.54
0.58	M	0.61	0.80
1.17	M	1.00	1.03
1.33	F	0.61	0.80
1.75	F	0.47	0.47
2.00	M	0.99	0.99
3.92	F	0.88	0.88
4.08	F	0.80	0.74
4.90	F	0.42	0.49
5.00	F	0.63	0.78
5.58	F	0.96	1.05
7.50	F	0.93	0.80
7.91	M	0.10	1.09
9.08	M	0.54	0.41
11.00	F	0.45	0.42
13.00	M	0.79	0.79
13.83	M	0.86	0.86
13.997	M	0.80	0.74
14.25	F	0.56	0.51
14.50	M	0.31	0.31
14.58	M	0.28	0.28
15.25	M	0.43	0.57
16.08	F	0.58	0.56
16.08	M	0.26	0.26

表21-7-b
検者内における測定値の計測誤差のデータ続き

Age	Gender	1st reading	2nd reading
16.49	M	0.33	0.25
16.75	M	0.25	0.23
16.83	F	0.41	0.32
16.9	M	0.35	0.35
17.5	M	-0.56	-0.93
18.25	M	0.06	0
18.42	M	0,00	0.01
18.42	M	0,00	0.08
18.45	M	0.09	0.09
18.83	M	1.16	0.88

表21-8
検者内における測定値の計測誤差のデータ

Age	Gender	1st examiner	2nd examiner
1.75	F	0.47	0.18
4.08	F	0.74	0.73
13.83	M	0.86	0.92
15.25	M	0.57	0.59
15.66	M	0.34	0.32
16.49	M	0.25	0.37
18.42	M	0.01	0.15
18.42	M	0.08	0.18
18.45	M	0.09	0.10
0.01	F	0.39	0.23

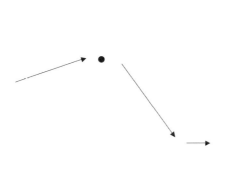

図21-7
年齢に対する計測値の散布図

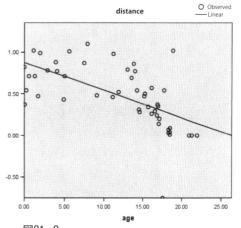

図21-8
全資料の各年齢と分布型

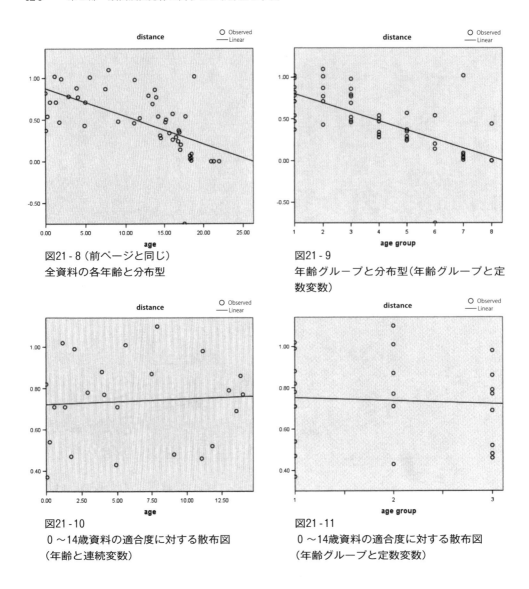

図21-8（前ページと同じ）
全資料の各年齢と分布型

図21-9
年齢グループと分布型（年齢グループと定数変数）

図21-10
0〜14歳資料の適合度に対する散布図（年齢と連続変数）

図21-11
0〜14歳資料の適合度に対する散布図（年齢グループと定数変数）

グループ2：14〜22歳

（A）年齢を連続変数として検討した場合（P値：0.066）。

図21-12はその線形と観測値を示す。

（B）年齢を定数変数として検討した場合。

図21-13はその線形と観測値を示す。

グループ3：11〜18歳

（A）年齢を連続変数として検討したところ、結果は統計学的に有意であった（P値：0.003）。

図21-14はその線形と観測値を示す。

図21-14のグラフから、このグループの予測式を得ることができた。

X軸を年齢、Y軸は上プロスチオンSPから鼻上顎複合体前縁までの距離である。

線形における傾斜はm、切点はbである。

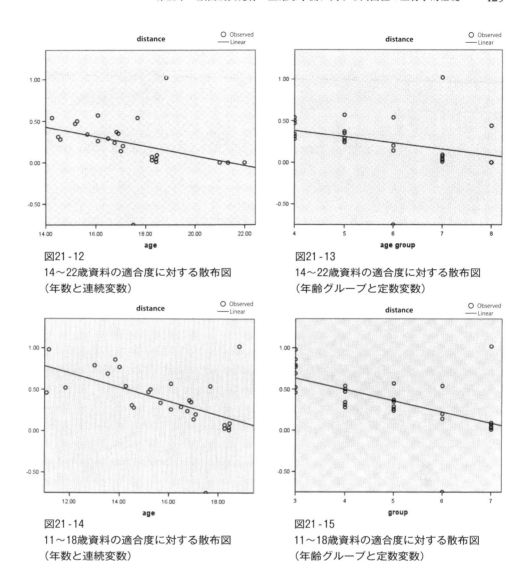

図21-12
14〜22歳資料の適合度に対する散布図
（年数と連続変数）

図21-13
14〜22歳資料の適合度に対する散布図
（年齢グループと定数変数）

図21-14
11〜18歳資料の適合度に対する散布図
（年数と連続変数）

図21-15
11〜18歳資料の適合度に対する散布図
（年齢グループと定数変数）

$Y = m \times X + b$

YはSPから前縁までの距離である。Xは年齢、mは年齢勾配である（−0.085）。bは切点である（1.722）。

距離 = −0.085 × 年齢 + 1.722

臨床で、成人の鼻上顎複合体前縁の位置を確認したい場合には、この公式を適用すること。

$Y = -0.085 \times (患者年齢) + 1.722$

Yは、鼻上顎複合体前縁が前方に移動した程度を示す。

臨床使用する場合は、妥当性を確認するため、この点をさらに検討したほうがよい。

（B）年齢は、定数変数としてみなす。図21-15のその線形と観測値を示すように、有意性が高いP値（0.001）が認められた。

回帰分析は、最後まで各群を比較した結果、推定標準値は、第1〜2年齢群では増加

表21-9
全資料の係数

Model		Unstandardized Coefficients		Standardized Coefficients	t	Sig.
		B	Std. Error	Beta		
1	(Constant)	.866	.085		10.226	.000
	Age	-.032	.006	-.601	-5.215	.000

a Dependent Variable: Measurement
The table shows a statistical siqnificant result with a *P* value of 0.0001

表21-10
各グループの回帰分析

Age group	Standard estimate	*P* value
Group 1	0.6088888889	0.0005
Group 2	0.7050000000	0.0002
Group 3	0.5837500000	0.0009
Group 4	0.2966666667	0.0939
Group 5	0.2366666667	0.1775
Group 6	-.0775000000	0.6838
Group 7	0.1000000000	0.5652
Group 8	0.0000000000	

表21-11
グループ8の収集データ：記述統計学

	N	Minimum	Maximum	Mean	Std. Deviation
Age	4	21.00	21.99	21.5175	.43980
measurement	4	.00	.44	.1100	.22000
Valid N (listwise)	4				

表21-12
検者内における測定値の計測誤差の相関

		1st examiner	2nd examiner
1st examiner	Pearson Correlation	1	.900(**)
	Sig. (2-tailed)		.000
	N	10	10
2nd examiner	Pearson Correlation	.900(**)	1
	Sig. (2-tailed)	.000	
	N	10	10

**Correlation is significant at the 0.01 level (2-tailed).

し、その後、第3、4、5、6、7年齢群では連続的に減少した(表21-10)。

第1～3年齢群において、*P*値の有意性は高かった。第1～2年齢群では、推定標準値が増加した。前頭葉は5歳まで増大するため、この増加は当然であった。この年齢群における前頭葉は、まだ完全に成熟していないため、前縁は後方に位置するからである。第3、4、5、6、7年齢群では、推定標準値が連続的に減少した。

第7年齢群については、この値が0に近づくかを分析したところ、第7年齢群(＞18～19歳)では、1.02の外れ値が1つ存在した。測定は、2回繰り返して行った。

第8年齢群については、記述的分析を用いてこの数値が安定しているかどうかを検討した。この年齢群では0.44の外れ値が1つあり、そこで測定は2回繰り返して行った(表21-11)。

検者内での測定誤差をみるために行った相関は、2つの測定値間に有意な相関を認め($P<0.0001$)ピアソン相関は、0.962であった。

検者間での測定誤差をみるために行った相関分析では、2つの測定値間に有意な相関を認めた($P<0.0001$)。ピアソン相関については、0.900であった(表21-12)。標準偏差は、0.04495であった。

考察

　これは、鼻上顎複合体の成長ベクトルを評価するため、三次元画像データを用い、ヒトの顔面の成長予測するために固有の生物学的アプローチを適用した初めての研究である。重要な点は、個々の小児の顔面成長を予測するために直接使用する固有の生物学的情報は、同一の小児から入手したものであり、被験者が属する群の平均値から得た「標準値」ではないことである。この研究における矢状断面は、横断面と冠状断面を利用して構成したものなので、この矢状面は、真の解剖学的計測点を示している。臨床医は、臨床診断、治療計画そして患者指導を行う際にこの三次元画像から得られるさまざまな利点に気づくことであろう。　被験者の年齢は、第1年齢群では新生児～4歳、第2年齢群では4歳超～8歳であり、これらの2群ではSPから前縁までの距離の増加を認めた。これは、Farkas[2003]の研究結果によって裏づけられた。Farkasによって、前頭部の幅径は1～6歳の間の早期に急速に増大し、頭部周囲径は6歳まで増加するが、その後の成長速度は緩徐であることが示された。生後5年間の前頭蓋窩の成長は急速である(Farkasら[1992]、Broadbentら[1975])。主な成長期は、生後5年より以前と以降の2期であることが示された。男児の正面像では、生後5年間にみられる前頭蓋窩の成長発育は急速であるが、女児の成長発育パターンでは、それよりもさらに集中的である。蝶形骨体および中頭蓋窩は、男女ともに急速に発育するが、女性のほうがより急速である。これらの結果は、頭蓋底のさまざまな部位にみられる成長発育パターンの新たな概念を提供している。この研究において、各群を最後まで比較したところ、第3～7年齢群の標準推定値は連続的に減少した(表21-10)。この結果は、鼻上顎複合体が嗅覚成長発育ベクトルに沿って絶えず成長発育することを示すものである。前述のとおり、これは嗅覚部位によって確立された垂直面である。これによって、篩板は上顎骨の嗅覚部位の成長発育方向への成長発育を決定づける型紙となる。これまでさまざまなところで述べてきたように、篩板に対して垂直であるこの平面は、鼻上顎複合体の成長発育方向とその大きさに対する嗅覚成長発育ベクトルを示すものである。McMahonらは、ヒトと類人猿を対象とした彼の博士論文の中で、この生物学的関係を明らかにした。

　第1～3年齢群を対象に回帰分析を行ったところ、有意性または信頼性の高いパターンはみられなかった。頭部形状の差については、多数の変数または民族的背景における差に起因しうるとして、さまざまな見解が示される可能性がある。上プロスチオンSPから前縁までの距離は、18歳ごろには0に達し、データの中に外れ値を認めたため、2回繰り返して測定した。21歳の年齢群では、上プロスチオンSPから前縁までの距離が0を超えることはなかった。このことは、この年齢群では鼻上顎複合体の前方への成長発育が停止していることを示している。このデータでは、外れ値を認めたため、2回繰り返して計測した。McMahonら[1999]は、類人猿における篩板の位置が成長発育時の顔面の回転程度に影響を及ぼして、鼻上顎骨格系の変化に重要な影響を与えることを示した。1～18歳の被験者(表21-10)では、年齢は鼻上顎複合体からその生物学的な潜在的成長発育限界までの距離の縮小と有意に高い相関を示していた(表21-10)。その結果、SPから鼻上顎複合体前縁までの距離は加齢によって減少することがさらに示された。鼻上顎複合体は、11～18歳

まで前方成長発育は予測されうる。この予測式は、以下のとおりである：

$$距離 = -0.085 \times 年齢 + 1.722$$

矢状断面は冠状断面と体軸断面の両方から確認し、解剖学的計測点を通るように矢状断面を選択し、正中線からの距離を記録した。その結果、正中線からの矢状断面の位置は一定となり、最小の標準偏差を示す結果となった。同一の検者が2週間以上の間隔を空けて2回読み出した測定値の検者内測定誤差には、高い相関性を認めた。無作為に選択した資料を対象に、別の検者（E.A）が行った測定値についても、その数値の信頼性と再現性が高いことがわかった。

結果の概要

年齢と鼻上顎複合体から、その生物学的な潜在的成長発育限界までの距離の減少には、非常に高い相関性があることが図21-9、表21-10に示すようにわかった。このことは、上プロスチオンから鼻上顎複合体前縁までの距離は、加齢によって減少するという仮説を裏づけるものである。

結論を述べると、この研究によって個々の小児特有の生物学的潜在能力に基づいた成長発育を予測する方法が示された。上プロスチオンから鼻上顎複合体前縁までの距離は、加齢にともない連続的に減少しつづけた。統計学的に有意であった（$P = 0.0001$）。

予測式に基づいて、鼻上顎複合体の11～18歳の間の前方成長発育を予測することが可能であると考えられる。鼻上顎複合体の前方への成長発育は18歳ごろに停止し、少なくとも22歳までは変化しない。この22歳という年齢は本研究でのもっとも高い年齢であった。

謝辞

本章に必要な材料を提供していただき、この研究が実施可能となるよう支援してくださったDr. Rafeeque BhadeliaとDr. George Whiteの両先生に、感謝致します。そして、私に本研究を始める動機づけをしてくださり、本章の作成を指導してくださったDr. Donald Enlowに謝辞を申し上げたい。

第22章

口腔顔面領域の神経筋系の成熟

Robert E.Moyers, D.D.S., Ph.D.*
David S. Carlson, Ph.D.

出生前の成熟

　出生前にあっては、ヒトの神経筋系の成熟は均等には起きない。口腔顔面領域の成熟が（神経生理学的な意味で）四肢より前に成熟するのは、偶然のことではなく、それは口腔が、呼吸、哺乳および口咽頭気道の保護の上で重要な部位だからである。ヒトの胎児では、8週目ごろまでに一般的な全身的な反射運動が触刺激によって誘発される。どの刺激に対して反応するのかについては、まだ明らかになっていないが、早くも9週目の半ばには2、3の自発的運動が観察されている。特異的な末梢性の限局した反応は、11週目より以前に起きると考えられる。この時点では鼻－口腔部位を刺激すると、側屈反応がみられる。14週までに、運動はより一層個別化され、きわめて繊細な動きが行えるようになる。口腔領域への刺激に対して全身運動はみられなくなるが、その代わりに顔面筋や口輪筋が反応するようになる。たとえば、下唇を刺激すると舌が動く。上唇を刺激した場合、口は閉じられ、ときどき嚥下が起きる。

　胸部と腹部における呼吸運動が最初にみられる時期は、16週ごろである。ヒト胎児では、18週中ごろ（月経齢）に嘔吐反射がみられることが示されている。25週までの呼吸は浅いが、この呼吸が確立されると、数時間は生命を維持することができる。

　完全な吸啜と嚥下運動は、少なくとも32週までみられないと考えられているが、29週目には口を刺激すると吸啜運動が誘発される。

　Davenport Hooker と Tryphena Humphrey は、出生前の口腔顔面神経筋系の成熟について、規則的で連続的に段階的に事象が起きるが、その段階は全身にわたってみられるが、口咽頭部ではより早く進行してみられることを示した。小児が生存するためには、これらの成長発育の段階はすべて出生時までに確立される必要がある（Humphrey[1970]）。

---

*故人。

新生児の口腔機能

　出生時の触覚鋭敏度は、口唇や口腔のほうが指よりもはるかに発達している。乳幼児は物体の大きさや物の感触を確かめるために物を口まで運び、その後、口腔内に入れる。これは歯が萌えてくる時のむずがゆさのせいでもある。新生児はよだれを垂らしたり、わけのわからないことをブツブツいったり、つま先をくわえたり、親指を吸ったり、口で喉を鳴らす音を出したりする。

　フロイト学派は、このような行動すべてを成人の喫煙と同様に、口腔での快感と考えるが、乳幼児ではこの時期の身体の中でもっとも感受性の高い感覚系の発現であると、この行動は理解できる。新生児の口腔機能は、主に局所的触刺激によるものであり、特に口唇と舌の前方部によって導かれる。

　この年齢では、舌の動きは舌自体がコントロールするのではなく、表在感覚に従う。新生児の舌は、上下の歯肉堤の間に位置する。しばしば上下唇の間から突き出てはさまれている。これにより知覚の誘導をより容易に果たすことができる。低年齢の乳幼児の場合、口によって外界を認識する程度が大きいため、口腔の運動のすべては感覚のメカニズムによっているといえる。

　低年齢の小児の口唇や舌に触れると、あなたの指につれて、小児は頭と身体を回転する。その後まもなくすると、頭部は身体と別に回転し、さらにもう少しすると頭を動かさないで下顎を動かすようになる。最後には、新生児は下顎の動きがなくても、舌の運動だけで、たどることができるようになる。これらの過程は歯の萌出に順序があるように、自然に順次みられる現象である。

　乳児の口は、いろいろな目的に使用される。口腔と顔面の知覚機能は、味覚、嗅覚と顎位の感覚機能が連合している。新生児の環境との最初のつながりは、口腔、咽頭および喉頭によって確立される。ここには、容易に反応する受容器が集まっていて、それらが刺激を受け、すでに成熟している脳幹に作用し、この脳幹が呼吸や哺乳運動を調節したり、呼吸や哺乳時の頭頸部の位置を決めるような調節機能を果たしている。

　舌や口唇の感受性は、その他の身体部位より鋭いと考えられる。顎運動を含め、口腔機能の知覚に誘導される領域はきわめて広い。これらの感覚入力は、舌、口唇、軟口蓋、咽頭後壁、顎関節などのいろいろな二重接触面によって行われる。この複雑なシステムを統合、調整そして判断するには、広範囲のさまざまな感覚信号が必要である。

乳幼児の吸啜と嚥下運動

　口腔運動の機能の達成度は、未熟な乳幼児の神経学的成熟度を示すよい目安となる。小児は、口腔反射運動を初めて学習してから数年後でも、同一パターンの運動を行うことが明らかになっている。乳幼児期から継続的に記録されている小児を対象とした研究がある。離乳から9年後に哺乳瓶をくわえさせたところ、乳幼児期と同じ吸啜、嚥下運動と呼吸リズムが観察された。もし、吸啜-吸啜-嚥下パターン(すなわち、1回の嚥下に対して吸啜運動を2回行う[2回対1回]パターン)の嚥下がみられた被験者では、数年後に観察さ

れた運動リズムも同様であった。パターンが3回対1回、または4回対1回の場合であっても、そのパターンは維持されている。このような原始的な反射を変えることは困難である。現在、われわれはこのような基本的メカニズムの条件づけに関して余りにも知らなさすぎ、これらの特異的反射に変化を与えようとすることは馬鹿げたことである。われわれは、これらの問題に対してさらに時間を割き、少なくとも理論的に条件づけしうる機会を探る必要がある。

顎をリズミカルに上下することによって、吸啜運動と協調しながら舌の位置を順次変化させることができる。吸啜運動は、気道の位置を一時的に維持する運動機能と密接に関連している。

われわれの研究室で実施した筋電図による研究は、英国の多くの研究者から報告された視診による所見を確認した。すなわち、下顎運動は咀嚼筋によって行われるが、乳幼児では舌筋群と顔面筋との(咀嚼筋ではない)協調収縮によって、乳児性嚥下時の下顎が固定されることを確認した(Moyers[1964])。実際、乳幼児の場合、嚥下時の舌は歯肉堤の間に位置しており、口唇の舌側面に押しつけられている。したがって、ヒトの乳児嚥下は成人嚥下と神経筋系のメカニズムが異なっている。

乳児嚥下特徴的様相は、以下のとおりである：(1)上下顎は離れ、舌は歯肉堤の間に位置する、(2)第Ⅶ脳神経筋の収縮と舌の介入によって、下顎は基本的に固定される。(3)口唇と舌の感覚の交換によって、嚥下は大部分誘導され、制御される。

気道の維持

口腔－顎筋系は、口腔咽頭気道を維持するという生命維持に必要な重要な位置的関係に重要な役割を担っている。安静時の乳児の場合、2つの事柄によって気道径が一定に保たれる。すなわち、(1)下顎が前後的に維持されること、(2)舌と咽頭後壁の関係が固定されること。

また、これには脊椎周辺の体軸筋も関与している。これらの新生児にみられる原始的防御機構は、成長発育にともなって頭頸部のすべての姿勢機構を発達させる運動系の基盤となっている。気道の生理的維持は必要不可欠であり、人生が始まる初日から重要なものである。

眼の焦点を合わせることも、四肢を意図的に動かすことも、頭部を直立させていることも、また、消化管下端を完全に制御することもできない小さな新生児は、口腔－顔面領域のいくつかの機能に対しては完全かつ巧み制御を示している。それはなぜか。このような制御が、生きるために必要だからである。

乳児の泣き行動

　乳児が目を覚まして泣くとき、口腔領域は局所的刺激に反応しない。口は大きく開いているが、舌は下唇と口蓋から離れている。泣いている間の咽頭気道の広さは一定でなく、泣きながら息を吐く時の気道の狭窄も不規則で画一的でなく、交互に起きる吸気時には気道は大きく拡大する。

嘔吐

　嘔吐、すなわち異物の嚥下やのどに異物が入り込むことを拒否する反射機構は、気道と消化管を保護する防衛反射が誇張された表現である。嘔吐反射は出生時にすでにみられるが、小児が成長するに連れて、いろいろな物を記憶し条件づけする視覚的、聴覚的、嗅覚的そして心理的な刺激へ順応するようになり受け入れられるようになる。

生後初期における口腔の神経筋系機能の成長発育

咀嚼筋

　急速かつ特異的に成長発育する頭蓋顔面構造と成熟しつつある神経筋系の相互作用によって、新生児にみられる初歩的な口腔機能の一連の変化がもたらされる（Moyers[1964、1969、1988]）。この時点の下顎骨が下前方に成長の程度は、中顔面より大きく、甲状骨や甲状軟骨は頭蓋底や下顎骨から著しく離れている。

　筋組織が成熟し、顎関節の外形が決まることによって、下顎がより安定する。下顎骨が成長すると舌が口蓋から離れ、咽頭の拡大が促進され、気道の通気性が良くなる。これはたいへん重要な点である。

　軟口蓋と舌は普通、接していることが多いが、舌は下顎骨の成長によってさらに下降することはないため、口唇との機能的関係が変化する。その変化は、歯槽突起の垂直的成長発育によって助長される。したがって、舌と口唇の形態学的関係も変わってくる。この時期になると安静位の状態では、舌は通常、口唇、頬壁と軟口蓋と接触した状態ではなくなる。口唇は伸長し、選択的に動かせるようになる。すなわち、舌は、口唇や下顎運動と無関係に独立して動かせるようになる。口唇の弁機構は、安静時や摂食時につねに維持され、食物が口からもれることはない。

　顔面表情の発達はもちろんのこと、発話や咀嚼機能の発達には、さらに個々の部分の独立した動きが必要である。しかし、新生児の口唇は吸引具のように舌周辺に密接していて、下顎全体の運動に調和して動く。発語、顔の表情、そして咀嚼には、運動要素の自律性の発達とともに、新たな運動パターンの発達が必要となる。これらの機能の成長発育様相については、すべてが明らかになっているわけではない。しかし、咀嚼は乳児の哺乳か

ら順次発達するのではないことは明らかである。むしろ、中枢神経系の成熟によって、完全に新たな機能が発現すると考えられる。これらの機能は、かなりの程度歯の萌出が引き金になって発現する。

咀嚼の成熟においてもっとも重要な因子の1つは、新たに萌出してきた歯の感覚にある。下顎の位置を制御する筋肉は、対咬する切歯の最初の咬合接触によりきっかけを与えられる。切歯萌出時、短い間隔で記録された連続的な筋電図による研究では、上下顎切歯が、無意識に接触したその瞬間、顎筋は歯の萌出に順応して機能を学習し始めることが示された(Moyers[1964])。

したがって、切歯が最初に萌出してくるので、閉口パターンは側方運動より前後運動のほうが正確に決まってくる。すべての咬合機能は、段階的に学習される。中枢神経系と口腔顔面筋および顎筋は同時に成熟し、通常、顎や歯列の成長発育と同期して成熟する。

ごく初期にみられる咀嚼運動は、あらゆる運動能力の学習初期におけると同様、不規則かつ協調性がお粗末である。乳歯列が完成すると、個々の咬頭嵌合パターンがより効果的に発揮されるため、咀嚼周期は安定性を増してくる。きわめて低年齢の小児では、咀嚼運動に対する感覚誘導は、顎関節、歯根膜、舌と口腔粘膜、筋中の受容器によって起きる。これらのうち、もっとも重要な受容体が顎関節であり、その次が歯根膜であると考えられている。咬頭の高さ、咬頭傾斜の角度そして切歯誘導(乳歯の場合、通常はきわめてわずかである)は、乳幼児の咀嚼パターンの確立に関連している。しかし、この段階での関節隆起は明確ではなく、側頭窩は浅いため、この年齢における下顎頭部の誘導は重要でない。むしろ関節隆起の骨形成は、顎関節機能によって形成が促進される(原因となる)ような所に形成されると考えられる。同様に咬合平面は、歯が萌出中では歯列や神経筋系の構造や機能により位置づけられうる高さまで歯槽突起が成長することにより、決まってくる。

咀嚼周期中にみられる個々の運動は、多くの機能的要因が発達し統合されたパターンである。低年齢の小児において、乳歯列が完成したときでは、咀嚼関係は、ほぼ理想的な状態である。それは、3つすべてのシステム(骨、歯と筋肉)に、まだ成長発育の上で順応性がみられるからである。乳歯列の咬頭の高さや被蓋度は比較的浅く、骨成長は急速で順応性は高く、運動路やパターンがまだ十分確立していないため、神経筋系の学習能力も高く習得しやすい。歯科医なら誰でも知っているとおり、年令が進めば進むほど、咀嚼の変化に対する順応性は、困難になる。

顔面表情

ほとんどの微妙な顔面表情は、例外なく主に模倣によって習得される。その発現は、乳児期の嚥下の際に第Ⅶ脳神経支配の筋の初歩的な使われ方がなくなるころである、とわれわれは考える。親の表情から、新生児の顔面表情をすべて想像しうるであろう。実際に、乳児を客観的に観察すると、むしろ表情がないことも多いということに気づく。その理由は、顔面筋が乳児の嚥下時に、下顎を支持し安定させるため、大きな働きをするために使われるからである。最終的に、下顎が咀嚼筋によって、特に不随意運動である嚥下反射

時に、コントロールされ安定化されるようになると、第Ⅶ脳神経支配の繊細な筋は、真の「顔面表情筋」となる。

多くの顔面表情は模倣によって学習されるが、一部の顔面表情は学習によるものではなく、下等霊長類の反射のなごりであることがある。サル様の形状に成長発育した現代の霊長類4系列の中に、同じような顔面表情が見られる。比較研究では、たとえば防御のための怒りの表情が、いろいろな霊長類で類似した反射による顔面表情として表れるが、それと同じ原始的な表情を親しい友人にも見られることがある。

発声

目的をもった発声は、乳児の反射による泣き叫びとは異なる。乳児の泣き叫びは、突発的に生じる吸気や呼気に関連した不規則な舌や下顎の位置と関連している。これとは反対に、発声は下顎、咽頭および舌が安定した位置にあることが前提に行われる。乳児の泣き行動は、概して単純な爆発的な呼気の放出の置き換えであるが、発声は呼吸と緊密に同調している多相性の連続した運動である。発声は規則的であり、乳児の泣き行動は突発的である。発声には、学習時に複雑かつ洗練された多様な知覚的に条件づけられた要素が必要である。乳児の泣き行動は原始的であり、学習されたものではない。

発声は以下の4つの要素からなる：（1）言語－思考を伝達する際に用いられる用語の知識、（2）声－咽頭にある振動する声帯に空気が通過することによって発せられる音、（3）調音－音を発する際に使用される発声器官（口唇、舌、歯、下顎、口蓋など）の運動、（4）リズム－質、長さ、タイミング、音、言葉、段落、文章などの変異。聴覚、視覚または口腔感覚の障害がみられない場合、小児は聞こえる会話から話し方を学ぶ。発語障害は、言語、声、発音とリズムの欠如あるいは障害、またはこれらの複合した状態である。

成熟嚥下

生後1年目の後半に、いくつかの機能の成熟現象が起きることが多く、口腔顔面筋の機能が著しく変わってくる。切歯の位置が決まることによって、下顎がより正確に開閉運動できるようになり、舌はより後退し、咀嚼の学習が始まる。両側臼歯咬合が確立されると（一般的に第一乳臼歯の萌出にともなう）、まもなく真の咀嚼運動が行われるようになり、成熟した嚥下運動の学習が始まる。しだいに、第Ⅴ脳神経支配筋が嚥下時の筋肉による顎位の安定化に関与するようになると考えられ、顔面表情筋による、吸啜と乳児嚥下という乳児の未熟な機能は消滅し、より繊細かつ複雑な発話や顔面表情の変化の機能の学習が開始される。乳児嚥下から成熟嚥下への移行は、数ヵ月にわたって起き、これは神経筋系要素の成熟、顎位の直立、その結果生じる下顎に対して重力がかかる方向の変化、本能的な咀嚼への欲求、食品への対応に必要な能力、歯列の成長発育などがかかわっている。小児の多くは、成熟嚥下運動の特徴を12〜15ヵ月目で習得するが、個人による差は大きい。成熟嚥下の特徴は以下のとおりである：（1）歯は咬み合っている（ただし、液状食塊の場合は離れる）、（2）下顎は、第Ⅴ脳神経筋系の収縮によって安定する、（3）舌先端部は切歯

の上後方にある口蓋に向かって挙上する、（4）嚥下時に口唇の収縮がわずかにみられる。

顎位の神経制御

　顎位は、他の多くの自動性身体活動と同様に、たとえ意識的に顎位を変化させうるとしても、主として反射によって制御されている。驚くほど多くの顎機能は、たとえ意識的制御が可能であった、またそのような制御が必要な場合もあるけれども、ほとんど無意識下で遂行される。顎関節嚢にある受容器は、これまで考えられてきたよりもはるかに重要である。

　顎位や顎機能の神経生理学的制御に関するほとんどの研究は、健康な成人を対象にした臨床的な補綴学的考え方を、小児の臨床に当てはめる傾向があった。多くの研究が進行中ではあるが、現時点では口腔顔面と顎の神経生理学における成長発育学的側面に関する知識は不十分である。われわれの知識のほとんどが、退行していく成人の咬合に関する研究から得たもので、これらの重要な臨床的知識は、小児では通用しない可能性があったり、または成長発育途上にあっては異なった意味をもたらしてしまう可能性があることを想起する必要がある。

　無条件下の顎位や機能には、気道を維持するための下顎位、そして無意識の反射による嚥下も含まれる。下顎位（歯科では安静位と呼ぶことがある）は、顔の垂直的高径の決定因子であるため、下顎位を決定する神経生理学的機序は、歯科医にとって重要である。多くの人の考えでは、無意識下の嚥下時の下顎位は咬合の恒常性（ホメオスタシス）にあって、重要な要因である。というのは、無意識的に嚥下するときは人はいつでも、咬合関係は安定化されるか、あるいは歯の咬合干渉による場合には、下顎の運動により安定した咬合関係が保たれるところまで変位していく。

　条件づけられた顎位や機能には、これらすべての咀嚼、成熟嚥下運動、発音や多くの顔面表情が含まれている。

咬合のホメオスタシス

　あらゆる時点で咬合の安定性は、歯にかかるあらゆる力の総合された結果である。これらの力のなかには、計測されているものもあるが、咬合のホメオスタシスをもたらすあらゆる力とその対抗力の総和を正確に記述することはまだできていない。咬合のホメオスタシスは、歯根膜、顎関節とその他の咀嚼システムからの複雑かつ精巧な知覚フィードバック機構に依存している。このような知覚フィードバックは、筋収縮の強度と性質を決定する上で有用な制御機序となっている。個々の歯は、収縮する一対の筋肉の間に位置する。また、隣接歯と接し対咬歯と咬合する。上下方向の歯の位置は、多くの生理学的力により決定される。生理学的力としては、萌出力、嚥下時の歯の咬み合う力、咀嚼力、歯冠部の咬耗などが含まれる。下顎の無意識的嚥下位、あるいはほぼそれに近い位置での咬合干渉は、嚥下時に生じる筋収縮力を反射的に低減させる傾向がある。嚥下反射はきわめて高頻度で起きるため、咬合のホメオスタシスには、重要な役割を担っている。咬合のホメオス

タシスに関与するその他の因子には、歯が自然に近心へとドリフトする傾向、前方にかかる力、頭蓋顔面複合体の骨成長、および歯槽骨の成長発育と骨改造がある。現在では、咬合関係の特徴を生み出すには、神経筋機構と骨成長発育の要素は、従来いわれてきた咬頭傾斜、咬頭の高さ、関節頭による誘導などより重要であると考えられている。咬合の適応が、つねに神経筋系や頭蓋顔面骨の変化に順応して起きる必要性があるということの他に理由がないのであれば、歯学の教科書に記載されているように、咬合関係には安定性があるとは決していえないと現在では一般に考えられている。咬合のホメオスタシスは、いろいろな組織系の中での反応と順応という複雑なシステムの中で達成され、維持されている。

神経筋機能が顔面成長に及ぼす影響

　胎児の成長発育のごく初期から、骨とそれに付着する筋系との間には、緊密な機能的関係が存在する。骨の成長発育にともなって、筋肉も大きさを変化させる必要があることは明白である。したがって、骨の成長発育と骨に付着する筋肉は関係が深く、筋肉と骨の間に起きる調整は、正常な成長発育の一環である。また、成長発育時に筋肉は徐々に転移し、異なった付着の部へ経時的に移っていく必要がある。骨成長発育にともなって、筋肉と骨との付着の場は、絶えず調整される。

　機能的に使用されているか否かが、四肢骨の皮質骨の厚さをある程度決定する。しかし、頭蓋顔面の骨格系における筋機能と骨形態、さらにその成長発育との関係を明らかにすることはたいへん困難である。顔面骨のなかのある部位は、機能にきわめて依存している。たとえば、歯根周辺の歯槽突起や側頭筋が付着する筋突起がそうである。骨形態と頭蓋顔面の関係は、一般に、口呼吸、過大な咀嚼機能などの因子によって決定される。頭蓋冠、頭蓋底と鼻上顎複合体の場合、筋以外の機能的特性が明らかにこれらの構造の成長発育に重要な役割を果たしている。すなわち、脳、眼球、軟骨などの成長発育である。

　重要な下顎頭軟骨を有する下顎は、歯科医、特に歯科矯正医が強い関心を寄せる部位である。筋機能の違いが、筋付着部位に大きな影響を及ぼし、歯の成長発育や歯を使うことが歯槽突起に影響することは、一般的に一致した見解である。しかし、一方、下顎骨の大きさや全体的な形について、筋機能がもっと全般的に影響を与えうるのか否かについてはまだ議論の余地がある。成長発育期にある小児のⅡ級不正咬合の治療を行う歯科矯正医にとって、これは非常に重要なポイントである。

　エビデンスはまだ不十分であるが、現在多くの研究者は、下顎骨の大きさや形態の決定に、これまで考えられていたよりも筋機能がより重要な役割を果たすと考えられている。たとえば、かなりしっかりした実験的研究によって、咬筋と外側翼突筋は、下顎頭軟骨の成長に重要な役割を果たしていることが示されている。しかし、これが直接的な作用であるのか、または筋機能が単に生力学的環境の変化によって下顎頭の成長発育に影響を及ぼすのかについては、まだ明らかになっていない。

矯正治療の筋組織に及ぼす影響

　重度の不正咬合は、顎関節部に病的変化を引き起こすことが知られている。このことは、関節内の感覚受容器が徐々に障害されるため、このような不正咬合の矯正治療を受ける患者の場合、正常な者と比較して、下顎位を正確に決定しにくいことが知られている。このような不正咬合に対し矯正治療を行うと、下顎の運動範囲が著しく変化し、下顎位を決める際の正確性が向上する。矯正治療を受けた患者に咬合調整を行うと、上下の歯が離れた嚥下から咬合して嚥下する嚥下様式が顕著に変化することが示された(Moyers[1988])。したがって、咬合調整を取り入れた矯正治療は嚥下反射を条件づけしたことになり、矯正治療後の咬合の安定に寄与することになる。矯正治療終了時にみられる咬合の不調和は、治療後の咬合の安定性を破綻させることになり、治療後の後戻りの大きな原因となることが示されている。矯正治療後にみられる、その他の筋系の適応変化には、口唇の姿勢位、舌位、下顎位、咀嚼ストロークと呼吸様式の変化などがある。

文献集

Aboudara CA, Hatcher D, Nielsen IL, et al. A three-dimensional evaluation of the upper airway in adolescents. Orthod Craniofac Res. 2003;6(suppl 1):173-175.

Abraham RA. A cephalometric investigation of craniofacial growth based on an occlusal reference system. Angle Orthod 1969;39:198–208.

Ackerman RJ. The Michigan School Study cephalometric norms expressed in template form. Am J Orthod Dentofacial Orthop 1979;75:282–290.

Ackerman, J. L., Y. Tagaki, W. R. Proffit, and M. J. Baer: Craniofacial growth and development in cebocephalia Oral Surg., 19:543, 1965.

Adams, D., and M. Harkness: Histological and radiographic study of the spheno-occipital synchondrosis in cynomolgus monkeys, *Macaque irus*. Anat. Rec., 172:127, 1972.

Adenwalla ST, Kronman JH, Attarzadeh F. Porion and condyle as cephalometric landmarks—an error study. Am J Orthod Dentofacial Orthop 1988;94:411–415.

Aduss, H.: Form, function, growth, and craniofacial surgery. Otolaryngol. Clin. North Am., 14:939, 1981.

Akdeniz BG, Grondahl HG, Magnusson B. Accuracy of proximal caries depth measurements: comparison between limited cone beam computed tomography, storage phosphor and film radiography. Caries Res. 2006;40(3):202-207.

Almog DM, LaMar J, LaMar FR, et al. Cone beam computerized tomography-based dental imaging for implant planning and surgical guidance, Part 1: Single implant in the mandibular molar region. J Oral Implantol. 2006;32:77-81.

Altobelli DE, Kikinis R, Mulliken JB, Cline H, Lorensen W, Jolesz F. Computer assisted three-dimensional planning in craniofacial surgery. Plast Reconst Surg 1993;92:576–585.

Anderson, J. H., L. Furstman, and S. Bernick: The postnatal development of the rat palate. J. Dent Res., 46:366, 1967.

Angle, E. H.: Bone growing. Dent. Cosmos., 52:261, 1910.

Aranyarachkul P, Caruso J, Gantes B, et al. Bone density assessments of dental implant sites: 2. Quantitative cone-beam computerized tomography. Int J Oral Maxillofac Implants. 2005;20:416-424.

Atkinson, P. J., and C. Woodhead: Changes in human mandibular structure with age. Arch. Oral Biol., 13:1453, 1968.

Avery, J. K., and R. K. Devine: The development of the ossification centers in the face and palate of normal and cleft palate human embryos. Cleft Palate Bull., 9:25, 1959.

Avery, J. K.: Children with cleft lips and cleft palate: Embryological basis for defects of the face and palate. In: *Handicapped Children—Problems, Programs, Services in Michigan*. University of Michigan Educational Series, No. 93. Ann

Arbor, University of Michigan, 1961.

Avis, V.: The relation of the temporal muscle to the form of the coronoid process. Am. J. Phys. Anthropol., 17:99, 1959.

Azuma, M., and D. H. Enlow: Fine structure of fibroblasts in the periodontal membrane and their possible role in tooth drift and eruption. Jpn. J. Orthod., 36:1, 1977.

Azuma, M., D. H. Enlow, R. G. Frederickson, and L. G. Gaston: A myofibroblastic basis for the physical forces that produce tooth drift and eruption, skeletal displacement at sutures, and periosteal migration. In: *Determinants of Mandibular Form and Growth*. Ed. by J. A. McNamara, Jr. Ann Arbor, University of Michigan, Center for Human Growth and Development, 1975.

Azuma, M.: Study of histologic changes of periodontal membrane incident to experimental tooth movement. Tokyo Med. Dent. Univ., 17:149, 1970.

Babula, W. J., G. R. Smiley, and A. D. Dixon: The role of the cartilaginous nasal septum in midfacial growth. Am. J. Orthod., 58:250, 1970.

Baer, M. J., and J. A. Gavan: Symposium on bone growth as revealed by *in vitro* markers. Am. J. Phys. Anthropol., 29:155, 1968.

Baer, M. J.: Patterns of growth of the skull as revealed by vital staining. Hum. Biol., 26:80, 1954.

Bahreman, A. A., and J. E. Gilda: Differential cranial growth in rhesus monkeys revealed by several bone markers. Am. J. Orthod., 53:703, 1967.

Bailey J. The long view of health. CWRU 1992;4:26–31.

Bang, S., and D. H. Enlow: Postnatal growth of the rabbit mandible. Arch. Oral Biol., 12:993, 1967.

Bassett, C. A. L.: Biologic significance of piezoelectricity. Calcif. Tissue Res., 1:252, 1968.

Bassett, C. A. L.: Electro-mechanical factors regulating bone architecture. In: *Proceedings of the Third European Symposium on Calcified Tissues*. Davos, Switzerland, New York: Springer-Verlag, 1966.

Baughan, B., and A. Demirjian: Sexual dimorphism in the growth of the cranium. Am. J. Phys. Anthropol., 49:383, 1978.

Baume, L. J.: Cephalofacial growth patterns and the functional adaptation of the temporomandibular joint structures. Eur. Orthod. Soc. Trans., 1969: 79, 1970.

Baume, L. J.: Ontogenesis of the human temporomandibular joint. I. Development of the condyles. J. Dent. Res., 41:1327, 1962.

Baume, L. J.: The postnatal growth activity of the nasal cartilage septum. Helv. Odont. Acta, 5:9, 1961b.

Baumrind S, Frantz R. The reliability of head film measurements. Am J Orthod Dentofacial Orthop 1971;60:111–127.

Baumrind S, Korn EL, Ben-Bassat Y, West EE. Masking of remodeling effects when a anatomical method of superimposition is used in the absence of metallic implants. Am J Orthod Dentofacial Orthop 1987;91:463–474.

Baumrind S, Moffit F, Curry S. The geometry of three dimensional measurements from paired coplanar X-ray images. Am J Orthod Dentofacial Orthop 1983;84:313–322.

Baumrind S, Moffit F, Curry S. Three-dimension X-ray stereometry from paired coplanar images: a progress report. Am J Orthod Dentofacial Orthop 1983;84:292–312.

Baumrind S. Integrated three-dimensional craniofacial mapping: background, principles, and perspectives. Sem Orthod 2001; 7:223-232.

Baumrind, S., E. L. Korn, Y. Ben-Basset, and E. E. West: Quantitation of maxillary remodeling. 2. Masking of remodeling effects when an "anatomical" method of superimposition is used in the absence of metallic implants. Am. J. orthod. Dentofacial Orthop., 91:463, 1987.

Baumrind, S., F. H. Moffett, and S. Curry: The geometry of three-dimensional measurement from paired coplanar x-ray images. Am. J. Orthod., 84:313, 1983.

Baumrind, S.: Reconsideration of the propriety of the "pressure-tension" hypothesis. Am. J. Orthod., 55:12, 1969.

Bazzucchi, A., Hans, M.G., Nelson, S., Powers, M. and Parker, S. "Evidence of Correction of Open Bite Malocclusion Using Active Vertical Corrector Treatment." Semin Orthod 1999;5(2)110-120.

Becker, R. O., C. A. L. Bassett, and C. H. Bachman: The bioelectric factors controlling bone structure. In: *Bone Biodynamics*. Boston, Little, Brown, 1964.

Beersten, W.: Migration of fibroblasts in the periodontal ligament of the mouse incisor as revealed by autoradiography. Arch. Oral Biol., 20:659, 1975.

Behrents RG, Broadbent BH Jr. A chronological account of the Bolton-Brush growth studies. Cleveland: BBGSC-CWRU School of Dentistry, 1984. http://www.cwru.edu/dental/bbgsc/long.html.

Behrents, R. G., and L. E. Johnston: The influence of the trigeminal nerve on facial growth and development. Am. J. Orthod., 85:199, 1984.

Behrents, R. G., D. S. Carlson, and T. Abdelnour: *In vivo* analysis of bone strain about the sagittal suture in *Macaca mulatta* during masticatory movements. J. Dent. Res., 57:904, 1978.

Behrents, R. G.: *Atlas of Growth in the Aging Craniofacial Skeleton*. Monograph 18. Craniofacial Growth Series. Ed. by D. S. Carlson and K. A. Ribbens. Ann Arbor, University of Michigan, Center for Human Growth and Development, 1986.

Behrents, R. G.: Déjà vu: Neurotropism and the regulation of craniofacial growth. In: *Factors Affecting the Growth of the Midface*. Ed. by J. A. Mc-Namara, Jr. Ann Arbor, University of Michigan, Center for Human Growth and Development, 1979.

Beresford, W. A.: *Chondroid Bone, Secondary Cartilage and Metaplasia*. Baltimore, Urban & Schwarzenberg, 1981.

Berkowitz, S.: State of the art in cleft palate orofacial growth and dentistry: A historical perspective. Am. J. Orthod., 74:564, 1978.

Bettega G, Chenin M. Three dimensional fetal cephalometry. Cleft Palate Craniofac J 1996;33:463–467.

Bhat, M., and D. H. Enlow: Facial variations related to headform type. Angle Orthod., 55:269, 1985.

Biggerstaff, R. H., R. C. Allen, O. C. Tuncay, and J. Berkowitz: A vertical cephalometric analysis of the human craniofacial complex. Am. J. Orthod., 72:397, 1977.

Bimler, H. P.: Physiologic and pathologic variants of the mandible in form, position and size. Fortschr. Kieferorthop., 46:261, 1985.

Binder RE. The geometry of cephalometrics. J Clin Orthod 1979;13:258–264.

Bishara SE, Peterson JR, Bishara EC. Changes in facial dimensions and relationships between ages of 5 and 25 years. Am J Orthod Dentofacial Orthop 1985;85:238–252.

Bishara, S. E., P. Burkey, and J. Karouf: Dental and facial asymmetries: A review. Angle Orthod., 64:324, 1994.

Björk A, Skieller V. Normal and abnormal growth of the mandible. A synthesis of longitudinal cephalometric implant studies over a period of 25 years. Eur J Orthod 1983;5:1–46.

Björk A. Variations in the growth pattern of the human mandible: longitudinal study by the implant method. J Dent Res 1963;42:400–411.

Bjork, A., and V. Skieller: Growth of the maxilla in three dimensions as revealed radiographically by the implant method. Br. J. Orthod., 4:53, 1977.

Bjork, A., and V. Skieller: Normal and abnormal growth of the mandible. A synthesis of longitudinal cephalometric implant studies over a period of 25 years. Eur. J. Orthod., 5:1, 1983.

Bjork, A.: The use of metallic implants in the study of facial growth in children: Method and application. Am. J. Phys. Anthropol., 29:243, 1968.

Blackwood, H. J.: Growth of the mandibular condyle of the rat studied with tritiated thymidine. **Arch.** Oral Biol., 11:493, 1966.

Blafer JL. The new cephalometrics: the Musj fronto-facial analysis. J Clin Orthod 1971;5:84–100.

Bloore, J. A., L. Furstman, and S. Bernick: Postnatal development of the cat palate. Am. J. Orthod., 56:505, 1969.

Bondevik O. Growth changes in the cranial base and the face: A longitudinal cephalometric study of linear and angular changes in adult Norwegians. Eur J Orthod 1995;17:525–532.

Bookstein FL, Grayson B, Cutting CB. Landmarks in three dimensions: reconstruction from cephalograms versus direct observation. Am J Orthod Dentofacial Orthop 1991;100:133–140.

Bookstein FL. Morphometric tools for landmark data. Cambridge: Cambridge University Press, 1991.

Bookstein FL. On the cephalometrics of skeletal change. Am J Orthod Dentofacial Orthop 1982;82:177–198.

Bookstein FL. The geometry of craniofacial growth invariants. Am J Orthod Dentofacial Orthop 1983;83:221–234.

Bookstein, F. L.: Looking at mandibular growth: Some new geometric methods. In: *Craniofacial Biology.* Ed. by D. S. Carlson. Ann Arbor, University of Michigan, Center for Human Growth and Development, 1981.

Bookstein, F. L.: On the cephalometrics of skeletal change. Am. J. Orthod., 82:177, 1982.

Bosma, J. F.: Form and function in the mouth and pharnyx of the human infant. In: *Control Mechanisms in Craniofacial Growth.* Ed. by J. A. Mc-Namara, Jr. Ann Arbor, University of Michigan, Center for Human Growth and Development, 1975.

Bottollier-Depois JF, Chau Q, Bouisset P, et al. Assessing exposure to cosmic radiation on board aircraft. Adv Space Res. 2003;32:59-66.

Bottollier-Depois JF, Trompier F, Clairand I, et al. Exposure of aircraft crew to cosmic radiation: on-board intercomparison of various dosemeters. Radiat Prot Dosimetry. 2004;110:411-415.

Brash, J. C.: Some problems in the growth and development mechanics of bone. Edinb. Med. J., 41:305, 1934.

Brenner D, Elliston C, Hall E, et al. Estimated risks of radiation-induced fatal cancer from pediatric CT. AJR Am J Roentgenol. 2001;176:289-296.

Brin, I., D. Hom, and D. Enlow: Correlation between nasal width and maxillary incisal alveolar width in postnatal facial development. Eur. J. Orthod., 12:185, 1990.

Brin, I., M. B. Kelley, J. L. Ackerman, and P. A. Green: Molar occlusion and mandibular rotation: A longitudinal study. Am. J. Orthod., 8:397, 1982.

Broadbent BH, Broadbent BH Jr, Golden W. Bolton standards of dentofacial developmental growth. St Louis. Mosby, 1975:1–78.

Broadbent BH. A new X-ray technique and its application to orthodontia. Angle Orthod 1931;1:45–69.

Broadbent BH. The face of the normal child. Angle Orthod 1937;7:183–207.

Broadbent, B. H., B. H. Broadbent, Jr., and W. H. Golden: *Bolton Standards of Dentofacial Developmental Growth*. St. Louis, C. V. Mosby, 1975.

Broadbent, B. H.: A new x-ray technique and its application to orthodontia. Angle Orthod., 1:45, 1931.

Broadbent, B. H.: The face of the normal child. Angle Orthod., 7:183, 1937.

Brodie, A. G.: Facial patterns: A theme on variation. Angle Orthod., 16:75, 1946.

Brodie, A. G.: Late growth changes in the human face. Angle Orthod., 23:146, 1953.

Brodie, A. G.: The behavior of the cranial base and its components as revealed by serial cephalometric roentgenograms. Angle Orthod., 25:148, 1955.

Bromage, T. G.: Interpretation of scanning electron microscopic images of abraded forming bone surfaces. Am. J. Phys. Anthropol., 64:161, 1984a.

Bromage, T. G.: Mapping remodeling reversals with the aid of the scanning electron microscope. Am. J. Phys. Anthropol., 81:314, 1982.

Bromage, T. G.: Surface remodelling studies on fossil bone. J. Dent. Res., 63:491, 1984b.

Bromage, T. G.: Taung facial remodeling: A growth and development study. In: *Hominid Evolution: Past, Present, and Future*. Ed. by P. V. Tobias. New York, Alan R. Liss, 1985.

Bromage, T. G.: The ontogeny of *Pan troglodytes* craniofacial architectural relationships and implications for early hominids. J. Hum. Evol., 23:235, 1992.

Brooks SL. Digital radiography: who's in charge. In: McNamara JA, Kapila SD, eds. Digital Radiography and Three-dimensional Imaging. Cranio-facial Growth Series. Vol 43. Ann Arbor, Mich: Center for Human Growth and Development, University of Michigan; 2006:33-41.

Buck DL, Brown CM. A longitudinal study of nose growth from ages 6 to 18. Ann Plast Surg 1987;18:310–313.

Burdi, A. R., and K. Faist: Morphogenesis of the palate in normal embryos with special emphasis of the mechanisms involved. Am. J. Anat., 120:149, 1967.

Burdi, A. R., and M. N. Spyropoulos: Prenatal growth patterns of the human mandible and masseter muscle complex. Am. J. Orthod., 74:380, 1978.

Burdi, A. R.: Biological forces which shape the human midface before birth. In: *Factors Affecting the Growth of the Midface*. Ed. by J. A. McNamara, Jr. Ann Arbor, University of Michigan, Center for Human Growth and Development, 1976.

Burdi, A. R.: Early development of the human basicranium: its morphogenic controls, growth patterns and relations. In: *Development of the Basicranium*. Ed. by J. F. Bosma. DHEW Pub. 76:989, NIH, Bethesda, Md., 1976.

Burdi, A. R.: Sagittal growth of the naso-maxillary complex during the second trimester of human prenatal development. J. Dent. Res., 44:112, 1965.

Burstone, C. J.: Biomechanics of tooth movement. In: *Vistas in Orthodontics*. Ed. by B. T. Kraus and R. A. Riedel. Philadelphia, Lea & Febiger, 1962.

Buschang PH, Julien K, Sachdeva R, Demirjian A. Childhood and pubertal growth changes of the human symphysis. Angle Orthod 1992;62:203–210.

Buschang PH, Tanguay R, Demirjian A, LaPalme L, Goldstein H. Modeling longitudinal mandibular growth: percentiles for gnathion from 6 to 15 years of age in girls. Am J Orthod Dentofacial Orthop 1989;95:60–66.

Cakirer, B., Hans, M.G., Graham, G., Aylor, J., Tishler, P.V. and Redline, S. The Relationship Between Craniofacial Morphology and Obstructive Sleep Apnea in Whites and in African-Americans. Am J Respir Crit Care Med 2001, 163(4): 947-950.

Cakirer, B., Dean, D., Palomo, J. M., Hans, M. G. Orthognathic Surgery Outcome Analysis: 3-dimensional landmark geometric morphometrics. Int. J Adult Orthod Orthognath Surg. Vol. 17, No. 2, 2002: pp 116-132.

Carlson, D. S., E. E. Ellis III, and P. C. Dechow: Adaptation of the suprahyoid muscle complex to mandibular advancement surgery. Am. J. Orthod. Dentofacial Orthop., 92:134, 1987.

Carlson, D. S., J. A. McNamara, Jr., and D. H. Jaul: Histological analysis of the mandibular condyle in the rhesus monkey (*Macaca mulatta*). Am. J. Anat., 151:103, 1978.

Carlson, D. S.: Condylar translation and the function of the superficial masseter muscle in the rhesus monkey (*M. mulatta*). Am. J. Phys. Anthropol., 47:53, 1977.

Carlson, D. S.: Growth of the masseter muscle in rhesus monkeys (*Macaca mulatta*). Am. J. Phys. Anthropol., 60:401, 1983.

Carlson, D. S.: Patterns of morphological variation in the human midface and upper face. In: *Factors Affecting the Growth of the Midface*. Ed. by J. A. McNamara, Jr. Ann Arbor, University of Michigan, Center for Human Growth and Development, 1976.

Case, C.S. A practical treatise on the techniques and principles of dental orthopedia. Chicago, IL: Case Company, 1908, pp 34-38.

Castelli, W. A., P. C. Ramirez, and A. R. Burdi: Effect of experimental surgery on mandibular growth in Syrian hamsters. J. Dent. Res., 50:356, 1971.

Cederquist, R., and A. Dahlberg: Age changes in facial morphology of an Alaskan

Eskimo population. Int. J. Skeletal Res., 6:39, 1979.

Chaconas, S. J., and J. D. Bartroff: Prediction of normal soft tissue facial changes. Angle Orthod., 45:12, 1975.

Charlier, J. P., A. Petrovic, and G. Linck: La fronde mentonnière et son action sur la croissance mandibulairé. Recherches experimentales chez la rat. Orthod. Fr., 40:99, 1969b.

Charlier, J. P., A. Petrovic, and J. Herrmann: Déterminisme de la croissance mandibulaire: Effets de l'hyperpulsion et de l'hormone somatotrope sur la croissance condylienne de jeunes rats. Orthod. Fr., 39:567, 1968.

Charlier, J. P., A. Petrovic, and J. Herrmann-Stutzmann: Effects of mandibular hyperpulsion on the prechondroblastic zone of young rat condyle. Am. J. Orthod., 55:71, 1969a.

Cheng, M., D. Enlow, M. Papsidero, H. Broadbent, Jr., O. Oyen, and M. Sabat: Developmental effects of impaired breathing in the face of the growing child. Angle Orthod., 58:309, 1988.

Choi, Y.-C. C.: A study of classification of Class III malocclusion in Korean children according to the craniofacial skeleton. KyungHee Dental J., 15: 1993.

Christiansen, R. L., and C. J. Burstone: Centers of rotation within the periodontal space. Am. J. Orthod., 55:353, 1969.

Cleall, J. F.: Growth of the craniofacial complex in the rat. Am. J. Orthod., 60:368, 1971.

Cleall, J. F.: Growth of the palate and maxillary dental arch. J. Dent. Res., 53:1226, 1974.

Cochran, G. V. B., R. J. Pawluk, and C. A. L. Bassett: Stress generated electric potentials in the mandible and teeth. Arch. Oral Biol., 12:917, 1967.

Cohen, M. M., Jr.: Children, birth defects and multiple birth defects. Ann. R. Coll. Phys. Surg. Can. Part 1, 19:375, 1986; Part 2, 19:465, 1986.

Cohen, M. M., Jr.: Dysmorphic growth and development and the study of craniofacial syndromes. J. Craniofac. Genet. Dev. Biol., 1:251, 1985.

Cohen, S. E.: Growth concepts. Angle Orthod., 31:194, 1961.

Conklin, J. L., D. H. Enlow, and S. Bang: Methods for the demonstration of lipid as applied to compact bone. Stain Technol., 40:183, 1965.

Copray, J. C., J. M. H. Dibbets, and T. Kantomaa: The role of condylar cartilage in the development of the temporomandibular joint. Angle Orthod., 58:369, 1988.

Cousin, R. P., and R. Fenart: La rotation globale de la mandibule infantile envisagée dans sa variabilité. Étude en orientation vestibulaire. Orthod. Fr., 42:225, 1971.

Dahlberg, A. A.: Evolutionary background of dental and facial growth. J. Dent. Res., 44(Suppl.): 151, 1965.

Dale, J. G., A. M. Hunt, G. Pudy, and D. Wagner: Autoradiographic study of the developing temporomandibular joint. Can. Dent. Assoc. J., 29:27, 1963.

Danforth RA, Dus I, Mah J. 3-D volume imaging for dentistry: a new dimension [published correction appears in J Calif Dent Assoc. Dec 2003;31:890]. J Calif Dent Assoc. Nov 2003;31:817-823.

Danforth RA, Peck J, Hall P. Cone beam volume tomography: an imaging option for diagnosis of complex mandibular third molar anatomical relationships. J

Calif Dent Assoc. 2003;31:847-852.

Davidovitch, Z., M. D. Finkelson, S. Steigman, J. L. Shanfeld, P. C. Montgomery, and E. Korostaff: Electric currents, bone remodeling, and orthodontic tooth movement. Part I. The effect of electric currents on periodontal cyclic nucleotides. Am. J. Orthod., 77:14, 1980a.

Davidovitch, Z., M. D. Finkelson, S. Steigman, J. L. Shanfeld, P. C. Montgomery, and E. Korostaff: Electric currents, bone remodeling, and orthodontic tooth movement. Part II. Increase in rate of tooth movement and periodontal cyclic nucleotide levels by combining force and electric current. Am. J. Orthod., 77:33, 1980b.

De Angelis, V.: Autoradiographic investigation of calvarial growth in the rat. Am. J. Anat., 123:359, 1968.

Dean D, Palomo M, Subramanyan K, Hans MG, Broadbent BH Jr, Moullas A, Macaraeg O. Accuracy and precision of 3d cephalometric landmarks from biorthogonal plain film X-rays. SPIE 1998;3335:50–58.

Dean D, Subramanyan K, Kim E. New 3D Bolton standards: co-registration of biplane X-rays and 3D CT. SPIE 1997;3034:541–549.

DeCoster, L.: Une nouvelle ligne de référence pour l'analyse des télé-radiographics sagittales en orthodontie. Rev. Stomatol., 11:937, 1951.

Delaire, J.: Considérations sur la croissance faciale (en particulier de maxillaire supérieur). Déductions thérapeutiques. Rev. Stomatol., 72:57, 1971.

Delaire, J.: La croissance des os de la voute du crane: Principes generaux. Rev. Stomatol., 62:518, 1961.

Delaire, J.: The potential role of facial muscles in monitoring maxillary growth and morphogenesis. In: *Muscle Adaptation in the Craniofacial Region*. Ed. by D. S. Carlson and J. A. McNamara, Jr. Ann Arbor, University of Michigan, Center for Human Growth and Development, 1976.

Delattre, A., and R. Fenart: L'hominisation de crane. Éditions due Centre National de la Recherche Scientifique, Paris, 1960.

Dempster, W. T., and D. H. Enlow: Osteone organization and the demonstration of vascular canals in the compacta of the human mandible. Anat. Rec., 133:268, 1959.

Diamond, M.: Posterior growth of the maxilla. Am. J. Orthod., 32:359, 1946.

Dibbets, J. M. H., and L. van der Weele: Orthodontic treatment in relation to symptoms attributed to dysfunction of the temporomandibular joint: A 10-year report on the University of Groningen Study. Am. J. Orthod., 91:193, 1987.

Dibbets, J. M. H., L. van der Weele, and A. Uildriks: Symptoms of TMJ dysfunction: Indicators of growth patterns. J. Pedodont., 9:265, 1985b.

Dibbets, J. M. H., L. van der Weele, and G. Boering: Craniofacial morphology and temporomandibular joint dysfunction in children. In: *Development Aspects of Temporomandibular Joint Disorders*. Edited by D. S. Carlson, J. A. McNamara, and K. A. Ribbens. Ann Arbor, University of Michigan, Center for Human Growth and Development, 1985a.

Dibbets, J. M. H., R. de Bruin, and L. van der Weele: Shape change in the mandible during adolescence. In: *Craniofacial Growth during Adolescence*. Ed. by D. S. Carlson, and K. A. Ribbens. Ann Arbor, University of Michigan, Center for

Human Growth and Development, 1987.

Dibbets, J. M. H.: Juvenile temporomandibular joint dysfunction and craniofacial growth. Thesis, Dept. Orthod., Univ. of Groningen, 1977.

Diewart, V. M.: A quantitative coronal plane evaluation of craniofacial growth and spatial relations during secondary palate development in the rat. Arch. Oral Biol., 23:607, 1978.

Diewert, V. M.: Contributions of differential growth of cartilages to changes in craniofacial morphology. Prog. Clin. Biol. Res., 101:229, 1982.

Diewert, V. M.: Differential changes in cartilage cell proliferation and cell density in the rat craniofacial complex during secondary palate development. Anat. Rec., 198:219, 1980.

DiPalma, D. M.: A morphometric study of orthopedic and functional therapy for the hyperdivergent skeletal pattern. Thesis, Case Western Reserve University School of Dentistry, 1983.

Dixon, A. D.: The development of the jaws. Dent. Pract., 9:10, 1958.

Dixon, A. D.: The early development of the maxilla. Dent. Pract., 33:331, 1953.

Dorenbos, J.: Morphogenesis of the spheno-occipital and the presphenoidal synchondrosis in the cranial base of the fetal Wistar rat. Acta Morphol. Neerl. Scand., 11:63, 1973.

Downs, W. B.: Analysis of the dento-facial profile. Angle Orthod., 26:191, 1956.

Du Brul, E. L., and D. M. Laskin: Preadaptive potentialities of the mammalian skull: An experiment in growth and form. Am. J. Anat., 109:117, 1961.

Du Brul, E. L., and H. Sicher: *The Adaptive Chin*. Springfield, Ill., Charles C Thomas, 1954.

Dullemeijer, P.: Comparative ontogeny and craniofacial growth. In: *Cranio-facial Growth in Man*. Ed. by R. E. Moyers and W. M. Krogman. Oxford, Pergamon Press, 1971.

Durkin, J. F., J. D. Heeley, and J. T. Irving: The cartilage of the mandibular condyle. Oral Sci. Rev., 2:29, 1973.

Durkin, J. R.: Secondary cartilage: A misnomer? Am. J. Orthod., 62:15, 1972.

Duterloo, H. S., and D. H. Enlow: A comparative study of cranial growth in *Homo* and *Macaca*. Am. J. Anat., 127:357, 1970.

Duterloo, H. S., and H. Vilmann: Translative and transformative growth of the rat mandible. Acta Ondontol. Scand., 36:25, 1978.

Duterloo, H. S., and H. W. B. Jansen: Chondrogenesis and osteogenesis in the mandibular condylar blastema. Eur. Orthod. Soc. Trans., 1969:109, 1970.

Duterloo, H. S., G. Kragt, and A. M. Algra: Holographic and cephalometric study of the relationship between craniofacial morphology and the initial reactions to high-pull headgear traction. Am. J. Orthod., 88:297, 1985.

El Mangoury NH, Shaheen SI, Mostafa YA. Landmark identification in computerized postero-anterior cephalometrics. Am J Orthod Dentofacial Orthop 1987;91:57–61.

Elgoyhen, J. C., R. E. Moyers, J. A. McNamara, Jr. and M. L. Riolo: Craniofacial adaptation of protrusive function in young rhesus monkeys. Am. J. Orthod., 62:469, 1972.

Elmajian KE. A serial study of facial growth as related to cranial base morphology. Thesis University of Washington, 1959:1–66.

Engle, M. B., and A. G. Brodie: Condylar growth and mandibular deformities. Surgery, 22:975, 1947.

Engstrom, C., S. Killiardis, and B. Thilander: The relationship between masticatory function and craniofacial morphology. II. A histological study in the growing rat fed a soft diet. Swed. Dent. J., 36: 1, 1986.

Enlow DH, Bang S. Growth and remodeling of the human maxilla. Am J Orthod Dentofacial Orthop 1965;51:446–468.

Enlow DH, Harris D. A study of the postnatal growth of the human mandible. Am J Orthod Dentofacial Orthop 1964;50:25–50.

Enlow, D. H., and D. B. Harris: A study of the postnatal growth of the human mandible. Am. J. Orthod., 50:25, 1964.

Enlow, D. H., and R. E. Moyers: Growth and architecture of the face. J.A.D.A., 82:763, 1971.

Enlow, D. H., and S. Bang: Growth and remodeling of the human maxilla. Am. J. Orthod., 51:446, 1965.

Enlow, D. H., C. Pfister, and E. Richardson: An analysis of Black and Caucasian craniofacial patterns. Angle Orthod., 52:279, 1982.

Enlow, D. H., D. DiGangi, J. A. McNamara, and M. Mina: Morphogenic effects of the functional regulator as revealed by the counterpart analysis. Eur. J. Orthod., 10:192, 1988.

Enlow, D. H., E. Harvold, R. Latham, B. Moffett, R. Christiansen, and H. G. Hausch: Research on control of craniofacial morphogenesis: An NIDR Workshop. Am. J. Orthod., 71:509, 1977.

Enlow, D. H., T. Kuroda, and A. B. Lewis: The morphological and morphogenetic basis for craniofacial form and pattern. Angle Orthod., 41:161, 1971a.

Enlow, D. H.: A study of the postnatal growth and remodeling of bone. Am. J. Anat., 110:79, 1962b.

Enlow, D. H.: Facial Growth, Third Ed., Philadelphia, W. B. Saunders, 1990.

Enlow, D. H.: Functions of the haversian system. Am. J. Anat., 110:269, 1962a.

Enlow, D. H.: Mandibular rotations during growth. In: *Determinants of Mandibular Form and Growth*. Ed. by J. A. McNamara, Jr. University of Michigan, Center for Human Growth and Development, 1975.

Enlow, D. H.: Morphologic factors involved in the biology of relapse. J. Charles Tweed Foundation, 8:16, 1980.

Enlow, D. H.: Normal and abnormal patterns of craniofacial growth. In: *Scientific Foundations and Surgical Treatment of Craniosynostosis*. Ed. by J. A. Persing, M. T. Edgerton, and J. Jane. Baltimore, Williams & Wilkins, 1989.

Enlow, D. H.: *Principles of Bone Remodeling*. Springfield, Ill., Charles C Thomas, 1963.

Enlow, D. H.: Role of the TMJ in facial growth and development. In: *President's Conference on Examination, Diagnosis, and Management of Temporomandibular Disorders*. Ed. by D. Laskin, et al. American Dental Association, Chicago, 1983.

Enlow, D. H.: *The Human Face: An Account of the Postnatal Growth and Development of the Craniofacial Skeleton*. New York, Harper & Row, 1968b.

Enlow, D. H.: Wolff's law and the factor of architectonic circumstance. Am. J. Orthod., 54, 803, 1968.

Epker, B. N., and H. M. Frost: Correlation of bone resorption and formation with the physical behavior of loaded bone. J. Dent. Res., 44:33, 1965.

Evans, C. A., and R. L. Christiansen: Facial growth associated with a cranial base defect: A case report. Angle Orthod., 49:44, 1979.

Evans, F. G.: *Stress and Strain in Bones.* Spring-field, Ill., Charles C Thomas, 1957.

Farman AG. Raising standards: digital interoperability and DICOM. Oral Surg Oral Med Oral Pathol Oral Radiol Endod. 2005;99:525-526.

Fastlicht, J.: Crowding of mandibular incisors. Am. J. Orthod., 58:156, 1970.

Fenart, R.: L'hominisation du crane. Bull. Acad. Dent. (Paris), 14:33, 1970.

Fishman, L. S.: Chronological versus skeletal age, an evaluation of craniofacial growth. Angle Orthod., 49:181, 1979.

Foley TF, Mamandras AH. Facial growth in females 14 to 20 years of age. Am J Orthod Dentofacial Orthop 1992;101:248–254.

Ford HER. Growth of the human cranial base. Am J Orthod Dentofacial Orthop 1958;44:498–506.

Ford, E. H.: Growth of the human cranial base. Am. J. Orthod., 44:498, 1958.

Frankel, R., and C. Frankel: *Orofacial orthopedics with the Function Regulator.* Basel, Karger, 1989.

Frankel, R.: Biomechanical aspects of the form/function relationship in craniofacial morphogenesis: A clinician's approach. In: *Clinical Alteration of the Growing Face.* Ed. by J. A. McNamara, Jr., K. A. Ribbens, and R. P. Howe. Monograph 14. Craniofacial Growth Series. Ann Arbor, University of Michigan, Center for Human Growth and Development, 1983.

Frankel, R.: Concerning recent articles on Frankel appliance therapy. Am. J. Orthod., 85:441, 1984.

Fraser, F. C.: Etiology of cleft lip and palate. In: *Cleft Lip and Palate.* Ed. by W. C. Grabb, S. W. Rosenstein, and K. R. Bzoch. Boston, Little, Brown, 1971.

Frederiksen NL. X rays: what is the risk? Tex Dent J. 1995;112:68-72.

Freeman, E., and A. R. Ten Cate: Development of the periodontium: An electron microscopic study. J. Periodont., 42:387, 1971.

Friedi, H., B. Johanson, J. Ahlgren, and B. Thilander: Metallic implants as growth markers in infants with craniofacial anomalies. Acta Odont. Scand., 35:265, 1977.

Frost, H. M.: Micropetrosis. J. Bone Joint Surg., 42:144, 1960.

Fukada, E., and I. Yasuada: On the piezoelectric effect of bone. J. Physiol. Soc. Jpn., 12:1158, 1957.

Furstman, L.: The early development of the human mandibular joint. Am. J. Orthod., 49:672, 1963.

Gans, G. J., and B. G. Sarnat: Sutural facial growth of the *Macaca* rhesus monkey: A gross and serial roentgenographic study by means of metallic implants. Am. J. Orthod., 37:827, 1951.

Ganz SD. Conventional CT and cone beam CT for improved dental diagnostics and implant planning. Dent Implantol Update. 2005;16:89-95.

Gao, X., Otsuka, R., Ono, T., Honda E., Sasaki, T., and Kuroda, T. Effect of titrated mandibular advancement and jaw opening of the upper airway in nonapneic men: a magnetic resonance imaging and cephalometric study. Am J Orthod Dentofacial Orthop 2004;125:191-199.

Garn, S. M., B. H. Smith, and M. LaVelle: Applications of patterns profile analysis to malformations of the head and face. Radiology, 150:683, 1984.

Garn, S. M., B. H. Smith, and R. E. Moyers: Structured (patterned) dimensional and developmental asymmetry. Proc. Finn. Dent. Soc., 77:33, 1981.

Garn, S. M.: The secular trend in size and maturational timing and its implications for nutritional assessment. J. Nutr., 117:17, 1987.

Gasser, R. F.: Early formation of the basicranium in man. In: *Development of the Basicranium*. Ed. by J. F. Bosma. DHEW Pub. 76:989, NIH, Bethesda, Md., 1976.

Gasson, N., and J. Lavergne: The maxillary rotation: Its relation to the cranial base and the mandibular corpus. An implant study. Acta Odont. Scand., 35:89, 1977.

Gianelly, A. A., and C. F. A. Moorrees: Condylectomy in the rat. Arch. Oral Biol., 10:101, 1965.

Gianelly, A. A., and H. M. Goldman: *Biologic Basis of Orthodontics*. Philadelphia, Lea & Febiger, 1971.

Gianelly, A. A., P. Brosnan, M. Martignoni, and L. Bernstein: Mandibular growth, condyle position and Frankel appliance therapy. Angle Orthod., 53, 131, 1983.

Giles, W. B., C. L. Phillips, and D. R. Joondeph: Growth in the basicranial synchondroses of adolescent *Macaca mulatta*. Anat. Rec., 199:259, 1981.

Gillooly, C. J., Jr., R. T. Hosley, J. R. Mathews, and D. L. Jewett: Electric potentials recorded from mandibular alveolar bone as a result of forces applied to the tooth. Am. J. Orthod., 54:649, 1968.

Goldberg M. Cephalometrics. Int J Orthod 1973;11:111–129.

Goldberg, G., and D. H. Enlow: Some anatomical characteristics of the craniofacial skeleton in several syndromes of the head as revealed by the counterpart analysis. J. Oral Surg., 39:489, 1981.

Gorlin, R. J., M. M. Cohen, Jr., and L. S. Levin: *Syndromes of the Head and Neck*, 3rd Ed. New York, Oxford University Press, 1990.

Graber, T. M.: A study of cranio-facial growth and development in the cleft palate child from birth to six years of age. In: *Early Treatment of Cleft Lip and Palate*. Ed. by R. Hotz. Berne, Switzerland, Hans Huber, 1964.

Graber, T. M.: Clinical cephalometric analysis. In: *Vistas of Orthodontics*. Ed. by B. S. Kraus, and R. A. Reidel. Philadelphia, Lea & Febiger, 1962.

Graber, T. M.: Extrinsic control factors influencing craniofacial growth. In: *Control Mechanisms in Craniofacial Growth*. Ed. by J. A. McNamara, Jr. Ann Arbor, University of Michigan, Center for Human Growth and Development, 1975.

Grant, D., and S. Bernick: Formation of the periodontal ligament. J. Periodontol., 43:17, 1972.

Grayson BH, Cutting FL, Bookstein FL, Kim H, McCarthy JG. The three dimensional cephalogram: theory, technique and clinical application. Am J Orthod Dentofacial Orthop 1988;94:237–337.

Grayson BH. 3D cephalometric analysis for the surgeon. Clin Plast Surg 1989;16:633–644.

Gregory, W. K.: *Our Face from Fish to Man*. New York, Putnam, 1929.

Greulich, W. W., and S. I. Pyle: *Radiographic Atlas of Skeletal Development of the Hand and Wrist*, 2nd Ed. Stanford, Stanford University Press, 1959.

Griffiths, D. L., L. Furstman, and S. Bernick: Postnatal development of the mouse palate. Am. J. Orthod., 53:757, 1967.

Guerrero ME, Jacobs R, Loubele M, et al. State-of-the-art on cone beam CT imaging for preoperative planning of implant placement. Clin Oral Investig. 2006;10:1-7.

Hall, B. K.: *Development and Cellular Skeletal Biology.* New York, Academic Press, 1978b.

Hall, B. K.: How is mandibular growth controlled during development and evolution? J. Craniofac. Genet. Dev. Biol., 2:45, 1982a.

Hall, B. K.: Mandibular morphogenesis and craniofacial malformations. J. Craniofac. Genet. Dev. Biol., 2:309, 1982b.

Hamada Y, Kondoh T, Noguchi K, et al. Application of limited cone beam computed tomography to clinical assessment of alveolar bone grafting: a preliminary report. Cleft Palate Craniofac J. 2005;42:128-137.

Hans M.G. Standards for digital storage, retrieval and analysis of orthodontic records: workshop report. Case Western Reserve University. 1993.

Hans MG, Broadbent BH Jr, Nelson S. The Broadbent-Bolton growth study: past, present and future. Am J Orthod Dentofacial Orthop 1994;105:598–603.

Hans, M.G., Kishiyama, C., Parker, S., Wolf, G. and Noachtar R. Cephalometric Evaluation of Two Treatment Strategies for Deep Overbite Correction. Angle Orthod 1994; 64(4):265-276.

Hans, M. G., and D. Enlow: Age related differences in mandibular ramus growth: A histologic study. Angle Orthod., 65:335, 1995.

Hans, M. G., O'Callaghan, S., Chen, H., Thomas, C., Palomo, J. M., Broadbent Jr., B. H. Standards for Digital Storage of Cephalometric Radiographs. Information Technology and Orthodontic Treatment. Craniofacial Growth Series. Vol. 40. Ann Arbor: Center for Human Growth and Development. The University of Michigan, 2003:93-118.

Hans, M.G., Nelson, S., Pracharktam, N., Baek, S-J, Strohl, K.P. and Redline, S. "Subgrouping Persons with Snoring and/or Apnea by Using Anthropometric and Cephalometric Measures. Sleep Breath. 2001 5, (2);79-91.

Hans, M. G., Palomo, J. M., Dean, D., Çakirer, B., Min, K. J., Han, S., and Broadbent, B. H. Three-dimensional imaging: the Case Western Reserve University method. Sem Orthod 2001; 7:233-243.

Hans, M.G., Groisser, G., Damon, C., Amberman, B.D., Nelson S., and Palomo J.M. "Cephalometric Changes in Overbite and Vertical Facial Height After Removal of Four First Molars or Four First Bicuspids. Am J Orthod Dentofacial Orthop – 2006 Aug;183-188.

Hans, MG, Teng, CM, Liao CC, Chen YH, Yang CY. An evidence-based approach to treatment of open bite and deep bite: Case reports. World J Orthod. 2007;9(1):45-64.

Harvold, E. P., and K. Vargervik: Morphogenic response to activator treatment. Am. J. Orthod., 60:478, 1970.

Harvold, E. P., K. Vargervik, and G. Chierici: Primate experiments on oral sensation and dental malocclusion. Am. J. Orthod., 63:494, 1973.

Harvold, E. P.: Neuromuscular and morphological adaptations in experimentally induced oral respiration. In: *Naso-respiratory Function and Craniofacial*

Growth. Ed. by J. A. McNamara, Jr. Ann Arbor, University of Michigan, Center for Human Growth and Development, 1979.

Hashimoto K, Kawashima S, Araki M, et al. Comparison of image performance between cone-beam computed tomography for dental use and four-row multidetector helical CT. J Oral Sci. 2006;48:27-34.

Haskell, B. S.: The human chin and its relationship to mandibular morphology. Angle Orthod., 49:153, 1979.

Hatcher DC, Dial C, Mayorga C. Cone beam CT for pre-surgical assessment of implant sites. J Calif Dent Assoc. 2003;31:825-833.

Heiland M, Schulze D, Blake F, et al. Intraoperative imaging of zygomaticomaxillary complex fractures using a 3D C-arm system. Int J Oral Maxillofac Surg. 2005;34:369-375.

Hellman, M.: The face in its developmental career. Dent. Cosmos., 77:685, 1935.

Herovici, C.: A polychrome stain for differentiating precollagen from collagen. Stain Technol., 38:204, 1963.

Herring JT. The effectiveness of orthodontists and oral radiologists in the diagnosis of impacted maxillary canines. Am J Orthod Dentofacial Orthop 2007;132:861.

Hilgers ML, Scarfe WC, Scheetz JP, et al. Accuracy of linear temporomandibular joint measurements with cone beam computed tomography and digital cephalometric radiography. Am J Orthod Dentofacial Orthop. 2005;128:803-811.

Hinton, R. J., and D. S. Carlson: Temporal changes in human temporomandibular joints' size and shape. Am. J. Phys. Anthropol., 50:325, 1979.

Hinton, W. L.: Form and function in the temporomandibular joint. In: *Craniofacial Biology.* Ed. by D. S. Carlson. Ann Arbor, University of Michigan, Center for Human Growth and Development, 1981.

Hirschfeld, W. J., and R. E. Moyers: Prediction of craniofacial growth: The state of the art. Am. J. Orthod., 60:435, 1971.

Hirschfeld, W. J., R. E. Moyers, and D. H. Enlow: A method of deriving subgroups of a population: A study of craniofacial taxonomy. Am. J. Phys. Anthropol., 39:279, 1973.

Hixon EH. Cephalometrics: a perspective. Angle Orthod 1972;42:200–211.

Hixon, E. H.: Prediction of facial growth. Eur. Orthod. Soc. Rep. Congr., 44:127, 1968.

Honda K, Arai Y, Kashima M, et al. Evaluation of the usefulness of the limited cone-beam CT (3DX) in the assessment of the thickness of the roof of the glenoid fossa of the temporomandibular joint. Dentomaxillo-fac Radiol. 2004;33:391-395.

Honda K, Larheim TA, Maruhashi K, et al. Osseous abnormalities of the mandibular condyle: diagnostic reliability of cone beam computed tomography compared with helical computed tomography based on an autopsy material. Dentomaxillofac Radiol. 2006;35:152-157.

Horowitz, S. L., and R. Osborne: The genetic aspects of cranio-facial growth. In: *Cranio-facial Growth in Man.* Ed. by R. E. Moyers, and W. M. Krogman. Oxford, Pergamon Press, 1971.

Horowitz, S. L.: The role of genetic and local environmental factors in normal and abnormal morphogenesis. Acta Morphol. Neerl. Scand., 10:59, 1972.

Houghton, P.: Rocker jaws. Am. J. Phys. Anthropol., 47:365, 1977. Houpt, M. I.: Growth of the craniofacial complex of the human fetus. Am. J. Orthod., 58:373, 1970.

Houston, W. J. B.: The current status of facial growth prediction: A review. Br. J. Orthod., 6:11, 1978.

Houston, W. J., and W. A. B. Brown: Family likeness as a basis for facial growth prediction. Eur. J. Orthod., 2:13, 1980.

Hoyte, D. A. N., and D. H. Enlow: Wolff's law and the problem of muscle attachment on resorptive surfaces of bone. Am. J. Phys. Anthropol., 24:205, 1966.

Hoyte, D. A. N.: A critical analysis of the growth in length of the cranial base. In: *Morphogenesis and Malformation of Face and Brain*. Ed. by D. Bergsma, J. Langman, and N. W. Paul. National Foundation—March of Dimes. Birth Defects Original Article Series, Vol. 11, No. 7. New York, Alan R. Liss, 1975.

Hoyte, D. A. N.: Contributions of the sphenoethmoidal complex to basicranial growth in the rabbit. In: *Development of the Basicranium*. Ed. by J. F. Bosma. DHEW Pub. 76:989, NIH, Bethesda, Md., 1976.

Hoyte, D. A. N.: Mechanisms of growth in the cranial vault and base. J. Dent. Res., 50:1447, 1971a.

Hoyte, D. A. N.: The modes of growth of the neurocranium: The growth of the sphenoid bone in animals. In: *Cranio-facial Growth in Man*. Ed. by R. E. Moyers, and W. M. Krogman. Oxford, Pergamon Press, 1971b.

Humphrey, T.: Reflex activity in the oral and facial area of the human fetus. In: *Second Symposium on Oral Sensation and Perception*. Ed. by J. Bosma. Springfield, Ill. Charles C Thomas, 1970.

Hunter, W. S., and S. Garn: Evidence for a secular trend in face size. Angle Orthod., 39:320, 1969.

Hunter, W. S., and S. M. Garn: Differential secular increase in the progeny of small faced parents. J. Dent. Res., 52:212(abstr. 613), 1973.

Hunter, W. S., D. R. Balbach, and D. E. Lamphiear: The heritability of attained growth in the human face. Am. J. Orthod., 58:128, 1970.

Hunter, W. S.: The dynamics of mandibular arch perimeter change from mixed to permanent dentitions. In: *Craniofacial Biology*. Ed. by J. A. Mc-Namara, Jr. Ann Arbor, University of Michigan, Center for Human Growth and Development, 1977.

Hylander, W. L.: Patterns of stress and strain in the macaque mandible. In: *Craniofacial Biology*. Ed. by D. S. Carlson. Ann Arbor, University of Michigan, Center for Human Growth and Development, 1981.

Hylander, W. L.: Stress and strain in the mandibular symphysis of primates: A test of competing hypotheses. Am. J. Phys. Anthrop., 64:1, 1984.

Ingerslev, C. H., and B. Solow: Sex differences in craniofacial morphology. Acta Odont. Scand., 33:85, 1975.

Ingervall, B., and B. Thilander: The human sphenooccipital synchondrosis. I. The time of closure appraised macroscopically. Acta Odont. Scand., 30:349, 1972.

Ingervall, B., and E. Helkimo: Masticatory muscle force and facial morphology in man. Arch. Oral Biol., 23:203, 1978.

Isaacson, R. J., A. G. Erdman, and B. W. Hultgren:Facial and dental effects of mandibular rotation. In: *Craniofacial Biology.* Ed. by D. S. Carlson. Ann Arbor, University of Michigan, Center for Human Growth and Development, 1981.

Isaacson, R. J., R. J. Zapfel, F. W. Worms, and A. G. Erdman: Effect of rotational jaw growth on the occlusion and profile. Am. J. Orthod., 72:276, 1977.

Iseri H, Solow B. Growth displacement of the maxilla in girls studied by the implant method. Eur J Orthod 1990;12:389–398.

Isotupa, K., K. Koski, and L. Makinen: Changing architecture of growing cranial bones at sutures as revealed by vital staining with alizarin red S in the rabbit. Am. J. Phys. Anthropol., 23:19, 1965.

Israel, H.: The dichotomous pattern of craniofacial expansion during aging. Am. J. Phys. Anthropol., 47:47, 1977.

Jane, J. A.: Radical reconstruction of complex cranioorbitofacial abnormalities. In: *Morphogenesis and Malformation of Face and Brain.* Ed. by D. Bergsma, J. Langman, and N. W. Paul. National Foundation—March of Dimes. Birth Defects Original Article Series, Vol. 11, No. 7. New York, Alan R. Liss, 1975.

Johnson, P. A., P. J. Atkinson, and W. J. Moore: The development and structure of the chimpanzee mandible. J. Anat., 122:467, 1976.

Johnston, L. E.: A statistical evaluation of cephalometric prediction. Angle Orthod., 38:284, 1968.

Johnston, L. E.: The functional matrix hypothesis: Reflections in a jaundiced eye. In: *Factors Affecting the Growth of the Midface.* Ed. by J. A. Mc-Namara, Jr. Ann Arbor, University of Michigan, Center for Human Growth and Development, 1976.

Johnston, M. C., et al.: An expanded role of the neural crest in oral and pharyngeal development. In: *Oral Sensation and Perception: Development in the Fetus and Infant.* Ed. by J. Bosma. Washington, D. C., DHEW Pub. No. 73-546, 1973.

Johnston, M. C.: The neural crest in abnormalities of the face and brain. In: *Morphogenesis and Malformation of Face and Brain.* Ed. by D. Bergsma, J. Langman, and N. W. Paul. National Foundation—March of Dimes. Birth Defects Original Article Series, Vol. 11, No. 7. New York, Alan R. Liss, 1975.

Joho, J. P.: Changes in form and size of the mandible in the orthopaedically treated *Macacus irus* (an experimental study). Eur. Orthod. Soc. Trans. 1968:161, 1969.

Joondeph, D. R., and L. E. Wragg: Facial growth during the secondary palate closure in the rat. Am. J. Orthod., 6:88, 1966.

Kanouse, M. C., S. P. Ranfjord, and C. E. Nasjleti:Condylar growth in rhesus monkeys. J. Dent. Res., 48:1171, 1969.

Kantomaa, T.: Role of the mandibular condyle in facial growth. Proc. Finn. Dent. Soc., 81:111, 1985.

Kau CH, Richmond S, Zhurov AI, et al. Reliability of measuring facial morphology with a 3-dimensional laser scanning system. Am J Orthod Dentofacial Orthop. 2005;128:424-430.

Kau, C.H., Palomo, J.M., Richmond, S., Hans, M.G. Three-Dimensional Cone Beam Computerized Tomography in Orthodontics. J Orthod. Vol. 32, 2005, 281-292.

Kean, M. R., and P. Houghton: The role of function in the development of human craniofacial form: A perspective. Anat. Rec., 218:107, 1987.

Kerr WJ. A longitudinal cephalometric study of dento-facial growth from 5 to 15 years. Br J Orthod 1979;6:115–121.

Khambay B, Nebel JC, Bowman J, et al. 3D stereophotogrammetric image superimposition onto 3D CTscan images: the future of orthognathic surgery. A pilot study. Int J Adult Orthodon Orthognath Surg. 2002;17:331-341.

Kiefer H, Lambrecht JT, Roth J. Digital exposition from intra- and extraoral dental radiography. Int Congr Ser. 2004;1268:1147-1151.

Kiefer H, Lambrecht JT, Roth J. Dose exposure from analog and digital full mouth radiography and panoramic radiography [in German]. Schweiz Monatsschr Zahnmed. 2004;114:687-693.

Kier, E. L.: Phylogenetic and ontogenetic changes of the brain relevant to the evolution of the skull. In: *Development of the Basicranium*. Ed. by J. F. Bosma. DHEW Pub. 76:989, NIH, Bethesda, Md., 1976.

Koski, K., and J. Varrela: The trigeminal nerve and the facial skeleton. Craniofacial Growth Series, Center for Human Growth and Development, Ann Arbor, University of Michigan, 1991.

Koski, K., and O. Rönning: Growth potential of subcutaneously transplanted cranial base synchondroses of the rat. Acta Odont. Scand., 27:343, 1969.

Koski, K., and Rönning: Growth potential of intracerebrally transplanted cranial base synchondroses in the rat. Arch. Oral Biol., 15:1107, 1970.

Koski, K.: Cranial growth centers: Facts or fallacies? Am. J. Orthod., 54:566, 1968.

Koski, K.: Some characteristics of cranio-facial growth cartilages. In: *Cranio-facial Growth in Man*. Ed. by R. E. Moyers, and W. M. Krogman. Oxford, Pergamon Press, 1971.

Koskinen-Moffett, L., and B. Moffett: Influence of prenatal jaw functions on human facial development. Birth Defects, 20:47, 1984.

Koskinen-Moffett, L., R. McMinn, K. Isotupa, and B. Moffett: Migration of craniofacial periosteum in rabbits. Proc. Finn. Dent. Soc., 77:83, 1981.

Kraw, A. G., and D. H. Enlow: Continuous attachment of the periodontal membrane. Am. J. Anat., 120:133, 1967.

Kremanak, C. R., Jr.: Circumstances limiting the development of a complete explanation of craniofacial growth. Acta Morphol. Neerl. Scand., 10:127, 1972.

Krogman WM, Sassouni V. Syllabus in roentgenographic cephalometry. Philadelphia. Philadelphia Center for Research and Child Growth, 1957:1–34.

Krogman, W. M., and V. Sassouni: *Syllabus in Roentgenographic Cephalometry*. Philadelphia, Philadelphia Center for Research in Child Growth, 1957.

Krogman, W. M.: Craniofacial growth and development: An appraisal. Yearbook Phys. Anthropol., 18:31, 1974.

Kurihara, S., and D. H. Enlow: A histochemical and electron microscopic study of an adhesive type of collagen attachment on resorptive surfaces of alveolar bone. Am. J. Orthod., 77:532, 1980c.

Kurihara, S., and D. H. Enlow: An electron microscopic study of attachments between periodontal fibers and bone during alveolar remodeling. Am. J. Orthod., 77:516, 1980b.

Kurihara, S., and D. H. Enlow: Remodeling reversals in anterior parts of the human mandible and maxilla. Angle Orthod., 50:98, 1980a.

Kurisu, K., J. D. Niswander, M. C. Johnston, and M. Mazaheri: Facial morphology as an indicator of genetic predisposition to cleft lip and palate. Am. J. Hum. Genet., 26:702, 1974.

Kuroda, T., F. Miura, T. Nakamura, and K. Noguchi: Cellular kinetics of synchondroseal cartilage in organ culture. Proc. Finn. Dent. Soc., 77:89, 1981.

Kuroda, T.: A longitudinal cephalometric study on the craniofacial development in Japanese children. Presented at the Annual Meeting of the Int. Assoc. Dent. Res., New York, 1970, Abstr. 32.

Kvinnsland, S.: The sagittal growth of the foetal cranial base. Acta Odontol. Scand., 29:699, 1971.

Laitman, J. T., and E. S. Crelin: Postnatal development of the basicranium and vocal tract region in man. In: *Development of the Basicranium*. Ed. by J. F. Bosma. DHEW Pub. 76:989, NIH, Bethesda, Md., 1976.

Latham, R. A., and J. H. Scott: A newly postulated factor in the early growth of the human middle face and the theory of multiple assurance. Arch. Oral Biol., 15:1097, 1970.

Latham, R. A.: Maxillary development and growth: The septopremaxillary ligament. J. Anat., 107: 471, 1970.

Latham, R. A.: The development, structure, and growth pattern of the human mid-palatal suture. J. Anat., 108:1, 31-41, 1971.

Latham, R. A.: The different relationship of the sella point to growth sites of the cranial base in fetal life. J. Dent. Res., 51:1646, 1972.

Latham, R. A.: The sliding of cranial bodies at sutural surfaces during growth. J. Anat., 102:593, 1968.

Lauritzen, C., J. Lilja, and J. Jaristedt: Airway obstruction and sleep apnea in children with cranio-facial anomalies. Plastic Reconstr. Surg., 77:1, 1986.

Lavelle, C. L. B., R. P. Shellis, and D. F. G. Poole: *Evolutionary Changes to the Primate Skull and Dentition*. Springfield, Ill., Charles C Thomas, 1977.

Lavelle, C. L. B.: An analysis of foetal craniofacial growth. Ann. Hum. Biol., 1:3, 269, 1974.

Lavelle, C.: An analysis of basicranial axis form. Anat. Anz., 164:169, 1987.

Lavergne, J., and N. Gasson: A metal implant study of mandibular rotation. Angle Orthod., 46:144, 1976.

Lavergne, J., and N. Gasson: The influence of jaw rotation on the morphogenesis of malocclusion. Am. J. Orthod., 73:658, 1978.

Lewis AB, Roche AF, Wagner B. Pubertal spurs in cranial base and mandible: Comparisons between individuals. Angle Orthod 1985;55:17–30.

Lewis, A. B., and A. F. Roche: Late growth changes in the craniofacial skeleton. Angle Orthod., 58:127, 1988.

Linder-Aronson, S.: Nasorespiratory considerations in orthodontics. In: *Orthodontics State of the Art Essence of the Science*. Ed. by L. W. Graber, 116, 1986.

Linder-Aronson, S.: Naso-respiratory function and craniofacial growth. In: *Naso-respiratory Function and Craniofacial Growth*. Ed. by J. A. McNamara, Jr. Ann Arbor, University of Michigan, Center for Human Growth and Development, 1979.

Linder-Aronson, S.: The relation between nasores-piratory function and dentofacial morphology. Am. J. Orthod., 83:443, 1983.

Linge, L.: Tissue reactions in facial sutures subsequent to external mechanical influences. In: *Factors Affecting the Growth of the Midface*. Ed. by J. A. McNamara, Jr. Ann Arbor, University of Michigan, Center for Human Growth and Development, 1976.

Lofthag-Hansen S, Huumonen S, Grondahl K, Grondahl HG. Limited cone-beam CT and intraoral radiography for the diagnosis of periapical pathology. Oral Surg Oral Med Oral Pathol Oral Radiol Endod. 2007 Jan;103(1):114-119.

Ludlow JB, Davies-Ludlow LE, Brooks SL. Dosimetry of two extraoral direct digital imaging devices: NewTom cone beam CT and Orthophos Plus DS panoramic unit. Dentomaxillofac Radiol. 2003;32:229-234.

Lundstrom A, Popovich F, Woodside DG. Panel assessment of the facial frontal view as related to mandibular growth direction. Eur J Orthod 1989;11:290–297.

Maganzini A. Developmental history of cephalometrics: A review. Int J Orthod 1974;12:5–24.

Mah J, Enciso R, Jorgensen M. Management of impacted cuspids using 3-D volumetric imaging. J Calif Dent Assoc. 2003;31:835-841.

Mah J, Hatcher D. Current status and future needs in craniofacial imaging. Orthod Craniofac Res. 2003;6(suppl 1):10-16; 179-182.

Mah, J. K., Danforth, R. A., Bumann, A., Hatcher, D. Radiation absorbed in maxillofacial imaging with a new dental computed tomography device. Oral Surg Oral Med Oral Pathol Oral Radiol Endod. 2003; 96 (4): 508-513.

Mah, J., Bumann, A. Technology to create the three-dimensional patient record. Sem Orthod 2001; 7:251-257.

Mah, J., Hatcher, D. Current status and future needs in craniofacial imaging. Orthod Caniofacial Res 2003 (Suppl 1); 10-16.

Maj, G., and C. Luzi: Analysis of mandibular growth on 28 normal children followed from 9 to 13 years of age. Eur. Orthod. Soc. Trans., 1962.

Major PW, Johnson DE. Landmark identification error in posterior anterior cephalometrics. Angle Orthod 1994;64:447–454.

Manson, J. D.: *A Comparative Study of the Postnatal Growth of the Mandible*. London, Henry Kimpton, 1968.

Mark LS, Shaw RE. Comments on the new geometric approach to cephalometrics: a reply to Vig. Am J Orthod Dentofacial Orthop 1982;81:338–340.

Markus, A. F., J. Delaire, and W. Smith: Facial balance in cleft lip and palate. 1. Normal development and cleft palate. Br. J. Oral Maxillofac. Surg., 30:287, 1992.

Mars, M., and W. Houston: A preliminary study of facial growth and morphology in unoperated male unilateral cleft lip and palate subjects over 13 years of age. Cleft Palate J., 27:7, 1990.

Martone, V. D., D. Enlow, M. Hans, B. H. Broadbent, and O. Oyen: Class I and Class III malocclusion sub-groupings related to headform type. Angle Orthod., 62:35, 1992.

Mathews, J. R., and W. H. Ware: Longitudinal mandibular growth in children with tantalum implants. Am. J. Orthod., 74:633, 1978.

Maxwell, L. C., D. S. Carlson, J. A. McNamara, Jr., and J. A. Faulkner: Effect of shortening or lengthening of the mandible upon the characteristics of masticatory muscle fibers in rhesus monkeys. In: *Craniofacial Biology*. Ed. by D. S. Carlson. Ann Arbor, University of Michigan, Center for Human Growth and Development, 1981.

McNamara, J. A., Jr., and L. W. Graber: Mandibular growth in the rhesus monkey (*Macaca mulatta*). Am. J. Phys. Anthropol., 42:15, 1975.

McNamara, J. A., Jr., and M. L. Riolo, and D. H. Enlow: Growth of the maxillary complex in the rhesus monkey (*Macaca mulatta*). Am. J. Phys. Anthropol., 44:15, 1976.

McNamara, J. A., Jr.: Functional determinants of craniofacial size and shape. In: *Craniofacial Biology*. Ed. by D. S. Carlson. Ann Arbor, University of Michigan, Center for Human Growth and Development, 1981.

McNamara, J. A., Jr.: Influence of respiratory pattern on craniofacial growth. Angle Orthod., 51:269, 1981.

McNamara, J. A., Jr.: *Neuromuscular and Skeletal Adaptations to Altered Orofacial Function*. Monograph 1. Craniofacial Growth Series. Ann Arbor, University of Michigan, Center for Human Growth and Development, 1972.

McNamara, J. A., Jr.: Procion dyes as vital markers in rhesus monkeys. J. Dent. Res. 52:634, 1973.

McWilliam, J., and S. Linder-Aronson: Hypoplasia of the middle third of the face: A morphological study. Angle Orthod., 46:260, 1976.

Medicus H, Gron AM, Moorrees CFA. Reproducibility of rating stages of osseous development. Am J Phys Anthrop 1971;35:359–371.

Mednick, L. W., and S. L. Washburn: The role of the sutures in the growth of the braincase of the infant pig. Am. J. Phys. Anthropol., 14:175, 1956.

Meikle, M. C.: Remodeling. In: *The Temporomandibular Joint*, 3rd Ed. Ed. by B. G. Sarnat, and D. M. Laskin. Springfield, Ill., Charles C Thomas, 1980.

Meikle, M. C.: The role of the condyle in the postnatal growth of the mandible. Am. J. Orthod., 64:50, 1973.

Melnik AK. A cephalometric study of mandibular asymmetry in a longitudinally followed sample of growing children. Am J Orthod Dentofacial Orthop 1992;101:355–366.

Melsen, B., F. Melsen, and M. L. Moss: Postnatal development of the nasal septum studied on human autopsy material. In: *Craniofacial Biology*. Ed. by D. S. Carlson. Ann Arbor, University of Michigan, Center for Human Growth and Development, 1981.

Melsen, B.: Computerized comparison of histological methods for the evaluation of craniofacial growth. Acta Odont. Scand., 29:295, 1971a.

Melsen, B.: Histological analysis of the postnatal development of the nasal septum. Angle Orthod., 47:83, 1977.

Melsen, B.: The postnatal growth of the cranial base in *Macaca* rhesus analyzed by the implant method. Tandlaegebladet, 75:1320, 1971b.

Mew, J. R.: Factors influencing mandibular growth. Angle Orthod., 56:31, 1986.

Michejda, M.: Significance of basiocranial synchondroses in nonhuman primates and man. *Medical Primatology*. Proc. 3rd Conf. Exp. Med. Surg. Primates, Lyon, Vol. 1. Basel, S. Karger, 1972b.

Michejda, M.: The role of the basicranial synchondroses in flexure processes and ontogenetic development of the skull base. Am. J. Phys. Anthropol., 37:143, 1972a.

Miller, A. J., and G. Chierici: Concepts related to adaptation of neuromuscular function and craniofacial morphology. Birth Defects, 18:21, 1982.

Miller, A. J., and K. Vargervik: Neuromuscular changes during long-term adaptation of the rhesus monkey to oral respiration. In: *Naso-Respiratory Function and Craniofacial Growth*. Ed. by J. A. McNamara, Jr. Craniofacial Growth Series. Ann Arbor, University of Michigan, Center for Human Growth and Development, 1979.

Miller, A. J., K. Vargervik, and G. Chierici: Experimentally induced neuromuscular changes during and after nasal airway obstruction. Am. J. Orthod., 85:385, 1984.

Miller, R. J., Kuo, E., Choi, W. Validation of Align Technology's treat III digital model superimposition tool and its case presentation. Orthod Caniofacial Res 2003 (Suppl 1); 143-149.

Misch KA, Yi ES, Sarment DP. Accuracy of cone beam computed tomography for periodontal defect measurements. J Periodontol. 2006 Jul;77(7):1261-1266.

Miura, F., N. Inoue, and S. Kazuo: The standards of Steiner's analysis for Japanese. Bull. Tokyo Med. Dent. Univ., 10:387, 1963.

Miura, F., N. Inoue, M. Azuma, and G. Ito: Development and organization of periodontal membrane and physiologic tooth movements. Bull. Tokyo Med. Dent. Univ., 17:123, 1970.

Miyashita K. Contemporary cephalometric radiography. Chicago: Quintessence, 1996:1–291.

Moffett, B. C., Jr., L. C. Johnson, J. B. McCabe, and H. C. Askew: Articular remodeling in the adult human temporomandibular joint. Am. J. Anat., 115:119, 1964.

Moffett, B. C., Jr.: The prenatal development of the human temporomandibular joint. Contrib. Embryol. Carneg. Inst. 36:19, 1957.

Moffett, B., and L. Koskinen-Moffett: A biologic look at mandibular growth rotation. In: *Craniofacial Biology*. Ed. by D. S. Carlson. Ann Arbor, University of Michigan, Center for Human Growth and Development, 1981.

Mongini, F., G. Preti, P. M. Calderale, and G. Barberi: Experimental strain analysis on the mandibular condyle under various conditions. Med. Biol. Eng. Comput., 19:521, 1981.

Moore RN, Moyer BA, DuBois LM. Skeletal maturation and craniofacial growth. Am J Orthod Dentofacial Orthop 1990;98:33–40.

Moore WS. Cone beam CT: a new tool for esthetic implant planning. Tex Dent J. 2005;122:334-340.

Moore, A. W.: Head growth of the macaque monkey as revealed by vital staining, embedding, and undecalcified sectioning. Am. J. Orthod., 35:665, 1949.

Moore, A. W.: Observations on facial growth and its clinical significance. Am. J. Orthod., 45:399, 1959.

Moore, R. N., and C. Phillips: Sagittal craniofacial growth in the fetal Macaque monkey *Macaca nemestrina*. Arch. Oral Biol., 25:19, 1980.

Moore, W. J., and C. L. B. Lavelle: *Growth of the Facial Skeleton in the Hominoidea.*

New York, Academic Press, 1974.
Moore, W. J.: Associations in the hominoid facial skeletal. J. Anat., 123:111, 1977.
Moore, W. J.: Masticatory function and skull growth J. Zool., 146:123, 1965.
Moore, W. J.: The influence of muscular function on the growth of the skull. Scientia, 103:333, 1968.
Moorrees, C. F. A.: *Dentition of the Growing Child, A Longitudinal Study of Dental Development Between 3 and 18 Years of Age.* Cambridge, Harvard University Press, 1959.
Moorrees, C. F. A.: Patterns of dental maturation. In: *Craniofacial Biology.* Ed. by J. A. McNamara, Jr. Ann Arbor, University of Michigan, Center for Human Growth and Development, 1977.
Moorrees, C. F. A.: Register of longitudinal studies of facial and dental development. International Society of Craniofacial Biology, Washington, D.C., 1967.
Moorrees, C. F., S. Efstratiadis, and R. Kent, Jr.: The mesh diagram of facial growth. Proc. Finn. Dent. Soc., 7:33, 1991.
Moss ML, Greenberg SN. Postnatal growth of the human skull base. Angle Orthod 1955;25:77–84.
Moss, M. L., and L. Moss-Salentijn: The musclebone interface: An analysis of a morphological boundary. In: *Muscle Adaptation in the Craniofacial Region.* Ed. by D. S. Carlson, and J. A. McNamara, Jr. Ann Arbor, University of Michigan, Center for Human Growth and Development, 1978.
Moss, M. L., and L. Salentijn: The capsular matrix. Am. J. Orthod., 56:474, 1969b.
Moss, M. L., and L. Salentijn: The logarithmic growth of the human mandible. Acta Anat., 77:341, 1970.
Moss, M. L., and L. Salentijn: The primary role of functional matrices in facial growth. Am. J. Orthod., 55:566, 1969a.
Moss, M. L., H. Vilmann, G. Dasgupta, and R. Skalak: Craniofacial growth in space-time. In: *Craniofacial Biology.* Ed. by D. S. Carlson. Ann Arbor, University of Michigan, Center for Human Growth and Development, 1981.
Moss, M. L.: Beyond roentgenographic cephalometry—what? Am. J. Orthod., 84:77, 1983.
Moss, M. L.: Genetics, epigenetics and causation. Am. J. Orthod., 36:481, 1950.
Moss, M. L.: Neurotropic processes in orofacial growth. J. Dent. Res., 50:1492, 1971.
Moss, M. L.: The application of the finite element method to the description of craniofacial skeletal growth and form comparison. In *Human Growth: A Multidisciplinary Review.* Ed. by A. Demirjian, and M. Dubuc. London and Philadelphia, Taylor and Francis, 1986.
Moss, M. L.: The primary role of functional matrices in facial growth. Am. J. Orthod., 55:566, 1969.
Motegi N, Tsutsumi S, Wakatsuki E. A facial growth analysis based on FEM employing three dimensional surface measurement by a rapid laser device. Okajimas Folia Anat Jpn 1996;72:323–328.
Motohashi, N., and K. Kuroda: Morphological analysis of congenital craniofacial malformations. Kokubyo Gakkai Zasshi, 49:698, 1982.
Moyers RE, Bookstein FL, Guire KE. The concept of pattern in craniofacial growth. Am J Orthod Dentofacial Orthop 1979;76:136–148.

Moyers RE, Bookstein FL. The inappropriateness of conventional cephalometrics. Am J Orthod Dentofacial Orthop 1979;75:599–617.

Moyers, R. E., and F. L. Bookstein: The inappropriateness of conventional cephalometrics. Am. J. Orthod., 75:599, 1979.

Moyers, R. E., and F. Muira: The use of serial cephalograms to study racial differences in development. I. and II. Trans. VIII Congress of Anthrop. and Ethnol. Sci., Tokyo, 284, 1968.

Moyers, R. E., F. Bookstein, and K. E. Guire: The concept of pattern in craniofacial growth. Am. J. Orthod., 76:136, 1979.

Moyers, R. E., J. Elgoyhen, M. Riolo, J. McNamara, and T. Kuroda: Experimental production of Class III in rhesus monkeys. Eur. Orthod. Soc. Trans., 46:61, 1970.

Moyers, R. E.: Development of occlusion. Dent. Clin. North Amer., 13:523, 1969.

Moyers, R. E.: *Handbook of Orthodontics*, 4th Ed. Chicago, Year Book Medical Publ., 1988.

Moyers, R. E.: Postnatal development of the orofacial musculature. In: *Patterns of Orofacial Growth and Development*. Report 6. Washington, D.C., American Speech and Hearing Association, 1971.

Moyers, R. E.: The infantile swallow. Trans. Eur. Othod. Soc., 40:180, 1964.

Mugnier, A., and M. Schouker-Jolly: Physiopathologic des malocclusions dento-maxillaires moyens prophylactiques et thérapeutiques précoces. Pédod. Fr., 5:101, 1973.

Mussa, R., Hans, M.G., Enlow, D.H., Goldberg J. Condylar Cartilage Response to Continuous Passive Motion in Adult Guinea Pigs: A Pilot Study. Am J Orthod Dentofac Orthop 1999 115, (4):360-367.

Nanda RS, Ghosh J. Longitudinal growth changes in the sagittal relationship of maxilla and mandible. Am J Orthod Dentofacial Orthop 1995;107:79–90.

Nanda, R. S., H. Meng, S. Kapila, and J. Goorhuis: Growth changes in the soft tissue profile. Angle Orthod., 60:177, 1990.

Nanda, R., and B. Goldin: Biomechanical approaches to the study of alterations in facial morphology. Am. J. Orthod., 78:213, 1980.

Nelson S, Broadbent BH Jr, Hans MG. The demographics of Geoffrey Walker's cephalometric collection. Am J Orthod Dentofacial Orthop 1997;111:646–649.

Nelson, S. Hans, M.G. Contribution of craniofacial risk factors in increasing apneic activity among obese and non-obese habitual snorers. Chest 1997;111:154-162.

Nielsen, I. L.: Facial growth during treatment with the function regulator appliance. Am. J. Orthod., 85:401, 1984.

Norton, L. A.: Implications of bioelectric growth control in orthodontics and dentistry. Angle Orthod., 45:34, 1975.

Odegaard, J.: Mandibular rotation studied with the aid of metal implants. Am. J. Orthod., 58:448, 1970.

Odegaard. J., and A. G. Brodie: On the growth of the human head from birth to the third month of life. Anat. Rec., 103:311, 1949.

Ogawa T, Enciso R, Memon A, et al. Evaluation of 3D airway imaging of obstructive sleep apnea with cone-beam computed tomography. Stud Health Technol

Inform. 2005;111:365-368.

O'Higgins, P. O., T. Bromage, D. Johnson, W. Moore, and P. McPhie: A study of facial growth in the sooty mangabey *Cercocebus atys*. Folia Primatol., 56:86, 1991.

Oudet, C., and A. G. Petrovic: Variations in the number of sarcomeres in series in the lateral pterygoid muscle as a function of the longitudinal deviation of the mandibular position produced by the postural hyperpropulsor. In: *Muscle Adaptation in the Craniofacial Region*. Ed. by D. S. Carlson and J. A. McNamara, Jr. Ann Arbor, University of Michigan, Center for Human Growth and Development, 1978.

Palomo JM, Subramanyan K, Hans MG. Creation of three dimensional data from bi-plane head x-rays for maxillofacial studies. Int Congr Ser. 2004;1268:1253.

Palomo, J. M., Hunt, D. W., Hans, M.G., Broadbent, B.H. A longitudinal 3D size and shape comparison of untreated class I and class II individuals. Am J Orthod Dentofacial Orthop. Vol 127, No. 5, 2005: pp 584-591.

Palomo, J. M., Kau, C. H., Bahl Palomo, L., Hans, M. G. Three dimensional cone beam computerized tomography in dentistry. Dent Today. 2006 Nov; 25(11):130-135.

Palomo, J. M., Wolf, G., Hans, M.G. The use of Digital Photography in the Case Orthodontic Clinic. Am J Orthod Dentofacial Orthop – Vol. 126, No. 3, 2004: pp 381-385.

Palomo, J.M. Three Dimensional Craniofacial Shape Change in 16 Female Bolton Faces. Case Western Reserve University. Thesis Publication 1997.

Palomo, J.M., Christopher, M., Hans, M.G. The Accuracy and Reliability of CBCT Measurements Using a Custom Phantom. Int J Comput Assist Radiol Surg 2007 2:422-424.

Palomo, J.M., Dean, D., Broadbent, B.H. and Hans, M.G. Three Dimensional Craniofacial Shape Change in 16 Female Bolton Faces. In: The Enigma of the Vertical Dimension. Craniofacial Growth Series. Vol. 36. Ann Arbor: Center for Human Growth and Development, The University of Michigan, 2000:277-310.

Palomo, J.M., Subramanyan, K., Hans, M. G. The Creation of 3D Standards for CT Images. Digital Radiography and Three-Dimensional Imaging. Craniofacial Growth Series. Craniofacial Growth Series. Vol. 43. Ann Arbor: Center for Human Growth and Development, The University of Michigan, 2006:231-246.

Palomo, J.M., Subramanyan, K., Hans, M.G. Influence of mA Settings and a Copper Filter in CBCT Image Resolution. Int J Comput Assist Radiol Surg. 2006 1:391-393.

Palomo, J.M., Yang, C. Y., and Hans, M.G. Clinical Application of Three-Dimensional Craniofacial Imaging in Orthodontics. J Med Sci Vol. 25, No. 6, Dec 2005. pp 269-278.

Palomo, L., Palomo, J.M., Hans, M.G., Bissada, N. Image Guided Placement of Temporary Anchorage Devices for Tooth Movement. Int J Comput Assist Radiol Surg 2007 2:424-426.

Pancherz, H., A. Winnberg, and P. Westesson: Masticatory muscle activity and hyoid bone behavior during cyclic jaw movements in man. A synchronized electromyographic and videofluorographic study. Am. J. Orthod., 89:122,

1986.

Pancherz, H., and Anehus-Pancherz, M.: Facial profile changes during and after Herbst appliance treatment. Eur. J. Orthod., 16:275, 1994.

Paul, F. Kodak to stop selling traditional cameras in U.S. http://www.reuters.com. Accessed January 15, 2004.

Perry, H. T.: The temporomandibular joint. Am. J. Orthod., 52:399, 1966.

Persson, M., and W. Roy: Suture development and bony fusion in the fetal rabbit palate. Arch. Oral Biol., 24:283, 1979.

Persson, M., B. C. Magnusson, and B. Thilander: Sutural closure in rabbit and man: A morphological and histochemical study. J. Anat., 125:313, 1978.

Petit-Maire, N.: Morphogenèse du crane de primates. L'Anthropologie, 75:85, 1971.

Petrovic, A. G., and J. Stutzmann: New ways in orthodontic diagnosis and decision-making: Physiologic basis. J. Jpn. Orthod. Soc., 51:3, 1992.

Petrovic, A. G., J. J. Stutzmann, and N. Gasson: The final length of the mandible: Is it genetically predetermined? In: *Craniofacial Biology*. Ed. by D. S. Carlson. Ann Arbor, University of Michigan, Center for Human Growth and Development, 1981b.

Petrovic, A., J. Stutzmann, and C. Oudet: Condylectomy and mandibular growth in young rats. A quantitative study. Proc. Finn. Dent. Soc., 77:139, 1981a.

Petrovic, A.: Recherches sur les mécanismes histophysiologiques de la croissance osseuse craniofaciale, Ann. Biol., 9:63, 1970.

Phelps, A. E.: A comparison of lower face changes. Angle Orthod., 48:283, 1978.

Popovich F, Thompson GW. Craniofacial templates for orthodontic case analysis. Am J Orthod Dentofacial Orthop 1977;71:406–420.

Popovich, F., G. W. Thompson, and S. Saunders: Craniofacial measurements in siblings of the Burlington Growth Center sample. J. Dent. Res., 56:A113, 1977.

Poswillo, D. E.: Congenital malformations: Prenatal experimental studies. In: *The Temporomandibular Joint*, 3rd Ed. Ed. by B. G. Sarnat, and D. M. Laskin. Springfield, Ill., Charles C Thomas, 1980.

Poswillo, D. E.: Etiology and pathogenesis of first and second branchial arch defects: The contribution of animal studies. In: *Symposium on Diagnosis and Treatment of Craniofacial Anomalies*. Ed. by J. M. Converse, J. G. McCarthy, and D. Wood-Smith. St. Louis, C. V. Mosby Co., 1979.

Poswillo, D.: Hemorrhage in development of the face. In: *Morphogenesis and Malformation of Face and Brain*. Ed. by D. Bergsma, J. Langman, and N. W. Paul. National Foundation—March of Dimes. Birth Defects Original Article Series, Vol. 11, No. 7. New York, Alan R. Liss, 1975.

Precious, D. S.: Function: The basis of facial esthetics. J. Can. Dent. Assoc., 58:463, 1992.

Precious, D., and J. Delaire: Balanced facial growth: a schematic interpretation. Oral. Surg. Oral Med. Oral Pathol., 63:637, 1987.

Primack V. The clinical use of a craniofacial growth atlas. Am J Orthod Dentofacial Orthop 1978;74:501–508.

Pritchard, J. J., J. H. Scott, and F. G. Girgis: The structure and development of cranial and facial sutures. J. Anat., 90:73, 1956.

Proffit, W. R.: The facial musculature in its relation to the dental occlusion. In: *Muscle Adaptation in the Craniofacial Region*. Ed. by D. S. Carlson, and J. A. McNamara, Jr. University of Michigan, Center for Human Growth and Development, 1978.

Pruzansky, S.: Anomalies of face and brain. In: *Morphogenesis and Malformation of Face and Brain*. Ed. by D. Bergsma, J. Langman, and N. W. Paul. National Foundation, 11:7, 1975.

Rabine, M.: The role of uninhibited occlusal development. Am. J. Orthod., 74:51, 1978.

Rangel, R. D., O. Oyen, and M. Russell: Changes in masticatory biomechanics and stress magnitude that affect growth and development of the facial skeleton. Prog. Clin. Biol. Res., 187:281, 1985.

Reitan, K.: Biomechanical principles and reactions. In: *Current Orthodontic Concepts and Techniques*. Ed. by T. M. Graber, Philadelphia, W. B. Saunders, 1969.

Reitan, K.: Bone formation and resorption during reversed tooth movement. In: *Vistas in Orthodontics*. Ed. by B. T. Kraus, and R. A. Riedel. Philadelphia, Lea & Febiger, 1962.

Richardson ER. Atlas of craniofacial growth in Americans of African descent. Craniofacial Growth Series, Vol 26. Ann Arbor: Center for Human Growth and Development, University of Michigan, 1991:1–35.

Richardson, E. R.: Racial differences in dimensional traits of the human face. Angle Orthod., 50:301, 1980.

Ricketts RM. Fifty years of cephalometric radiography. Angle Orthod 1981;51:89–91.

Ricketts RM. Perspectives in the clinical application of cephalometrics: the first fifty years. Angle Orthod 1981;51:115–150.

Ricketts RM. The value of cephalometrics and computerized technology. Angle Orthod 1972;42:179–199.

Ricketts, R. M., R. W. Bench, J. J. Hilgers, and R. Schulhof: An overview of computerized cephalometrics. Am. J. Orthod., 61:1, 1972.

Ricketts, R. M.: A four-step method to distinguish orthodontic changes from natural growth. J. Clin. Orthod., 9:208, 1975b.

Ricketts, R. M.: A principle of arcial growth of the mandible. Angle Orthod., 42:368, 1972a.

Ricketts, R. M.: The interdependence of the nasal and oral capsules. In: *Naso-respiratory Function and Craniofacial Growth*. Ed. by J. A. McNamara, Jr. Ann Arbor, University of Michigan, Center for Human Growth and Development, 1979.

Riedel, R.: A review of the retention problem. Angle Orthod., 30:179, 1960.

Riolo, M. L., and J. A. McNamara, Jr.: Cranial base growth in the rhesus monkey from infancy to adulthood. J. Dent. Res., 52:249, 1973.

Riolo, M. L., R. E. Moyers, J. A. McNanara, and W. S. Hunter: *An Atlas of Craniofacial Growth: Cephalometric Standards from the University School Growth Study, The University of Michigan*. Monograph 2. Craniofacial Growth Series. Ann Arbor, University of Michigan, Center for Human Growth and Development, 1974.

Riolo, M. L.: Growth and remodeling of the cranial floor: A multiple microfluoroscopic analysis with serial cephalometrics. M. S. Thesis, Georgetown University, Washington, D.C., 1970.

Roberts, G. J., and J. J. Blackwood: Growth of the cartilages of the mid-line cranial base: A radiographic and histological study. J. Anat., 36:307, 1983.

Roche, A. F., and A. B. Lewis: Late growth changes in the cranial base. In: *Development of the Basicranium*. Ed. by J. F. Bosma. DHEW Pub. 76:989, NIH, Bethesda, Md., 1976.

Roche, A. F., W. C. Chumlea, and D. Thissen: *Assessing the Skeletal Maturity of the Hand-Wrist: Fels Method*. Springfield, Ill., Charles C Thomas, 1988.

Rogers LF. Radiation exposure in CT: why so high? AJR Am J Roentgenol. 2001;177:277.

Rohlf FJ, Bookstein FL. Proceedings of the Michigan Morphometrics Workshop. The University of Michigan Museum of Zoology, 1988:227–228.

Rönning, O., and K. Koski: The effect of periostomy on the growth of the condylar process in the rat. Proc. Finn. Dent. Soc., 70:28, 1974.

Rönning, O.: Observations on the intracerebral transplantation of the mandibular condyle. Acta Odont. Scand., 24:443, 1966.

Ross, R. B., and M. C. Johnston: *Cleft Lip and Palate*. Baltimore, Williams & Wilkins, 1972.

Ross, R. B.: Lateral facial dysplasia (first and second branchial arch syndrome, hemifacial microsomia). In: *Morphogenesis and Malformation of Face and Brain*. Ed. by D. Bergsma, J. Langman, and N. W. Paul. National Foundation—March of Dimes, New York, Alan R. Liss, 11:7, 1975.

Rubin, R. M.: Mode of respiration and facial growth. Am. J. Othod., 78:504, 1980.

Salentijn, L., and M. L. Moss: Morphological attributes of the logarithmic growth of the human face: Gnomic growth. Acta Anat., 78:185, 1971.

Salyer, K. E., I. R. Munro, L. A. Whitaker, and I. Jackson: Difficulties and problems to be solved in the approach to craniofacial malformations. In: *Morphogenesis and Malformation of Face and Brain*. Ed. by D Bergsma, J. Langman, and N. W. Paul. National Foundation—March of Dimes, New York, Alan R. Liss, 11:7, 1975.

Sarnat, B. G., and M. R. Wexler: Growth of the face and jaws after resection of the septal cartilage in the rabbit. Am. J. Anat., 118:755, 1966.

Sarnat, B. G., J. A. Feigenbaum, and W. M. Krogman: Adult monkey coronoid process after resection of trigeminal nerve motor root. Am. J. Anat., 150:129, 1977.

Sarnat, B. G.: Growth pattern of the mandible: Some reflections. Am. J. Orthod. Dentofacial Orthop., 90:221, 1986.

Sarnat, B. G.: The postnatal maxillary-nasal-orbital complex: Experimental surgery. In: *Factors Affecting the Growth of the Midface*. Ed. by J. A. McNamara, Jr. Ann Arbor, University of Michigan, Center for Human Growth and Development, 1976.

Sassouni, V.: *Heredity and Growth of the Human Face*. Pittsburgh, University of Pittsburgh, 1965.

Sassouni, V.: *The Face in Five Dimensions*. Philadelphia, Philadelphia Center for Research in Child Growth, 1960.

Sato S, Arai Y, Shinoda K, et al. Clinical application of a new cone-beam computerized tomography system to assess multiple two-dimensional images for the preoperative treatment planning of maxillary implants: case reports. Quintessence Int. 2004;35:525-528.

Sauders SR, Popovich F, Thompson GW. A family study of craniofacial dimensions in the Burlington Growth Centre sample. Am J Orthod Dentofacial Orthop 1980;78:394–403.

Saunders, S. R.: Surface and cross-sectional comparisons of bone growth remodeling. Growth, 49:105, 1985.

Savara BS. A method for measuring facial growth in three dimensions. Hum Biol 1965;37:245–255.

Savara, B. S., and I. J. Singh: Norms of size and annual increments of seven anatomical measures of maxillae in boys from three to sixteen years of age. Angle Orthod., 38:104, 1968.

Schmid W, Mongini F, Felisio A. A computer based assessment of structural and displacement asymmetries of the mandible. Am J Orthod Dentofacial Orthop 1991;100:19–34.

Schouker-Jolly, M.: Utilisation d'appareillages extra-oraux récents dans le prognathisme mandibulaire, associe à une hypoplasie maxillaire. Méd. Infant., 6:479, 1972.

Schudy, F. F.: Vertical growth vs. anteroposterior growth as related to function and treatment. Angle orthod., 34:75, 1964.

Schulze D, Heiland M, Schmelzle, R, Rother, UJ. Diagnostic possibilities of cone-beam computed tomography in the facial skeleton. Int. Congress Series 1268 (2004) 1179-1183.

Schulze D, Heiland M, Thurmann H, Adam G. Radiation exposure during midfacial imaging using 4- and 16-slice computed tomography, cone beam computed tomography systems and conventional radiography. Dentomaxillofac Radiol. 2004 Mar;33(2):83-86.

Schumacher, G. H.: Factors influencing craniofacial growth. Prog. Clin. Biol. Res., 187:3, 1985.

Scott, J. H.: Growth at facial sutures. Am. J. Orthod., 42:381, 1956.

Scott, J. H.: The cartilage of the nasal septum. Br. Dent. J., 95:37, 1953.

Sekiguchi T, Savara BS. Variability of cephalometric landmarks used for face growth studies. Am J Orthod Dentofacial Orthop 1972;61:603–618.

Shah, S. M., and M. R. Joshi: An assessment of asymmetry in the normal craniofacial complex. Angle Orthod., 48:141, 1978.

Shapiro, G. G., and P. Shapiro: Nasal airway obstruction and facial development. Clin. Rev. Allergy, 2:225, 1984.

Shapiro, P. A.: Responses of the nonhuman maxillary complex to mechanical forces. In: *Factors Affecting the Growth of the Midface*. Ed. by J. A. McNamara, Jr. Ann Arbor, University of Michigan, Center for Human Growth and Development, 1976.

Shaw, R. E., L. Mark, D. Jenkins, and E. Mingolla: A dynamic geometry for predicting growth of gross craniofacial morphology. Prog. Clin. Biol. Res., 101:423, 1982.

Sherman S, Woods M, Nanda RS, Currier GF. The longitudinal effects of growth changes on the Wits appraisal. Am J Orthod Dentofacial Orthop 1988;93:429–436.

Shore, R. C., and B. K. B. Berkovitz: An ultrastructural study of periodontal ligament fibroblasts in relation to their possible role in tooth eruption and intracellular collagen degradation in the rat. Am. J. Orthod., 24:155, 1979.

Sicher, H., and J. P. Weinmann: Bone growth and physiologic tooth movement. Am. J. Orthod. Oral Surg., 30:109, 1944.

Siegel, M. I.: The facial and dental consequences of nasal septum resections in baboons. Med. Primatol., 1972:204, 1972.

Simon JH, Enciso R, Malfaz JM, Roges R, Bailey-Perry M, Patel A. Differential diagnosis of large periapical lesions using cone-beam computed tomography measurements and biopsy. J Endod. 2006 Sep;32(9):833-837.

Singh GD, McNamara JA Jr, Lozanoff S. Morphometry of the cranial base in subjects with class III malocclusion. J Dent Res 1997;76:694–703.

Singh IJ, Savara BS. Norms of size and annual increments of seven anatomical measures of maxillae in girls from three to sixteen years of age. Angle Orthod 1966;36:312–324.

Sirianni, J. E., A. L. Van Ness, and D. R. Swindler: Growth of the mandible in adolescent pigtailed macaques (*Macaca nemestrina*). Hum. Biol., 54:31, 1982.

Sirianni, J. E., and A. L. Van Ness: Postnatal growth of the cranial base in *Macaca nemestrina*. Am. J. Phys. Anthropol., 49:329, 1978.

Smahel, Z., and Z. Mullerova: Facial growth and development in unilateral cleft lip and palate: A longitudinal study. J. Craniofac. Genet. Dev. Biol., 14:57, 1994.

Smith, B. H., S. M. Garn, and W. S. Hunter: Secular trends in face size. Angle Orthod., 56:196, 1986.

Snodell SF, Nanda RS, Currier GF. A longitudinal cephalometric study of transverse and vertical craniofacial growth. Am J Orthod Dentofacial Orthop 1993;104:471–483.

Solow B. Computers in cephalometric research. Comp Biol Med 1970;1:41–49.

Solow, B., and A. Tallgren: Head posture and craniofacial morphology. Am. J. Phys. Anthropol., 44:417, 1976.

Solow, B., and E. Greve: Craniocervical angulation and nasal respiratory resistance. In: *Nasorespiratory Function and Craniofacial Growth*. Ed. by J. A. McNamara, Jr. Ann Arbor, University of Michigan, Center for Human Growth and Development, 1979.

Solow, B.: Factor analysis of cranio-facial variables. In: *Cranio-facial Growth in Man*. Ed. by R. E. Moyers, and W. M. Krogman. Oxford, Pergamon Press, 1971.

Spolyar JL, Vasileff W, MacIntosh RB. Image corrected cephalometric analysis (ICCA): design and evaluation. Cleft Palate Craniofac J 1993;30:528–541.

Spyropoulos, M. N.: The morphogenetic relationship of the temporal muscle to the coronoid process in human embryos and fetuses. Am. J. Anat., 150:395, 1977.

Stenstrom, S. J., and B. L. Thilander: Effects of nasal septal cartilage resections on young guinea pigs. Plast. Reconstr. Surg., 45:160, 1970.

Storey, A. T.: Physiology of a changing vertical dimension. J. Prosthet. Dent., 1:912, 1962.

Stutzmann, J. J., and A. G. Petrovic: Experimental analysis of general and local extrinsic mechanisms controlling upper jaw growth. In: *Factors Affecting the Growth of the Midface*. Ed. by J. A. McNamara, Jr. Ann Arbor, University of Michigan, Center for Human Growth and Development, 1976.

Stutzmann, J., and A. Petrovic: Intrinsic regulation of the condylar cartilage growth rate. Eur. J. Orthod., 1:41, 1979.

Stutzmann, J., and A. Petrovic: Particularités decroissance de la suture palatine sgaittale de jeune rat. Bull. Assoc. Anat. (Nancy), 148:552, 1970.

Subramanyan K, Dean D. Scanned bi-orthogonal radiographs as a source for 3–D cephalometric data. SPIE 1996;2710:717–724.

Subramanyan, K., Palomo, J.M., Hans, M.G. Creation of 3D Craniofacial Standards from CBCT Images. SPIE 2006, 6144: 1599-1608.

Subramanyan, K., Palomo, J.M., Hans, M.G. Registration and Comparison of Pre and Post Operative Craniofacial CBCT Images for Clinical Assessment. Int J Comput Assist Radiol Surg 2006 1:540-541.

Subtelny, J. D.: Longitudinal study of soft tissue facial structures and their profile characteristics defined in relation to underlying skeletal structures. Am. J. Orthod., 45:481, 1959.

Subtelny, J. D.: Oral respiration: Facial maldevelopment and corrective dentofacial orthopedics. Angle Orthod., 50:147, 1980.

Sukovic P. Cone beam computed tomography in craniofacial imaging. Orthod Craniofac Res. 2003;6(suppl 1):31-36; 179-182.

Swindler, D. R., J. E. Sirianni, and L. H. Tarrant: A longitudinal study of cephalofacial growth in *Papio cynocephalus and Macaca nemestrina* from three months to three years. IVth International Congress of Primatology, Vol. 3, *Craniofacial Biology of Primates*. Basel, S. Karger, 1973.

Symons, N. B. B.: The development of the human mandibular joint. J. Anat., 86:326, 1952.

Tallgren, A., and B. Solow: Hyoid bone position, facial morphology and head posture in adults. Eur. J. Orthod., 9:1, 1987.

Tantanapornkul W, Okouchi K, Fujiwara Y, Yamashiro M, Maruoka Y, Ohbayashi N, Kurabayashi T. A comparative study of cone-beam computed tomography and conventional panoramic radiography in assessing the topographic relationship between the mandibular canal and impacted third molars. Oral Surg Oral Med Oral Pathol Oral Radiol Endod. 2007 Feb;103(2):253-259.

Ten Cate, A. R., E. Freeman, and J. B. Dicker: Sutural development: Structure and its response to rapid expansion. Am. J. Orthod., 71:622, 1977.

Ten Cate, A. R.: Development of the periodontium. In: *Biology of the Periodontium*. Ed. by A. H. Melcher, and W. H. Bowen. New York, Academic Press, 1969.

Tessier, P. J.: Ostéotomies totales de la face: syndrome de Crouzon, syndrome d'Apert., oxycéphalies, scaphocáephalies, turriecéphalies. Ann. Chir. Plast., 12:273, 1967.

Tessier, P., J. Delaire, J. Billet, and H. Landais: Considérations sur le développement de l'orbite: Ses incidences sur la crossiance faciale. Rev. Stomatol., 63:1-2, 27-39, 1964.

Thilander, B., and B. Ingervall: The human sphenooccipital synchondrosis. II. A histological and microradiographic study of its growth. Acta Odont. Scand., 31:323, 1973.

Thilander., B., G. E. Carlsson, and B. Ingervall: Postnatal development of the human temporomandibular joint. I. A histological study. Acta Odont. Scand., 34:117, 1976.

Thimaporn, J., J. Goldberg, and D. Enlow: Effects of premature fusion of the zygomaxillary suture on the growth of the rat nasomaxillary complex. J. Oral Maxillofac. Surg., 48:835, 1990.

Todd W. The orthodontic value of research and observations in developmental growth of the face. Angle Orthod 1931;1:67.

Tommasone, D., R. Rangel, S. Kurihara, and D. Enlow: Remodeling patterns in the facial and cranial skeleton of the human cleft palate fetus. Kalevi Koski Festschrift, Proc. Finnish Dent. Soc. (Special Issue), 77:171, 1981.

Trenouth, M. J.: Asymmetry of the human skull during fetal growth. Anat. Res., 211:205, 1985.

Treuenfels, H.: Head position, atlas position and breathing in open bite. Fortschr. Kieferothop., 45:111, 1984.

Trouten, J. C., D. H. Enlow, M. Rabine, A. E. Phelps, and D. Swedlow: Morphologic factors in open bite and deep bite. Angle Orthod., 53:192, 1983.

Tsiklakis K, Donta C, Gavala S, et al. Dose reduction in maxillofacial imaging using low dose Cone Beam CT. Eur J Radiol. 2005;56:413-417.

Tsiklakis K, Syriopoulos K, Stam-atakis HC. Radiographic examination of the temporomandibular joint using cone beam computed tomography. Dentomaxillofac Radiol. 2004;33:196-201.

Tuncay, O. C. Three-dimensional imaging and motion animation. Sem Orthod 2001; 7:244-250.

Tuncay, O. C., D. Ho, and M. Banks: Oxygen tension regulates osteoblast function. Am. J. Orthod. Dentofac. Orthoped., 105(5): 1994.

Tuncay, O. C., J. Haselgrove, P. Frasca, C. Piddington, and I. Shapiro: Scanning microfluorometric F1 measurements of redox 35(2): 1990.

Turpin, D. L.: Growth and remodeling of the mandible in the *Macaca mulatta* monkey. Am. J. Orthod., 54:251, 1968.

Tweed, C. H.: The Frankfort-mandibular incisor angle (FMIA) in orthodontic diagnosis, treatment planning and prognosis. Angle Orthod., 24:121, 1954.

Tyndall DA, Matteson SR. Exposure reduction in cephalometric radiology: a comprehensive approach. Am J Orthod Dentofacial Orthop 1988;93:400–412.

Ursi WJ, Trotman CA, McNamara JA Jr, Behrents RG. Sexual dimorphism in normal craniofacial growth. Angle Orthod 1993;63:47–56.

van der Beek, M. C., J. Hoeksma, and B. Prahl-Andersen: Vertical facial growth: A longitudinal study from 7 to 14 years of age. Eur. J. Orthod., 13:202, 1991.

van der Klaauw, C. J.: Size and position of the functional components of the skull (conclusion). Arch. Neerl. Zool., 9:369, 1952.

van der Linden, F. P. G. M., and D. H. Enlow: A study of the anterior cranial base. Angle Orthod., 41:119, 1971.

van der Linden, F. P. G. M.: Changes in the dentofacial complex during and after orthodontic treatment. Eur. J. Orthod., 1:97, 1979.

van der Linden, F. P.: Bone morphology and growth potential: A perspective of postnatal normal bone growth. Prog. Clin. Biol. Res., 187:181, 1985.

van der Linden, F., and H. S. Duterloo: *Development of the Human Dentition.* Hagerstown, Md., Harper & Row, 1976.

van Limborgh, J.: A new view on the control of the morphogenesis of the skull. Acta Morphol. Neerl. Scand., 8:143, 1970.

van Limborgh, J.: The role of genetic and local environmental factors in the control of postnatal craniofacial morphogenesis. Acta Morphol. Neerl. Scand., 10:37, 1972.

Vargervik, K., and A. J. Miller: Observations on the temporal muscle in craniosynostosis. Birth Defects, 18:45, 1982.

Vargervik, K., and E. Harvold: Experiments on the interaction between orofacial function and morphology. Ear Nose Throat J., 66:201, 1987.

Vidic, B.: The morphogenesis of the lateral nasal wall in the early prenatal life of man. Am. J. Anat., 130:121, 1971.

Vig PS. An orthodontist's view of some recent mathematical studies in cephalometrics. Am J Orthod Dentofacial Orthop 1982;81:341–342.

Vig PS. Comments on the new geometric approach to cephalometrics. Am J Orthod Dentofacial Orthop 1981;80:218–219.

Vig, P. S., and A. B. Hewitt: Asymmetry of the human facial skeleton. Angle Orthod., 45:125, 1975.

Vig, P. S., D. M. Sarver, D. J. Hall, and D. W. Warren: Quantitative evaluation of nasal airflow in relation to facial morphology. Am. J. Orthod., 79:263, 1981.

Vig, P. S.: Respiratory mode and morphological types: Some thoughts and preliminary conclusions. In: *Naso-Respiratory Function and Craniofacial Growth.* Ed. by J. A. McNamara, Jr. Ann Arbor, University of Michigan, Center for Human Growth and Development, 1979.

Vilmann, H.: Growth of the cranial base in the rat. In: *Development of the Basicranium.* Ed. by J. F. Bosma. DHEW Pub. 76-989, NIH, Bethesda, Md., 1976.

Vinkla, H., L. Odent, D. Odent, K. Koski, and J. A. McNamara: Variability of the craniofacial skeleton. III. Radiographic cephalometry of juvenile *Macaca mulatta.* Am. J. Orthod., 68:1, 1975.

Walker L, Enciso R, Mah J. Three-dimensional localization of maxillary canines with cone-beam computed tomography. Am J Orthod Dentofacial Orthop. 2005;128:418-423.

Walker, G., and C. J. Kowalski: A two-dimensional coordinate model for the quantification, description, analysis, prediction and simulation of craniofacial growth. Growth, 35:119, 1971.

Walker, G., and C. J. Kowalski: On the growth of the mandible. Am. J. Phys. Anthropol., 36:111, 1972.

Walker, G.: A new approach to the analysis of craniofacial morphology and growth. Am. J. Orthod., 61:221, 1972.

Washburn, S. L.: The relation of the temporal muscle to the form of the skull. Anat. Rec., 99:239, 1947.

Weidenreich, F.: The brain and its role in the phylogenetic transformation of the human skull. Trans. Am. Phil. Soc., 31:321, 1941.

Whitaker, L. A., and J. A. Katowitz: Nasolacrimal apparatus in craniofacial deformity. In: *Symposium on Diagnosis and Treatment of Craniofacial*

Anomalies. Ed. by J. M. Converse, J. G. McCarthy, and D. Wood-Smith. St. Louis, C. V. Mosby, 1979.

Williams, S., and B. Melsen: The interplay between sagittal and vertical growth factors: An implant study of activator treatment. Am. J. Orthod., 8:327, 1982.

Winnberg, A., and H. Pancherz: Head posture and masticatory muscle function: An EMG investigation. Eur. J. Orthod., 5:209, 1983.

Winter AA, Pollack AS, Frommer HH, et al. Cone beam volumetric tomography vs. medical CT scanners. N Y State Dent J. 2005;71:28-33.

Wisth, P. J.: Nose morphology in individuals with angle Class I, II, or III occlusions. Acta Odont. Scand., 33:53, 1975.

Woo, J. K.: Ossification and growth of the human maxilla, premaxilla and palate bones. Anat. Rec., 105:737, 1949.

Woodside, D. G., A. Metaxas, and G. Altuna: The influence of functional appliance therapy on glenoid fossa remodeling. Am. J. Orthod. Dentofacial Orthop., 92:181, 1987.

Wortche R, Hassfeld S, Lux CJ, et al. Clinical application of cone beam digital volume tomography in children with cleft lip and palate. Dentomaxillofac Radiol. 2006;35:88-94.

Wright, D. M., and B. C. Moffett: The postnatal development of the human temporomandibular joint. Am. J. Anat., 141:235, 1974.

Youdelis, R. A.: The morphogenesis of the human temporomandibular joint and its associated structures. J. Dent. Res., 45:182, 1966.

Young, R. W.: The influence of cranial contents on postnatal growth of the skull in the rat. Am. J. Anat., 105:383, 1959.

Zengo, A. N., C. A. L. Bassett, R. J. Pawluk, and G. Prountzos: *In vivo* bioelectric potentials in the dentoalveolar complex. Am. J. Orthod., 66:130, 1974.

Zins, J. Kusiak, L. Whitaker, and D. H. Enlow: Influence of recipient site on bone grafts to the face. J. Plast. Reconstr. Surg., 73:371, 1984.

Zuckerman, S.: Age changes in the basicranial axis of the human skull. Am. J. Phys. Anthropol., 13:521, 1955.

Zwarych, P. D., and M. B. Quigley: The intermediate plexus of the periodontal ligament: History and further investigations. J. Dent. Res., 44:383, 1965.

索引

五十音順

あ

アーチワイヤー ……………………………… 137
アーティキュラーレ ………… 344, 373, 378, 381
アイルランド南部 …………………………… 201
アウストラロピテクス …… 320, 321, 322, 323, 327, 330, 331, 332, 334, 336, 338, 340
アウストラロピテクス・アフリカヌス …… 340
アカゲザル ………………………………… 329, 336
圧感受性 ……………………………………… 272
圧感受性毛細血管網 ………………………… 92
圧耐性組織 …………………………………… 271
圧迫 ………………… 74, 129, 134, 230, 272, 390
圧迫−牽引説 ………………… 389, 390, 396, 397
圧レベル ……………………………………… 80
アデニル酸シクラーゼ ……………………… 237
アデノイド …………………………………… 4
アデノシン三リン酸(ATP) ………………… 237
アナログのパノラマX線写真 ……………… 362
アパタイト結晶 ……………………………… 292
アブミ骨 ………………………… 257, 259, 260
アブミ骨筋 …………………………………… 257
アポトーシス ………………………………… 392
アマルテイアの角 …………………………… 74
アライナー …………………………………… 366
アリザリン ……………………… 28, 273, 319
アルカリ・酸性ホスファターゼ …………… 10
アルカリ性グリセロリン酸酵素 …………… 237
アルコール依存症 …………………………… 156
アルプス山系 ………………………………… 146
アンテゴニオン ……………………………… 381
鞍背 …………………………………… 117, 122

い

イオン化カルシウム ………………………… 237
イオン交換 …………………………………… 394
異形成症候群 …………………………… 402, 409
医原性開咬 …………………………………… 215
移行層 ………………………………………… 77
意地悪な魔女 ………………………………… 216
一次回転 ……………………………………… 317
一次関節 ……………………………………… 310
一次血管骨組織 ………………………… 283, 284
一次口蓋 …………… 261, 263, 264, 265, 266, 310
一次骨膜 ⇒ ハバース系
一次成長軟骨 ………………………………… 77
一次的成長発育センター …………………… 76
一次転位 …… 36, 42, 54, 57, 58, 92, 109, 116, 120, 123
一次軟骨 ……………………………… 76, 245
Ⅰ級大臼歯関係 ………………… 92, 196, 211, 226
Ⅰ級不正咬合 ………………………………… 219
一般的環境因子 ……………………………… 236
遺伝子 …………………………… 232, 391, 400, 402
遺伝子型 ……………………………… 233, 408, 410
遺伝子変異 …………………………………… 233, 402
遺伝子マーカー ……………………………… 410, 411
遺伝子マーカーの表現型分散 ……………… 410
遺伝子療法 …………………………………… 412
遺伝的疫学 …………………………………… 409
遺伝的機序 …………………………………… 392
遺伝的規範 …………………………………… 412
遺伝的寄与率 ………………………………… 409
遺伝的形質 …………………………………… 403
遺伝的決定因子 ……………………………… 26, 97
遺伝的相関 …………………………………… 410
遺伝的表現型分散 …………………………… 410
遺伝的ペースメーカー ……………………… 76

遺伝的類似性	410
遺伝率	409
遺伝率分析	410
イニオン	384
インターフェロン	392
インターロイキン	392
咽頭	81, 223, 253, 258, 378
咽頭気道	246
咽頭弓	76, 256, 257, 259
咽頭弓由来	257
咽頭筋	211
咽頭腔	7, 44, 83, 247
咽頭収縮筋	258
咽頭底	258, 261
咽頭領域	223
咽頭裂	256
インビザライン	363
インプラント	274, 287, 359

う

上瞼	160
運動神経	81
運動神経支配	258
運搬効果	36

え

永久歯	153
液体感光性樹脂	366
エストロゲン	394
エタノール摂取	406
エフェクターT細胞	392
えら（鰓）	253, 257
遠位端	63
遠隔での歯槽骨の反応（RAR）	395
嚥下運動	429, 430
嚥下パターン	270
嚥下反射	433, 435, 437
炎症性サイトカイン	392
遠心移動〔第一大臼歯〕	92
遠心ドリフト	101
延髄	117, 122

お

横断的手法	294
横断面	358
嘔吐反射	429, 432
オート回転	209
オートクライン（自己分泌）	392
オートラジオグラフィ	311, 312
オーバージェット	53, 86, 212, 246
オーバーバイト	60, 86, 87, 246, 304
押し出す効果	36
オステオネクチン	239
オステオプロテオグリカン（OPG）系	392
オステオプロテオグリカンリガンド（OPGL）	392
オステオン	279
オトガイ	60, 61, 63, 87, 88, 151, 153, 156, 161, 162, 164, 198, 269, 301
オトガイ形成術	88
オトガイ孔	361
オトガイ前方形成術	209
オトガイ隆起	86
囮受容体	393
オピスチオン	385
親指しゃぶり	188, 191
オルビターレ	386

か

外因性骨成長発育過程の決定因子	97
外因性制御	121, 233
外因的シグナル	400
開咬	60
外耳管	258
外耳孔	314
外耳道	177, 256, 258, 260
改造野	25
外側脚	261, 262
外側靱帯	307
外側舌隆起	261, 262
外側板	151

外側鼻突起	254
外側鼻隆起	259
外側翼突筋	308
回転	130, 178, 203, 247
回転時間	420
解読の鍵	146
外胚葉	253
外胚葉性組織	261
外胚葉の肥厚	253
外板〔頭蓋の〕	116, 223
外鼻孔	143
外鼻口部	178
解剖学的成長発育境界	417
解剖学的補償機構	196
解剖学的補償効果	19
解剖学的ポリオン	300
海綿骨	21, 120, 124, 130, 151, 293
海綿骨髄膜	124
海綿質	398
過蓋咬合	39, 60
下顎	196, 199, 256
下顎位	436, 437
下顎角	88, 146, 203, 215, 216, 218, 250, 310, 316, 337
下顎関節	74
下顎弓	44, 47, 63, 65, 82, 86, 108, 185, 208, 216, 247, 254, 255, 256, 257, 260, 262, 317, 378
下顎弓後縁	49
下顎結合	344
下顎孔後縁周辺	332
下顎孔後外側壁	337
下顎咬合平面	202
下顎後退	58, 196, 197, 199, 208, 219, 220, 227, 247, 249
下顎後退(突型)側貌	143
下顎後方位	144
下顎骨	29, 47, 63, 64, 80, 81, 87, 91, 100, 101, 107, 122, 143, 157, 163, 185, 188, 191, 206, 209, 268, 269, 307, 330, 337, 338, 416, 420
下顎骨下縁	344
下顎骨骨改造	65
下顎骨体(部)	199, 212, 227, 257, 269
下顎骨体後方部の舌側面	269
下顎骨体部Ⅲ級	200
下顎骨のアーチ	201
下顎骨不調和	122
下顎歯	59
下顎枝	7, 38, 44, 47, 49, 58, 59, 63, 64, 65, 66, 69, 72, 78, 81, 82, 83, 85, 86, 88, 89, 108, 144, 145, 158, 163, 164, 183, 185, 195, 197, 202, 203, 204, 206, 207, 208, 209, 211, 212, 216, 218, 227, 228, 247, 248, 257, 337, 378
下顎枝-下顎体角	215, 216
下顎枝後縁	48, 50, 53, 83, 84, 378
下顎枝後方部	337
下顎枝前縁	29, 50, 70, 269, 330, 381
下顎枝前下面	336
下顎枝舌側面	269
下顎歯槽弓	53
下顎枝中央部	29
下顎枝-中頭蓋窩複合体	212
下顎歯列弓	92
下顎神経	258
下顎正中結合部	310
下顎切痕	69
下顎切歯	384
下顎全体	195
下顎前突	191, 198, 199, 219, 228
下顎体	47, 53, 61, 64, 65, 66, 69, 81, 158, 185, 202, 203, 204, 206, 330, 332, 378
下顎体外側面	88
下顎体角	38, 88, 89, 216, 218
下顎体後縁	49
下顎体前方部	337
下顎体複合体	88
下顎体腹側縁	88
下顎頭	7, 48, 53, 63, 73, 74, 78, 79, 81, 95, 203, 223, 234, 241, 246, 248, 315, 378
下顎頭頸部	69, 78, 310, 317, 330
下顎頭軟骨	74, 76, 77, 81, 97, 244, 250, 271, 305, 312
下顎頭の鞍帯位(中心位)	226
下顎頭の成長発育	24, 35, 82
下顎突起	254, 255, 259, 261, 263

下顎突出型	197	顎骨	270
下顎内角	384	顎骨弓	88
下顎の実効長	198	活性化信号	80, 98
下顎の突出	196	カップリング	392
下顎B点	227	滑膜性可動関節	307
下顎平面	344, 385	可撤式矯正装置	148
下顎平面角	216, 217	可撤式バイオネーター型装置	249
下顔面高	301, 383	可動性関節	245
蝸牛	258	下鼻甲介	268
核	10	下方移動	58
顎位	435	下方転位	105
核因子 κB	392	可溶性囮受容体	392
下腔	308	カルセイン	319
顎角	38	カローン様物質	239
顎角前切痕	72, 88, 89, 206	含鉛エプロン	362
顎角部	164, 203	眼窩	99, 111, 178, 248
顎間骨（切歯骨）	164, 165	眼窩縁	328
顎関節（TMJ）	15, 63, 82, 206, 246, 307, 358, 433	眼窩外側縁	328, 329
顎関節成長発育	315	眼窩下縁	29, 112, 159, 177, 334
顎関節囊	435	眼窩下管	185, 267
顎間中隔靭帯	47	眼窩下管上壁部	334
顎矯正力的手法	107	眼窩下管底部	334
顎筋	433	眼窩下孔	185, 328, 334
顎後退	196	眼窩下神経	267
隔世遺伝	175	眼窩下部	91, 267
顎整形効果	20	眼窩間距離	172
顎整形力	57, 107, 148, 396	眼窩間（鼻）	246
顎舌骨筋	257	眼窩近心縁	113
拡大スクリュー	107	感覚器官	182, 188
拡大投影法	352	感覚系	248
角度計測	376	感覚神経	81, 178, 417
角度的不調和	197	感覚膜受容体	237
顎二腹筋	257	眼窩後側壁	175
顎裂	262	眼窩軸	169
下後方回転	246	眼窩上縁	112, 159, 175
仮骨延長法	399	眼窩上部	150, 151
下歯槽神経	361	眼窩上壁	111, 125
下垂体	122	眼窩上隆起	112
下垂体窩	117	眼窩側縁	175
化石骨	320	眼窩側壁	178
化石人類	322, 324, 326	眼窩底	111, 159, 178, 182, 267, 327
画像表示エリア（FOV）	355, 362	眼窩底外側	329

眼窩内側 111, 333
眼窩の近接 178
眼窩幅 327
眼窩平面 385
眼窩領域 327, 333
眼球 267
環境因子 404
間質細胞 395
間質性 271, 273
間質性成長発育 121, 286, 314
環状アデノシン一リン酸(cAMP) 237
管状骨 293
冠状断面 428
冠状縫合 165, 382, 406
冠状面画像 354
緩徐口蓋拡大法 105
関節円板 308, 310, 315
関節窩 76, 81, 315
関節結節 315
関節骨 76
関節軟骨 74, 271
関節嚢 307, 310, 315, 317
関節包 317
乾燥頭蓋 344, 370
間脳 122, 169
眼胞 254, 255, 259
顔面角 383
顔面筋 97, 431
顔面形態変異 220
顔面高 383
顔面骨 417
顔面神経 257, 258
顔面の回転 169
顔面表情筋 257, 434
顔面複合体 106, 153
顔面平面 181, 383
顔面裂 262
間葉系組織 308, 310, 312, 404
肝隆起 255

き

キーリッジ(頬骨弓基部下面) 99, 344, 384
機械的感受性細胞 391
機械的信号伝達 391, 395
気管 262
基幹組織 10
気管軟骨輪 271
基質 10, 271, 276
基質結合 279
基底骨 88
気道 12, 87, 153, 211, 431
気道正面画像 360
気道評価法 359
キヌタ骨 257, 259, 260
機能障害 307
機能的矯正装置 81
機能的咬合平面 214, 215, 217, 383
機能的合胞体 395
機能的成長発育境界 186
機能的装置 366
機能的軟組織母体 97
機能的負荷 308
機能的平衡状態 3
機能内因性制御システム 137
機能分化 1, 269
機能母体説 80, 97, 121, 180, 229, 235, 236, 239, 240, 249, 250, 329, 335
機能母体説対縫合性成長発育の顎整形効果 20
脚骨 167
逆転線 24, 87, 99, 108, 114, 124, 134, 278
ギャップ結合 391, 395
嗅窩 114, 117, 178
嗅覚 177, 417, 430
嗅覚成長発育ベクトル 418, 427
嗅覚板 417
嗅覚面 378
嗅窩部 102
嗅球 174, 176, 177, 181, 182, 414, 416, 417
臼歯関係 196, 217
臼歯部開咬 203

吸収窩	393
嗅神経	181, 182, 185, 417
嗅神経経路	418
嗅神経軸索	417
急速口蓋拡大法	2, 105
吸啜	429, 434
吸啜運動	16, 431
嗅粘膜末端部	417
キューピッドの弓	161
橋	117, 169
仰臥位	147, 420
胸郭	271
頬骨	106, 108, 109, 111, 268
頬骨弓	44, 108, 109, 378
頬骨弓横断面	31
頬骨弓基部下面 ⇒ キーリッジ	
頬骨弓前部	109
頬骨歯槽稜	99, 175, 329
頬骨上顎縫合	105, 327, 334
頬骨前部	108
頬骨突起	64, 99, 108, 301, 314, 334
頬骨突起前部	61
頬骨複合体	108, 109
頬骨領域	108, 112, 329, 334
凝集塊	308
共焦点走査型光学顕微鏡	322
共焦点走査型光学顕微鏡検査（CSOM）	320
矯正学的介入	251
矯正用ワイヤー	102
胸腺	258
強度－安全因子	391
頬部領域	61
頬壁	432
局所環境因子	236
局所的触刺激	430
局所的調整機構	247
局所的な不調和	197
局所の促進現象（RAP）	389, 395, 397, 400
距離計測	376
距離の因子	199
距離的不調和	197
記録のアクセススピード	344

記録の保存	344
筋芽細胞	10
筋活動	136
筋形成性	249
均衡	242
筋収縮能	97
近心移動	129
近心ドリフト	100
筋線維芽細胞	132
金属アーチファクト	354
金属製インプラント	27
金属マーカー	27
筋電図	431
筋突起	64, 69, 84, 108, 243, 250, 310, 330
筋突起基部	70
筋突起の頬側面	269
筋肉	188, 241, 277
筋の張力	231
筋付着部位	230

く

クエン酸	237
クエン酸サイクル	237
屈曲 ⇒ 彎曲	
グナチオン	373, 384
クラスター形成	407
グラベラ	143, 384
グリア細胞	239
クリック音	307
グリッドシステム	414
グリッドパターン画像	347
クリンチェック	363

け

鶏冠	117, 268, 417
憩室	261
傾斜（開大）	226
傾斜移動	129
茎状突起	164, 257, 259, 268
形状レンズ	346

形成性改造変化	18
形成性結合組織	250
形成性細胞	240
形成性細胞の内因性増殖能	236
計測平面	183, 377
形態学的平衡状態	2
形態学的変異	26
形態学的連続スペクトル	220
系統解剖学的知識	11, 274
系統発生学	76, 87, 121, 127, 177, 222, 243, 246, 310, 340
茎突咽頭筋	258
茎突下顎靭帯	307
茎突舌骨筋	257
茎突舌骨靭帯	257
頸部脊柱	246
外科的移動	245
外科的治療	198, 249
血管運動神経支配	248
血管経路	248
血管性被膜	272
月経齢	429
結合基	392, 393
結合水	308
結合性膜組織	119
結合組織	188, 211, 241
結合組織改造変化	128
結合組織性膜	137
結合組織網	116
ゲノム	400, 412
牽引順応性	119
牽引側(添加)	129, 132, 390, 399
牽引力順応型	234
原基	253
言語 − 思考	434
肩甲骨	36
犬歯	261
犬歯遠心頰側面	330
原始魚類	310
原始臍帯	255
原人	320
現生人類	321, 322, 332, 336
原節(体節)起原	257
原線維	279
瞼板	160

こ

口咽頭気道	429
好塩基性基質	286
口窩	253, 255, 261
口蓋	29, 44, 57, 58, 64, 104, 178, 183, 201, 378, 418
口蓋拡大法	148
口蓋弓	223
口蓋棚	404
口蓋突起	408
口蓋の口腔側	330
口蓋板	254, 263, 264, 265, 266
口蓋帆張筋	257
口蓋平面	185, 386
口蓋扁桃	258
口蓋縫合	105, 305
口蓋縫線	263, 266
口蓋裂	403
後下眼窩裂	185
口窩板	254
口腔咽頭気道	431
口腔顔面筋	433
口腔内スキャナー	364
口腔粘膜	433
口腔粘膜上皮	97
口腔反射運動	430
膠原性層板	320
膠原分解細胞	132
硬口蓋	29
咬合型	196
咬合接触	100
咬合線	100, 101
咬合の恒常性	435
咬合平面	177, 195, 205, 212, 378, 385
咬合平面の回転	108
咬合法X線写真	358
咬合模型	343

口呼吸	436
虹彩	160
交叉咬合	87
合指症	403
格子状(骨内性)骨	284
格子状骨梁	274
後上顎(PM)平面	183, 386
甲状骨	432
恒常性	211
甲状腺	261
甲状腺憩室	262
甲状腺シールド	362
甲状軟骨	258, 432
甲状軟骨(軟骨性)	268
向神経性調節因子	239
口唇口蓋裂	403, 408
更新世	320
口唇正中部	261
口唇側方部	261
口唇裂	262, 403
後成的外因性	243
酵素	235, 237, 279
構造形成因子	231
硬組織	137
後天的因子	236
後天的影響(ホルモンなど)	236
叩打器	273
喉頭蓋	261
後頭蓋窩	117, 118, 122
後頭蓋底	12
咬頭傾斜	436
後頭骨	36, 119
後頭骨基底部	268
後頭骨上部	268
喉頭軟骨	259
後頭鱗部	118
後鼻棘(PNS)	373, 386
口鼻粘膜	261
口吻部	104, 167, 172, 176
口吻部突出度	178
硬膜	116
口輪筋	179
声	434
声の反響体	163
コーンビームコンピュータ断層スキャナー	368
コーンビーム CBCT 頭蓋顔面撮像法	14
コーンビーム CT (CBCT)	351, 354, 355, 358, 359, 360, 361, 370
コーンビーム容積断層撮影法(CBVT)	354
呼吸	13, 14, 243, 359, 430, 434
呼吸様式	437
黒人のⅢ級	227
鼓索神経	258
鼓室輪部	268
個人識別	367
古代ギリシャ人型の鼻	149
個体発生	243, 310, 340
骨縁下欠損	399
骨延長様現象(DLP)	389, 395, 398, 400
骨改造	5, 28, 58, 61, 62, 106, 247, 250, 275, 286, 301, 315, 414
骨改造回転	38, 57, 73, 106, 112
骨改造過程	66, 81, 389
骨改造機序	65
骨改造成長発育量	106
骨改造と転位移動	43
骨改造能	85
骨改造の転位過程	32
骨改造の転位機序	28
骨改造パターン	246, 390
骨改造変化	205
骨改造様式	136
骨外膜	2, 18, 23, 24, 76, 78, 250, 272, 322, 325
骨外膜・骨内膜性骨吸収	266
骨外膜性骨	23
骨外膜性骨吸収	86, 284
骨外膜面	99
骨外膜面の骨添加	274
骨格系側貌	304
骨格性不正咬合	163
骨格的特徴	216
骨芽細胞	10, 24, 76, 130, 136, 237, 238, 273, 390, 392
骨芽細胞－ストローマ細胞	392

骨芽前駆細胞	24	骨内膜性骨	23, 292
骨基質	137, 237	骨内膜性骨吸収	293
骨吸収	36, 45, 48, 50, 54, 62, 84, 86, 389, 390	骨内膜性骨形成機序	74
骨吸収性	99	骨内膜性骨添加	284
骨吸収性細胞	391	骨内膜面	322
骨吸収性翼突板外側面	336	骨年齢	387
骨吸収促進因子	391	骨の空洞化	390
骨吸収面	21, 22, 61, 99, 102, 103, 104, 105, 109, 116	骨盤	167
骨系細胞	395	骨皮質	74, 274, 275
骨形成	65, 76, 273, 292, 389	骨膜	10, 11, 121, 126, 130, 135, 233, 272, 276, 390
骨形成(内軟骨性)	82	骨膜下仮骨形成	399
骨形成性	2, 97, 249	骨膜性骨吸収	325
骨形成性結合組織	2, 23, 25, 92, 238, 244	骨膜性の骨成長発育	230
骨形成性細胞	238, 393	骨膜性の(膜内)成長発育	82
骨形成性組織	24, 72, 248	骨膜性皮質骨	283
骨形成性膜	92	骨ミネラル化線検索用蛍光色素	319
骨形成能	230	骨裏層面	102
骨形態形成タンパク(BMP)	404	骨歪曲機序	389
骨結合	287	固定点	41
骨原性結合組織	233	古典的基準	393
骨構成要素	244	ゴニオン	301, 384
骨細胞	272, 273, 286, 395	小人症	313
骨小腔	323, 325	鼓膜	258
骨髄	169	鼓膜張筋	257
骨性上顎弓	29, 30, 47	鼓膜の原基	260
骨性鼻中隔	103	固有遺伝子	232
骨全体の転位移動	274	固有筋	258
骨側への付着線維	134	固有受容器	248
骨粗鬆症	394	固有3D情報	376
骨代謝回転	389	コラーゲン	10, 237, 282, 392
骨代謝速度	292	コラーゲン結合組織	63
骨端軟骨	120, 241	コラーゲン合成	282
骨端軟骨板	76, 77, 95, 271, 272	コラーゲン性基質	155
骨端板	273, 311	コラーゲン性結合組織	272
骨添加	36, 45, 48, 50, 54, 62, 84, 86, 230, 231, 390	コラーゲン線維(繊維)	92, 129, 130, 251, 276, 308
骨添加性	56, 99, 112, 271, 277	コラーゲン線維間の再結合	106
骨添加性翼突窩	336	コラーゲン束	132, 323, 325
骨添加面	21, 22, 99, 103, 105, 109, 330	コリメーション幅	420
骨内コラーゲン	238	コリメーター	361, 362
骨内膜	2, 18, 23, 24, 78, 116, 250, 272	コレステロール代謝異常	406

コロニー刺激因子(CSF) 392
コンディリオン 378, 382
コンドロイチン硫酸 271
コンピュータ断層撮影(CT)画像 419
コンピュータ断層撮影法(CT) 351, 353, 354

さ

催奇形性物質 404
鰓弓 257
鰓室 253
最小前頭幅 333
再生歯科医療 412
最大応力(単位面積あたりの力) 391
最大咬頭嵌合位 226
サイトカイン 389, 391, 392
鰓粘膜 257, 258, 260
鰓嚢 255, 258, 261, 262
鰓分節 256, 257
細胞外液 392
細胞外活性化因子 237
細胞外基質 313, 391
細胞外タンパク質 392
細胞外伝達物質 235
細胞活性の低下 155
細胞間基質 74, 77, 136, 271, 273
細胞間刺激 10
細胞供給層 120
細胞質内滑面膜系 237
細胞小器官の機能 235
細胞成分 238
細胞・組織レベル 1
細胞内メッセンジャー 126
細胞濃度 394
細胞の有糸分裂 237
細胞分裂 1
細胞分裂期間の制御 237
細胞分裂層 120
鰓膜 256
鰓裂 253, 257, 258
再連鎖反応 282
差働圧 390

差働的成長発育 157
サブスピナーレ 381, 386
左右内側鼻突起 263
酸アルカリホスファターゼの分泌 237
三角頭蓋 ⇒ 両頭頂骨
三角隆起 164
酸加水分解酵素 237
Ⅲ級傾向 195
Ⅲ級上下顎前突 227
Ⅲ級大臼歯関係 202
Ⅲ級長頭型 216
Ⅲ級不正咬合 44, 80, 185, 188, 195, 196, 209, 216, 219, 220
Ⅲ級寄りのⅠ級 221
三叉神経 257
三次元画像 345, 427
三次元コーンビームCT 66, 351
三次元コンピュータ断層撮影法 53
三次元的頭蓋計測法 352
三次元デジタル歯科矯正画像 345
三次元(3D)の咬合模型 343
酸素 236, 237
三半規管 258

し

耳介筋 257
歯科矯正用アンカースクリュー(TADs) 59, 102, 126, 128, 129, 198, 208, 209
視覚 177, 417
歯科標準型X線写真 354, 358
耳管(エウスタキオ管) 260
磁気共鳴映像法(MRI) 353
軸位断面 358
軸索束 417
シグナル経路 400
シグナル伝達経路障害 405
シグナル伝達パターン 400
刺激 1, 4, 10, 56, 81, 130, 236, 392, 398, 429
刺激受容器 10
指骨 36
篩骨 36, 106, 111, 248

歯骨	76
篩骨上顎の二次転位	317
篩骨上顎部	54, 105
篩骨上顎複合体	183, 185, 245, 247, 418
篩骨上顎縫合	105
篩骨垂直板	103, 267, 268
篩骨洞	99, 163, 267, 329
篩骨複合体	417
自己分泌 ⇒ オートクライン	
歯根	101, 243
歯根膜(歯周靭帯)	2, 101
歯根膜(PDM)	23, 100, 126, 127, 128, 130, 133, 137, 247, 248, 250, 390, 433
歯根膜腔	137
歯根膜線維	132
歯根膜線維芽細胞	133
歯根膜(PDL)領域	390
支持構造	271
歯周結合組織	18, 101, 107
歯周組織	10, 129, 130
思春期以降	153
視床下部	117, 122, 169, 239
矢状断面	428
矢状縫合	165
視神経交叉	169
姿勢位	171, 437
指節関節	315
指節骨	294
歯槽	10, 88, 134, 214, 359
歯槽窩	101, 129, 180, 243
歯槽弓	86, 104
歯槽骨	16, 57, 59, 81, 88, 100, 130, 137, 180, 284, 340, 390
歯槽骨改造	101
歯槽骨層板	134
歯槽骨反応(RAR)	389, 400
歯槽突起	64, 100
歯槽の添加面	284
歯槽板	284
歯槽平面	330
視束	117
視束交叉	122
耳染	271
耳染の小丘	258
膝窩部贅皮症候群	403
膝関節	315
実効距離	195, 198, 201, 202
実効長	373
実体写真測量法の原理	345
歯肉溝滲出液	401
歯胚	101, 262
支配的中心	79
篩板	176, 178, 181, 185, 267, 268, 414, 419, 427
シャーピー線維	47, 50, 97, 276
斜軸	203
斜台	15, 122, 123
尺骨	36
周囲長〔頭蓋の〕	114
収縮性細胞	279
収束〔眼窩の〕	178
自由端	63
収縮性細胞	132
収縮性線維芽細胞	132, 232
舟状窩(部)	162
舟状頭蓋症	406
縦断的研究	294, 295
手骨	294
手根骨	36
腫脹	393
出生前	18, 20, 253, 267, 269, 291, 404, 429
出生前の成長発育	291
術前矯正治療	249
受動的移動	18
主導的成長発育センター	234
腫瘍壊死因子(TNF)	392
受容器	433
受容体活性因子	392
主要メッセンジャー(活性化シグナル)	10
シュワン細胞	239
小角	259
上顎間縫合	165, 305
上顎弓	29, 44, 53, 57, 58, 61, 65, 82, 86, 91, 92, 104, 108, 178, 183, 185, 216, 247, 263, 265, 317, 378, 418

索引 483

上顎弓前縁 …………………………… 104
上顎弓前面 …………………………… 267
上顎弓内側 …………………………… 104
上顎結節 ……… 46, 49, 50, 51, 63, 64, 66, 67, 91,
　92, 99, 182, 267, 331, 378
上顎結節後方部 ……………………… 182
上顎結節後面 ………………………… 330
上顎結節全体 ………………………… 338
上顎牽引 ……………………………… 107
上顎後退症 …………………………… 92
上顎骨 …… 53, 61, 63, 64, 87, 95, 96, 100, 101,
　105, 107, 108, 109, 111, 195, 223, 235, 248,
　268, 427
上顎骨後縁 …………………………… 46
上顎骨自体 …………………………… 36
上顎骨全体 …………………………… 416
上顎骨側面 …………………………… 105
上顎骨体のアーチ …………… 199, 201
上顎骨の鼻部 ………………………… 248
上顎骨領域 …………………………… 330
上顎歯 ………………………………… 87
上顎歯槽基底 ……………… 44, 64, 217
上顎歯槽弓 …………………………… 175
上顎周囲縫合 ………………………… 165
小顎症 ………………………………… 122
上顎歯列弓 ……………………… 92, 218
上顎成長発育ベクトル ……………… 414
上顎切歯 ……………………………… 384
上顎前突症 …………………………… 58
上顎前方牽引法 ……………………… 92
上顎体 …………………………… 53, 336
上顎第一小臼歯 ……………………… 209
上顎第一大臼歯 ……………………… 92
上顎第二大臼歯 ……………………… 175
上顎洞 …………… 91, 99, 163, 178, 296, 361
上顎洞の上壁部 ……………………… 182
上顎突起 ……… 254, 255, 256, 257, 259, 261, 262,
　263, 265
上顎のアーチ ………………… 208, 261
上顎の縫合部 ………………………… 106
上顎複合体 ……………… 63, 122, 144
上顎平面 ……………………………… 385

上顎縫合 …… 92, 105, 106, 107, 235, 267, 329, 334
上眼窩平面 …………………………… 387
上顔面高 ……………………… 223, 383
小臼歯 ………………………………… 261
上腔 …………………………………… 308
上下顎骨 ……………………… 201, 202
上下顎前突 …………………… 87, 227
上下切歯軸角 ………………………… 384
症候群 … 3, 161, 286, 287, 288, 291, 292, 293, 402
上行枝 ………………………… 336, 337
上口唇 ………………………………… 161
上喉頭枝 ……………………………… 258
娘細胞 …………………………… 77, 81, 311
硝子様変性 …………………… 130, 390
小脳鎌 ………………………………… 296
上皮 …………………………… 211, 241, 261
上鼻甲介 ……………………………… 268
上皮小体 ……………………………… 258
上皮真珠 ……………………………… 263
上プロスチオン ……… 181, 188, 418, 427
正面セファログラム ………………… 376
上腕骨 …………………………… 36, 293
初期人類 ……………… 322, 330, 336, 338
触刺激 ………………………………… 429
食道 …………………………… 246, 262
食物 …………………………………… 236
鋤骨 ………………………… 36, 103, 105, 268
処理領域（ROI） …………… 355, 362
耳輪脚 ………………………………… 162
歯列弓 ……………………… 64, 65, 85, 88
歯列用X線 …………………………… 319
神経芽細胞（サテライト細胞） …… 10
神経幹 ………………………………… 239
神経管底板 …………………………… 405
神経筋機能 …………………………… 436
神経筋系 ……………………………… 429
神経系支持細胞 ……………………… 239
神経形成性 ……………………… 2, 249
神経細胞 ……………………………… 239
神経制御 ……………………………… 435
神経体液 ……………………………… 239
神経頭蓋 ……… 4, 12, 76, 114, 153, 157, 180, 414

神経頭蓋側壁 119
神経頭蓋複合体 417
神経反射 270
神経末端 178
親水性(加水性)タンパク 155
親水性プロテオグリカン 308
新生原線維 278
腎性平衡機構 394
心臓血管系 16
心臓隆起 255, 256
唇側骨皮質面 86
靱帯 248, 277
靱帯形成 263
靱帯付着領域 317
浸透圧 308
深部海綿骨 130
人類計測学 197

す

髄質 74, 120
髄腔 116
髄鞘形成 123
錐体 117, 123, 268
垂直基準線 50, 51, 53, 202, 212
垂直的下顎枝離断術 228
垂直的骨改造量 59
垂直的成長発育 242
垂直的チンキャップ 209
垂直的ドリフト 18, 57, 59, 60, 86, 100, 101, 102, 129, 132, 215, 224, 317
水平眼窩軸 212
水平中間軸 205
水平的距離 199, 208
水平的成長発育 242
水平的ドリフト 129, 132
水平面 45
髄膜面 114, 329
睡眠習慣 148
睡眠態癖 180
髄様骨 285
スタフィリオン 387

ステレオ写真撮影法 345
ステレオリソグラフィー 366
ストレス 279
スピー彎曲 88, 207, 214, 215, 217, 220
スプラオルビターレ 388
スプラメンターレ 381, 388
スマイルライン 155
スライス画像データ 420
スライス幅 420
スライスモード 356
3D可視化法 415
3Dコンピュータ画像 363
3Dコンピュータ計測 319
3Dコンピュータ断層撮影法 414

せ

正円孔 383
正顎 209, 224
制御機構 230, 240
制御分子 391
成熟 242
成熟遅延 291, 297
成熟度評価システム 414
正常(Ⅰ級) 219
正常な顔面 385
生体染色剤 28, 273
生体電位 238
生体電気 237, 238
生体頭部計測 370
正中口蓋突起 263
正中口蓋縫合 104, 105, 329
正中口蓋縫合癒合 105
正中矢状面 385
正中線 263
正中頭蓋基底 40
正中腹側軸 122
正中部で癒合した口蓋板 265
正中癒合 63, 266
成長 1
成長一次軟骨 120
成長因子(GF) 392, 393

成長活性量	300	舌筋群	431
成長曲線	299	石膏モデル	363
成長制御センター	81	舌骨	256, 268
成長点	41	舌骨下顎裂	254, 255, 256, 259
成長軟骨	241, 271, 273	舌骨弓	254, 255, 256, 257, 259, 260
成長発育移動	275	舌骨(第二鰓)弓	257
成長発育回転	4, 38, 58	舌骨小角	257
成長発育過程(機序)	26, 74	舌骨体	257
成長発育決定因子	82	舌骨大角	259
成長発育限界	415	舌骨体部	258
成長発育シグナル(刺激)	56	舌骨の下方部分	259
成長発育障害	188	舌骨の体部上方部分	259
成長発育制御	235	舌根	258, 261, 262
成長発育制御因子	239	舌根部の粘膜	258
成長発育の制御機構	229	切歯孔	264, 266
成長発育の促進	40	切歯骨	265
成長発育の中心	65, 74, 234, 250	切歯歯槽面(下顎)	328
成長発育の場	179, 234, 250	切歯唇側部	88
成長発育のベクトル	179, 181, 415, 426	切歯部	175
成長発育の方向	179, 188, 415	切歯誘導	433
成長発育の量	179, 188	舌側〔下顎頭頸部〕	78
成長発育の理論体系	242	舌側窩	67
成長発育予測	413	舌側結節	53, 64, 66, 67, 69, 185, 202, 250, 330
成長メディエーター(調節メディエーター)	98	舌側結節下方部	88
生物学的過程	292	舌側結節後方	337
生物学的事象	251	舌側歯槽骨面皮質	86
生物学的補償機構	87	舌体部	256
生物学的マーカー	102	接着型急速口蓋拡大装置	107
生理学的平衡状態	19	接着分子	278
生理学的リバウンド	179, 191	舌突出癖	188
生力学	233, 237, 239	舌の後方部 1/3	258
ゼウス	74	舌の前方部 2/3	256
脊索	405	舌分界溝	261
脊柱	167	舌隆起	258
舌	188, 211, 264, 265, 432, 433	セファログラム ⇒ 頭部X線規格写真	
舌位	437	セファロメーター(頭部X線規格撮影装置)	382
舌盲孔	261	セファロメトリックス	198
舌咽神経	258	セラ	41, 298, 344, 387
石灰化	237	セラーグナシオン	300
石灰化コラーゲン	392	セラーナジオンライン	40, 42, 183, 298, 302, 387
石灰化層	120	線維芽細胞	10, 24, 132, 155, 282
舌下神経	258		

線維芽細胞成長因子	407, 408	前頭篩骨縫合	105, 123
線維芽細胞成長因子受容体（FGFR）遺伝子	407	前頭上顎縫合	105, 334
線維芽様細胞	134	前頭側頭点	383
線維形成性	2	前頭側頭縫合	123
線維形成性結合組織	10, 65	前頭洞	124, 143, 163, 201, 223, 224, 296
線維形成性システム	249	前頭洞最上部	420
線維形成性組織	72	前頭突起	175, 254, 263, 267, 334
線維性基質	279	前頭鼻骨縫合	105, 334, 385
線維性骨	284	前頭部	41, 178, 329
線維性骨組織	399	前頭葉	51, 61, 122, 169, 176, 177, 182, 183, 185, 418
線維生成	237	前頭葉前縁	417
線維束	279	前頭隆起	254
前額部	200	前頭涙骨縫合	105
穿下性骨吸収	130, 279, 390, 400	前突症	122
前顔面高	301	前軟骨芽細胞	77, 81, 88, 232
前駆細胞	10, 390, 392	前脳	255, 259
穿孔	104, 105	前破骨細胞	393
前後運動	433	前鼻棘（ANS）	373
前骨芽細胞	393	前方牽引	107
前コラーゲン線維	134	前方転位	123
潜在的成長発育限界	428	泉門	164
前歯部交叉咬合	228, 246, 247		
前上顎縫合	235		
染色体遺伝子マーカー	410	**そ**	
全歯列接着型矯正装置	107	相加的遺伝分散(σ_A^2)	409
鮮新世	320	相互フィードバック機構	239
全前脳胞症	403, 405, 408	走査型電子顕微鏡（SEM）	319, 320, 322
前側頭窩	328	増殖層	77
センチモルガン（cM）	411	草食動物	176
前腸	257	叢生	87
先天性頭蓋顔面異形成	236	層板骨	283, 284, 288, 320, 323, 325
前頭蓋窩	3, 4, 44, 51, 54, 58, 61, 92, 122, 123, 125, 143, 146, 163, 182, 183, 185, 188, 199, 206, 216, 223, 246, 378, 418, 419	象鼻	405
		足骨	167
前頭蓋窩底部	15, 111	側頭窩	109, 433
前頭蓋窩内側底部	416	側頭下顎関節	82
前頭蓋窩の回転	178	側頭窩前縁	109
前頭蓋底	12, 102, 174, 177, 196	側頭窩前壁	329, 333
前頭頬骨縫合	61, 109, 123, 305, 334	側頭窩内壁前方	330
前頭骨	36, 111, 116, 175, 248, 268	側頭頬骨縫合	105, 109
前頭骨内側板	151	側頭筋	243
		側頭骨	36, 85

索引

側頭骨鱗部	268
側頭点	388
側頭葉	36, 50, 51, 61, 64, 85, 122, 169, 182, 183, 246, 418
側貌	196
側方移動	107
側方運動	433
側貌型	196
側方成長発育軸	384
側貌はⅠ級（正顎）	209
側面頭部X線規格写真	53, 181, 359, 376, 410
組織形成	393
組織工学的アプローチ	412
組織切片法	322
組織タンパク	235
組織反応	389
組織分化	1
咀嚼関節	315
咀嚼筋	16, 63, 65, 88, 109, 153, 164, 211, 257, 270, 431, 432
咀嚼ストローク	437
咀嚼力	127, 128
疎性結合組織	273
粗性格子状骨	284, 288
疎性コラーゲン線維	132
側屈反応	429
ソニックヘッジホッグ（SSH）	405
ソマトメジン	239

た

第一咽頭弓	64
第一咽頭嚢	256
第一咽頭裂	256
第一鰓弓	254, 256, 257, 261, 262, 310
第一次伝達物質	237, 238, 239
第一のアプローチ	249
第Ⅰ脳神経	417
対応部分	44, 185, 199, 201
対応部分の分析	377, 380
大臼歯関係	195
大臼歯Ⅱ級関係	212
大臼歯部	261
大後頭孔	122, 123
大後頭孔周長	118
第Ⅴ脳神経	64, 258
第Ⅴ脳神経支配筋	434
第三咽頭弓	256
第三鰓弓	255, 258
第三鰓分節	258
体軸断面	428
代償機構	218, 228
代償性骨改造変化	85
胎生	253, 259, 264, 265, 268, 269
胎生期の上顎弓	267
体節起原 ⇒ 原節起源	
大腿骨	293
第Ⅶ脳神経筋	431
第Ⅶ脳神経支配	431, 433
第二（舌骨）咽頭弓	256
第二鰓弓	255, 256, 257, 261, 262
第二鰓弓の鰓分節	258
第二伝達物質	237
第二のアプローチ	249
大脳半球	118
耐疲労メカニズム	390
耐負荷性骨格系器官	391
耐負荷性皮質骨	391
第四咽頭弓	256
第四鰓嚢	258
第四鰓分節	258
第六鰓弓	258
多因子的	235, 403
多角的補償	96
多核破骨細胞	132
多軸ロボット	363
多焦点画像	346
単核球	393
短顔型	140
単眼症	405
短軀	403
団子鼻 ⇒ パグ様の鼻	
短指症	406
単純フィルムX線	370

タンタリューム(タンタル)	27	中頭蓋窩前壁	123
タンタリューム(タンタル)小片	273	中頭蓋窩の配置	199
短頭	224	中頭蓋底	196
短頭化した長頭型	146	中頭型	144, 216
短頭型	12, 140, 143, 144, 148, 151, 152, 153, 195, 222, 245	中胚葉	253, 257
		中立的位置	216
短頭型Ⅰ級	246	調音	434
短頭型(アルプス)タイプ	218, 225	超音波	345
短頭型地域	146	蝶下顎靱帯	257, 259, 307
短頭型白人	225	聴覚	177, 417
単独遺伝子(SHH)	408	聴覚器官	310
単脳室	405	長顔	217
タンパク分子	391	長顔型	140, 143
短尾	332	長顔型のⅡ級	219
短尾猿	324, 333, 337	長管骨	76, 77, 95, 120, 245, 271
		長管骨骨端板	121
		蝶頬骨縫合	105
ち		蝶形骨	36, 46, 119, 123
知覚神経	241	蝶形骨眼窩部	268
知覚フィードバック機構	435	蝶形骨基底部	268
チギオン	388	蝶形骨後頭骨複合体	123
チミジン	311	蝶形骨小翼	111
チミジンヌクレオチド	311	蝶形骨正中部	117
緻密骨	284	蝶形骨前部	268
緻密な格子状骨	286	蝶形骨大翼	111, 182, 248
中欧	201	蝶形骨大翼側頭面	268
中隔前上顎靱帯	63, 149	蝶形骨洞	121, 296
中間の形態(Ⅰ級)	220	蝶後頭軟骨結合	50, 64, 118, 119, 120, 123, 387
中間叢	132, 133	蝶篩骨縫合	123, 387
中間層	311	長頭型	12, 140, 143, 144, 145, 148, 151, 153, 156, 196, 197, 216, 222, 223, 226, 245
中間叢線維	133, 134		
中顔面	158, 159, 208, 223, 246, 378	長頭型地域	146
中顔面部全体	201	長頭型のⅠ級	246
中顔面平面	188	聴板	258
中耳室	258, 260	超微細構造レベル	136
中手骨	36, 293, 294	聴(耳)胞	255, 256, 258
中枢神経系	433	直顎	337
中頭蓋窩	15, 36, 44, 50, 51, 52, 53, 58, 59, 61, 64, 65, 83, 85, 86, 106, 108, 117, 122, 123, 144, 145, 163, 182, 183, 185, 195, 201, 202, 206, 207, 208, 209, 211, 216, 223, 226, 228, 317, 378, 418	直顎型	197, 211
		直線型側貌	196
		直立位	178
		チロシンキナーゼ	407
中頭蓋窩後縁部	64	チンキャップ療法	80

チンパンジー ……………………………………… 339

つ

２Ｄ(二次元) …………………………………… 343
２ＤデジタルＸ線撮影法 ……………………… 343
ツチ骨 …………… 76, 257, 258, 259, 260, 263, 308
土踏まず ………………………………………… 167

て

底鰓節 …………………………………… 258, 261, 262
低酸素症 ………………………………………… 273
挺出(垂直的ドリフト) …………………………… 60
ディスクレパンシー ……………………………… 92
低線量コーンビームCT ………………………… 148
ディナール・アルプス山系 ……………………… 146
ディナール型 … 142, 143, 146, 158, 201, 225, 245
ディナール型Ⅰ級 ……………………………… 246
ディナール地方 ………………………………… 146
低倍率SEM画像 ………………………………… 323
定量的遺伝学 …………………………………… 412
定量的形質 ……………………………………… 410
定量的形質遺伝子座(QTL) …………………… 410
適応能 ……………………………………………… 82
適合状態 ………………………………………… 198
テクスチャーマップ …………………………… 348
デジタルX線写真 ………………………… 343, 376
デジタル画像 …………………………………… 345
デジタル記録装置 ……………………………… 221
デジタル歯科模型 ……………………………… 363
デジタル３Ｄ模型 ……………………………… 364
デジタル断層頭蓋計測法 ……………………… 370
デジタル通信(DICOM) ………………………… 345
テトラサイクリン …………………………… 28, 273
テトラサイクリン系抗生物質 ………………… 319
転位 …… 5, 18, 23, 36, 48, 56, 58, 66, 80, 81, 95, 96,
  106, 125, 245, 247, 250, 274, 301, 414
転位移動 ………………………………………… 107
転位回転 ………………………………… 38, 205, 267
転位タイプ ……………………………………… 203
電荷極性 ………………………………………… 238

電荷結合素子 …………………………………… 354
添加性骨成長 …………………………………… 272
添加性成長発育 ………………………………… 314
添加面 …………………………………………… 266
添加量 …………………………………………… 292
電離放射線 ………………………………… 351, 362

と

投影拡大率 ……………………………………… 352
投影システム …………………………………… 348
頭蓋(cranium) …………………………………… 114
頭蓋窩 …………………………………… 44, 83, 116, 202
頭蓋外側の外皮 ………………………………… 116
頭蓋窩の縫合部 ………………………………… 119
頭蓋冠 …………………… 41, 54, 114, 118, 119, 270, 436
頭蓋顔面異形成 …………………………… 230, 402
頭蓋顔面画像の歴史的展望 …………………… 343
頭蓋顔面形成異常 ……………………………… 405
頭蓋顔面計測 …………………………………… 295
頭蓋顔面CBCT ………………………………… 354
頭蓋顔面複合体 ………………………………… 305
頭蓋計測 ………………………………………… 344
頭蓋計測器 ……………………………………… 294
頭蓋骨外側部 ……………………………………… 54
頭蓋骨癒合症 …………………………… 403, 406, 408
頭蓋指数 …………………………………… 142, 146
頭蓋上壁内側 ⇒ 髄膜面
頭蓋底 …… 3, 7, 12, 34, 41, 42, 50, 63, 64, 76, 81,
  114, 116, 118, 120, 121, 148, 167, 175, 180, 188,
  195, 245, 270, 415, 416, 436
頭蓋底角 ………………………………………… 206
頭蓋底屈曲度 …………………………………… 223
頭蓋底正中部 …………………………………… 122
頭蓋底全体 ………………………………… 114, 121
頭蓋底側頭骨 ……………………………………… 74
頭蓋底の屈曲 …………………………………… 169
頭蓋底部 ………………………………………… 51
頭蓋底縫合 ……………………………………… 246
頭蓋底彎曲部 …………………………………… 203
頭蓋天蓋部 ……………………………………… 114
頭蓋内側の髄膜 ………………………………… 116

頭蓋内側面	102
頭蓋縫合	406
頭蓋癒合障害	408
頭蓋癒合症候群	407
頭蓋彎曲部	185
童顔	156
橈骨	36
透視性ワイヤーフレーム	348
糖タンパク	237
頭頂	388
頭頂骨	116, 268, 296
頭頂骨下部	268
疼痛	394
頭部X線規格写真(セファログラム)	40, 42, 43, 46, 66, 99, 181, 185, 188, 229, 251, 358, 382
頭部X線規格写真計測法	415
頭部X線規格写真のトレース	40
頭部X線規格写真(撮影)法	183, 206, 294, 295, 319, 344, 370
頭部固定装置	370, 382
動脈弓	256
東洋人の顔	225
特異的過程	242
特定遺伝子	229
時計回りの回転	206
突型側貌 ⇒ 下顎後退側貌	
突出角	382
突出度	178
トランスフォーミング成長因子(TGFβ)	392
鳥肌	175
ドリフト	18, 23, 53, 64, 105, 107, 108, 118, 124, 127, 128, 130, 203, 212, 217, 218, 248, 284, 331, 332, 334, 336, 337, 436
ドリフト(骨改造)	106
トルコ鞍	62, 114, 117
トロポコラーゲン	237

な

内因性制御	249
内因性成長発育過程	249, 380
内因性成長発育システム	16
内因性調整	86
内外側骨膜	275
内外側皮質	116
内臓弓	257
内側鼻突起(切歯骨)	261, 263, 264
内側鼻突起由来の切歯骨	265
内側鼻隆起	254, 259
内側翼突板	336
内軟骨性骨化	76
内軟骨性骨形成	82
内軟骨性骨成長	120, 121
内胚葉性	257, 261
内板〔頭蓋の〕	116, 223
内膜面の骨吸収	274
泣き行動	432, 434
ナジオン	41, 181, 301, 385
軟口蓋	432
軟骨異栄養症	121
軟骨異形成症	313
軟骨芽細胞	10, 76, 81, 273
軟骨基質	271
軟骨形成	65, 76, 273
軟骨形成性	2, 249
軟骨形成性結合組織	80, 244
軟骨形成性組織	97
軟骨形成膜	271
軟骨結合性成長発育 ⇒ 縫合性成長発育	
軟骨細胞	77, 80, 120, 230, 308, 311
軟骨性鞍背	268
軟骨性化骨	263
軟骨性結合組織	72
軟骨性甲状軟骨	268
軟骨性骨形成	399
軟骨性骨形成能	63
軟骨成長板	229
軟骨性頭蓋の成長	236
軟骨頭蓋	236
軟骨頭蓋の一次軟骨	118
軟骨内骨形成	64, 103, 314, 315
軟骨内骨形成機構	119
軟骨内骨添加	313
軟骨内成長発育	95

軟骨縫合 273
軟骨様骨 284
軟組織成長発育決定因子 243
軟組織側貌 304
軟組織頭部形態計測 370
軟組織の機能 236
軟組織複合体 188

に

似顔絵 140
Ⅱ級A型 227
Ⅱ級臼歯関係 92, 202
Ⅱ級咬合関係 211
Ⅱ級ゴム 126, 226, 249
Ⅱ級B型 227
Ⅱ級不正咬合 44, 80, 185, 188, 199, 206, 216, 218, 219, 220, 226, 227
Ⅱ級寄りのⅠ級 221
肉食動物 176
二酸化炭素 237
二次オステオン 279, 283, 287, 288
二次回転 317
二次関節 310
二次元線図形 43
二次元(2D)のX線写真 343
二次口蓋 264
二次口蓋板 266
二次成長軟骨 77
二次転位 36, 42, 58, 62, 122
二次軟骨 76, 120, 272
二重接触面 430
二足歩行 171
二足歩行の姿勢位 246
二足立位 228
乳酸塩 237
乳児 159
乳児嚥下 434
乳児性嚥下時 431
乳様突起 164
ニューロン 24
尿道下裂 403

人中 261

ね

ネアンデルタール人 321
ネアンデルタール人様 150
粘性滑膜液 307
粘着性基質(プロテオグリカン成分) 134
粘着性プロテオグリカン 134
捻髪音 307
粘膜下結合組織 97
粘膜下組織 18

の

脳 12, 188, 270
脳下垂体 239
脳幹 430
脳血管系 118
囊状層 279
脳神経 118, 256, 257
脳の形 196
脳の成長 116
脳の腹側面 169
脳半球 122

は

バイオネーター 16, 80
配置〔頭蓋の〕 114, 199
ハイドロキシアパタイト 237
ハイプルヘッドギア 208
廃用性萎縮 390
ハウシップ窩 134, 323
白色人種 201
パグ様の鼻(団子鼻) 156, 159, 224
破骨細胞 134, 232, 237, 238, 389, 390, 391, 392, 393
破骨細胞表面 130, 136
破骨細胞分化誘導因子(ODF) 392
バジオン 373, 381
バジオン-セラ-ナジオン平面 206

バジオン-ナジオンライン 373
歯-歯根膜-歯槽骨間 130
歯・歯槽曲線 214
歯・歯槽性補償機構 211
歯・歯槽の彎曲 ⇒ スピー彎曲
歯・歯槽複合体 398
パターン投影法 345
爬虫類 76
白血球 392
抜歯 209
発声 434
発熱 393
鼻 139, 143, 153
パネル検出器 354
歯の動き 126
歯の発育 127
歯の萌出機序 57
パノラマX線写真 358
ハバース系 21, 279, 283, 286, 287, 288
ハバース系層板 288
歯負担型装置 105
パラクライン(傍分泌)的シグナル伝達 392
パラントロプス 320, 321, 322, 330, 331, 333, 335, 336, 337, 339
パラントロプス ボイセイ 335
パラントロプス・ロブストス 323, 335
板間層 ⇒ 海綿骨髄膜
板間腔 326
反射運動 429
反時計回りの回転 206
反応閾値 238

ひ

ピアソン相関 426
ピアソンの積率相関係数 410
ピエゾ効果 136, 238, 240
ピエゾ電位 238
ピエゾ電気効果 238
鼻窩 254, 256, 261
鼻下縁 161
皮下結合組織 97

皮下脂肪 155
光投影法 347, 348
鼻気道 102
鼻棘 63
鼻腔 263, 264, 265
鼻腔下縁 30
鼻腔後壁 178
鼻腔歯槽部の斜面 336
鼻腔底(部) 29, 102, 111, 159
鼻腔内側壁 103
鼻腔粘膜上皮 97
鼻腔部 112
鼻腔壁 102
鼻甲介 265, 268
鼻甲介軟骨 264
鼻孔底 329
鼻骨 106, 268
鼻骨上顎縫合 105
非コラーゲン(性)タンパク質 271, 392
鼻根部 160
微細解剖学的特徴 322
微細骨折 287
鼻歯槽斜台 328
皮質骨 77, 91, 285, 286, 287, 293, 323, 331
皮質骨内 273
皮質骨のドリフト 323, 326, 330
皮質面 27, 54, 86
鼻上顎複合体 7, 51, 63, 81, 83, 85, 87, 91, 106, 108, 120, 122, 144, 145, 146, 163, 174, 176, 178, 181, 182, 188, 195, 196, 200, 201, 207, 211, 212, 216, 218, 224, 227, 234, 246, 329, 334, 378, 415, 417, 427, 428, 436
非症候群型口唇口蓋裂 403
非生物学的な平面 251
非石灰化有機基質 323
鼻尖 113, 271
非層板骨 283, 284, 286
非層板骨組織 286
鼻側嗅窩部 102
鼻側口蓋面 29
肥大層 120
鼻中隔理論 95

鼻中隔 96, 103, 120, 234, 263, 264, 265
鼻中隔前上顎靱帯 235
鼻中隔軟骨 63, 95, 97, 234, 264, 304
引張り歪み 391
ヒト 167
ヒトゲノム解析 409
ヒトゲノムプロジェクト 409
ヒトの鰓嚢 253
ヒトの側貌 178
鼻粘膜 174
鼻嚢 329, 334
非破壊的検査法 320
非破壊的方法 363
被曝線量 354, 361, 362
非ハバース系骨膜 292
鼻板 261
鼻部 178, 329, 416
非縫合性拡大 105
病因遺伝子 405
表現型 198, 202, 233, 408
表現型パターン 402
表面下反射型 CSOM 320
表面距離計測法 348, 376
表面反射画像 323
表面モード 356, 359
病理学的変性 179
鼻翼 160, 261
眉隆起 200
鼻梁 99, 113, 200, 223, 224
鼻涙溝 259, 262
披裂突起 261, 262
披裂軟骨 258
疲労骨折 390
疲労損傷反応 391

ふ

ファイル拡張子 345
フェイシャルマスク 107, 398
フェニトイン 404
フォアダイス斑 263
フォーカスマッピング 320

フォルクマン管 275
負荷効果 136
付加的因子 403
不均衡リスト 208
複合的均衡状態 44
複合パターン 43
複写能力 344
不随意運動 433
不対結節 258, 261, 262
付着線維（シャーピー線維） 276, 279
フッ化物 128
ブラケット 137
プラス電荷 238
フランクフルト平面 177, 300, 314, 383
ブレグマ 382
フレンケル装置（FR Ⅳ装置） 209
フロイト学派 430
プロシオン染剤 28, 273
プロスタグランジン（PG） 239, 391
プロスタグランジン E_1 391
プロスタグランジン E_2 391
プロスチオン 386
プロテオーム 400
プロテオグリカン ⇒ ムコ多糖類
プロテオグリカン成分 ⇒ 粘着性基質
プロテオグリカン生成 237
分散率 409
分子生物学的研究 391

へ

閉塞型睡眠時無呼吸（OSA） 359
平面的頭蓋底 117
ペースメーカー 97, 120
ベクトル〔転位〕 106
ヘッドギア 126, 209, 245
ヘミチャンネル 391, 395
ヘリカル CT 装置 354
ペルティサイドダイオキシン 404
変異遺伝子 409
弁機構 432
ベンゾジアゼピン 404

扁桃 ……………………………………… 211
扁桃腺肥大症 ………………………… 359

ほ

縫合結合組織 …………………… 98, 248
縫合支持論 ……………………………… 95
縫合性骨成長発育 …………………… 105
縫合性骨添加 …………………………… 61
縫合性成長 …………………………… 123
縫合性成長発育 …………………… 57, 116
縫合部 …………………………… 106, 234
縫合膜 ………………………………… 116
放射線誘発癌 ………………………… 362
萌出 …………………… 18, 127, 130, 132
豊饒の角 ……………………………… 74
紡錘状骨細胞 ………………………… 323
ポータブル共焦点走査型光学顕微鏡(PCSOM)
 …………………………………………… 323
ボクセル(ボリューム・エレメント)… 355
ポゴニオン …………………………… 386
補償機構 … 82, 86, 196, 197, 203, 211, 215, 220,
 244, 245, 247
細い前膠原線維 ……………………… 130
母体喫煙 ……………………………… 404
母体糖尿病 …………………………… 406
発赤 …………………………………… 393
保定〔上顎臼歯〕 …………………… 179
保定装置 ……………………………… 366
哺乳運動 ……………………………… 430
哺乳動物 ……………………………… 253
哺乳類 …………………… 167, 174, 177, 178
頬 ……………………………… 211, 265
ホメオスタシス …………………… 2, 435
ホメオボックスソニックヘッジホッグ(SHH)
 …………………………………………… 404
ホモ・エルガステル ………………… 321
ホモ・エレクトス …………………… 321
ホモ・サピエンス …………… 321, 340
ホモ・ハビルス ……………… 320, 330
ホモ・ルドルフエンシス …… 320, 341
ポリオン ……………………………… 386

ポリオン軸 …………………………… 386
ボルトン下顎基底 …………………… 382
ボルトン基準 …………… 370, 373, 375, 376
ボルトン上顎基底 …………………… 382
ボルトン点 ……………………… 373, 382
ボルトン頭蓋X線規格顎装置 ……… 352
ボルトン頭蓋底 ……………………… 382
ボルトン－ナジオン平面 …………… 373
ボルトン平面 ………………………… 381
ホルモン ………………… 237, 239, 400
ホログラフィック技術 ……………… 366
ホログラフィック透視図 …………… 366
ホログラム …………………………… 367

ま

埋伏歯 ………………………………… 358
膜結合型 TNF 関連因子 ……………… 392
膜性骨 ………………………………… 76
膜性骨形成 …………………………… 399
膜性骨形成過程 ……………………… 230
膜性骨添加 …………… 284, 293, 314, 315
膜性頭蓋(膜内性) …………………… 236
膜内化骨 ……………………………… 265
膜内骨 … 63, 74, 77, 101, 241, 259, 268, 315, 316
膜内骨形成 …………………………… 315
膜内骨形成機序 ……………………… 74
膜内性 …………………………… 236, 273
膜内性化骨 …………………………… 263
膜内性骨成長 ………………………… 119
マクロシーベルト …………………… 362
マクロファージコロニー刺激因子(M-CSF)…392
末端巨大症 …………………………… 305
マルチスライスヘリカルスキャン ……… 420

み

味覚 ……………………………… 258, 430
眉間の隆起 ……………………… 150, 201
眉間部 ………………………………… 200
短い下顎枝 …………………………… 217
未成熟層 ……………………………… 77

ミトコンドリア	10, 237
ミネラル	323
未分化結合組織幹細胞	76
未分化細胞	10, 128
脈管間隆起骨(IVR)	323

む

無意識的嚥下位	435
無機質濃度	394
無機相(ハイドロキシアパタイト)	237
無血管性壊死	272
無血管性基質	75
無血管組織	308
ムコ多糖タンパク質	10
ムコ多糖類(プロテオグリカン)	155, 237, 276, 278
無定形フラットパネル	354

め

目(眼)	254, 256, 270
迷走神経	258
メタルインプラント	108, 273
メッケル軟骨	76, 257, 259, 263
メッケル軟骨様桿状体	308
免疫グロブリン	407
免疫反応	392
面積〔3D情報〕	376
メンデルの法則	146
メントン	301, 385

も

毛細血管	24
毛細血管圧	273
毛細血管床	323
問題リスト	208

ゆ

有機基底層	322

有効線量	361
有糸分裂	311, 313
優性遺伝子	409
誘導物質	239
癒合線	263

よ

幼児	159
幼若コラーゲン線維	277
陽性の電荷	136
容積〔3D情報〕	376
容積データ〔3D〕	376
ヨーロッパ人種	196
翼口蓋窩	185
翼口蓋裂(PTM)	46
翼上顎裂	46, 387
翼状突起	46
翼状板	63
翼状部領域	336
抑制治療	107
翼突窩	331, 344
翼突複合体	338

ら

ライソゾーム	237
ライヘルト軟骨	257
ラベリング	319
ラムダ状縫合	165, 406
ラムダ状縫合部領域	146

り

リガンド	392, 393
力学的代謝的制御	389
力学的負荷	390
力学的変形	390
リズム	434
リズム－質	434
リテーナー	179
リバースヘッドギア	398

稜 ································· 99, 230, 329
領域変化 ········ 45, 46, 47, 48, 49, 50, 51, 52, 53, 54, 56, 58, 60, 61, 62
両側頭頂隆起 ···························· 147
量的遺伝学 ······························ 409
両頭頂骨（三角頭蓋）················· 147
輪状軟骨 ·························· 258, 268

る

涙骨 ·············· 36, 99, 106, 111, 247, 248, 268
類骨組織 ································· 276
涙骨縫合 ······························ 98, 106
類人猿属 ·························· 330, 331
累積疲労損傷 ··························· 390
涙点 ······································· 383

れ

霊長類 ·························· 172, 322, 332
レーザーシステム ······················ 348
レーザースキャナー ··················· 348
レーザースキャン法 ··················· 345
レーザーパターン ······················ 348
轢音 ······································ 307
暦齢 ································· 373, 414
レチノイン酸摂取 ······················ 406
レプリカ法 ························ 320, 323
連鎖解析 ································· 411
連鎖線維 ···················· 130, 132, 276, 279

ろ

ロイコトリエン ··················· 239, 391
老化過程 ································· 291
漏斗状管 ································· 239
ローマ人の鼻 ··························· 200
ロッキング ····························· 307
肋骨 ······································· 293

わ

歪曲機序 ································· 390
ワシ鼻タイプ ················· 141, 149, 200
彎曲 ······················ 12, 59, 103, 116, 167, 304

アルファベット順

A

A 点〔スプスピナーレ〕····· 227, 373, 386, 387, 388
A. afarensis ⇒ アウストラロピテクス・アフリカヌス
Adam ···································· 414
Aksharanugraha ······················ 294
Almasy ·································· 409
AMP ······························· 237, 239
Andrew ································· 292
Angle ··································· 391
antegonion ⇒ アンテゴニオン
anterior nasal spine：ANS ········· 381
anteroposterior：AP ················· 381
Apert 症候群 ···················· 407, 408
Arosarena ······························ 403
articulare ⇒ アーティキュラーレ
ATP ⇒ アデノシン三リン酸
Australopithecines ⇒ アウストラロピテクス
Australopithecus ⇒ アウストラロピテクス
Azuma ············ 132, 182, 183, 184, 186, 189, 282

B

B 点〔スプラメンターレ〕··········· 227, 386, 388
Bang ···························· 104, 110, 174
Baumrind ····················· 371, 391, 415
Beare-Stevenson 皮膚旋回症候群 ····· 406, 408
Behrents ········ 294, 296, 297, 299, 300, 301, 302, 303
Bhadelia ································ 424
Bhat ······························ 144, 145, 148
Bishara ·························· 295, 371

BMP ⇒ 骨形態形成タンパク
Boehnke ……………………………………… 411
brachycephalic ⇒ 短頭型
brachycephalized dolichocephalic ⇒ 短頭化した長頭型
branchia ⇒ 鰓
Brennan ……………………………………… 402
Broadbent …… 295, 353, 368, 370, 371, 374, 381, 382, 433
Broadbent-Bolton 頭蓋計測装置 ……………… 370
Bromage ………………… 213, 214, 218, 379, 380
Brudon ………………………………… 17, 158
Bucay ………………………………………… 392
Buchi ………………………………………… 295
Burnell ………………………………………… 394

C

calcified zone ⇒ 石灰化層
calvaria ……………………………………… 114
calvarium …………………………………… 114
Calvin …………………………………… 343, 344
cAMP ⇒ 環状アデノシン一リン酸
capsular zone ⇒ 嚢状層
Carlsson …………………………………… 294
carry effect ⇒ 運搬効果
Carter ………………………………………… 405
Cavalcanti …………………………………… 415
CBCT ⇒ コーンビーム CT
CBCT 画像 ……………………………… 359, 361
CBCT スキャン …………………………… 365
CBVT ⇒ コーンビーム容積断層撮影法
cell division zone ⇒ 細胞分裂層
Cevidanes …………………………………… 86
chin cup ⇒ チンキャップ
Cohen ………………… 184, 402, 405, 406, 407
Collins ………………………………………… 409
condylar growth ⇒ 下顎頭における成長発育
condylar pivot ……………………………… 203
counter part ⇒ 対応部分
crania ………………………………………… 114
cranium ……………………………………… 114

Cretot ………………………………………… 295
Crouzon 症候群 …………………………… 406, 407
CSF ⇒ コロニー刺激因子
CSOM ⇒ 共焦点走査型光学顕微鏡検査
CT …………………………………… 353, 354, 370
CT 画像 ……………………………………… 419
CT スキャナー ……………………………… 354
CT スキャン ………………………………… 345
Currier ………………………………………… 295

D

D 点 …………………………………………… 386
Dale ……………………………………… 13, 31, 110
Davenport …………………………………… 425
Davidovitch ………………………………… 392
dcm …………………………………………… 345
Dick Tracy ……………………………… 141, 200
digital imaging and communications in medicine: DICOM ⇒ デジタル通信
DLP ⇒ 骨延長様現象
DNA 塩基配列決定法 ……………………… 409
dolichocephalic ⇒ 長頭型
Droege ………………………………………… 409
Dunn ………………………………………… 412
Duterloo ……………………………………… 80

E

Effective dimension ……………………… 198
Eliasson ……………………………………… 295
Enlow … 3, 6, 11, 13, 17, 22, 31, 34, 42, 56, 66, 71, 73, 79, 94, 95, 104, 109, 110, 115, 119, 124, 131, 134, 144, 145, 148, 158, 170, 171, 172, 173, 174, 179, 182, 183, 184, 186, 187, 189, 190, 213, 214, 216, 218, 221, 226, 227, 228, 231, 267, 269, 275, 276, 278, 282, 283, 284, 285, 286, 288, 292, 293
epigenic（外因性の）………………………… 97
Epker ………………………………………… 397
euryprosopic ⇒ 短顔型
Eyetronics …………………………………… 348

F

Farkas 415, 427
Fels 縦断的研究 410
fenestration ⇒ 穿孔
FGFR 407, 408
field of view（FOV）⇒ 画像表示エリア
Finch 292
Fishman 414
FMA 角 383
Fordyce's spot ⇒ フォアダイス斑
Formby 295
Forsberg 295
FR Ⅳ ⇒ フレンケル装置
Frost 390, 391, 394, 395, 396
functional matrix ⇒ 機能母体

G

"G" タンパク 239
genetic paradigm ⇒ 遺伝的規範
genomic thesis ⇒ ゲノム論
GF ⇒ 成長因子
Ghassibe 403, 404
Glickman 400
GLI2 405
Gluhak-Heinrich 391, 395
Golden 370, 371, 374

H

HapMap プロジェクト 409
Harris 66, 71, 79, 294, 338
Hayflick 292
Heath 392
H. erectus ⇒ ホモ・エレクトス
H. habilis ⇒ ホモ・ハビルス
Hounsfield 354
Howship lacunae ⇒ ハウシップ窩
HPE1 405
HPE2 405
H. rudolfensis ⇒ ホモ・ルドルフエンシス

H. sapiens ⇒ ホモ・サピエンス
Hu 412
Huang 399
Hulanicka 160, 161, 162
Humphrey 425
hypertrophy zone ⇒ 肥大層

I

Ig Ⅲ 領域 407, 408
intervascular ridging bone：IVR ⇒ 脈管間隆起骨
IRF6 変異 403
Israel 295

J

Jackobsen 295
Jackson-Weiss 408
Jackson-Weiss 症候群 408
Jansen 318
Jee 397
Jiang 391
Jin 412
Johnston 257, 441
Jones 420
Joss 403
jpeg 345

K

Kabasawa 394
Kanzaki 393, 412
Katona 397
Kau 413
Kendrick 295
key ridge ⇒ キーリッジ（頬骨弓基部下面）
Kimbel 341
Kimonis 406, 407, 408
Klaauw 235
Kohn 292
Kouno 403

Kraw 131
Kurihara 134, 267, 269, 278, 308, 341
Kuroda 6, 213, 214, 218, 379, 380
Kvam 400
κB ⇒ 核因子 κB

L

Langman 255, 264, 265,
Latham 96, 235,
Le Fort Ⅰ型上顎骨切り術（垂直的治療）… 209
LEONARDO ワークステーション 420
leptoprosopic ⇒ 長顔型
Lewis 6, 213, 214, 218, 295, 379, 380
Linden 295
Liou 399
Low 393
"Lucy" 323

M

Macaca ⇒ 短尾
MacLean 408
Mamandras 295
Mansoura 409
Martone 148, 199, 217, 221, 228
Masella 390, 397
Mathieu 403
McMahon 414, 418, 423
McNamara 170, 172, 173, 187, 190
M-CSF ⇒ マクロファージコロニー刺激因子
mechanostat 理論 390
Meckel ⇒ メッケル軟骨
Mehta 412
Meikle 390, 393, 397
Meister 390, 397
Melsen 398
meros（節）... 257
microscrew ⇒ 歯科矯正用アンカースクリュー
Ming 405, 406
M. mulatta ⇒ 短尾猿
Mohammed 392

Moore 256
Moss 97, 235
Moussa 80
Moyers 22, 34, 94, 95, 425, 427, 428, 429, 433
MRI 345, 353, 354, 370
MSX1 404
Muenke 406
Muenke 症候群 408
Mulliken 402
multiple assurance ⇒ 多角的補償
Murray 295, 404, 405, 412
myofibroblasts ⇒ 収縮性細胞

N

Nakahara 412
Nakashima 412
Nanda 295
Nasion ⇒ ナジオン
nephron equivalent mechanism（Frost［2003a］）
 394
Noverraz 295

O

O 点 385
ODF ⇒ 破骨細胞分化誘導因子
OPG ⇒ オステオプロテオグリカン
OPG 系 393
OPG 欠損マウス 393
OPGL ⇒ オステオプロテオグリカンリガン
orthognathic ⇒ 直顎型
OSA ⇒ 閉塞型睡眠時無呼吸
Oshiro 393
osteoid ⇒ 類骨組織

P

Palomo 343, 355, 388
Pan の初期データ 338
Paranthropus ⇒ パラントロプス
Paranthropus boisei ⇒ パラントロプス ボイセイ

Paranthropus robustus ⇨ パラントロプス・ロブストス
Parfitt ·· 397
Patched ·· 406
Patten ······················ 254, 255, 256, 259, 268
Pauli ··· 402
PCSOM ⇨ ポータブル共焦点走査型光学顕微鏡
PDL ⇨ 歯周靭帯
PDM ⇨ 歯根膜
Persson ·· 295
Pfeiffer 症候群 ························· 406, 407, 408
PG ⇨ プロスタグランジン
PGE ·· 391
Picton ··· 390
picture archive communication system：PACS
·· 420
PM 境界線 ·· 183
PM 垂直線 ···················· 45, 67, 205, 378
PM 平面 ································· 183, 185
PNS ⇨ 後鼻棘
Prabhu ··· 412
P. robustus ⇨ 化石人類
prognathic ⇨ 下顎突出型
Pt バーティカル ······································ 387
PTCH1 ··· 405
PTM ⇨ 翼口蓋裂
pushing effectic ⇨ 押し出す効果

Q

QTL ⇨ 定量的形質遺伝子座

R

R 点 ··· 386
Radlanski ·· 405
Rak ·· 336
RANK ··· 393
RANK 受容体 ··· 393
RANKL／RANK ·· 392
RAP ⇨局所反応促進現象

RAR ⇨ 歯槽骨反応
region of interest：ROI ⇨ 処理領域
Reichert's cartilage ⇨ ライヘルト軟骨
Reitan ··································· 390, 396, 400
Ren ··· 394
Renz ··· 405
reserve zone ⇨ 細胞供給層
reversal line ⇨ 逆転線
Ribeiro ··· 405
Richieri ·· 403, 405
Ricketts ·· 352, 414
Riise ··· 402
Roberts ·············· 282, 390, 392, 393, 397, 429
Roche ·· 295, 305
Roholl ·· 395
rotations ⇨ 成長発育回転
Rott ·· 403
Rudolfensis ··· 341, 342
Ruscitto ··· 403
Rygh ·· 397

S

S 字状切痕 ⇨ 下顎切痕
Saethre-Chotzen 症候群 ································· 407
Sarnas ·· 295
Sassouni ·· 371, 385
SATB2 ·· 404
Schilbach ·· 403
Schmidt ··· 409
Schutte ··· 404, 405
Scott ······················· 95, 96, 234, 235, 304
SEM ⇨ 走査型電子顕微鏡
Seppala ··· 406
septopremaxillary ligament ⇨ 顎間中隔靭帯
SHH ⇨ ホメオボックスソニックヘッジホッグ
Shieh ··· 402
Simonet ·· 392
Sinclair ·· 292
Slavkin ·· 412
Smulow ··· 400
S‐N 平面 ⇨ セラーナジオン平面

Solow ·· 295
Sonoda ·· 403
Sperber ·· 404
SPRY2 ··· 404
Spyropoulos ························· 389, 390, 394, 396
SSF（強度安全因子）··························· 391
SSH ⇒ ソニックヘッジホッグ
SSH のシグナル伝達経路···················· 406
Stahl ··· 394
Susanne ·· 294

T

T 細胞 ·· 393
Tallgren ·· 294
Tanne ··· 394
Taung 子供の顔貌 ························· 338
Tede ·· 295
temporary anchorage device : TADs ⇒ 矯正歯科用アンカースクリュー
TGF β ⇒ トランスフォーミング
Thompson ······························· 294, 371
tiff ··· 345
TMJ ⇒ 顎関節
TMJ 複合体 ······························· 356
TNF ⇒ 腫瘍壊死因子
TNF 関連誘発性サイトカイン（TRANCE）··· 392
TNF 受容体リガンド（結合基）ファミリー······ 392
Todd ··· 370
translation ⇒ 転位
Tsolakis ····· 80, 230, 236, 389, 394, 395, 397, 398
Tuncay ··· 239
TWIST 変異 ······························ 407
Tyrovola ·· 394

V

V 理論 ······· 28, 104, 109, 111, 125, 326, 327, 333, 336, 338
Van der Woude 症候群 ·················· 403
Verna ··· 397
Volkmann ⇒ フォルクマン管

W

Warren ··· 409
Westergren ·· 295
Wills ·· 390
Wilson の彎曲 ····························· 356
Wolff の法則 ···················· 229, 231, 233, 240
Wronski ·· 394

X

X 線撮影用頭蓋計測器（装置）············· 370
X 線写真モード ······················ 359, 362
X 線投影頭部フィルム ··················· 370
X 線不透過性マーカー ··················· 273
X 線マイクロトモグラフィー ············· 320

Y

Y 軸 ·· 388
Yamasaki ·· 392
Yao ··· 397
Young ··· 412

Z

Zelante ··· 403
Zhang ·· 404
Ziebolz ··· 409

Essentials of FACIAL GROWTH 第 2 版
顔面成長発育の基礎

2016年 9 月10日　第 1 版第 1 刷発行

著　　　者　Donald H. Enlow / Mark G. Hans

監 訳 者　黒田敬之（くろだたかゆき）

訳　　　者　宮下邦彦（みやしたくにひこ）

発 行 人　北峯康充

発 行 所　クインテッセンス出版株式会社
　　　　　東京都文京区本郷 3 丁目 2 番 6 号　〒113-0033
　　　　　クイントハウスビル　電話(03)5842-2270(代表)
　　　　　　　　　　　　　　　(03)5842-2272(営業部)
　　　　　　　　　　　　　　　(03)5842-2276(編集部)
　　　　　web page address　http://www.quint-j.co.jp/

印刷・製本　サン美術印刷株式会社

Ⓒ2016　クインテッセンス出版株式会社　　　禁無断転載・複写
Printed in Japan　　　　　　　　　　　　　落丁本・乱丁本はお取り替えします
ISBN978-4-7812-0513-7　C3047　　　　　　 定価は裏表紙に表示してあります